国家卫生和计划生育委员会“十三五”规划教材

全国高等学校教材

供本科护理学类专业用

护理管理学

第4版

主　审　李继平

主　编　吴欣娟　王艳梅

副主编　翟惠敏　张俊娥

编　者　（以姓氏笔画为序）

王艳梅　中国医科大学护理学院

孔繁莹　哈尔滨医科大学护理学院

刘　强　中国医科大学网络教育学院

杨　依　北京协和医学院护理学院（兼秘书）

吴欣娟　北京协和医院

张俊娥　中山大学护理学院

张晓静　北京协和医院

陈海英　河北医科大学护理学院

柏亚妹　南京中医药大学护理学院

蒋　艳　四川大学华西医院/华西护理学院

韩　琳　甘肃省人民医院

曾铁英　华中科技大学同济医学院附属同济医院

谢　红　北京大学护理学院

翟惠敏　南方医科大学护理学院

人民卫生出版社

图书在版编目(CIP)数据

护理管理学 / 吴欣娟，王艳梅主编．—4 版．—北京：人民卫生出版社，2017

ISBN 978-7-117-23841-0

Ⅰ．①护…　Ⅱ．①吴…　②王…　Ⅲ．①护理学－管理学　Ⅳ．①R47

中国版本图书馆 CIP 数据核字(2017)第 099995 号

护理管理学

第 4 版

主　　编：吴欣娟　王艳梅
出版发行：人民卫生出版社（中继线 010-59780011）
地　　址：北京市朝阳区潘家园南里 19 号
邮　　编：100021
E - mail：pmph @ pmph.com
购书热线：010-59787592　010-59787584　010-65264830
印　　刷：北京铭成印刷有限公司
经　　销：新华书店
开　　本：850 × 1168　1/16　　**印张：**22
字　　数：591 千字
版　　次：1999 年 8 月第 1 版　2017 年 7 月第 4 版
2019 年 10 月第 4 版第 5 次印刷（总第 54 次印刷）
标准书号：ISBN 978-7-117-23841-0/R · 23842
定　　价：55.00 元

第六轮修订说明

为了在“十三五”期间，持续深化医药卫生体制改革，贯彻落实《“健康中国2030”规划纲要》，全面践行《全国护理事业发展规划（2016—2020年）》，顺应全国高等护理学类专业教育发展与改革的需要，培养能够满足人民群众多样化、多层次健康需求的护理人才。在对第五轮教材进行全面、充分调研的基础上，在国家卫生和计划生育委员会领导下，经第三届全国高等学校护理学专业教材评审委员会的审议和规划，人民卫生出版社于2016年1月进行了全国高等学校护理学类专业教材评审委员会的换届工作，同时启动全国高等学校本科护理学类专业第六轮规划教材的修订工作。

本轮教材修订得到全国百余所本科院校的积极响应和大力支持，在结合调研结果和我国护理学高等教育的特点及发展趋势的基础上，第四届全国高等学校护理学类专业教材建设指导委员会确定第六轮教材修订的指导思想为：坚持“规范化、精品化、创新化、国际化、数字化”战略，紧扣培养目标，遵循教学规律，围绕提升学生能力，创新编写模式，体现专业特色；构筑学习平台，丰富教学资源，打造一流的、核心的、经典的具有国际影响力的护理学本科教材体系。

第六轮教材的编写原则为：

1. **明确目标性与系统性**　本套教材的编写要求定位准确，符合本科教育特点与规律，满足护理学类专业本科学生的培养目标。注重多学科内容的有机融合，减少内容交叉重复，避免某些内容疏漏。在保证单本教材知识完整性的基础上，兼顾各教材之间有序衔接，有机联系，使全套教材整体优化，具有良好的系统性。

2. **坚持科学性与专业性**　本套教材编写应坚持“三基五性”的原则，教材编写内容科学、准确，名称、术语规范，体例、体系具有逻辑性。教材须符合护理学专业思想，具有鲜明的护理学专业特色，满足护理学专业学生的教学要求。同时继续加强对学生人文素质的培养。

3. **兼具传承性与创新性**　本套教材主要是修订，是在传承上一轮教材优点的基础上，结合上一轮教材调研的反馈意见，进行修改及完善，而不是对原教材进行彻底推翻，以保证教材的生命力和教学活动的延续性。教材编写中根据本学科和相关学科的发展，补充更新学科理论与实践发展的新成果，以使经典教材的传统性和精品教材的时代性完美结合。

4．体现多元性与统一性 为适应全国二百余所开办本科护理教育院校的多样化教学需要，本套教材在遵循本科教育基本标准的基础上，既包括有经典的临床学科体系教材，也有生命周期体系教材、中医特色课程教材和双语教材，以供各院校根据自身教学模式的特点选用。本套教材在编写过程中，一方面，扩大了参编院校范围，使教材编写团队更具多元性的特点；另一方面，明确要求，审慎把关，力求各章内容详略一致，整书编写风格统一。

5．注重理论性与实践性 本套教材在强化理论知识的同时注重对实践应用的思考，通过教材中的思考题、网络增值服务中的练习题，以及引入案例与问题的教材编写形式等，努力构建理论与实践联系的桥梁，以利于培养学生应用知识、分析问题、解决问题的能力。

全套教材采取新型编写模式，借助扫描二维码形式，帮助教材使用者在移动终端共享与教材配套的优质数字资源，实现纸媒教材与富媒体资源的融合。

全套教材共50种，于2017年7月前由人民卫生出版社出版，供各院校本科护理学类专业使用。

人民卫生出版社

2017年5月

获取图书网络增值服务的步骤说明

❶ 扫描封底圆形图标中的二维码，登录图书增值服务激活平台。

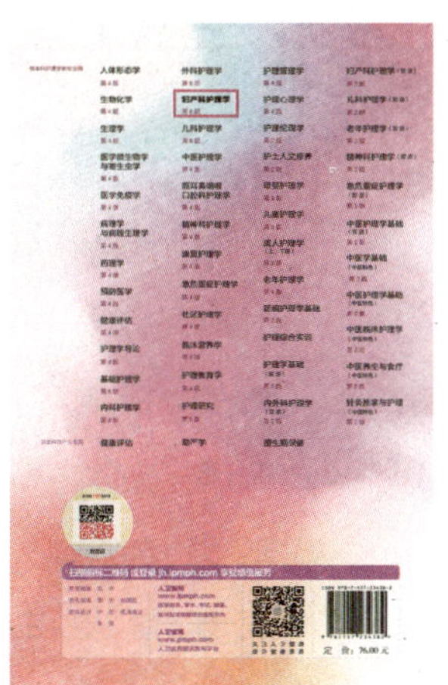

❷ 刮开并输入激活码，激活增值服务。

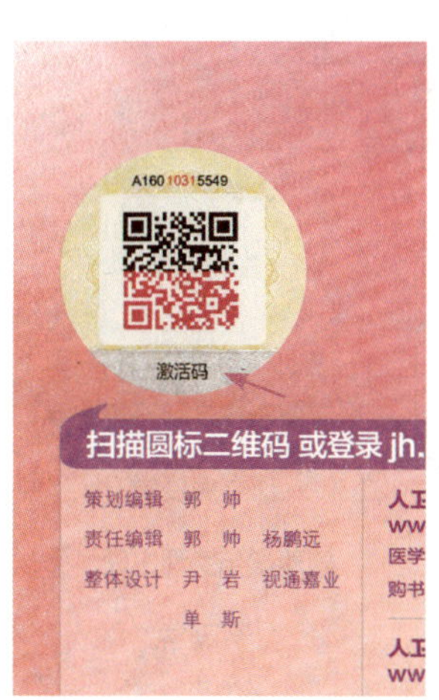

❸ 下载“人卫图书增值”客户端。

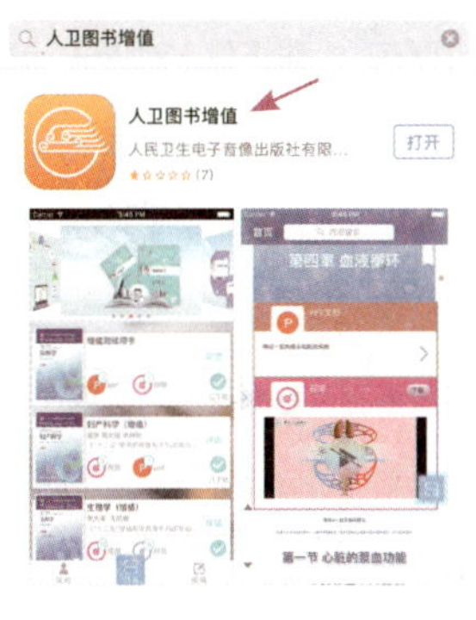

❹ 使用客户端“扫码”功能，扫描图书中二维码即可快速查看网络增值服务内容。

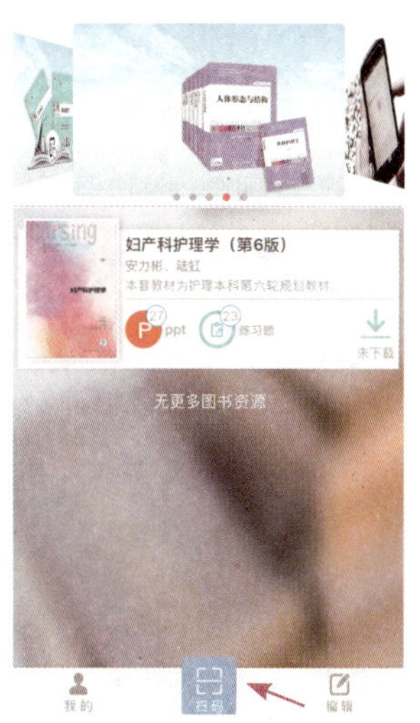

第六轮教材目录

1．本科护理学类专业教材目录

序号	教材	版次	主审	主编	副主编
1	人体形态学	第4版		周瑞祥　杨桂姣	王海杰　郝立宏　周劲松
2	生物化学	第4版		高国全	解　军　方定志　刘　彬
3	生理学	第4版		唐四元	曲丽辉　张翠英　邢德刚
4	医学微生物学与寄生虫学	第4版		黄　敏　吴松泉	廖　力　王海河
5	医学免疫学	第4版	安云庆	司传平	任云青　王　炜　张　艳　胡　洁
6	病理学与病理生理学	第4版		步　宏	王　雯　李连宏
7	药理学	第4版		董　志	弥　曼　陶　剑　王金红
8	预防医学	第4版		凌文华　许能锋	袁　晶　龙鼎新　宋爱芹
9	健康评估	第4版	吕探云	孙玉梅　张立力	朱大乔　施齐芳　张彩虹　陈利群
10	护理学导论	第4版		李小妹　冯先琼	王爱敏　隋树杰
11	基础护理学	第6版		李小寒　尚少梅	王春梅　郑一宁　丁亚萍　吕冬梅
12	内科护理学	第6版		尤黎明　吴　瑛	孙国珍　王君俏　袁　丽　胡　荣
13	外科护理学	第6版		李乐之　路　潜	张美芬　汪　晖　李惠萍　许　勤
14	妇产科护理学	第6版	郑修霞	安力彬　陆　虹	顾　炜　丁　焱　罗碧如
15	儿科护理学	第6版		崔　焱　仰曙芬	张玉侠　刘晓丹　林素兰
16	中医护理学	第4版		孙秋华	段亚平　李明今　陆静波
17	眼耳鼻咽喉口腔科护理学	第4版		席淑新　赵佛容	肖惠明　李秀娥
18	精神科护理学	第4版		刘哲宁　杨芳宇	许冬梅　贾守梅
19	康复护理学	第4版		燕铁斌　尹安春	鲍秀芹　马素慧
20	急危重症护理学	第4版		张　波　桂　莉	金静芬　李文涛　黄素芳
21	社区护理学	第4版		李春玉　姜丽萍	陈长香
22	临床营养学	第4版	张爱珍	周　芸	胡　雯　赵雅宁
23	护理教育学	第4版		姜安丽　段志光	范秀珍　张　艳
24	护理研究	第5版		胡　雁　王志稳	刘均娥　颜巧元

序号	教材	版次	主审	主编	副主编
25	护理管理学	第 4 版	李继平	吴欣娟　王艳梅	翟惠敏　张俊娥
26	护理心理学	第 4 版		杨艳杰　曹枫林	冯正直　周　英
27	护理伦理学	第 2 版		姜小鹰　刘俊荣	韩　琳　范宇莹
28	护士人文修养	第 2 版		史瑞芬　刘义兰	刘桂瑛　王继红
29	母婴护理学	第 3 版		王玉琼　莫洁玲	崔仁善　罗　阳
30	儿童护理学	第 3 版		范　玲	崔文香　陈　华　张　瑛
31	成人护理学（上、下册）	第 3 版		郭爱敏　周兰姝	王艳玲　陈　红　何朝珠　牟绍玉
32	老年护理学	第 4 版		化前珍　胡秀英	肖惠敏　张　静
33	新编护理学基础	第 3 版		姜安丽　钱晓路	曹梅娟　王克芳　郭瑜洁　李春卉
34	护理综合实训	第 1 版		李映兰　王爱平	李玉红　蓝宇涛　高　睿　靳永萍
35	护理学基础（双语）	第 2 版	姜安丽	王红红　沈　洁	陈晓莉　尼春萍　吕爱莉　周　洁
36	内外科护理学（双语）	第 2 版	刘华平 李　峥	李　津　张静平	李　卡　李素云　史铁英　张　清
37	妇产科护理学（双语）	第 2 版		张银萍　单伟颖	张　静　周英凤　谢日华
38	儿科护理学（双语）	第 2 版	胡　雁	蒋文慧　赵秀芳	高　燕　张　莹　蒋小平
39	老年护理学（双语）	第 2 版		郭桂芳　黄　金	谷岩梅　郭　宏
40	精神科护理学（双语）	第 2 版		雷　慧　李小麟	杨　敏　王再超　王小琴
41	急危重症护理学（双语）	第 2 版		钟清玲　许　虹	关　青　曹宝花
42	中医护理学基础（双语）	第 2 版		郝玉芳　王诗源	杨　柳　王春艳　徐冬英
43	中医学基础（中医特色）	第 2 版		陈莉军　刘兴山	高　静　裘秀月　韩新荣
44	中医护理学基础（中医特色）	第 2 版		陈佩仪	王俊杰　杨晓玮　郑方遒
45	中医临床护理学（中医特色）	第 2 版		徐桂华　张先庚	于春光　张雅丽　闫　力　马秋平
46	中医养生与食疗（中医特色）	第 2 版		于　睿　姚　新	聂　宏　宋　阳
47	针灸推拿与护理（中医特色）	第 2 版		刘明军	卢咏梅　董　博

2．本科助产学专业教材目录

序号	教材	版次	主审	主编	副主编
1	健康评估	第 1 版		罗碧如　李　宁	王　跃　邹海欧　李　玲
2	助产学	第 1 版	杨慧霞	余艳红　陈　叙	丁　焱　侯　睿　顾　炜
3	围生期保健	第 1 版		夏海鸥　徐鑫芬	蔡文智　张银萍

第四届全国高等学校护理学类专业

教材建设指导委员会名单

刘华平 ▸ 北京协和医学院护理学院

陆　虹 ▸ 北京大学护理学院

孙宏玉 ▸ 北京大学护理学院

孙秋华 ▸ 浙江中医药大学

吴　瑛 ▸ 首都医科大学护理学院

徐桂华 ▸ 南京中医药大学

殷　磊 ▸ 澳门理工学院

章雅青 ▸ 上海交通大学护理学院

赵　岳 ▸ 天津医科大学护理学院

常务委员

（按姓氏拼音排序）

曹枫林 ▸ 山东大学护理学院

郭桂芳 ▸ 北京大学护理学院

郝玉芳 ▸ 北京中医药大学护理学院

罗碧如 ▸ 四川大学华西护理学院

尚少梅 ▸ 北京大学护理学院

唐四元 ▸ 中南大学湘雅护理学院

夏海鸥 ▸ 复旦大学护理学院

熊云新 ▸ 广西广播电视大学

仰曙芬 ▸ 哈尔滨医科大学护理学院

于　睿 ▸ 辽宁中医药大学护理学院

张先庚 ▸ 成都中医药大学护理学院

本科教材评审委员会名单

指导主委	尤黎明	中山大学护理学院
主任委员	李小妹	西安交通大学护理学院
	崔　焱	南京医科大学护理学院
副主任委员	郭桂芳	北京大学护理学院
	吴　瑛	首都医科大学护理学院
	唐四元	中南大学湘雅护理学院
委　员 （按姓氏拼音排序）	陈　垦	广东药科大学护理学院
	陈京立	北京协和医学院护理学院
	范　玲	中国医科大学附属盛京医院
	付菊芳	第四军医大学西京医院
	桂　莉	第二军医大学护理学院
	何朝珠	南昌大学护理学院
	何桂娟	浙江中医药大学护理学院
	胡　荣	福建医科大学护理学院
	江智霞	遵义医学院护理学院
	李　伟	潍坊医学院护理学院
	李春玉	延边大学护理学院
	李惠玲	苏州大学护理学院

李惠萍 ‣ 安徽医科大学护理学院
廖　力 ‣ 南华大学护理学院
林素兰 ‣ 新疆医科大学护理学院
刘桂瑛 ‣ 广西医科大学护理学院
刘义兰 ‣ 华中科技大学同济医学院附属协和医院
刘志燕 ‣ 贵州医科大学护理学院
龙　霖 ‣ 川北医学院护理学院
卢东民 ‣ 湖州师范学院
牟绍玉 ‣ 重庆医科大学护理学院
任海燕 ‣ 内蒙古医科大学护理学院
隋树杰 ‣ 哈尔滨医科大学护理学院
王　军 ‣ 山西医科大学汾阳学院
王　强 ‣ 河南大学护理学院
王爱敏 ‣ 青岛大学护理学院
王春梅 ‣ 天津医科大学护理学院
王君俏 ‣ 复旦大学护理学院
王克芳 ‣ 山东大学护理学院
王绍锋 ‣ 九江学院护理学院
王玉琼 ‣ 成都市妇女儿童中心医院
徐月清 ‣ 河北大学护理学院
许　虹 ‣ 杭州师范大学护理学院
许燕玲 ‣ 上海市第六人民医院
杨立群 ‣ 齐齐哈尔医学院护理学院
张　瑛 ‣ 长治医学院护理学院
张彩虹 ‣ 海南医学院国际护理学院
张会君 ‣ 锦州医科大学护理学院
张美芬 ‣ 中山大学护理学院
章泾萍 ‣ 皖南医学院护理学院
赵佛容 ‣ 四川大学华西口腔医院
赵红佳 ‣ 福建中医药大学护理学院
周　英 ‣ 广州医科大学护理学院

秘　书

王　婧 ‣ 西安交通大学护理学院
丁亚萍 ‣ 南京医科大学护理学院

数字教材评审委员会名单

指导主委

段志光 ▸ 山西医科大学

主任委员

孙宏玉 ▸ 北京大学护理学院
章雅青 ▸ 上海交通大学护理学院

副主任委员

仰曙芬 ▸ 哈尔滨医科大学护理学院
熊云新 ▸ 广西广播电视大学
曹枫林 ▸ 山东大学护理学院

委　员
（按姓氏拼音排序）

柏亚妹 ▸ 南京中医药大学护理学院
陈　嘉 ▸ 中南大学湘雅护理学院
陈　燕 ▸ 湖南中医药大学护理学院
陈晓莉 ▸ 武汉大学 HOPE 护理学院
郭爱敏 ▸ 北京协和医学院护理学院
洪芳芳 ▸ 桂林医学院护理学院
鞠　梅 ▸ 西南医科大学护理学院
蓝宇涛 ▸ 广东药科大学护理学院
李　峰 ▸ 吉林大学护理学院
李　强 ▸ 齐齐哈尔医学院护理学院
李彩福 ▸ 延边大学护理学院
李春卉 ▸ 吉林医药学院

网络增值服务编者名单

主　审　李继平

主　编　吴欣娟　王艳梅

副主编　翟惠敏　张俊娥

编　者　（以姓氏笔画为序）

王艳梅	中国医科大学护理学院
孔繁莹	哈尔滨医科大学护理学院
卢　吉	华中科技大学同济医学院附属同济医院
刘　强	中国医科大学网络教育学院
杨　依	北京协和医学院护理学院（兼秘书）
吴欣娟	北京协和医院
张俊娥	中山大学护理学院
张晓静	北京协和医院
陈海英	河北医科大学护理学院
柏亚妹	南京中医药大学护理学院
蒋　艳	四川大学华西医院/华西护理学院
韩　琳	甘肃省人民医院
曾铁英	华中科技大学同济医学院附属同济医院
谢　红	北京大学护理学院
翟惠敏	南方医科大学护理学院

主审简介

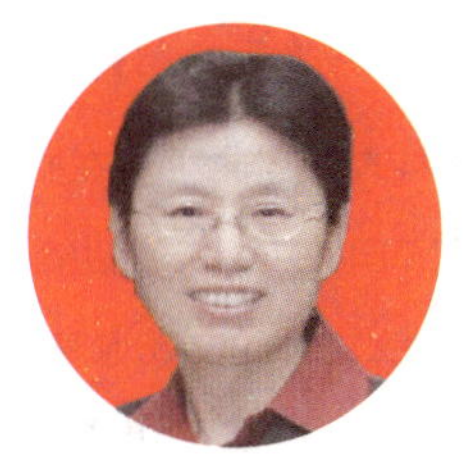

李继平

李继平，教授/主任护师，博士生导师；毕业于加拿大曼尼托巴大学。中华护理学会副理事长；中国灾害救援协会护理分会副理事长；四川省学术和技术带头人；四川大学华西医院前护理部主任/护理学院院长，现护理学科主任；国际护理荣誉学会（sigma Theta Tau international Honor Society of Nursing）会员。先后任：全国医学专业学位研究生教育指导委员会委员；教育部高等学校护理专业教学指导委员会委员、特聘专家；全国高等学校护理学类专业教材建设指导委员会负主任委员；全国高等学校医学数字教材建设指导委员会委员；中国医学教育慕课联盟理事。国家级精品课程《护理学基础》项目负责人，教育部护理特色专业建设项目负责人；卫生部专科护理建设项目负责人之一；先后获部省级教学成果10余项；回国以来在全国公开学术刊物发表学术论文140余篇，其中SCI论文6篇；主编国家“十一五”、“十二五”护理本科规划教材《护理管理学》等教材著作7部；副主编参编护理本科教材和著作10余部；先后担任《中华护理教育》副主编，《中华现代护理杂志》副总编辑；《中国护理管理》等护理期刊编委。

主编简介

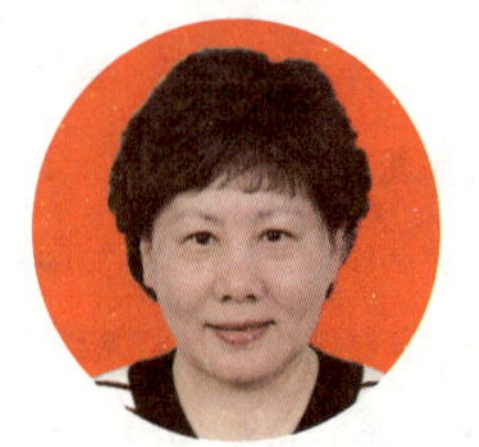

吴欣娟

吴欣娟，主任护师，博士生导师，北京协和医院护理部主任、北京协和医学院护理学院副院长、中华全国妇女联合会第十一届执行委员会委员、兼任国家卫生计生委护理标准委员会副主任委员、中华护理学会副理事长、北京护理学会会长等职。同时担任《中华护理杂志》副主编、《中国护理管理》杂志副主编等。第43届南丁格尔奖章获得者。

从事护理工作30余年，一直致力于推动和引领我国护理学科的创新与发展，在护理管理领域具有坚实的理论基础和丰富的实践经验。牵头起草国家卫生和计划生育委员会护理行业技术标准1项；主编专业书籍近40部、发表专业学术论文70余篇；主持国家卫生和计划生育委员会公益性行业科研专项项目1项；科技部、中华护理学会、中国医学科学院等科研课题近10项。作为第一完成人，其科研成果分别获“中华护理学会科技奖”一等奖和二等奖各1项以及“中国医院协会科技创新奖”三等奖1项；并于2014年荣获“十佳全国优秀科技工作者提名奖”和“全国优秀科技工作者”称号。

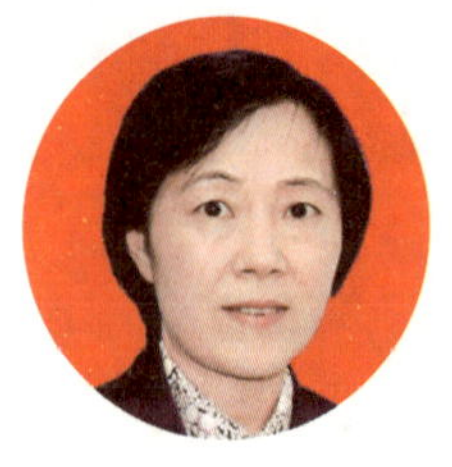

王艳梅

王艳梅，副教授，硕士生导师，中国医科大学护理学院党总支书记兼副院长。1990年毕业于中国医科大学护理学专业，获医学学士学位，毕业留校任教至今。1998年取得泰国清迈大学护理学硕士学位。中国老年医学会医疗照护分会常务委员。主要从事护理学专业教学及管理工作。担任护理本科生的《护理管理学》《老年护理学》等课程的教学任务，主要研究方向为老年护理学和护理管理学，指导护理硕士研究生10余名。曾担任《护理管理学》第2版、第3版副主编，另主编、参编20余部护理学专业教材。主持省级教学课题8项，参与课题获得省级教学成果三等奖1项。发表论文30余篇。

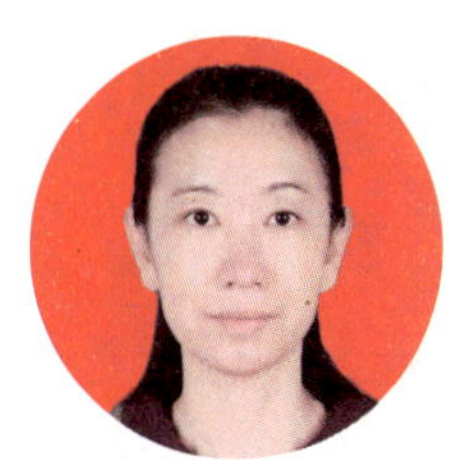

翟惠敏

翟惠敏，教授，硕士生导师，南方医科大学护理学院护理人文学教研室主任。从教27年，主讲《护理管理学》《护理教育学》和《护士人文修养》等课程，获南医优秀教师等荣誉。近5年主编《护士人文修养》《护理心理学》等3部教材，副主编、参编教材、专著10余部。主持国家级、省级、校级课题6项。担任广东省护理学会人文护理专业委员会副主任委员，中国生命关怀协会人文护理专业委员会副秘书长。

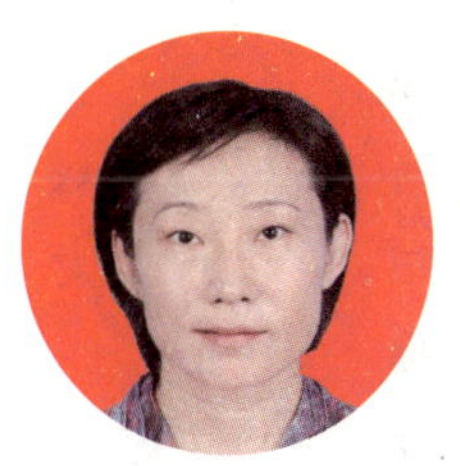

张俊娥

张俊娥，博士，教授，硕士生导师，中山大学护理学院副院长。曾在美国俄勒冈健康科技大学做访问学者半年。在中山大学护理学院从事教学和科研工作多年，承担国家社科基金及省科技厅项目多项。担任European Journal of Oncology Nursing等SCI杂志的审稿人、全国高等学校护理学专业研究生教材评审委员会委员、广州市重大行政决策专家、《中国实用护理杂志》编委、《中国护理管理》英文编辑等多项社会职务。以第一作者或通讯作者发表论文多篇，SCI论文5篇。

前言

随着我国高等护理教育的迅速发展，护理本科生在临床护理实践及管理工作中起到越来越重要的作用。随着我国医疗卫生服务体制改革以及现代管理科学技术的日新月异，在广泛征求国内护理院校教师、学者、学生及医院护理管理人员意见的基础上，我们自 2016 年 1 月起进行了第 4 版教材的修订工作。本次修订保留了第 3 版教材的经典内容，同时引入国内外管理领域的最新研究成果、热点问题、护理管理改革变化及发展趋势，以更好地适应社会对 21 世纪高级护理人才管理素质的要求。

本版教材主要从以下方面进行了修订：①结构：编写架构仍以管理职能为主线展开，主要内容包括管理概述、计划、组织、人力资源管理、领导、沟通与冲突、控制、护理质量管理、护理信息管理、护理管理相关法律法规等。考虑到当今护理工作环境面临诸多新的变化和挑战，护理管理者需要具备在不同环境中解决问题的能力，因此，我们在第 4 版教材中增加了护理管理环境一章。②内容：对各章内容进一步整合，如合并原“领导”与“激励”两章的内容，使知识结构更加简洁、合理。结合我国医疗卫生体制改革发展趋势，增加了与临床护理模式改革相关的内容，例如护理人员分层级管理等，以体现管理科学发展的前瞻性和实用性。③特色：一是“更实用”。本版教材以“简洁、够用”为出发点，摒弃难以应用于护理领域的管理理论，吸纳更符合当前护理工作模式的管理学知识；注重理论阐述深入浅出；进一步提升护理管理案例的数量和质量，注重通过临床实际管理情境揭示管理理论的内涵。二是“更互动”。教材内容利于教师采用灵活多样的教学方法；课后思考以简答题、案例分析、小组讨论等形式展开，部分练习题要求学生在教师的指导下，通过参与临床实践进行完成，便于增强学生的参与积极性。三是“更新颖”。每章设置导入案例与思考，引导学生带着问题进行理论学习，并在每章末尾增加案例分析结果，进一步培养学生分析问题的逻辑思维能力；每章节内容穿插相关的管理故事、管理箴言、知识拓展等板块，活跃教材风格；增加配套的数字资源内容，通过视频、音频等形式进一步提高学生对教材内容的理解度。四是“更先进”。本版教材编写紧跟时代步伐，引入最新的护理管理研究成果，如增加护理安全管理、新型医护患关系中沟通与冲突管理、人性化及信息化管理等内容。

本教材在编写过程中，参考、借鉴了国内外相关著作和文献资料，在此谨向有关作者致以诚挚的谢意！本教材的编写也得到了各编委所在单位的大力支持，在此表示衷心感谢！

本教材为全国高等学校护理学类专业（本科）“十三五”规划教材，适用于全国高等学校护理学专业本科教育，也可作为临床护理人员继续教育教材和护理管理人员的指导用书。

由于水平和时间的局限，不妥之处敬请读者批评指正。

吴欣娟　王艳梅

2017 年 5 月

目录

1 第一章 绪 论

学习目标

识记

1. 能正确解释管理、护理管理的相关概念。
2. 能准确说出护理管理的任务。

理解

1. 能理解管理的内涵及基本特征。
2. 能理解护理管理的研究内容。
3. 能理解不同理论模式下的护理管理者角色。

运用

1. 能根据管理职能，结合临床实际，对护理管理者的工作进行分析和评价。
2. 能结合临床实际工作，分析影响护理管理发展的因素。

章前导言

管理实践活动历史悠久。中国的万里长城曾动用了成千上万的人力、物力，如何协调每位工人的工作任务？如何确保有足够的石料？如何保证工程质量等？这些均离不开管理活动。管理作为一种社会活动，普遍存在于各个领域的各项工作中。近年来，随着人们对管理的规律性认识加深，已逐渐形成了较为完整的管理学及其各分支学科。护理管理学则是将管理学的基本理论、方法和技术应用于护理实践，结合护理管理的特点加以研究和探索，使护理管理更趋科学化、专业化、效益化。

01章

> **导入案例与思考**
>
> 在一次全国护理管理会议上，王主任和李主任作为优秀护理管理者的代表，分别介绍了各自医院有效的管理经验。王主任认为，员工的主人翁意识非常重要，她在医院大力推行民主化、人性化管理模式，鼓励管理者与一线护士积极沟通工作中出现的问题，同时也尽可能满足员工对学习、薪酬等的合理需求。此外，她还专注于新技术、新方法的创新与改革。在王主任的带领下，医院形成了一支凝聚力强、团结向上、勇于创新的护理团队。作为另一所大型三甲医院的护理部主任，李主任则认为，护理作为一项专业性强、风险性高的工作，必须有严格的规章制度和管理体制。因此，护理部制定了严格的规章制度、考核指标、奖惩办法等。她还经常约谈病房护士长，了解各科室的工作强度及难度，对人员、资金、设备等资源进行合理分配和调整。在李主任的严格要求下，全院护士一直保持严谨的工作态度和精益求精的护理技术。
>
> 请思考：两位护理部主任的管理方式有何特点？她们各自在工作中承担了何种管理角色？你认为什么是科学的管理？如何才称得上是优秀的护理管理者？

第一节　管理概述

一、管理的概念及内容

（一）管理的相关概念

1．管理的概念　管理（management）是管理者通过计划、组织、人力资源管理、领导、控制等各项职能工作，合理分配、协调组织内部一切可调用资源，与被管理者共同实现组织目标，并取得最大组织效益的动态过程。管理学大师斯蒂芬·P·罗宾斯（Stephen P. Robbins）认为，所谓管理，就是通过与其他人的共同努力，既有效率又有效果地把事情做好的过程。

要准确理解管理的概念，需要明确以下几点：①管理是一个有意识、有目的的行为过程；②管理的宗旨是实现组织目标；③管理的核心是执行计划、组织、人力资源管理、领导和控制五大职能；④管理的对象是组织内部一切可调用资源，包括人、财、物、信息、空间和时间等；⑤管理的作用是提高任务完成的效率及效果，以同样的投入获得最大的社会效益和经济效益（图1-1）。

2．管理学的概念　管理学（management science）是由社会科学、自然科学和其他学科相互渗透、融合、交叉产生的一门综合性应用科学，主要研究管理活动的基本规律与方法，具有实践性、综合性、社会性的特点。在各种社会组织和日益丰富的管理活动中，都存在着一定的规律性，管理学就是运用科学的方法整理出关于管理一般原理、理论、方法和技术的知识，从而反映管理的规律性。

3．管理者的概念　管理者（manager）是指在组织中行使管理职能，承担管理责任，指挥协

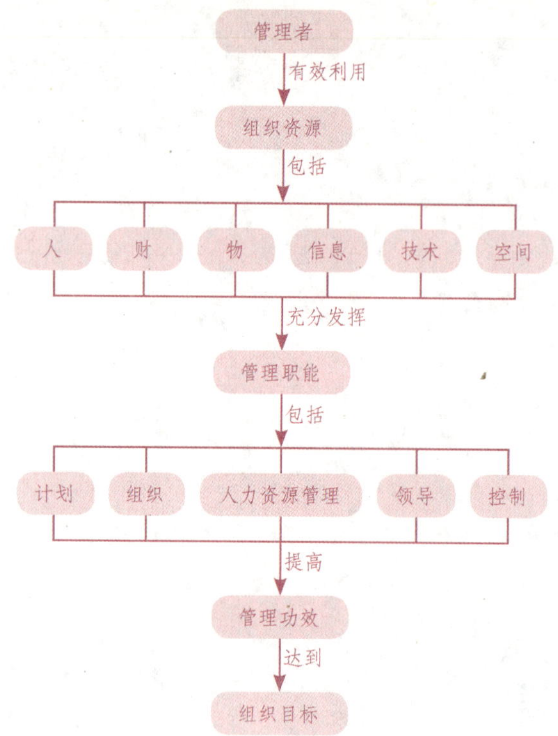

图 1-1 管理过程

调他人活动，与他人一起或者通过他人实现组织目标、目的的人，其工作绩效将直接关系到组织的兴衰成败。需要注意的是，管理者不仅需要通过协调和监管其他人的活动来达到组织目标，在必要的时候也需要承担与监管他人工作无关的其他任务，如病房护士长或护理组长不仅要协调、监管护士的日常工作，同时也会参与一定的护理操作。

◇ 管理箴言

管理不是"管理人"。

管理是"领导人"。

管理的目标是充分发挥和利用每个人的优势和知识。

——彼得·德鲁克

（二）管理的内容

管理的内容主要包括三个方面：管理职能，管理对象和管理方法。

1. **管理职能** 管理职能（management functions）是对管理基本功能和活动内容的理论概括，是管理或管理人员所应发挥的作用或承担的任务。20 世纪早期，法国的工业经济学家亨利·法约尔（Henri Fayol）首次提出，所有的管理者都要执行五项管理职能：计划、组织、指挥、协调和控制。20 世纪 50 年代中期，美国两位管理学家哈罗德·孔茨（Harold Koontz）和西里尔·奥唐奈（Cyril O.Donnell）将计划、组织、人员配备、领导和控制 5 种职能作为管理教科书的框架。本教材将从计划、组织、人力资源管理、领导、控制 5 个方面来论述管理职能。

（1）计划（planning）：计划职能是指为实现组织管理目标而对未来行动方案进行规划和安排的工作过程。具体而言就是确定做什么（what）、为什么做（why）、谁来做（who）、何时做

（when）、何地做（where）和如何做（how）。计划是管理最基本的职能，也是实施其他管理职能的条件，严密统一的计划有助于组织中的各项活动能够有条不紊地进行。

（2）组织（organizing）："组织"一词具有双重的含义：从静态方面看，组织即组织机构，是由任务、工作和责任关系以及联系组织各部门的沟通渠道所构成的系统模式，如医院、护理部、病房等；从动态方面看，组织即组织职能，是指为有效实现组织目标，根据计划对组织拥有的各种资源进行科学安排、设计和维持合理的组织结构。这两层含义在医院和护理管理中都要涉及，本教材主要讨论的是动态方面的组织工作。组织职能的主要内容包括组织设计、组织运作、组织变革等。组织设计是指科学整合组织中人力、物力、信息和技术的工作过程，设计一个科学合理的组织结构，对于提高组织的管理效率起着重要作用；组织运作是指为成功地实现既定组织目标而采取的一系列活动，如确定组织目标、确认各项业务工作及分工、管理授权等；组织变革是指为适应组织所处的内外环境、技术特征和组织任务等方面的变化，对原有组织功能的调整、革新和再设计。组织是管理的重要职能之一，它使医院护理管理中的各种关系结构化，是完成计划的保障，也是进行领导、控制的前提。

（3）人力资源管理（human resources management）：人力资源管理是指管理者根据组织内部的人力资源供需状况所进行的人员选择、培训、使用、评价的活动过程，目的是保证组织任务的顺利完成。人力资源管理职能的核心为选人、育人、用人、评人和留人。高效率的管理在很大程度上依赖于对人力资源的充分利用与开发，这也使得人力资源管理成为近20年来管理学科中发展最为迅速的领域之一。

（4）领导（leadership）：领导职能是指管理者通过影响下属实现组织和集体目标的行为过程，其目的是使下属心甘情愿地为组织目标而努力。领导是使各项管理职能有效地实施、运转并取得实效的统率职能，是联结计划、组织、人力资源管理和控制等各职能的纽带。领导职能发挥的关键是通过创造和保持一个良好的工作环境，正确运用领导者的影响力来激励下属的工作自主性、积极性和创造性，从而提高工作效率，保证组织目标的达成。

（5）控制（control）：控制职能是指按照既定的目标和标准，对组织活动进行衡量、监督、检查和评价，发现偏差，采取纠正措施，使工作按原定的计划进行，或适当地调整计划，使组织目标得以实现的活动过程。控制与其他管理职能密切联系，其他职能为控制提供了条件，而控制则有助于评价其他各职能的优劣，从而推动新一轮的管理活动。

从五项管理职能的作用来看，各职能间存在内在逻辑关系，即计划是前提，组织、领导是保证，人力资源管理是关键，控制是手段，五项职能间是相互联系、相互交叉的循环过程。

2．管理对象 管理对象也称为管理客体，是指管理者实施管理活动的对象。在一个组织中，管理对象主要是指人、财、物、信息、技术、时间、空间等一切资源，而其中最重要的是对人的管理。

（1）人力资源：人是保持组织有效运作的首要资源。如何充分发挥组织中人的主动性、积极性和创造性，提高组织劳动生产率，已成为当代管理思想的重要组成部分。人力资源管理旨在对人这一重要资源进行有效开发、合理利用和科学管理，不仅强调以人为本，而且重视对人的思想、心理和行为进行有效的管理，做到人尽其才、人事相宜。

（2）财力资源：财力资源是保持组织高速发展的社会生产力的基础，任何组织都可以通过财力资源的有效整合及运用，达到提高管理成效的目的。财力资源管理的目标就是通过对组织财力资源的科学管理，做到财尽其力，用有限的财力资源创造更大的社会效益和经济效益。

（3）物力资源：指组织中的有形资产和无形资产，如建筑设施、仪器设备、药品材料、能源、技术等，是人们从事社会实践活动的基础。管理者应根据组织目标和实际情况，根据事物发展的客观规律，对各种物力资源进行合理配置和最佳利用，开源节流，物尽其用。

（4）信息资源：随着信息化时代的到来，人类对各种资源的有效获取、分配和使用无一不是凭借对信息资源的开发和有效利用来实现的。信息资源管理就是对信息的获取、处理、传输、存储、开发等过程实施管理，使信息及时、准确、适时地发挥作用。管理者的主要任务是根据组织目标的要求，建立完善高效的管理信息系统，保证管理层和组织各环节互相沟通、联络组织活动所需的各种信息。

（5）技术资源：技术是自然科学知识在生产过程中的应用，是改造客观世界的方法、手段。对于一个组织来说，技术资源包括两个方面，一是与解决实际问题有关的软件方面的知识；二是为解决这些实际问题所使用的设备、工具等硬件方面的知识。

（6）时间资源：时间是一种特殊的、有价值的无形资源，清晰的时间成本效益观念是进行有效时间管理的基础。管理者对时间进行管理，就是在同样的时间消耗情况下，为提高时间的利用率和有效性而进行的一系列控制工作，在最短的时间内完成更多的事。

（7）空间资源：主要包括高度资源、环境资源和物质资源。研究和开发空间资源，是为了更好地利用空间资源弥补地球资源不足的缺陷、优化资源配置、提高资源的综合利用水平，以拓展人类的生存与发展空间。

3．**管理方法** 管理方法是指在管理活动中为实现管理目标、保证管理活动顺利进行所采取的具体方案和措施，是管理理论、原理的具体化和实际化。近些年来，随着科学管理理念的不断深入，管理方法也逐渐趋于数据化、标准化、系统化和民主化。

（1）行政方法：行政方法是指在组织内部以组织的行政权力为依据，运用行政手段，按照行政隶属关系来执行管理职能和实施管理的一种方法。行政管理方法是最基本、最传统的管理方法。

行政方法的特点：①具有一定的强制性：以组织的行政权力为基础，以下级服从上级为原则，时效性强，见效快；②具有明确的范围：只能在行政权力所能够管辖的范围内起作用；③不平等性：行政管理方法是以组织权力为基础，以服从为原则，下级需要完全遵从上级的命令。

（2）经济方法：经济方法是指以人们对物质利益的需要为基础，按照客观经济规律的要求，运用各种物质利益手段来执行管理职能、实现管理目标的方法。

经济方法的特点：①利益性：经济方法主要利用人们对经济和物质利益的需求来引导被管理者；②交换性：经济方法实际上是以一定的交换为前提的，管理者运用一定的报酬来引导被管理者去完成所承担的任务；③关联性：经济方法使用的范围十分广泛，与各个方面都有着直接或间接的联系，但它也有一定的局限性，因为决定人们行为积极性的并非只有对经济利益的追求，这一点需要管理者注意，避免产生“金钱主导一切”的偏见。

（3）教育方法：教育是按照一定的目的和要求对受教育者从德、智、体几个方面施加影响，使受教育者改变行为的一种有计划的活动。

教育方法的特点：①教育是一个缓慢的过程：教育以转变人的思想、价值观为特征，以提高人的素质为目的，是一个缓慢的过程；②教育是一个互动过程：在教育过程中，教育者和受教育者相互学习、相互影响、共同进步；③教育的形式多样：教育的具体方法很多，如思想政治工作、企业文化建设、工作岗位培训、对员工的情感投资等都是行之有效的教育方法。

（4）法律方法：法律方法也叫“制度方法”，是指运用法律规范及类似法律规范性质的各种行为规则进行管理的一种方法。在管理的法律方法中，既包括国家正式颁布的法律，也包括各级政府机构和各个管理系统所制定的具有法律效力的各种社会规范。

法律方法的特点：①强制性：法律、组织规范同其他社会规范不同，它一般是由国家或组织强制实施的、人人必须遵守的行为规则，具有普遍的约束力和强制性；②规范性：法律、组织规范规定人们在什么情况下可以做什么或不应当做什么，并以此作为评价人们行为的标准；③概括性：法律、组织规范制约的对象不是具体的人，而是概括的人，故具有普遍适用性和相对稳定性。

（5）数量分析方法：数量分析方法是建立在现代系统论、信息论、控制论等科学基础上的一系列数量分析、决策方法。

数量分析方法的特点：①模型化：指在假定的前提条件下，运用一定的数理逻辑分析，针对需要解决的问题建立一定的模型；②客观性强：在使用这些方法时，除了对前提条件的假设和对数量分析方法的选择外，在建立模型和进行推导的过程中，基本上不受人为因素的影响，具有较强的客观性。

（6）系统方法：系统方法是按照事物本身的系统性把管理或研究对象放在系统的形式中认识和考察的一种方法。具体而言，即从系统的观点出发，着重从整体与部分（要素）之间、整体与外部环境之间、部分（要素）与部分（要素）之间的相互作用和相互制约的关系中考察对象，从而达到最佳处理问题的一种方法。

系统方法的特点：①整体性：系统是一套相互关联和相互依赖的组成部分，这些组成部分以某种方式组合起来进而产生一个统一的整体，组织中某部分的决策和行为将会影响组织的其他部分，各部分只有相互协调、共同运作才能保证目标的达成；②开放性：系统方法认识到组织并不是自给自足的，而是要依赖于它们的环境以获得至关重要的输入，同时也需要环境吸收它们的输出。

（7）权变方法：权变方法也称为“情境方法”，是指管理者在面对不同的组织情境时，采用不同的管理方法，该方法强调不存在简单化的或者普遍适用的管理理论和管理方法。常用的描述权变方法的句式是“如果……那么……”。

权变方法的特点是强调管理情境的特殊化：在组织管理中，不存在一成不变、普遍适用的、最好的管理理论和方法，管理者必须随着组织所处的内外条件变化而随机应变，这些内外条件包括组织规模、任务技术的固定化程度、环境的不确定性以及个体差异等。权变方法要求管理者掌握各种管理理论和技能，在实践中根据情况随机使用。

（8）人本方法：人本方法不同于传统的“以物为中心”的管理方法，而是一种在深刻认识到人在社会经济活动中的重要作用基础上，突出人在管理中的地位，实现以人为中心、以谋求人的全面自由发展为终极目的的管理方法。

人本方法的特点：①以人的全面自由发展为管理目标：即通过以人为本的管理活动和以尽可能少的消耗获取尽可能多产出的实践活动，来锻炼人的意志、脑力、智力和体力，使人获得更为全面的自由发展；②以尊重人格为管理价值规范：即在管理中尊重个人尊严，不仅包括对他人的尊重，同样也包括自我尊重、自我管理；③以团队精神为管理价值取向：团队精神能够激发团队成员的责任感，从而自觉以团队的整体性来约束自己的行为，并自愿将自己的聪明才智贡献给团队，同时使自身也得到更为全面的发展。

二、管理的基本特征

1. 管理的二重性 是指管理的自然属性和社会属性。

（1）管理的自然属性：是指对人、财、物、时间、信息等资源进行组合、协调和利用的管理过程，包含着许多客观的、不因社会制度与社会文化的不同而变化的规律和特性。管理的这种不因生产关系、社会文化的变化而变化，只与生产力发展水平相关的属性，就是其自然属性。例如护理管理中总结出的各项技术操作程序、护理程序，反映了护理服务中有效、准确、安全生产的基本规律。管理的自然属性意味着各个国家间可以相互学习，为我们学习、借鉴发达国家成熟的管理经验提供了机会和理论依据。

（2）管理的社会属性：是指人们在一定的生产关系条件下和一定的社会文化、政治、经济制度中必然要受到生产关系的制约和社会文化、政治、经济制度影响的特性。不同的生产关系、不同的社会文化和经济制度都会使管理思想、管理目的以及管理的方式呈现出一定的差别，从而使管理具有特殊性和个性。例如不同社会性质的国家，在管理过程中管理者与被管理者之间的关系会有很大差别，这是由社会关系决定的。管理的社会属性告诉我们，不能全盘照搬国外的做法，必须结合国情，建立有中国特色的管理模式。

2．管理的科学性与艺术性

（1）管理的科学性：是指管理者在管理活动中遵循管理的原理原则，按照管理客观规律解决管理中的实际问题。有效的管理活动必须建立在科学基础之上，管理的科学性主要表现在三个方面：①科学的规律性：管理是人类在长期从事社会生产实践活动中，对管理活动规律的总结；②严密的程序性：管理活动往往表现为一种严格的程序化操作；③先进的技术性：管理注重实用性，管理理论只有转化为适时的管理技术才能发挥作用。

（2）管理的艺术性：是指管理者熟练地运用管理知识，针对不同的管理情景采用不同的管理方法和技能达到预期管理效果的管理行为。管理的艺术性主要表现在三个方面：①巧妙的应变性：管理者需要有足够的应变能力来处理管理活动中出现的各种意外情况；②灵活的策略性：管理者既要运用智慧进行战略层面上的思维和动作，更需要策略层面上的灵活操作；③完美的协调性：管理者的重要任务就是协调各种关系，其中，人际关系的成功协调是对管理者的重大考验。

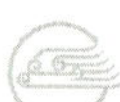

管理的科学性和艺术性是辩证统一的，科学性在于解释和揭示事物的内在规律，是艺术性的前提和基础。艺术性则强调管理的实践性，是科学性的补充和提高。实践证明，有效的管理活动来自于渊博的科学知识和丰富的实践经验。

3．管理的普遍性与目的性

（1）管理的普遍性：管理广泛存在于人类各种活动中，与人们的各项社会活动、组织活动息息相关。管理的普遍性有两层含义，一是指管理是人类的一种普遍的社会活动，是人类社会任何发展阶段都具有的现象；二是指各种不同的管理活动具有共同的规律性。

（2）管理的目的性：管理同其他社会实践活动一样，都是有意识、有目的的活动，管理的一切活动都要为实现组织目标服务。正是因为有了共同的目标，不同的管理职能、管理活动才能成为一个整体，组织才能求得生存和发展。

○ 知识拓展

学习管理学的方法

1．案例分析法　通过对现实中发生的典型管理事例进行整理并展开系统分析，更直观地体会在不同情境下，采用不同的手段和方法处理不同的管理问题，以掌握管理理论，提高管理技能。

2．比较法　通过比较不同的管理理论或管理方法的异同点，总结其优劣，从而借鉴或归纳出具有普遍指导意义的管理规律。例如对不同文化背景、不同文化水平条件下的管理加以比较研究等。

3. 历史研究法　对前人的管理实践、管理思想和管理理论予以总结概括，从中找出带有规律性的东西，实现古为今用。

4. 系统分析法　要进行有效的管理活动，必须对影响管理过程的各种因素及其相互之间的关系进行总体地、系统地分析，应综合考虑组织中各组成部分的相互关系，以及组织与周围环境之间的互动关系。

第二节　护理管理概述

护理管理是护理工作的重要内容之一，是将管理学的科学理论和方法在护理管理实践中应用的过程，其主要任务是研究护理管理的特点并找出规律性，对护理管理工作中涉及的诸多要素（如人、目标、任务、信息、技术）进行综合统筹，使护理系统实现最优运转，进一步提高护理工作效率。

一、护理管理思想的形成与发展

护理管理作为专业领域的管理，是随着护理学科的发展而形成和不断演变的，两者相互影响，互为因果。护理管理思想的形成与发展，不仅顺应了护理学科发展的需要，同时也不断将新的管理理论引入护理领域，进一步促进学科发展。

（一）国外护理管理思想的形成与发展

弗洛伦斯·南丁格尔（Florence Nightingale，1820—1910）被誉为近代护理学的创始人，也是护理管理学、护理教育学的奠基人。她首先提出医院管理需要采用系统化方式、创立护理行政制度、注重护士技术操作训练等。由于她的科学管理，护理质量得到极大提高，在1854—1856年的克里米亚战争期间，战伤死亡率从50%下降到2.2%，创造了护理发展史上的奇迹，极大地推动了护理学科及护理管理的发展。在她撰写的《医院札记》和《护理札记》（1859年）中提出了“环境理论”，即生物、社会性和精神对身体的影响，成为现代护理管理理论的基础。第二次世界大战后，随着先进的管理思想和管理方法的渗透和引入，护理管理逐渐由经验管理走上科学管理的轨道。进入20世纪以后，随着医学与管理学的进步，护理管理也得到迅速发展。各级护理管理组织逐渐完善，各项护理管理职能不断明确，护理管理的重要性日益得到重视。1946年美国波士顿大学护理系开始开设护理管理学课程，培养护士的行政管理能力。此后，美国医院护理管理及护理教育的成果，引起世界各国的重视，许多国家医学院、护理学院纷纷开设护理管理学课程，专门培养护理管理人才。1969年美国护理学会（ANA）规定，护理管理人员的任职条件最低为学士学位，进一步促进了护理管理学的发展。20世纪70年代后，在欧美等一些发达国家，各种现代化科学技术开始广泛渗透到护理领域，护理工作由手工操作逐步向机械化、电子化、自动化方向发展，促使临床护理管理工作逐步进入现代化管理发展阶段。医院的护理管理组织体系进一步完善，护理管理人员的分工越来越明确。现代管理学的许多先进理论、观点和方法在护理管理实践中得到更加广泛的应用，护理管理实践中一些好的经验，也通过各种护理专业期刊和护理管理著作得到推广应用。随着经济的迅速发展，欧美等一些国家对护理管理人员的知识结构也提出了更高的要求，要求护士长不仅要具有护理管理学知识，还必须具有工商管理、经济学及财务预算等方面的知识。

（二）国内护理管理思想的形成与发展

我国近代护理学的形成与发展在很大程度上受西方护理的影响。18世纪中叶（鸦片战争前后），随着西医和宗教的传入，许多外国教会开始在中国各地建立了教会医院，西方的一些护理管理经验逐渐传入我国。早期的护理管理是从制度管理开始的，管理人员将一些杂乱的事务或业务工作渐渐归纳成条文，并在实践中不断地修改、补充，使护士在工作时有章可循。20世纪20～30年代，随着医院发展和护理教育的兴起，一些医院形成了“护理部主任—护士长—护士”的管理模式，成立了护理部，护理部设护理部主任、护理秘书及助理员，对护士长在业务上进行领导，护士长则接受科主任及护理部主任的双重领导。

新中国成立后，随着卫生事业的发展，我国护理工作进入了一个新的时期。随着护理组织的日趋健全，逐渐形成了比较全面、系统的管理制度，如明确护士的职责、建立护理工作的三级护理制度、三查七对制度、查房制度、换药制度、消毒制度、病房管理制度、医疗护理文书制度等，这些管理制度成为护理管理的重要依据，检查和督促规章制度的有效贯彻执行成为护理管理者工作的重要内容。20世纪60年代形成医疗护理技术操作常规及医院护理技术管理规范，使得制度管理与技术管理有机结合。20世纪70年代末，护理管理组织体系进一步完善，各医院相继恢复了护理部，根据床位数量，形成了“护理部主任—科护士长—护士长”的三级管理和“总护士长—护士长”两级管理的医院护理管理体系。20世纪80年代，原卫生部明确规定护理部的职权范围是负责全院护理工作，承担全院护士的培训、调配、考核、奖惩、晋升等职权，护理部成为独立的医院职能部门。同时，我国护理高等教育恢复并进一步发展，在高等护理教育课程中开设了“护理管理学”，护理管理者也在借鉴国外先进的护理理论、管理方法的基础上积极探索适合我国国情的临床护理工作模式以及相应的护理管理模式，护理管理组织体系逐步完善，形成了初步的护理管理理论体系，护理管理逐渐从经验管理转向标准化管理。20世纪90年代国家出台了护士工作条例，使护理管理进入法制化渠道。

随着现代管理学的发展与进步，护理学与现代管理学不断交叉、融合，护理管理学也得到迅速发展，护理管理者对如何有效地管理各种护理组织资源及服务群体，做了大量实证研究并发表护理管理研究学术论文，出版了许多护理管理专著，有效地促进了我国护理管理学科的建设与发展，护理管理学也逐渐形成了自己的学科体系，护理管理工作逐渐朝现代化、科学化、标准化、制度化和法制化的方向发展。

二、护理管理的概念及内容

（一）护理管理的相关概念

1．护理管理的概念 护理管理（nursing management）是指以提高护理质量和工作效率为主要目的的活动过程。世界卫生组织（WHO）对护理管理的定义是：护理管理是为了提高人们的健康水平，系统地利用护士的潜在能力和其他相关人员、设备、环境和社会活动的过程。美国护理学专家吉利斯（Gillies D. A.）认为护理管理过程应包括：资料收集、规划、组织、人事管理、领导与控制的功能。归纳起来，护理管理就是对护理工作的诸多要素（如人员、时间、信息、技术、设备等）进行科学的计划、组织、领导、协调、控制，从而使护理系统有效地运转，实现组织目标，并使护士的能力及素质得到全面发展的活动过程。

护理管理的特点是：①广泛性：主要体现在管理范围广泛、参与管理的人员众多；②综合性：护理管理是对管理理论和护理实践加以综合应用的过程；③实践性：护理管理的目的是运用科学的管理方法来解决实际的临床护理问题；④专业性：要适应护理工作科学性、技术性、安全性的特点。

2．护理管理学的概念 护理管理学（nursing management science）是管理科学在护理管理工作中的具体应用，是在结合护理工作特点的基础上研究护理管理活动的普遍规律、基本原理与方法的一门科学。它既属于专业领域管理学，是卫生事业管理中的分支学科，又是现代护理学科的一个分支。

3．护理管理者的概念 护理管理者（nursing manager）是从事护理管理活动的人或人群的总称，具体是指那些为实现组织目标而负责对护理资源进行计划、组织、领导和控制的护士，其在提升护士素质、质量监控和管理、协调工作、人才培养等方面发挥着重要作用。

护理管理者的基本要求包括：①具有临床和管理经验，能全面履行管理者角色所固有的责任；②掌握护理管理实践领域的知识和技能，如管理知识体系和管理程序、护理实践标准、护理工作相关法律法规等。

（二）护理管理的内容

1．护理管理的任务 我国护理管理目前主要承担的任务是借鉴国内外先进的管理理论、模式和方法，结合我国医疗改革和护理学科发展现状，建立适用于我国的护理管理体系，对护理工作中的人员、技术、设备及信息等进行科学管理，以最终提高护理工作的效率和效果。具体内容包括：研究护理管理的客观规律、原理原则和方法；应用科学化的、有效的管理过程；构建和实践临床护理服务内容体系；建立护理服务评估体系；实施护理项目成本核算，实现护理成本管理标准化、系统化、规范化；持续改进临床护理质量，提供高品质的护理服务。根据工作内容不同，护理管理任务可分为护理行政管理、护理业务管理、护理教育管理、护理科研管理。

（1）护理行政管理：是指遵循国家的方针政策和医院有关的规章制度，对护理工作进行组织管理、物资管理、人力管理和经济管理等，有效提高组织和部门的绩效。

（2）护理业务管理：是指对各项护理业务工作进行协调控制，提高护士的专业服务能力，以保证护理工作质量，提高工作效率，满足社会健康服务需求。

（3）护理教育管理：是指为了培养高水平的护理人才，提高护理队伍整体素质而进行的管理活动，护理教育管理应适应现代护理教育社会化、综合化、多样化、终身化的发展趋势。完整的临床护理教育体系应包括中专、大专、本科、研究生的教育、护士规范化培训、毕业后护士继续教育、专科护士培训、护理进修人员培训等内容。

（4）护理科研管理：是指运用现代管理的科学原理、原则和方法，结合护理科研规律和特点，对护理科研工作进行领导、协调、规划和控制过程。护理科研管理的主要工作内容包括规范科研管理流程，健全科研管理制度，指导科研开展方向，保证科研流程的可持续发展。

此外，随着信息成为组织中的重要资源，对信息的管理也成了现代护理管理的一个突出特点。无论是护理行政、业务、教育还是科研管理，在很大程度上都是对护理相关信息的管理。例如护理行政管理中，护士长可利用计算机进行排班、考核护士工作质量；护理业务管理中，护士长通过信息系统制定护理计划、了解病人护理信息及医嘱执行情况；在护理科研管理中，护士可以利用数据库收集特殊病例、科研数据，护士长也可以通过计算机管理护士的科技档案，如学习经历、论文发表情况等。

2．护理管理的研究内容 护理管理研究的目的是寻找护理管理活动的基本规律和一般方法，运用科学管理的方法提高护理工作的效率和质量，进而推动整个护理学科的发展。护理管理的主要研究内容包括：

（1）护理管理模式研究：传统的护理管理注重硬性命令和规定，强调对事的管理和控制，而现代护理管理则强调以人为中心，以信息技术为手段，注重人与事相宜。建立人性化、信息化的现代护理管理模式，尊重个人的价值和能力，通过激励来充分调动员工的工作积极性，并运用科学化的信息管理手段以达到人、事、职能效益的最大化。

（2）护理质量管理研究：护理质量是衡量医院护理服务水平的重要标志，也是护理管理的核心。随着社会发展、医学模式转变和人们生活水平的提高，护理质量被赋予更深层次的内涵，从传统的仅针对临床护理技术的质量管理扩展为对病人、护士、工作系统、经济效益等全方位的质量管理。护理质量管理研究着重于探讨各种护理质量评价指标或体系的构建、质量管理方法的选择和应用等，以保证优质高效的护理服务。此外，明确护士在质量管理中的作用、注重团队合作、注重过程管理和系统方法、强调持续改进等也是护理质量管理研究的重点。

（3）护理人力资源管理研究：护理人力资源的合理配置与优化是护理管理研究的重要内容之一。护理人力资源管理要从身份管理逐渐向护理岗位管理转变，建立符合护理职业生涯发展规律的人力资源管理长效机制。随着护理人力资源管理精细化和专业化的发展趋势，探索护理教育三阶段培训体系，尤其是护士继续教育培训体系，深化专科护士培训并评价其效果也是护理管理研究的重点内容。

（4）护理经济管理研究：随着全球经济一体化的发展，护理经济管理的研究成为护理领域一个新的课题，护理成本、市场需求及护理相关经济政策方面的研究逐渐受到关注。护理管理者要有成本管理的意识，通过成本效益分析合理使用护理资源，解决护理资源浪费和不足的问题。

（5）护理信息管理研究：现代管理在很大程度上是对信息的利用和管理，尤其是随着大数据和精准医疗概念的提出，对护理相关信息进行研究成为必然趋势。管理者要提高信息管理意识，获取系统、科学的数据信息并寻找途径对其进行专业化处理，进一步开展移动护理的应用研究，从而做出更精准、更科学的临床护理决策，进一步优化流程，改善服务质量。

（6）护理文化建设研究：经济与文化"一体化"是医院发展趋势中的重要内容，医疗组织中的文化建设在凝聚员工力量、引导和塑造员工行为、提高组织效率等方面起到重要作用。积极探索现代医院护理文化的概念与内涵，建立既有鲜明护理行业特色，又充满竞争、创新意识的护理文化是促进护理行业发展的一大推动力。

（7）护理管理环境研究：当今护理工作面临许多新的变化和挑战，护理管理者要及时关注国内外护理管理的发展动态，获取最新信息，并善于吸取先进的管理理念，以更好地应对内外环境变化所带来的一系列挑战，有效地解决不同环境中出现的多种问题。护理管理的研究内容之一就是探讨如何创建最佳的护理工作环境，并探索出适当的方式来驾驭环境中发生的变化，在进一步提升工作效率和质量的同时，尽可能降低环境变化对护理工作造成的不利影响。

（三）影响护理管理发展的因素

作为一项活动过程，护理管理在发展过程中必然受到来自内外环境的多种因素的影响，主要包括组织工作宗旨和目标、护理管理环境以及组织自身结构等。

1. 组织宗旨和目标　明确组织的工作宗旨和目标是有效进行护理管理的基本前提，因为其决定着各项管理活动的内容、管理方法的选择以及管理结构和层次等。护理管理者明确组织宗旨和目标，实行目标责任制管理，不仅有助于明确管理方向，更好地统一、协调各部门成员的思想和行动，同时还促进个人需要与组织目标的有机结合，激励组织成员在实现组织目标的同时发挥个人潜能，以获得更好的职业发展。此外，明确工作宗旨和目标还有助于对管理活动的效果进行科学性评价，而评价结果又可以帮助管理者明确下一步的行动方向，以更好地实现组织目标。

2．护理管理环境组织 在开展管理活动过程中，必然受到组织所处环境的影响。护理管理活动主要受组织外部宏观环境、组织外部微观环境和组织内部环境的影响。

（1）组织外部宏观环境：主要是指政治、经济、技术、社会等因素，会直接或间接地影响医院运转以及利益分配。例如我国医疗卫生体制改革政策在很大程度上决定着医疗卫生服务的经营活动和服务方向，也明确了护理管理的重点和方向；科学技术的快速发展也促使管理者更加关注创新和科技在护理工作中的重要性。

（2）组织外部微观环境：又称为任务环境，主要是指医疗护理服务对象、公众及其他利益相关者。医疗卫生组织要面对众多的服务对象，如病人、家属、社区健康人群等，而不同的教育背景、经济水平和生活方式等使人们对医疗卫生组织的服务有不同的需求和要求，而管理的目的就在于及时调整服务方向和战略发展决策来满足服务对象的需求。

（3）组织内部环境：主要指组织内的人力资源、设备设施、后勤保障、管理者素质、组织文化等。拥有一支高素质的护理人才队伍对护理工作的顺利开展，实现护理管理目标有十分重要的意义。管理者的工作重点在于激发护士的工作积极性，提高工作效率，做到人尽其才，才尽其用。同时也要关注护理团队中员工多样性的特点，根据护士能力的不同进行岗位职责的匹配，树立“以人为本”的管理理念，并以开放的心态和沟通技巧来创建一个能级合理、智能互补、长短相济、团结协作的护理队伍。此外，管理者自身素质也是影响管理效率的重要内部环境因素。优秀的护理管理者应该学会充分运用管理艺术来保证护理管理活动的高效率，要具有敏捷的思维和准确的判断能力，能够及时发现问题并做出正确决策。

3．医院护理管理组织结构 医院护理管理组织结构直接影响护理管理工作模式及工作效率。根据国家卫生和计划生育委员会（卫生计生委）的规定，县及县以上医院都要设立护理部，实行院长领导下的护理部主任负责制。护理部是医院护理管理中的职能部门，在院长或主管护理的副院长领导下，负责组织和管理医院的护理工作。它与医院行政、教学、科研、后勤管理等职能部门并列，相互配合共同完成医院的各项工作。护理部在护理垂直管理中的管理职能，对加强护理管理，提高管理效能有重要意义。我国医院护理管理体制的具体设置详见第五章。

三、护理管理者的角色

管理者角色（managerial roles）是指管理者按照人们的预期在实践中展示的具体行为或表现。根据管理者的工作任务和特点，管理专家对管理者的角色模式作了不同的探讨和分析，这也为我们更好地认识护理管理者角色提供了依据。

（一）明茨伯格的管理角色模式

20世纪70年代，亨利·明茨伯格（Henry Mintzberg）提出了著名的管理者角色理论，他将管理者在管理过程中需要履行的特定职责归纳为10种角色，并将这10种角色划分为3种类型，即人际关系型、信息型和决策型（图1-2）。

1．人际关系型角色（interpersonal roles）

（1）代言者：作为护理管理的权威，管理者必须履行有关法律、社会、专业和礼仪等方面的责任。如需要代表所属单位举行各种护理行政和护理业务会议，或者接待来访者，签署法定文件，履行许多法律和社会性的义务等。它们对组织能否顺利运转十分重要，不能被管理者忽视。

人际关系角色
• 代言者
• 领导者
• 联络者
信息类角色
• 监督者
• 传播者
• 发言人
决策类角色
• 创业者
• 协调者
• 资源分配者
• 谈判者

图 1-2 管理者在工作中担任的角色

（2）领导者：作为领导者角色，护理管理者要通过自身的影响力和创造力营造一个和谐的组织环境，运用引导、选拔、培育、激励等技能，充分发挥护士的潜能并促进其不断成长。对于21世纪的护理管理者而言，在发挥领导者角色时面临着新的挑战。一是明确自己的权力来源，是源于所处的职位、自己所具备的专家技能还是其他，这将有助于管理活动中的角色定位；二是创建下属对管理者的信任；三是对员工进行适当授权，增强基层护士参与工作的积极性；四是进行弹性领导，根据具体情境和社会发展不断调整管理风格。

（3）联络者：护理管理者在工作中需要不断地与护士、上级护理管理者、医师、其他医技人员、病人及家属、后勤等人员进行有效沟通，营造一个良好的工作氛围和利于病人治疗和康复的环境。护理管理者必须对重要的组织问题有敏锐的洞察力，建立广泛的学习合作关系，力求在组织内外建立有效的关系和网络。

2．信息型角色（informational roles）

（1）监察者 / 监督者：作为监察者 / 监督者，管理者要持续关注组织内外环境的变化，以获取对组织发展有利的信息。尤其是内部业务、外部事件、分析报告、各种压力所致的意见和态度倾向等，管理者通过掌握分析这些信息，可以有效地控制组织各种资源，识别组织的潜在机会和威胁。因此，作为护理管理者，应该主动收集各种信息，监督并审核各项护理活动与资料，从不同角度评估护士的工作，保证各项工作顺利进行。

（2）传播者：管理者因其获取信息的特殊地位，可以控制和发布信息。作为传播者，护理管理者往往起到上传下达的作用，一方面将上层管理者或外部人员发布的信息，如文件、命令、政策、规章制度等传达给下级护士，另一方面还要收集护理工作中的各种信息，并对其进行整理分析，汇报给上层管理者或相关部门、人员。护理管理者要掌握熟练的公关和沟通技巧，保证信息传递的准确性、及时性和有效性。

（3）发言人：管理者可运用信息提升组织的影响力，把信息传递给单位或组织以外的个人，向外界、公众、护理对象、同行及媒体等发布组织的相关信息，以使组织内外部的人都对组织产生积极反应。例如向社会推广医院新推出的护理服务项目，代表护士向医院领导提出职业发展和薪酬待遇的建议等。

3．决策型角色（decisional roles）

（1）创业者：管理者的角色功能体现在需要适应不断变化的环境，能敏锐地抓住机遇，在观念、思想、方法等方面进行创新与改革，如提供新服务、发明新技术、开发新产品等，以谋划和改进组织的现状与未来。

（2）协调者：在日常护理工作中，或多或少总会发生一些非预期的问题或变化，例如护士之间或护患之间的冲突、护理资源损失、突发的危重病人抢救等。护理管理者的任务就是及时有效地处理非预期问题，维持正常的工作秩序，创建和谐的工作氛围。这就要求护理管理者善于观察环境中的变化，对工作中可能出现的危机进行预期，对护理工作矛盾或突发的护理事件及时采取有效的应对措施。

（3）资源分配者：护理管理者负责并监督护理组织资源的分配系统，结合组织的整体目标及决策，有效利用资金、时间、材料、设备、人力及信息等资源，例如根据不同护理单元所承担的工作量及工作难度，评估和制定其所需的人力资源和其他资源，从而保证各项护理工作顺利进行。

（4）谈判者：护理管理者常代表组织和其他管理者与组织内外成员进行正式、非正式的协商和谈判，如向上级申请调整护士、增添医疗仪器设备、与护理院校商谈临床教学合作方式及法律责任等。护理管理者还需要平衡组织内部资源分配的要求，尽力使各方达成共识。

事实上，不同层级的管理者对各种角色的强调程度也有差别。一般而言，较高层的护理管理者更强调代言人、联络者、传播者、发言人和谈判者的角色，而对于病房护士长等基层护理管理者而言，领导者的角色更为重要。

（二）霍尔的“成功管理者”角色模式

霍尔（Holle）和布兰兹勒（Blatchley）提出关于护理管理者“成功管理者（competence）”角色的模式。认为护理管理者角色具有以下几个方面的内涵：即专业的照顾提供者（care-giver professor）、组织者（organizer）、人事管理者（manager of personal）、照顾病人的专业管理者（professional manager of care）、员工的教育者（employee educator）、小组的策划者（team strategist）、人际关系的专家（expert in human relation）、护士的拥护者（nurse-advocator）、变革者（change-agent）、行政主管和领导者（executive and leader）。这些英文单词的首字母组成了单词 competence，即胜任的意思，是一名成功的护理管理者所承担的角色范畴。

（三）其他有关角色

1．**护理业务带头人**　护理管理者除承担管理的责任外，还应该承担护理业务发展提高的任务。护理管理者在现代护理理论的学习、推广、运用，新业务、新技术的引进研发，疑难问题的解决，组织指导抢救，计算机现代管理技术应用等方面均应作为带头人，推动护理事业向前发展。

2．**教育者**　护理管理者承担着教育者的角色。作为护理业务技术的带头人，不仅要对下属的护士、进修护士、护士学生进行指导、教育、业务训练和培训，不断提高护士的专业素质，还要对护士的专业精神、护理价值观进行培育。另外，病房是健康教育最直接的场所，护理管理者可利用巡视病房、召开病人会议等机会，向病人及家属进行康复指导和健康教育。

四、护理管理者的基本素质

管理者的基本素质是指管理者应该具备的基本条件，是工作方法与工作艺术的基础，涉及政治思想道德、理论思维、文化、心理、生理等多种因素。这些因素相互作用、相互融合，体现和决定着管理者的才能、管理水平及工作绩效。护理管理者的基本素质主要包括身体素质、政治素质、知识素质、能力素质和心理素质。

1．**身体素质**　身体素质是管理者最基本的素质。护理管理者每天都要面对繁重的工作，没有健全的体魄和良好的身体素质，管理者就失去了事业成功最起码的条件。身体素质主要包括体质、体力、体能、体型和精力。

2．**政治素质**　政治素质是指个人从事社会政治活动所必需的基本条件和基本品质。护理管理者需要具备对护理事业和管理工作的热爱和献身精神，树立“管理即服务”的管理理念，培养较强的事业心和责任感。护理管理者要正确处理国家、组织和个人三者之间的利益关系，不断提高自身的政治思想修养和道德品质水平。

3．知识素质　知识是提高管理者素质的源泉和根本。护理管理者不仅要具备医学、护理等区别于其他专业领域的理论知识和技术方法，还要掌握现代管理科学知识以及与护理、管理相关的社会、人文科学知识，以适应高速发展的、日趋复杂的综合性护理工作和管理活动的需要。此外，除了对知识的掌握外，管理者更重要的是运用这些理论、知识和方法解决护理管理中遇到的实际问题。

4．能力素质　能力是管理者把各种理论和业务知识应用于实践，解决实际问题的本领，是护理管理者从事管理活动必须具备的、直接影响工作效率的基本素质。护理管理者的能力素质是一个综合的概念，包括以临床护理技能、护理工作程序管理技能及风险管理技能等为主的技术能力；以处理人际关系、识人用人、调动人的积极性等为主的人际能力；以发现并解决问题、决策、应变等为主的概念能力。不同层次管理者的能力要求并不相同，一般而言，高层护理管理者重在培养概念能力，中层护理管理者主要需要人际能力，而基层护理管理者则更偏重于技术能力。

5．心理素质　心理素质是一个广泛的概念，涉及人的性格、兴趣、动机、意志、情感等多方面内容。良好的心理素质是指心理健康或具备健康的心理，能够帮助管理者在面对繁重工作时保持稳定的情绪和工作热情。优秀的护理管理者要学会扬长避短，既要培养、增强优良的心理素质，如事业心、责任感、创新意识、心理承受能力、心理健康状况等，也要注意克服挫折心理、从众心理、偏见、急功近利等的负面心理。

◎ **管理者困惑**

护士长是维持科室正常运转的关键人物，肩负着保障护理安全、提高护理质量的重任，而且作为医院的技术性基层管理者，护士长还要不断提升自我能力、拓宽视野，构建符合医院发展需求的高效护理团队。“忙于埋头苦干，疏于抬头看路；忙于日常业务，疏于管理投入；忙于上传下达，疏于自我学习”是多数基层护士长工作的真实写照。面对每日众多事务，如何达到管理他人和提升自我之间的平衡，如何提升管理效能，如何准确定位自身角色是护士长们经常面临的困惑。

第三节　护理管理面临的挑战及发展趋势

一、护理管理面临的挑战

随着我国经济社会发展、人口老龄化进程的加快以及疾病谱变化，人民群众对医疗卫生服务有着更多样化、更高层次的需求，我国护理管理事业也面临着一系列的挑战。

（一）社会环境变迁的挑战

1．疾病谱和人口结构变化的影响　随着社会经济和医疗技术的发展，疾病谱及社会人口结构均发生了明显的变化。与生活方式、心理、社会因素密切相关的慢性非传染性疾病的发病率逐年增高，已成为威胁社会人群健康和生活质量的重要因素之一。人口老龄化进程不断加快，我国目前老年人口规模已超2亿，对康复护理、老年护理等的需求日益突出，同时，随着全面两孩生育政策的实施，新增出生人口也将逐渐增加，对妇产、儿童、生殖健康等护理服务亦提出了更高的要求。因此，制定与社会及群众需求相适应的护理战略目标，发展适于我国国情的护理服务和管理模式迫在眉睫。

2．经济全球化的影响 经济全球化改变了护理工作模式、卫生保健服务形式以及护理教育的环境和方式。护理领域中日益扩大的国际交流与合作为专业发展提供了机遇，但同时也给管理者带来了一系列有关人才流失和人才引进的工作挑战。经济全球化进程中最为显著的特征就是对人才的竞争，因此，如何在进一步加强国际交流与合作，以适应国际间技术、服务、人才相互开放的同时，吸纳并保留更多的高水平护士是管理者必须思考的问题。

3．信息化时代的影响 云计算、移动互联网、大数据等信息化技术的快速发展，为信息收集、优化医疗卫生服务流程、提高工作效率等提供了有利条件，这也必将推动护理服务模式和管理模式的深刻转变。管理者需要运用先进的信息化技术对资源进行优化配置，大力推动移动护理的发展和应用，建立新型护理服务模式并对其进行持续改进。

（二）医疗卫生体制改革的挑战

1．护理人力资源 “十二五”期间，我国护理人才队伍总数增长迅速，整体素质显著提升。但相比广大人民群众日益提高的健康服务需求以及国家对医疗卫生服务体系的要求，我国的护理人力仍处于相对缺乏的状况，不仅表现在护士整体数量上，在高素质护理人才，尤其是学科带头人方面也存在严重不足。此外，由于目前我国护理管理者大多来自基层护士，缺乏专门系统的管理培训，经验式管理模式还较为普遍，与国际上科学化和专业化的护理管理队伍间仍存在较大差距。

2．护理管理体制 随着医疗卫生体制改革的深化，卫生服务由医疗卫生组织内扩展到医疗卫生组织外，工作内容也由单纯的医疗性服务扩大到对人群生活方式的保健性服务，护理工作重点从医院延伸至社区，从病人扩展到健康人群成为必然的发展趋势。而随之而来的必然是护理管理体制的改革，即从以往单一的临床护理管理体制扩展为针对医院、社区、家庭的全方位管理，尤其是要进一步完善老年护理、慢性病护理、临终护理等领域的行政管理体制建设。因此，改革护理行政管理体制，建立长效的护理服务体系运行机制，满足社会对护理服务的高品质化和多元化的需求，成为护理管理者需要深入思考的问题。

3．护理经营模式 护理作为不可替代的医疗服务项目，由其工作价值带来的经济效益一直未得到应有的体现。护理服务成本在很大程度上反映了护理服务的社会效益和经济效益，是反映医院工作质量的一个重要指标。管理者要重视护理价值的研究，将经济学的经营管理理念和知识渗透到护理管理工作中，利用现代化信息管理手段，构建我国的成本核算模型，真实体现护士的工作价值。

（三）护理学科发展的挑战

1．护理教育改革 护理学自 2011 年成为一级学科后，进一步加大了护理教育教学改革力度，更加注重以实践和社会需求为导向的人才培养目标，强调发展具有护理专业特色的学科和教育模式，以培养科研和专业能力并重的实用型护理人才为目标，而这也对护理管理者提出了更高的要求，毕竟具有丰富临床经验的护理管理者是学科体系构建和教育改革队伍中不可或缺的重要力量。此外，国家卫生计生委于 2016 年颁布了《新入职护士培训大纲》，进一步推动了“院校教育、毕业后教育、继续教育”三阶段临床医学人才培养体系，也使得护理管理者面临着诸如培训模式、轮转计划、绩效考核等一系列新的问题。

2．临床护理实践 随着护理学科范围扩展及专业方向的细化，临床护理工作内容及形式也日趋多样化和专业化，尤其是精准医疗的提出，临床护理工作日益向专科化方向发展。近些年来，专科护士的培养和使用已成为护理管理者关注的重要议题。此外，随着循证护理在临床实践中的重要性日益被认可，如何将护理科研成果与临床护理实践进行有机结合，如何在遵循证据的基础上规划临床实践和管理活动，也是管理者面临的重要挑战。

3．护理研究 护理服务技术性强、内涵丰富且具有一定的风险性，需要有科学的理论和研究作为基础或指导。尽管近些年来，护理研究发展迅速，但具有学科特色的理论研究仍相对滞后，研究问题、研究方法等在深度和广度上也存在较大局限。在经济飞速发展和医疗技术不断进步的大环境下，管理者要抓住机会，善于发现新的护理现象和护理问题，采用适宜的护理研究方法和手段进行研究，用科学的证据来指导临床实践，以加快护理学科的发展进程。

二、护理管理的发展趋势

护理工作涉及病人就医的各个环节，在保障医疗质量、促进医患和谐等方面发挥着越来越重要的作用。因此，加强医院护理队伍的科学管理，提高管理效率，促进护理事业发展以适应社会经济发展和人民群众健康服务需求不断提高的要求，是护理管理未来的发展方向。

（一）管理队伍专业化

护理管理队伍的专业化水平是决定管理效果的重要因素。“专业化”主要体现在三个方面：①完善的管理体制：在医院护理管理改革中，要培养和建设一支政策水平高、管理能力强、综合素质优的护理管理专业化队伍，以护理管理职能为导向，按照“统一、精简、高效”的原则，建立完善的责权统一、职责明确、精简高效、领导有力的护理管理体制及运行机制；②管理的科学性：为了适应日益变革的护理管理体制和履行多元的护理管理者角色，护理管理者需要从经验型管理转向科学型管理，注重国内外先进理论或模式的学习和应用，创新管理理念，推动多学科知识的交叉以及跨学科的团队合作；③依法依律进行管理：卫生法律法规是医疗护理工作顺利开展、医患双方合法权益的重要保障，护理管理者应进一步增强法制观念，掌握并运用各项法规，健全护理管理制度，在保障病人安全的同时也能够维护护士的合法权益。

（二）管理手段信息化

随着信息技术在医疗领域的普及，未来护理管理的重点必然是信息系统的建立以及对大数据的管理和应用。将信息化手段全面应用于临床护理及护理管理工作，能够优化护士的工作流程，保证护理安全，提高工作效率；把计算机技术与科学化管理有机地结合起来，把综合开发利用信息资源与全面实现人财物信息的数字化管理相结合，对提高护理科学化水平和加快护理学科发展具有重要意义。目前，多数医院在护理信息系统的建立和使用上都取得了较大成效，尤其是在护理工作模式转变、护理质量管理、人力资源管理、物资管理、教育培训以及病人安全管理等方面都探索出了各自的特色和经验。未来的护理信息化管理将着重于构建系统化、多功能、广覆盖的数字化信息网络平台。在护理管理方面，建立护理管理信息系统，包括护理质量管理、护理人力资源管理、护理研究、教学管理、考核评价等；在临床工作方面，建立临床护理信息系统，如包含护理电子病历管理、医嘱管理系统、病房信息系统、药品管理、病情观察、危机预警、费用管理等的PDA移动护士工作站、临床护理记录系统、健康宣教系统等；在病人安全管理方面，运用信息化手段，从身份识别、用药安全、供应室无菌物品信息全流程追踪管理系统、自动包药机等方面保证病人安全。此外，通过信息技术平台还能进一步促进“医院—社区”护理服务信息共享与业务协同。近些年，加强信息安全防护体系建设也将成为护理管理未来的发展重点。

（三）管理方式弹性化

弹性化管理是现代管理发展的重要趋势。单一固定的组织系统和管理模式已不再适用于当今日益变化的社会环境，未来的管理体制和模式应趋于灵活且富有弹性。护理管理的弹性化主要表现为：①因地制宜的管理模式：随着护理工作范围从医院延伸到社区，从病人扩大至健康人群，护理管理的工作模式和内容也要随之转变；②人性化的管理方法：人是弹性管理的核心，现代管理更强调用“柔性”方法，尊重个人的价值和能力，提供个人自我管理和自我提升的空间，充分调动员工的工作积极性。护理管理者应树立以人为本的管理理念，构建多元的护理组织文化，适应不同护士管理的需求，以最大限度地发挥管理效益；③弹性化的激励方案：以护士需求及职业发展为导向进一步完善绩效评估体系，建立科学的弹性化激励方案，进一步提高护士的工作积极性和职业满意度。

○ 知识拓展

南风法则

“南风”法则又称为“温暖”法则，源于法国作家拉·封丹的一则寓言：北风和南风比威力，看谁能最先让行人把大衣脱掉。北风首先展示威力吹了一阵寒风凛冽的大风，结果行人为了抵御寒冷，将身上的大衣裹得更紧了。而南风则徐徐吹动，天气变得风和日丽，行人顿时感到春暖上身，便开始解开衣扣，脱掉大衣，南风获得了胜利。由此可见，温暖胜于寒冷，得人心者得天下。管理者要尊重和关心下属，建立以人为本的管理模式。

（四）人才培养国际化和精准化

为了适应经济发展及人类活动全球化趋势，国内护理人才培养需要具有国际视野，加强护理领域的国际交流与合作，有助于推动我国护理事业的持续发展。管理者应积极创造条件供有发展潜力的护士出国深造、参与国际会议交流，从而更好地学习和借鉴国外先进的护理理论、临床护理实践和管理技能。随着医学科学技术的飞速发展和新兴边缘学科的不断出现，我国临床医学专业的内部分工也日趋精细，临床护理工作也日益向专科化方向发展，未来的护理人才培养模式将逐渐从通科培养转向以拥有某特定临床专科领域的知识和技能的专科护士培养，以适应护理学科专业化、护理方向精准化的发展趋势。

（五）护理人力使用科学化

按照社会主义市场经济体制的要求，通过市场机制来促进护理资源的合理配置和有效利用。管理者要进一步强化护士分层级管理模式，优化人力资源配置，充分、全面发挥各层级护士的能力，全面保障护理安全，提升护理质量。同时，健全以聘用制度和岗位管理制度为主要内容的用人机制，完善岗位设置管理，积极推行公开招聘和竞聘上岗制度，从而促进人才成长发展和合理的人才流动。此外，护理管理者还应建立以服务质量、服务数量和服务对象满意度为核心、以岗位职责和绩效为基础的考核和激励机制，以科学的管理方法促进护士的工作积极性，提高工作效率。

● 导入案例分析

对本章的导入案例进行分析，两位护理部主任的管理方式各有特点：王主任的管理方式以柔性管理为主，注重人在组织中的作用，以激发员工的工作积极性为重点。本案例中，王主任表现出的管理者角色主要有领导者角色，如采取一系列员工激励措施；联络者角色，如强调管理者与护士之间的有效沟通；创业者角色，如鼓励工作创新与改革。柔性管理充分体现了当今以人为本的管理理念，在促进组织目标达成和个人职业发展中均起到重要作用。李主任的管理方式以严格、严谨为特点，注重规则的建立和遵守。本案例中，李主任表现出的管理者角色主要有领导者角色，如制定员工培养目标、指引护理工作；监察者角色，如对护理工作进行考核；资源分配者角色，如根据科室具体情况进行人、财、物等资源的分配和调整。李主任的管理方式充分体现了护理工作科学性、技术性、安全性的特点，对于保障护理工作质量起到重要作用。

（吴欣娟）

✧ 思考题

1. 管理活动具有哪些基本职能？
2. 护理管理学研究的内容主要有哪些？
3. 如何成为一名优秀的护理管理者？
4. 影响护理管理发展的因素有哪些？

☆ 案例分析题

某三级甲等医院的护理部主任刘某，从事护理工作35年来，凭借精益求精的专业技术和敏锐超前的管理意识，一直被视为医院护理工作的标杆人物。

在临床护理管理工作中，刘主任深刻认识到，传统的经验型管理模式已不再适用于当今医疗环境，她率先将“全面质量管理理论（TQM）”应用于护理质量管理工作，鼓励各科室开展“品管圈”活动，提供机会展示优秀团队成果并给予奖励，充分调动了护士人人参与质量管理的积极性，使得医院的护理质量管理工作处于国内领先水平。此外，刘主任还多次利用每周的护士长例会，邀请各领域研究者进行理论授课，积极探讨如何将科学的管理理论与临床实际工作进行有机结合，以提高管理效率及效果。

刘主任重视护理人才的培养，大力扶持新人成长，为新护士制定周密的入职培训和轮转计划，给临床护士提供大量的参会和培训机会，而且每年都派优秀的护士去国外进修学习。刘主任积极探索和推行护士岗位准入和分层级使用办法，将岗位职责、技术要求与护士的分层次管理结合，做到人尽其才，才尽其用，全方位调动护士工作积极性，提升护理人力资源管理的科学化水平。此外，她还制定一系列激励措施鼓励临床护士积极开展科研活动。在刘主任的带领下，该院涌现出了一批护理技术、管理和科研骨干，形成了较为完整的人才梯队。

刘主任深刻地明白，要想当好护理大家庭的掌门人，自身业务能力及整体素质过硬是最重要的保障。她积极关注国内外护理专业理论和技术发展新动态，开拓临床工作和科研方向，成为护理学科多个科研项目的带头人，在国内外护理学术会议发言并在护理专业杂志上发表论文若干，学术能力和影响力受到业界广泛认可。

在刘主任的带领下，医院护理团队朝气蓬勃，工作蒸蒸日上，护理部连续多年获得医院优秀集体称号。

【问题】

（1）请结合刘主任的事例，阐述优秀护理管理者应具备的基本素质?

（2）刘主任在工作中扮演了哪些角色？运用了哪些管理职能进行有效管理?

（3）请根据案例阐述你对护理管理的认识。

【案例分析提示】

案例分析思考要点：①结合管理者基本素质和管理角色模式的相关内容，对照分析刘主任所体现出的素质特点及承担的角色。②结合管理的五大职能，对照分析刘主任在工作中采取的各项管理措施。③综合本章所学知识，结合案例阐述对护理管理的认识。

第二章 管理理论和原理

学习目标

识记 1. 能解释泰勒科学管理理论的主要内容。
2. 能正确说出“霍桑试验”的结论和主要贡献。

理解 1. 能理解古典管理理论、行为科学理论、现代管理理论的主要代表人物及主要贡献。
2. 能理解变革理论的主要思想。
3. 能理解现代管理理论的主要学派及主要内容。

运用 能结合护理管理实践，分析系统原理、人本原理、动态原理及效益原理的主要观点。

章前导言

管理是人类社会存在的一种方式，人类有了社会生活与劳动，就有了管理，也就萌发了管理思想。管理思想源于人类的实践活动，是管理经验的概括和总结。管理理论是管理实践中积累起来的经验进行的提炼和总结，逐步形成对管理活动系统化的认识，它的形成受到管理活动所处的历史环境与社会发展阶段的影响，管理理论反过来又对管理实践活动起到指导与推动作用。

管理理论出现前，管理思想可分为两大阶段，即早期管理实践与管理思想阶段和管理理论产生的萌芽阶段。这一时期的管理思想朴素、直观，主要停留在经验描述或类比思维的阶段，不具有系统的理论形式。19 世纪末 20 世纪初，管理科学成为一门独立的科学学科后，管理学的发展经历了三个发展阶段，即古典管理理论阶段、行为科学理论阶段、现代管理理论阶段。近年来也有部分管理学家将 20 世纪 80 年代至今称为当代管理理论阶段。

02章

➤ 导入案例与思考

小王是一名本科毕业的护士，在临床工作几年后一次偶然的机会竞聘成为另一个科室的护士长，当她接任新的管理岗位后，突然发现自己面临很多问题：①新接手科室的原护士长是一位有着三十多年临床经验的老护士长，科室工作都在她的领导和控制下，其他人很少参与，因此科室其他护士对科室护理管理知之甚少，如耗材、物品管理等；②科室护士都是在老护士手下工作多年，由于护士长强势，护士都言听计从，就是有不满也很少有机会表达，也很少有人对个人的发展有任何考虑；③科室多年来工作稳定，很多要求都是护士长多年口口相传的结果，真正落在制度和规程方面的东西与护士每天的实际操作存在很大距离；④科室以往多按传统经验进行管理和提供护理服务，护士对于创新和变化有先天的抵触和恐惧……当小王进入这样的科室工作，很显然，过去老护士长的经验管理方法在很多方面已不适用。

请思考：小王遇到的是单个问题还是多个问题？这些问题彼此是否存在联系？在提出解决方案以及决定解决问题的策略时，需要运用哪些管理理论和原则呢？

第一节　经典管理理论

一、古典管理理论

古典管理理论是管理理论最初形成阶段，这一阶段侧重于从管理职能、组织方式等方面研究工作效率，其观点比较注重管理的科学性、准确性、纪律性和法理性，对人的心理因素考虑很少。这一阶段以泰勒的科学管理理论、法约尔的管理过程理论和韦伯的行政组织理论为代表，这些管理理论是古典管理理论阶段的经典管理理论。

（一）泰勒的科学管理理论

费雷德里克·泰勒（Frederick W. Taylor，1856—1915）是美国古典管理学家，科学管理理论的创始人。他 18 岁从一名学徒工开始，逐步被提拔为车间管理员、小组长、工长，最后到总工程师。在此过程中，他不断在工厂实地进行试验，系统地研究和分析工人的操作方法和动作所花费的时间，逐渐形成科学管理的管理体系。1911 年因出版了《科学管理原理》一书，被公认为是“科学管理之父”。科学管理理论（scientific management theory）的基本出发点是通过工作方法的科学研究来提高劳动生产效率，其重要手段是运用科学化、标准化的管理方法代替昔日的经验管理。

○ 知识拓展

“搬运生铁块试验”和“铁锹试验”

1898 年，泰勒进行了著名的“搬运生铁块试验”和“铁锹试验”。公司生铁由 75 名工人搬运。泰勒对搬运操作进行研究，寻求“一流工人最佳工作方法和最大工作量”的疲劳试验。通过改进操作方法，按新方法训练工人，结果一名工人每天搬运由不到12.7吨（12.5英吨）增加到48.3吨（47.5英吨），搬运量提高3倍，工人工资由1.15美元/日，增加到1.85美元/日，同时还提出工人必须有57%的休息时间。此外，泰勒还进行了搬运矿砂和煤屑试验。他设计两种不同大小铁锹，装卸铁矿砂时用小锹，装煤屑时用大锹。训练推广后，工人数量减少，同时，通过规定工人工作定额，配合奖金发放，搬运量从每人每天从16英吨提高到56英吨，工人工资大幅提高。这一系列试验，都是从研究工人或工具的负荷量、最好的工作方法，测量动作的精确时间，从而提出“一流工人”应该完成的工作量。泰勒用科学调查研究和科学分析方法代替传统凭经验管理，成为实践科学管理的良好开端。

1．泰勒的科学管理理论的主要观点

（1）通过动作方式和工作时间研究对工人工作过程的细节进行科学的观察与分析，制定科学的操作方法，用以规范工人的工作方式。

（2）细致地挑选工人，并对他们进行专门的培训，培训工人使用标准的操作方法进行工作，提高劳动生产效率。

（3）真诚地与工人们合作，确保劳资双方均能从生产效率提高中得到好处。在工资制度上实行差别计件制。根据工人完成工作定额的情况，按不同的工资率计件支付工资，采用刺激性的工资报酬制度来激励工人努力工作。

（4）明确管理者和工人各自的工作和责任，把管理工作称为计划职能，工人劳动称为执行职能。计划职能和执行职能分开，以科学的方法取代经验方法。

2．泰勒的科学管理理论的主要贡献

（1）最早采用试验方法研究管理问题：泰勒对管理问题的研究是基于在工厂环境中做了大量著名的试验，如金属切削试验，使得管理学变成了一门严谨的科学。采用的实证方法为管理学研究开辟了一片无限广阔的新天地。

（2）开创对工作流程的分析，是流程管理学的鼻祖：泰勒的贡献还在于选取整个现场作业管理中的某个局部，从小到大地来研究管理，该方法与实证方法相配合，对单一或局部工作流程进行研究，成为研究和改进管理工作的主要方法。

（3）率先提出用科学管理法代替经验管理，开拓了管理视野：科学管理理论首次提出要以效率、效益更高的科学性管理，取代经验型管理。使人们认识到在管理上引进科学研究方法的重要性和必要性。

（4）率先提出工作标准化思想，是标准化或基准化管理的创始人：泰勒以作业管理为核心的管理理论，其目的是为了达到现实生产条件下最大的生产效率，但其研究成果却是以标准化为表现形式，开启了标准化管理的先河。标准化管理已经成为现代管理一个普遍性核心构成部分。

（5）首次将管理者和被管理者的工作区分开来：泰勒在工作和研究中强调分工和专业化对于提高生产效率十分重要，管理者职责主要在计划，被管理者主要职责在执行，把管理从生产中分离出来，是管理专业化、职业化的重要标志，管理因此被公认成为一门独立科学。

3．科学管理理论在护理管理中的应用　泰勒的科学管理理论在护理管理中被广泛地应用，如护理管理者将护士按工作内容进行分工，分别执行不同的护理工作职责，比如主要完成医嘱处理与分工的主班护士，主要完成病人直接护理任务的护理班护士，主要进行药物领取、核对和发放的药班护士，还有进行病人各项治疗任务的治疗班护士等，他们各自有不同的工作分工，能力要求和工作流程也不尽相同，形成护理工作中的功能制护理模式。这种模式的特点就是护理管理者按照工作内容分配护士的工作，发挥护士各自特长，分工明确，大大提高工作效率。同时，在护理各项工作中制定护理技术的操作标准和护理工作流程，并对护士进行针对岗位需要的有针对性的培训和考核，通过提高护士护理技术操作的标准化，大大提高护理服务质量。近年来随着医院管理更看重医疗质量与医疗效率，在护理管理中标准化、流程化更受到管理者的青睐，从临床路径的建立，到护理业务流程重组的应用，其核心都是将复杂的护理工作流程化、简单化，然后进行重新的梳理进行条理化，最后标准化，并且通过教育培训、管理制度约束、信息化等管理手段使每一位护士了解，并且执行，这不仅确保了护理工作质量与效率，更重要的是体现了护理管理者的价值。

（二）法约尔的一般管理理论

亨利·法约尔（Henri Fayol，1841—1925），法国人，早期就参与企业的管理工作，并长期担任企业高级领导。法约尔的研究以企业整体作为研究对象。他认为，管理理论是有关管理得到普遍承认的理论，是经过普遍经验检验并得到论证的一套有关原则、标准、方法、程序等内容的完整体系。法约尔作为西方古典管理理论在法国的杰出代表，被称为“现代经营管理之父”。法约尔的著述很多，1916 年出版的《工业管理和一般管理》是其最主要的代表作，标志着一般管理理论（general management theory）的形成。法约尔的管理过程理论主要探求管理的原则，从管理实际出发，建立一套管理的理论，作为管理者的行为准则。

1．法约尔的管理过程理论的主要观点

（1）法约尔区别了经营和管理：将管理活动从经营职能中提炼出来，成为经营的第六项职能。他认为，管理是普遍存在的独立活动之一，有自己一套知识体系，由各种职能构成，管理者通过完成各种职能来实现目标。

（2）明确提出了管理的五大职能：法约尔将管理活动分为计划、组织、指挥、协调和控制五大管理职能，并进行了相应分析和讨论。管理的五大职能并不是管理者个人责任，是分配于领导人与整个组织成员之间的工作。

（3）倡导管理教育：法约尔认为，管理能力可以通过教育来获得，每一个管理者都要按照自己的方法、原则和个人经验行事，但是谁也不曾设法使那些被人们接受的规则和经验变成普遍的管理理论，管理能力需要通过教育来获得。

（4）归纳了管理的十四项基本原则：法约尔的十四条管理原则包括：①管理分工：专业化可提高员工的工作效率，增加了工作产出。②权利和责任的一致：管理者必须有命令下级的权力，职权赋予管理者的就是这种权力。责任是权力的孪生物，凡行使职权的地方就应当建立责任。③严明的纪律：下属必须遵守和尊重统治组织的规则，良好的纪律由有效的领导者造就。明智地运用惩罚来对付违反规则的行为。④统一指挥：每一个下属应当只接受来自一位上级的命令。⑤统一领导：每一组具有同一目标的组织活动，应当在一位管理者和一个计划的指导下进行，在引导管理者与下属时，组织的行动准则应该一致。⑥个人利益服从集体利益：任何组织内个人或群体的利益不应当置于组织的整体利益之上。⑦个人报酬公平合理：对下属的劳动必须付给合理的酬劳。⑧集权与分权相适应：集权是指下属参与决策的程度。决策的规则是集中还是分散，需要考虑适度原则，管理者的任务是找到每种情况下最适合的集中程度。⑨明确的等级制度：从最高层管理到最低层管理的直线职权代表了一个等级链，信息应当按等级链传递。当遵循等级链会导致信息传递的延迟时，则允许信息的横向交流。⑩良好的工作秩序：人员和物品应当在恰当的时候处在恰当的位置上。⑪公平公正的领导方法：管理者应当和蔼和公平地对待下属。⑫人员任用稳定：员工的高流动率会降低组织效率，管理者应当平衡人员的稳定和流动，制定有规划的人事计划，保证有合适的人选接替职务的空缺。⑬鼓励员工的创造精神：允许员工发起和实施计划将会调动员工极大的工作热情。⑭增强团体合作和协作精神：鼓励团队精神有助于在组织中营造出和谐和团结的氛围。

2．法约尔的管理过程理论的主要贡献

（1）提出管理的“普遍性”：法约尔对管理“普遍性”的认识和实践在当时是一个重大的贡献。同时，他把管理活动从经营中提炼出来，作为一个独立的职能和研究项目，在更广泛的视野里看到管理活动的普遍性。

（2）管理理论的“一般性”：法约尔的管理理论具有概括性，该理论所述管理形式和对象均是普遍条件下有关管理的一般理论，由于其更具有理论性和一般性，因此，被称为“一般管理理论”，对管理理论发展有很大的影响。

（3）为管理过程学派奠定了理论基础：法约尔的“一般管理理论”的价值在于对现代管理理论的深远影响。法约尔的一般管理理论最先将经营与管理分开，最先归纳了管理的五大职能，在管理学史上是一个重要的里程碑，为管理科学提供了一套科学的理论构架，成为管理过程学派的基础理论。

3．管理过程理论在护理管理中的应用　护理管理者在管理过程中承担计划、组织、协调和控制等各项工作事宜，这些工作相互联系、相互影响。护理计划是做好护理工作的基础，组织是护理工作有效进行的保障。护理工作是团队化工作，强调团队成员之间的和谐统一与通力合作，因此必须要有一个正式的护理组织管理体系与架构给予保障，每一层级和岗位的人员都各司其职，每一个人在各自岗位上都需要权责对等，分工合作。护理部主任是医院护理组织中最高的主管，各医院护理工作必须围绕护理部的总体目标共同努力。法约尔的14项管理原则在今天的护理管理中仍然适用，如管理分工、权利和责任的一致、严明纪律、统一指挥、统一领导、个人利益服从集体利益、个人报酬公平合理、集权与分权相适应、明确的等级制度、建立良好的工作秩序、人员任用稳定、鼓励护士创造精神、增强护理团队的合作和协作精神等。对于护理管理中经常强调的管理重点，如在护理管理中充分认识人的作用和价值，建立能够激励下属的薪酬制度，制度应公平化，强调管理中的奖罚分明，需要护理技术标准和规范来保证护理服务的一致化，法约尔的管理过程理论均给予了很好的论述和说明。

（三）韦伯的行政组织理论

马克斯·韦伯（Max Weber，1864—1920）生于德国，曾担任过教授、政府顾问、编辑，对社会学、宗教学、经济学与政治学都有相当高的造诣。他在管理思想方面最大的贡献在于《社会和经济组织的理论》一书中提出的理想行政组织体系理论，对后来的管理学发展有着深远的影响，被称为“行政组织理论之父”。韦伯的行政组织理论（theories of bureaucracy）的出发点在于行政管理方面，从行政管理的角度对管理的组织结构体系进行深入研究，目的是解决管理组织结构优化的问题，创立了全新的组织理论。

1．韦伯的行政组织理论的主要观点

（1）权利与权威是组织形式的基础：韦伯认为，任何组织都必须以某种形式的权力作为基础，没有权力，任何组织都不能达到自己的目标。人类社会存在三种权力，即传统权力、超凡权力和法定权力。其中，传统权力是传统惯例或世袭而来。人们对其服从是因为领袖人物占据着传统的权力地位，同时，领袖人物也受着传统制约。领导人的作用只为了维护传统，效率较低，不宜作为行政组织体系的基础。超凡权力来源于别人的崇拜与追随，带有感情色彩，并不依据规章制度，超凡权力也不宜作为行政组织体系的基础。法定权力是以对法律确立的职位或地位权利的服从作为基础。韦伯认为，只有法定权力才能作为行政组织体系的基础。

（2）理想行政组织体系的特点：理想的行政组织体系至少应具备以下特征：①任务分工：组织中的人员应有固定和正式的职责，并依法行使职权。组织根据合法程序制定并明确目标，依靠完整的法规制度，组织与规范成员的行为，以期有效地达到组织目标。②等级系统：组织内各个职位，按照等级原则进行安排，形成自上而下的等级系统，按照地位高低规定成员间命令与服从的关系。③人员任用：每一职位均根据资格要求，按自由契约原则，经公开考试合格进行人员任用，务求人尽其才。④专业分工与技术训练：对成员进行合理分工，明确各自工作范围及权责，通过技术培训提高工作效率。⑤成员的工资及升迁：按职位支付薪金，并建立奖惩与升迁制度，使成员安心工作，培养其事业心。⑥组织成员间关系：成员间的关系是对事不对人的关系。韦伯认为，具有上述特征可使组织表现出高度理性化，组织成员的工作行为能达到预期效果，组织目标也能顺利达成。

2．韦伯的行为组织理论的主要贡献

（1）明确系统地指出合法权力是有效维系组织和确保目标实现的基础：韦伯的最大贡献在于对行政组织模式的阐述，为行政组织指明了一条制度化的组织准则。理想的行政组织理论的实质在于以科学、明确、法定的制度规范，作为组织协作行为的基本约束机制，依靠外在合理合法的理性权威实施管理。

（2）描述了行政组织的基本特征：韦伯的行为组织理论另一创新之处在于展示官僚体制的连续性、纪律性、验证性和可靠性的特征。

（3）为社会发展提供了一种高效、理性的管理体制：在韦伯之前，组织管理还处于混沌状态，凭借个人力量协调组织的状况非常普遍。韦伯界定了权力和个人的关系，使得每个人能够借助组织管理的力量，发挥最大的功效。韦伯的行政管理体制经过时间的验证，成为现代管理体制的基础，也奠定了其在古典组织理论中不可动摇的地位。

3．行为组织理论在护理管理中的应用　根据行为组织理论，护理管理的重点为以下三点：①护理部应采用层级结构的方式进行管理，如三级医院实行护理部主任—科护士长—护士长三级管理制度，上下级关系是明确的，由组织层级和组织结构决定了护理管理者管理权限的大小，因此必须慎重考虑管理幅度与管理层级。因为护理管理者的人数和精力均有限，若管理幅度过大，对管理者素质的要求也随之提高，同时还会导致护理管理者精力分散，负担过重，影响管理者的管理效率和管理效果；若管理幅度过小，则需要增加管理者人数，管理成本提高且容易造成多头指挥，加之管理级别增多，会增加许多不必要的管理环节，降低管理效率，管理标准也难以统一。②组织层次分明，依照个人专长分工，每个人均有明确的岗位和责任范围，每一层次分工明确，职责与权力对应，并有一定的规章及程序。不同层级的管理者有相应的职责范围，如护理部主任更多承担本院护理工作发展的规划与战略的制定，帮助科室解决具体问题的战术方案的制定；科护士长承上启下，协助护理部主任完成医院护理战略方向和具体实施方案的制定和落实；护士长更多的是在科室层面落实完成护理部、科护士长制定的护理工作计划，在科室层面制定完成医院护理工作计划的具体实施方案，并领导护士执行，其管理责任与权力是相对的。③奖罚分明，明文规定奖惩制度和执行程序，由于管理的根本是基于岗位职责进行评价，因此应做到“对事不对人”，同时，在调整岗位（如晋升人员）时除了考虑学历、经验等情况以外，还必须参考工作表现和奖罚记录等。护理部依据行为组织理论建立护理部组织架构、规范护理职责及工作范围、护理常规、人员选聘与晋升、护士考核制度等。

二、行为科学理论

20世纪30年代，传统科学管理理论开始受到批判与挑战。因为传统科学管理理论是建立在以追求最大经济利益为活动目的的“经济人”假说基础上，它漠视了人的特点和需要，只重视管理体制、组织机构、规章制度、职能权责等，压制了人的积极性和创造性，也无法进一步提高生产效率。管理学家开始广泛采用心理学、社会学、人类学、生理学、生物学以及其他相关学科的成果，来研究管理过程中人的行为和人与人之间关系的规律，从而有效地调整生产关系，缓和社会矛盾，逐渐形成了行为科学管理理论。行为科学管理理论研究个体行为、团体行为与组织行为，重视研究人的心理、行为等对高效率地实现组织目标的影响作用。行为科学管理理论的代表包括梅奥的人际关系理论、马斯洛的需求层次理论、赫茨伯格的双因素理论、麦格雷戈的“X-Y理论”等。20世纪60年代后，出现了组织行为学的名称，专指管理学中的行为科学。

（一）梅奥的人际关系理论

梅奥（George Elton Myao，1880—1949）是原籍澳大利亚的美国行为科学家，是人际关系理论的创始人。1927年他在美国哈佛大学工商管理学院从事工业管理研究时，应邀到美国西方电气公司所属霍桑工厂，主持组织管理与生产效率之间关系的试验，也就是著名的霍桑试验。1933年发表了《工业文明的人类问题》，又在1945年发表了《工业文明的社会问题》。这两本著作对霍桑试验进行总结，也是梅奥人际关系理论的代表性论著。

○ 知识拓展

霍桑试验

1924—1932年间，梅奥在西方电气公司霍桑工厂进行了霍桑试验，试验分四个阶段：第一阶段是工场照明试验。该试验选择两组工人，分别在不同照明强度下和照明度始终维持不变的条件下工作，结果照明度对生产效率没有影响。第二阶段是继电器装配室试验，研究各种工作条件变动对生产率的影响。第三阶段是大规模的访问与调查。研究者两年内调查全公司2万多人次，发现“任何一位员工的工作绩效，都受到其他人的影响”。第四阶段是接线板接线工作室试验，在试验中以集体计件工资制刺激工人，企图形成“快手”对“慢手”的压力来提高效率。试验发现，工人既不会成为超定额的“快手”，也不会成为“慢手”。其原因是生产小组无形中形成默契，大家担心标准再度提高，怕失业，保护速度慢的同伴等。通过四个阶段近8年的霍桑试验，研究者发现人们的生产效率不仅受到生理、物理等因素影响，更重要的是受到社会环境、社会心理等方面的影响，这与“科学管理”只重视物质条件，忽视社会环境、社会心理对工人影响相比较而言，则是一个重大发现。

霍桑试验的初衷是试图通过改善工作条件与环境等外在因素，找到提高劳动生产率的途径。从1924—1932年，先后进行了四个阶段的试验：照明试验、继电器装配工人小组试验、大规模访谈和对接线板接线工作室的研究。但试验结果却出乎意料，无论工作条件是否改善，试验组和非试验组的产量都不会不断上升；在探讨计件工资对生产效率的影响时，发现生产小组内有一种默契，大部分工人有意限制自己的产量，否则就会受到小组的冷落和排斥，奖励性工资并未如传统管理理论认为的那样会使工人最大限度的提高生产效率；而在历时两年的大规模的访谈试验中，职工由于可以不受约束地畅谈个人想法，发泄内心郁闷，从而态度有所改变，生产率得到相应提高。对此，梅奥认为，影响生产效率的根本因素不是工作条件，而是工人自身。当工人意识到归属感时，有助于其建立整体观念以及有所作为和完成任务的观念，从而提高劳动生产率。在决定工作效率的因素中，工人的融洽性和安全感比奖励性工资更重要。霍桑试验表明，工人不是被动、孤立的个体，影响生产效率的最重要因素不是待遇和工作条件，而是工作中的人际关系。梅奥的人际关系理论是基于霍桑试验的基础上，霍桑试验对古典管理理论进行了大胆突破，第一次把管理研究重点转移到研究人的因素，对古典管理理论作了修正和补充，开辟了管理研究的新理论，也为现代行为科学的发展奠定了基础。

1．梅奥的人际关系理论（human relation theory）的主要观点

（1）工人是社会人：传统组织理论把人当作“经济人”，认为金钱是刺激人积极性的惟一动力。梅奥认为，人们的行为动机并不是单纯地追求金钱，还有社会、心理方面的需要，即追求人与人之间的友情、安全感、归属感和受人尊敬等，而后者更为重要。因此，不能只重视技术和物质条件，而必须首先从社会心理等方面考虑合理的组织与管理。

（2）组织中存在非正式组织：传统组织理论只重视组织结构、职权划分、规章制度等正式组织的相关问题，但梅奥通过霍桑试验发现，一切组织中都存在两种类型，一种是正式组织，是由职位、权力、责任及其相互关系和规章制度明确界定、相互衔接而构成的组织体系；还有一种是非正式组织，是在正式组织的共同劳动过程中，因相同的兴趣、爱好、利益等而结成的自发性群体组织，具有群体成员自愿遵从的不成文规范和惯例，对成员的感情倾向和劳动行为具有很大的影响力。这两种类型的组织相伴相生，相互依存。因此，作为管理者来说，必须正视非正式组织的存在，并利用它来影响人们的工作态度，为正式组织活动和目标服务。

（3）新型领导重视提高工人的满意度：传统组织理论认为生产效率主要受工作方法、工作条件、工资制度等制约，只要改善工作条件、采用科学的作业方法、实行恰当的工资制度，就可以提高生产效率。梅奥通过试验证明，生产率的提高很大程度上取决于工人的积极性、主动性和协作精神，取决于对各种需要的满足程度，满足程度越高，士气就越高，劳动生产率也就越高。新型领导应尽可能满足工人需要，不仅要解决他们物质生活或生产技术方面的问题，还要善于倾听工人意见，沟通上下的思想，适时、充分地激励工人，使正式组织的经济需要与非正式组织的社会需要达到平衡，以最大可能地提高工人士气，从根本上提高生产效率。

2．梅奥的人际关系理论的主要贡献

（1）人际关系学说：修正了古典管理理论的缺陷，开辟了管理理论研究的新领域，为现代行为科学奠定了基础。

（2）发现了霍桑效应：霍桑效应是由“受注意引起的效应，提示管理者善意的谎言和夸奖可以造就一个人，应重视员工由于受到额外关注而提高绩效或努力工作的现象，选择适当的管理方法和手段。

（3）人才是组织发展的源动力：梅奥用实证的方法揭示了作为管理主体和客体的人在组织中的重要地位和作用，指出了人的需要、思想情感、行为方式等对于提高生产效率的重要作用，为管理学的研究拓展了新领域，也为行为科学学科的形成奠定了坚实的理论基础。

（4）有效沟通是管理的重要方法：霍桑访谈试验中，梅奥发现有效的沟通不仅有助于营造和谐的工作氛围，还可以提高员工的满意度，使其努力地为实现组织目标而努力。

（5）组织文化：梅奥的人际关系理论的重要贡献是发现了非正式组织，管理者应重视非正式组织对员工的影响，只有当个人和组织利益均衡时，才能最大限度地发挥个人潜能。培养共同的价值观，创造积极向上的组织文化是协调好组织内部各利益群体关系，发挥组织协同效应和增加组织凝聚力最有效的途径。

3．梅奥的人际关系理论 在护理管理中的应用人际关系理论在护理管理中得到广泛应用。护理管理者应充分认识到护士是社会关系中的“人”而非简单的“经济人”，因此在绩效管理中，不要过分强调物质奖励的作用，很多时候护士感知到的理解、信任、尊重，以及科室组织文化和工作氛围对他们有着更长久的激励和促进作用，比如在护士人力资源管理中，护士稳定是一个非常重要的话题，很多护士留任在一个科室或某一岗位，不是只单纯考虑薪酬、夜班费等经济因素，更多的还要考虑科室人际关系、护士长的领导风格，在科室中获得的成就感、是否受到尊重，以及工作中学习、进修和个人成长空间。护理管理者应该重视人本管理方法，善用建设组织文化和维护科室良好的人际关系，尽量减少粗暴简单的命令式管理，更多采取说服式、参与式或授权式的管理方式，给护士提供更多参与决策的机会。同时，注意科室中非正式组织的存在，引导这些组织目标与科室工作目标保持一致，但当出现目标分歧时，应注意防范非正式组织对科室工作目标的威胁与不良影响。此外，护理管理者应注重护理组织文化建设，用共同的价值观和目标协调好护理组织内部各方面的利益和关系，发挥组织内的协同作用，激发组织的强大凝聚力，确保组织目标更好地实现。

（二）麦格雷戈的人性管理理论

麦格雷戈（Douglas M. Mc Gregor，1906—1964），美国著名的行为科学家，是人际关系学派最具影响力的管理学家之一。麦格雷戈1957年在美国《管理理论》杂志上发表了《企业的人性面》一文中提出了两大类可供选择的人性观，即著名的X理论和Y理论。他认为管理者应从两种不同的角度看待员工，并相应地采取不同的管理方式。

1．麦戈雷格的X理论和Y理论的主要观点

（1）X理论对人性的假设：①人们生来好逸恶劳，常常逃避工作；②人们不求上进，不愿负责任，宁愿听命于人；③人生来以自我为中心，淡漠组织需要；④人习惯于保守，反对变革，把个人安全看得高于一切；⑤只有少数人才具有解决组织问题所需要的想象力和创造力；⑥人缺乏理性，易于受骗，随时可能被煽动者当作挑拨是非的对象，做出一些不适宜的行为。

基于以上假设，以X理论为指导思想的管理工作要点：①管理者应以利润为出发点来考虑对人、财、物等生产要素的运用；②严格的管理制度和法规，处罚和控制是保证组织目标实现的有效手段；③管理者要把人视为物，把金钱当作激励人们工作的最主要手段。

（2）Y理论对人性的假设：①人并非天性懒惰，要求工作是人的本能；②一般人在适当的鼓励下，不但能接受责任而且愿意担负责任后果；③外力的控制和处罚不是使人们达到组织目标的唯一手段，人们愿意通过实行自我管理和自我控制来完成相应目标；④个人目标和组织目标可以统一，有自我要求的人往往把达到组织目标视作个人报酬；⑤一般人具有相当高的解决问题的能力和想象力，只是其智力潜能还没有得到充分发挥。

基于上述假设，以Y理论为指导思想的管理工作要点：①管理者要通过有效地综合运用人、财、物等要素来实现组织目标；②人的行为管理任务在于给人安排具有吸引力和富有意义的工作，使个人需要和组织目标尽可能地统一起来；③鼓励人们参与自身目标和组织目标的制定，信任并充分发挥下属的自主权和参与意识。

2．麦戈雷格的 X 理论和 Y 理论的主要贡献 “X-Y 理论”阐述了人性假设与管理理论的内在关系，人性假设是管理理论的哲学基础，提出了管理理论都是以人性假设为前提的重要观点，揭示了人本管理原理的实质。“X-Y 理论”提出了管理活动中要充分调动人的积极性、主动性和创造性，实现个人目标与组织目标一体化，鼓励参与管理、丰富工作内容等，对现代管理理论的发展和管理水平的提高具有重要的借鉴意义。

3．麦戈雷格的 X 理论和 Y 理论在护理管理中的应用 护理管理的一项重要工作在于通过对护士人性的判断与认识，选择采取适当的管理方法与管理行为，提升组织绩效。护理组织绩效离不开护士的个人绩效，护士个人绩效是护理组织绩效的基础，而人又有不同的特点、追求、目的和价值观等。人性管理理论指出，不同人性假设对提高管理绩效具有不同意义。根据 X 理论，认为护士人性是被动的，本性好逸恶劳，胸无大志，对待工作消极，常常因为不得不做才完成工作，尽可能逃避工作，满足于平平稳稳的完成工作，所以对组织漠不关心，缺乏投入感，不喜欢具有压迫感的创造性工作，也抵触组织的变革与创新。坚持 X 理论观念的护理管理者强调管理对护士的作用，她们会认为仅用奖赏方法不足以战胜护士抵触或厌恶工作的倾向，必须通过强制、监督、命令来指挥，并利用惩罚进行威胁。但是 Y 理论则认为人并不是天生懒惰和好逸恶劳，他们对工作的喜欢或憎恶决定于工作对其来说是一种满足还是一种惩罚，在正常情况下，人愿意承担责任，热衷于发挥自己的才能和创造性。坚持 Y 理论观念的护理管理者认为，护士积极对待工作，护理管理者必须清楚护士个人特性与环境特性之间的关系。在适当激励下，护士能激发自己的创造力。外界控制不是促使护士努力工作的唯一方法，护士在自我承诺与参与决策中，可以进行自我控制。管理者需要通过富有创造力的管理工作增强护士对工作的责任感，通过丰富工作内容以及建立适当的授权制度，来鼓励护士承担责任。Y 理论对人性的假设比 X 理论更实际、更有效。Y 理论建议护士更多参与决策，强调护理管理者要为护士提供富有挑战性和责任感的工作，并建立和维护良好的人际关系，这些工作中护理管理者的态度起到主导作用。护理管理者应该将护理组织当成一个“家庭”来建设，在管理中采用人本观点，关心每一位护士的成长，包容他们偶尔的过失或过错，不轻易对人下定论，要用发展的眼光和心态看待护士，与护士之间建立充分尊重与信任的人际关系，结合护士不同的人性特点，采取有针对性的激励手段，从而调动其工作积极性、能动性和创造性。只有当每一位护士在组织中都能积极主动地提升个人绩效，才能最终提高组织的整体绩效，这也是护理管理者的价值所在。

第二节　现代管理理论

20 世纪 40～80 年代，随着现代科学和技术的日新月异，生产和组织规模的急剧扩大，生产力迅速发展，生产的社会化程度加深，管理理论受到普遍的重视与关注。许多学者在前人理论和实践经验的基础上，结合自己的专业，从不同学科的角度对管理产生了许多不同的想法，从而形成许多管理学派。其中主要的代表学派包括管理过程学派、管理科学学派、社会系统学派、决策理论学派、系统理论学派、经验主义学派、经理角色学派和权变理论学派等。这些管理学派研究方法众多，管理理论不一，各个学派都有各自的代表人物以及各自所主张的理论内容和方法。

1961年美国管理学家哈德罗·孔茨（H. Koontz，1908—1984）发表了《管理理论的丛林》一书，提出现代管理学派林立，形成了“管理理论丛林”的说法。

一、侧重于科学化趋势的管理理论

（一）权变管理理论

权变理论（contingency theory）形成于20世纪60年代末70年代初，是在经验主义学派基础上发展起来的管理理论，是西方组织管理学中以具体情况及具体对策的应变思想为基础而形成的一种管理理论。其代表人卢桑斯（F. Luthans）在1976年出版的《管理导论：一种权变学》是系统论述权变管理的代表著作。

1．权变管理理论的主要观点 该理论指出，每个组织的内在要素和外在环境条件各不相同，在管理活动中不存在适用于任何情景的原则和方法，在管理实践中要根据组织所处的环境和内部条件的发展变化随机应变，没有什么一成不变的、普适的管理方法。管理要根据组织所处的内部条件和外部环境来决定其管理手段和管理方法，要按照不同的情景、不同的组织类型、不同的目标和价值，采取不同的管理手段和管理方法。成功管理的关键在于对组织内外状况的充分了解和有效的应变策略。该理论核心是研究环境与组织之间的关系，确定各种变量的关系类型和结构类型，强调管理要根据组织所处的环境随机应变，不同环境要有相应的管理模式。权变理论的精髓在于“变”，关键是管理者能否敏锐地观察到内外环境的变化对组织各方面的影响，从而对管理方式和方法进行创新。

2．权变管理理论的主要贡献

（1）强调了组织应适应环境变化：随着环境日益复杂、市场需求更加细化，管理者需要领导专业的团队深入评估业务领域，掌握市场和环境的动态变化，针对需求，提供满足需要的服务。

（2）强调管理者的管理方式要适应环境变化：随着管理实践环境的不断变化，管理者要根据组织所处的内外部条件随机应变，针对不同的具体条件寻求最合适的管理模式、方案或方法。

3．权变管理理论在护理管理中的应用 当前医院环境和护理服务环境受到内外部环境变化的影响，这里既包括社会环境，例如日益严重的老龄化，也包括卫生政策与改革的影响，如医疗卫生体制改革。护理管理者应随内外部环境的需要和要求变化而选择最佳的管理模式，提高自身的领导力，能够随机应变，做到因时制宜、因地制宜、因人制宜和因势制宜。在新形式下，护理管理者应对管理模式和手段大胆革新，提高管理效率。比如医疗机构在实行分级诊疗制度、医保、付费方式等的改革中，不断将提高医疗护理服务质量，提升医疗机构服务效率作为改革的重点突破口，医疗机构在确保医疗护理质量的同时，将压缩住院日，提高床位使用率作为提升医院运行效率的重要手段，如增加外科门诊手术，缩短住院手术病人的术前在院时间，重点解决内科住院病人的急性期问题等，这些提高运行效率的手段对护理实践工作和管理工作形成了挑战，过去传统的护理作业流程受到制约和限制，如术前的健康教育，术前访视等。这就需要护理管理者与时俱进，及时根据环境条件的变化，研究并制定新的护理流程重组方案，例如将外科科室的术前健康教育迁移至门诊，而这也会引发门诊护理人力配置、门诊术前健康教育流程与管理等一系列新的问题，需要管理者、管理制度和管理组织结构发生相应的一系列变化。

（二）系统管理理论

系统理论（systems theory）学派是将组织作为一个有机整体，把各项管理业务看成相互联系的一种管理学派。该学派重视对组织结构和模式的分析，应用一般系统理论的范畴、原理，全面分析和研究组织的管理活动和管理过程，并建立起系统模型以便于分析。代表人物是美国的弗理蒙特·卡斯特（F. E. Kast）、罗森茨威克（J. E. Rosenzweig）。主要著作有《系统理论与管理》和《组织与管理：系统与权变方法》等。

1．系统管理理论的主要观点 系统管理理论是指运用系统理论的原理和范畴，对组织中的管理活动和管理过程，尤其是组织结构和模式进行分析的理论。组织作为一个系统，包含多个相互关联的要素，又称子系统。系统与子系统之间可以相互转变，系统可分解为子系统，子系统相互融合即为系统，该特点便于管理者依据组织实际情况，进行组织管理问题的分析与解决。此外，系统与外界环境进行物质、能量、信息交换，在不断循环往复中，系统实现自我调节、自我修复，从而实现自身目标。系统理论学派认为，以往的管理理论都只侧重于管理的某一个方面，如侧重于生产技术过程的管理，或者侧重于人际关系，或者侧重于一般的组织结构问题，而系统理论学派的产生就是为了解决组织整体的效率问题。运用系统管理的方法，可以全面高效的控制整体效率，为管理者提供有效的切入点，使管理活动更为灵活、有效。

2．系统管理理论的主要贡献

（1）系统管理理论指出了系统论在管理学中具有普遍意义：管理活动中各组成部分之间相互作用，整体和部分功能间相互联系、相互依存。

（2）系统管理理论明确了管理的整体性及其各部分的相互关系：管理系统与环境相互作用，能帮助人们深刻认识管理的相互联系和相互作用关系，从而从本质上更深刻地认识管理系统。

3．系统管理理论在护理管理中的应用 医院管理和护理管理工作是一项复杂而系统的工程，管理者需要建立系统和整体的观念，明确系统的目的性，建立目标管理；运用系统的相关性，建立基于岗位管理的人力资源管理和绩效管理；把握系统的动态性，在管理目标的引导下实行动态管理，根据反馈及时调整系统中不合理的环节和做法，逐步完善管理的系统性，提高管理的效能。比如在临床人力资源管理中，护理人力配置一直是困扰护理管理者的重要问题之一，护理人力配置的前提是基于医院的工作目标和医院发展规划，决定医院护理工作的目标、计划和任务，基于任务的多少决定护理工作内容、数量、难度等，管理者需要将这些护理工作内容进行分析，建立岗位管理制度，再根据不同护理岗位完成的护理工作内容的数量、难易度等决定每个岗位护理人力配置的数量、配置人员资质和条件，同时还决定了每个岗位具体的工作方法，科室工作流程和工作模式，根据护士自身的特点和条件与岗位进行匹配，基于护士岗位胜任力的要求，对护士进行有针对性的培训和职业生涯规划指导。以上这些均是基于管理的系统理论，是对工作计划、工作任务、岗位设置、人员配置、人员使用、人员教育培训、职业生涯管理等一系列管理活动进行系统化的过程，这也保证了护理人力资源管理与其他管理内容有效衔接。

（三）决策理论

决策理论（decision-making theory）的主要代表人物赫伯特·西蒙（Harbert A. Simen）是美国管理学家和社会科学家，1978 年获得诺贝尔经济学奖。他著有大量论著，对决策过程进行了深入的讨论，形成了系统的决策过程理论。该理论学派吸收了系统理论、行为科学、运筹学和计算机科学等学科的研究成果，着眼于合理的决策，研究如何从各种可能的抉择方案中，选择一种“令人满意”的行动方案。该学派的理论基础是经济理论，特别是消费者抉择理论，即在一定的“合理性”前提下，通过对各种行为的比较和选择，使总效用或边际效用达到最大。

1．西蒙的管理决策理论的主要观点

（1）管理就是决策：决策的制定包括四个主要阶段：①找出制定决策的根据，即收集情报；②找到可能的行动方案；③在诸行动方案中进行抉择，即根据当时的情况和对未来发展的预测，从各个备择方案中选定一个方案；④对已选择的方案及其实施进行评价。这四个阶段中的每一个阶段本身就是一个复杂的决策过程。

（2）决策分为程序化决策和非程序化决策：程序化决策是带有常规性、反复性的例行决策，可以制定出一套例行程序来处理的决策。如护理常规、会议制度等。非程序化决策是对过去尚未发生过，或其确切的性质和结构尚捉摸不定或很复杂，或其作用十分重要，而需要通过临时决定的方式加以处理的决策。如某项护理新技术的引进或病房某项新服务的开展等。但有时两类决策没有明显的分界线。

（3）不同类型的决策需要不同的决策技术：决策技术又分为传统技术和现代技术。传统技术是一种古典技术，是从有记载的历史到目前一直为某些管理者和组织所使用的方法或技术。现代技术是第二次世界大战后发展起来的一系列新的如统计学、统筹学等方面的技术。

2．西蒙的管理决策理论的贡献 西蒙对于决策过程理论的研究工作是开创性的。西蒙也是管理方面唯一获得诺贝尔经济学奖的人。该理论突出了决策在管理中的作用，系统阐述了决策的原理，强调了决策者的作用。决策理论目前已经渗透到管理学的不同分支，成为了现代管理理论的基石之一。但由于现代企业和现代技术的发展，组织特征已经发生了根本性变革。在现代组织中，非程序性工作日益成为基层工作的特征，因此决策的重心正在由高层向基层转移。尽管如此，西蒙的决策理论仍然是理解和分析人类行为的重要手段。

3．管理决策理论在护理管理中应用 管理就是决策，决策贯穿于管理活动的各项职能中，在护理管理的计划、组织、人员管理、领导和控制职能中，处处需要护理管理者做出决策。如在计划职能中，结合国家卫生政策、医疗市场环境和护理事业发展现状等大背景，高层护理管理者要制定护理事业发展的长期规划，医院护理部主任需要在护理事业大的发展规划下，根据医院自身情况，去考虑本医院护理工作发展的长期目标是什么？近期目标是什么？完成目标的难度有多大？如何选择更适宜的行动方案？接下来的组织职能中，思考什么样的组织结构能更好地实现组织目标？这种组织结构应设计哪些岗位？这些岗位的职责是什么？组织有多大程度的集权和授权？在组织运作中，如何实现有效的领导？怎样调动下属的积极性？需要对现有护理工作制度、流程、规范等进行何种变革？如何提高组织工作绩效？在实现组织目标中要进行哪方面的控制？这些控制需要哪些手段和方式？偏差的最大允许程度是多少？组织通过什么样的系统得到信息反馈？这些问题涉及护理管理活动中的各项职能，均离不开科学和合理的决策，都需要在目标、资源间，在各种备选方案间进行比较，选择更为有效，或者更有价值的方案或手段，以确保组织目标的实现。

（四）数量管理理论

数量管理理论学派，又称为管理科学学派或计量管理学派，该学派正式成立始于1939年，源于英国曼彻斯特大学教授布莱克特领导的运筹学小组。该学派认为，解决复杂系统的管理决策问题，可以用电子计算机作为工具来寻求最佳计划方案，以达到机构的目标。

数量管理理论是以系统的观点运用数学、统计学的方法和电子计算机的技术，为现代管理的决策提供科学的依据，通过计划和控制来解决企业中生产与经营问题的理论。主要用于解决能够以数量表现的管理问题。其作用在于通过科学的管理方法，减少决策中的风险，提高决策的质量，保证投入的资源发挥最大的经济效益。随着现代科学技术的发展，一系列科学理论和方法被引进到管理领域通过采用科学的定量研究方法，探求最有效的工作方法或最优方案，以达到最高的工作效率，以最短的时间，最小的支出，得到最大的效果。但实际管理活动中，单纯采用管理科学的定量方法来解决复杂环境下的组织问题，还面临着许多实际困难。

二、侧重于人性化趋势的管理理论

（一）人际关系学派

人际关系学派代表人物是伯尔赫斯·弗雷德里克·斯金纳（B. F. Skinner）。该学派的主要观点：职工是由不同的个人组成的，是群体中的一份子，有各种需要应由组织来满足；人的动机是一种社会学现象。人际关系学派把有关社会科学中的许多理论、方法和技术用来研究人与人之间和人群内部的各种现象，注重对人际间关系的研究，认为对人的有效管理是企业成功的关键，强调处理人际关系是管理者应掌握的一种技巧。人际关系行为学派的学者大多数都受过心理学方面的训练，他们注重人的行为和动机，把行为的动机看成是一种社会心理学现象。不少人着重研究行为和动机之间的关系，以及有关激励和领导的问题。如马斯洛的需求层次论，赫兹伯格的双因素理论，布莱克和穆顿的管理方格理论等。

（二）群体行为学派

群体行为学派代表人物是卡特·卢因（Kurt Lewin）和克里斯·阿吉里斯（Chris Argyris）。该学派主要关心特定群体中人的行为，而不是一般的人际关系和个人行为。它是以社会学、人类文化学、社会心理学为基础，而不是以个人心理学为基础。该学派着重研究各种群体的行为方式，从小群体的文化和行为方式到大群体的行为特点。因此也有人将这个学派的研究内容称为“组织行为”研究。

三、侧重于创新趋势的管理理论

（一）学习型组织理论

学习型组织理论（learning organization theory）的代表人物是美国的彼得·圣吉（Peter M. Senge）。该理论认为学习型组织是通过培养弥漫于整个组织的学习气氛、充分发挥员工的创造性思维能力而建立起来的一种有机的、高度柔性的、扁平的、符合人性的、能持续发展的组织。他在1990年发表的论著《第五项修炼——学习型组织的艺术与实践》中提出了构建学习型组织的五项基本修炼：①培养“自我超越”的员工；②改善心智模式；③建立共同愿景；④促进有效的“团队学习”；⑤形成“系统思考”。这五项修炼相互融合，缺一不可。“修炼”的境界并非靠强制命令就能实现，必须精通整套理论、技巧，进而付诸实践。学习每一项修炼，就向学习型组织的理想更进一步。

学习型组织具有持续学习的能力，具有高于个人绩效总和的综合绩效。学习型组织理论认为，企业应建立学习型组织，当企业面临剧烈的外在环境变化时，组织应力求精简、扁平化、弹性应对、终生学习、不断自我组织再造，以维持竞争力。因此，当今组织的首要任务是如何变革组织中的人力资源，充分训练员工、培育员工、启迪员工，挖掘企业组织内的知识、创新知识，促进知识的流动与共享，提高企业组织员工的适应与变革能力。建设和形成学习型组织应注意：①组织成员通过终身学习，能够不断超越自我；②善于容纳别人，改善心智模式；③建立共同愿景，努力追求卓越；④开展深度会谈，发挥团体智慧；⑤学会系统思考，敏锐洞察变化。

（二）企业文化理论

企业文化理论（the enterprise culture theory）又名公司文化理论，产生于20世纪80年代初。该理论学派主要代表人物有：斯坦雷·戴维斯（Stanley Davis）、约翰·科特（John P. Kotter）等。企业文化是指企业经营管理中，根据企业的任务、性质和所处环境提出的一系列以共同价值观为核心的观念和信条。企业文化核心是企业群体的共同价值观，是在企业长期生产经营和管理中产生的，并为企业经营管理服务；企业文化是企业精神文明的成果的抽象、升华，是企业群体共同价值观的体现。企业文化具体内容包括显性文化、半显性文化和隐性文化三个方面。显性文化是指在企业产品和服务、企业技术和设备、企业外貌和标志形象、文化活动等一切有形物质因素中体现的精神因素，即物化精神因素；半显性文化是指在企业制度、形象、企业典礼仪式、企业组织领导方式及其他一切行为方式中体现的精神因素，也称行为精神因素；隐性文化是指企业共同价值观、企业精神、企业民主、企业风俗习惯、企业道德规范等企业纯精神。

（三）变革理论

20世纪70年代后，随着国际政治、经济、社会环境的剧变，管理理论逐步发展以战略管理为主，研究组织与环境关系，重点研究组织如何适应充满危机和动荡环境的不断变化，因此，组织变革理论（theory of change）成为当今管理学研究的热点。组织变革是指运用行为科学和相关管理方法，对组织的权利结构、组织规模、沟通渠道、角色设定、组织与其他组织之间的关系，以及对组织成员的观念、态度和行为，成员之间的合作精神等进行有目的、系统的调整和革新，以适应组织内外环境、技术特征和组织任务等方面的变化，提高组织效能。

组织变革模型中最具影响的是勒温的组织变革模型。库尔特·勒温（Kurt Lewin）是计划变革理论的创始人。该理论将将变革看作是对组织平衡状态的一种打破，提出一个包含解冻、变革、再冻结三个步骤的有计划组织变革模型，用以解释和指导如何发动、管理和稳定变革过程。其组织变革模型的主要观点：①三阶段变革的具体内容：解冻是建立变革的动机，需要鼓励员工改变原有行为模式和工作态度，采取新的适应组织战略发展的行为与态度。变革是一个学习过程，需要给员工提供新信息、新行为模式和新的视角，指明变革方向，实施变革，进而形成新的行为和态度。再冻结需要利用强化手段使新的态度与行为固定下来，使组织变革处于稳定状态。②变革中解冻的方法：成功的变革要对现状予以解冻，然后变革到一种新的状态，并对新的变革予以再冻结，使之保持长久。现状被看作是一种平衡状态，要打破这一平衡状态，解冻就是必要的，需要通过三种方式完成：一是增强驱动力，使行为脱离现有状态；二是减弱阻力，妨碍脱离现有平衡状态的力量；三是综合使用以上两种方法，使组织很快恢复到平衡状态。组织追求稳定性和效率性是管理的发展方向。组织变革模型奠定了组织变革理论研究的基础，该模型被许多组织变革学家继承和发展。

（四）业务流程再造理论

业务流程再造理论（business process reengineering，BPR）于1990年首先由美国著名企业管理大师迈克尔·汉默（Michael Hammer）首先提出，是当今企业和管理学界研究的热点。业务流程再造是指一个全新的企业经营过程，该过程不受现有部门和工序的制约，以一种最简单、最直接的方式设计企业经营过程，在经营过程基础上设置企业的组织结构，以实现企业的再造。业务流程再造理论的特点为：以客户为中心；注重整体流程最优化的系统思想；重视发挥每个人在整个业务流程中的作用；强调利用信息技术手段协调分散与集中的矛盾；面向客户和供应商来整合企业业务流程。业务流程再造的过程大致分为如下五个阶段：①对原有流程进行全面分析，发现存在的问题，其评价依据包括紧迫性、重要性和可行性三个方面；②设计新的流程改进方案并进行评估；③制定与流程改进方案相配套的组织结构、人力资源配置和业务规范等方面的改进规划；④形成系统的业务再造方案；⑤实施新流程并对其进行持续改进。业务流程再造的根本目的是：①通过对原有业务流程的重新塑造，包括调整相应的资源结构和人力资源结构，改善盈利水平、生产效率、产品开发能力和速度、服务对象满足度等关键指标，从而提高组织竞争力；②通过对业务流程再造使组织提高业绩的同时，实现服务模式和管理方式的根本改革。

第三节　管理的基本原理和原则

管理原理从管理学中抽象出来，作为管理理论的基础，着重研究管理学的基本理论、基本原理、基本原则。管理的基本原理是对客观事物的实质及其运动规律的基本表述。学习和掌握基本原理，对做好管理工作有着普遍的指导意义。现代管理原理是一个涉及多领域、多层次的重大理论问题，真正做好管理工作需要掌握与基本原理相应的管理原则。管理原则是反映客观事物的实质和运动规律，而要求人们共同遵守的行动规范。管理原理、管理原则是进行管理活动的行动指南，是实施管理职能的理论依据。

一、系统原理

系统是指由相互作用和相互依赖的若干组成部分或要素结合而成的，具有特定功能的有机整体。它在更大的系统中，与其他相关系统有输入与输出关系。明确系统的特征是认识系统的关键，系统有如下4个特征：①目的性：每个系统都应有明确的目的，不同的系统有不同的目的。根据系统的目的和功能设置子系统并建立子系统之间的联系，在组织、调整系统的结构时，要强调子系统应服从系统的目的。由于种种原因，在已有的系统中常常存在没有明确目的的子系统，它们是产生内耗的根源。因此，必须及时调整，使每个子系统都有确定的功能，为实现系统的目的而共同努力。应注意一个系统通常只有一个目的，如果一个系统有多个目的，必然相互干扰。②整体性：整体性是指具有独立功能的各子系统，围绕共同的目标而组成不可分割的整体。任何一个系统要素不能离开系统整体而孤立地发挥作用，要素之间的联系和作用必须从整体协调的角度考虑。对系统进行控制时，只有从系统整体的目的出发，局部服从全局，才能使系统整体功能超过系统内各要素的功能之和。③层次性：层次性是系统的本质属性，是指系统内各组成要素构成多层次的递阶结构，通常呈金字塔形。④环境适应性：环境适应性是指系统要适应环境的变化。任何一个系统都存在于特定的环境中，都要与环境进行物质、能量和信息的交换。环境的变化对系统有很大的影响，只有经常与外部环境保持最佳适应状态的系统，才是理想的系统，不能适应环境变化的系统是难以生存的。

（一）系统原理的主要内容

从管理的对象分析，任何管理对象都是一个特定的系统。现代管理的每一个基本要素都不是孤立的，而是根据整体目标相互联系，按一定的结构组合在一起，既在自己的系统之内，又与其他各系统发生各种形式的联系。因此，为了达到管理的最优目标，必须对管理对象进行细致的系统分析，这就是管理的系统原理。

系统原理认为，任何管理对象都是一个整体的动态系统，而不是一个孤立分割的部分，必须从整体看待部分，使部分服从整体；同时还应当明确，不仅管理对象是一个整体系统，而且这个系统还是更大系统的一个构成部分，应该从更大的全局考虑，摆好自身位置，使之为更大系统的全局服务。运用系统原理来分析具体管理对象时，应将管理对象看作一个系统，分析以下几个方面：①系统要素：分析系统是由什么组成的，要素是什么，可以分为怎样的子系统；②系统结构：分析系统内部的组织结构，各要素相互作用的方式；③系统功能：明确系统及其构成要素具有什么功能；④系统集合：明确维持、完善与发展系统的源泉和因素；⑤系统联系：研究这一系统与其他系统之间的联系；⑥系统历史：研究系统的产生、发展阶段及发展前景。

系统原理是贯穿整体管理过程中的第一个基本原理，这个原理在实践中可具体化为若干管理原则。

（二）系统原理的相应原则

1．整分合原则 整分合原则是对某项管理工作进行整体把握、科学分解、组织综合，包括：①首先必须对完成整体工作有充分细致地了解；②在此基础上，将整体科学地分解为一个个组成部分，明确分工，制定工作规范，建立责任制；③进行总体组织综合，实现系统的目标。管理者的责任在于从整体要求出发，制订系统的目标，进行科学的分解，明确各子系统的目标，按照确定的规范检查执行情况，处理例外，考虑发展措施。由此可见，分解是关键，分解正确，分工就合理，规范才能明确、科学。

2．相对封闭原则 相对封闭原则是指对于一个系统内部，管理的各个环节必须首尾相接，形成回路，使各个环节的功能作用都能充分发挥。对于系统外部，任何闭合系统又必须具有开放性，与相关系统有输入输出关系。既然管理在系统内部是封闭的，管理过程中的机构、制度和人都应是封闭的。管理机构应该有决策机构、监督机构、反馈机构和执行机构。执行机构必须准确无误地贯彻决策机构的指令，并设有监督机构。没有准确的执行，就没有正确的输出，为了检查输出，还要有反馈机构，才能保证决策的准确，形成封闭系统。管理中的人也应是封闭的，要一级管一级，一级对一级负责，形成回路才能发挥各级的作用。不封闭的管理是没有效能的。

（三）系统原理在护理管理中的应用

系统原理在护理管理中被广泛应用，如护理系统是由不同层次的护理部门分工合作而形成的。护理系统的总目标和总效率是单个护士或单个护理部门独立活动所无法达到的，各级护理部门必须分工协作，并需要有明确的权利范围和责任制度来保证。同时，护理部门还是医院大系统中的一个子系统，护理部门的各项工作应与医院目标一致，并且与相关部门协调一致，而不能过分强调护理的独立性，只有与其他部门协调发展、通力合作，才能更好地完成医院的工作目标。再比如医院护理系统中从上至下有护理部主任、护理部副主任、科护士长、护士长、副护士长以及护士，不同的职位有着不同的职责、权利和待遇。从最高管理层一直贯穿到组织最低层，做到责权分明，分级管理，护理组织内部权责对应才能确保组织系统的高效运转。

二、人本原理

（一）人本原理的主要内容

1．管理的核心是人，管理的动力是人的积极性 人本原理认为，一切管理均应以调动人的积极性，做好人的工作为根本。人本原理要求每个管理者必须明确，要做好整个管理工作，管好资金、技术、时间、信息等，就必须紧紧围绕做好人的管理工作，这是管理工作的基础，使全体人员明确整体目标、自身职责以及相互之间的关系，从而主动地、创造性地完成自己的任务。

2．人本原理强调把人的因素放在第一位 重视处理人与人的关系，创造条件尽可能发挥人的能动性。要强调和重视人的作用，就要善于发现人才、培养人才和使用人才，树立新的人才观念、民主观念、行为观念和服务观念，做好对人的管理。

人本原理是强调以人为核心的管理，与之相应的要研究人的能级原则、动力原则和行为原则。

（二）人本原理的相应原则

1．能级原则 是指按一定标准、规范和秩序将管理中的组织和个人进行分级。管理的能级使管理有规律地运动，是不以人们意志转移而客观存在。管理的任务是建立一个合理的能级，使管理内容处于相应能级中。有效的管理能级原则应注意：①管理能级必须具有分层、稳定的组织形态：任何一个系统结构都分层次，管理层次不能随便划分，各层次也不可以随便组合。稳定的管理结构应是一个正三角形。层次的划分可以指导人们科学地分解目标。②不同能级应该表现出不同的、相对应的权力、物质利益和精神荣誉，这才符合封闭原则。有效的管理不是消除或拉平权力、利益和荣誉上的差别，而是必须根据合理的能级给予相应的待遇。③各类能级必须动态地对应：人有各种不同的才能，管理岗位有不同的能级，各类人才只有处于相应能级的岗位上，管理系统才处于高效运转的稳定状态。

2．动力原则 管理动力是管理的能源。正确运用管理动力可以激发人的劳动潜能和工作积极性。管理动力也是一种制约因素，它能够减少组织中各种资源的相互内耗，使各种资源有序运动。管理中有3种不同而又相互联系的动力：①物质动力：物质动力是通过一定的物质手段，推动管理活动向特定方向运动的力量。对物质利益的追求而激发出来的力量是支配人们活动的原因。对管理中的人进行物质激励，是开发人力资源，促使其努力工作的最基本的手段。②精神动力：精神动力是在长期管理活动中培育形成的，大多数人认同和恪守的理想、奋斗目标、价值观念和道德规范、行为准则等，对个体形成推动和约束的力量。精神动力可以补偿物质动力的缺陷，在特定情况下，可成为决定性的动力。作为管理者，要激发下属的利益动机，就必须把工作绩效和物质奖励挂钩；要激发人们的精神动机，就必须把工作绩效和精神奖励挂钩。③信息动力：把信息作为一种动力，是现代管理的一大特征。当今社会是信息社会，信息是组织活动的神经，是关键性资源，是推动组织发展的动力。对每一个管理系统，三种动力都是同时存在的，要注意综合、协调运用。

3．行为原则 行为原则是管理者要掌握和熟悉管理对象的行为规律，从而进行科学的分析和有效的管理。深入认识人的行为规律，加强对人的科学管理必须注意两个方面：①激发人的合理需要和积极健康的行为动机，及时了解并满足人们的合理需要，充分调动人的积极性；②注意不同个体的个性倾向和特征，积极创造良好的工作和生活环境，以利于人们良好个性的形成和发展，同时用人之所长，避人之所短，科学地使用人才，从而提高管理效果。

（三）人本原理在护理管理中的应用

护理管理是对人的管理，在管理活动中重视人的因素的决定性作用，把人作为管理的中心。在护理管理中，应引入激励机制，建立以人为本的科学合理的绩效考评制度。管理中应注意：①精神鼓励：护理管理者应改变传统、严厉的工作方式，减少对护士的指责，应注意发现护士的长处，对护士辛勤的劳动及时肯定，多加赞美，激励下属发挥自身的工作热情与潜能，变被动工作为主动工作。②重视授权：授权的意义在于表明护理管理者对护士的鼓励与信任，知人善任，用人所长，不仅可使护士充分发挥其聪明才智，同时让护士参与管理，可以大大提高其工作积极性和主动性，激发工作热情。③物质鼓励：奖金的分配应当与工作绩效挂钩，使奖金分配相对合理，应更多采用正向激励，但对工作有疏忽、麻痹大意的护士，也应进行适当的惩罚，但应结合说服教育等其他管理手段，以促使其对错误进行改进。

★ 案例分析

小王是一名工作了5年的护理本科生，在最近的护士长竞聘中脱颖而出，被任命为另一科室的护士长。小王所在科室共有15名护士，其中，7名护士毕业≤3年，4名护士≥40岁；有4名大专生（其中3名护理本科在读），2名大专在读，其余均为中专毕业。科室原来的老护士长以严厉著称，做事风格一丝不苟，喜欢秩序，不喜欢下属提反对意见，管理中以指令性方式为主。由于其管理风格受到科室大多护士的质疑，因此在护士长的聘任中落选，被调离了该科室。

【问题】

（1）从管理者角度看，老护士长在管理中有什么问题吗？

（2）小王面对该科室的局面，应如何开展工作呢？

（3）小王如何发挥自身的优点，克服自己的不足以更顺利开展工作呢？

【案例分析提示】

案例分析思考要点：①从本案例的描述中，老护士长在管理中存在哪些问题？这些问题在人本原理下有无更好的管理策略；②目前该科室护士中存在哪些问题？这些问题在人本原理的基本原则中应如何进行改善；③结合教材中所学知识，帮助小王寻求解决管理问题的正确方法。

三、动态原理

（一）动态原理的主要内容

动态原理是指管理者在管理活动中，注意把握管理对象运动、变化的情况，不断调整各个环节以实现整体目标。管理对象是个系统，任何系统的正常运转，不但受系统本身条件的制约，而且受到环境的影响和制约，经常发生变化。随着系统内外环境的变化，人们对系统的目标认识也在不断变化，不仅会提出目标的更新与变换问题，而且衡量目标的准则也会发生变动。因此，管理者必须根据管理对象、目标的发展变化，用变化观点去研究和适应。

（二）动态原理相应的原则

面对瞬息万变的管理对象，管理者要想把握动向，保证不离目标，就必须遵循与动态原理相应的反馈原则和弹性原则。

1．反馈原则 反馈原则是指管理者应及时了解所发指令的反馈信息，及时做出反应并提出相应的建议，以确保管理目标的实现。反馈是指由控制系统把信息输送出去，又把其作用结果返送回来，以便对信息的再输出产生影响，从而起到控制的作用。正如没有反馈信息不断输入大脑，人体运动就不能协调，同样，没有反馈，管理就缺乏效率和效果。在现代管理中，无论实施哪一种控制，为使系统达到既定目标，必须贯彻反馈原则，而且为了保持系统的有序性，必须使系统具有自我调节的能力。任何一种调整在开始时都不会很完善，但只要有反馈结构，就可以在不断调节过程中逐步完善，直到最优状态。

2．弹性原则 弹性原则是指任何管理活动都要有适应客观情况变化的能力，都必须留有余地。管理必须遵循弹性原则的原因在于：①管理所碰到的问题，是涉及多因素的复杂问题，人不可能完全掌握所有因素，管理者必须承认自己认识上的缺陷，管理必须留有余地。②管理活动具有很大的不确定性，管理者与被管理者都有思维活动，处于不断变化中，某种管理方法也许非常适应一种情况，但如果把这种方法僵化起来，没有弹性，在另外情况下可能就不起作用。③管理是行动的科学，影响管理因素多变，一个细节的疏忽都可能产生巨大的影响，管理从开始就应保持可调节的弹性。

（三）动态原理在护理管理中的应用

随着现代护理模式的发展，新的卫生政策、管理制度、管理方法的出现，护士的思想、观念、行为方式、知识结构的不断变化，对护理工作也不断提出了新的要求，护理管理者必须把握上述变化，收集信息，及时反馈，对管理目标及管理方式进行调整，因地制宜，保持充分弹性，有效地进行动态管理，以适应社会环境的变化对护理的要求。如护理部每年在年初都会制定详细的年度工作计划，对全年的日常工作和特殊工作进行计划和部署。但随着医疗环境的不断变化，医院要不断的调整自身发展方向，改变工作重心以应对不断变化的新形势需要，医疗可能会不断有新的工作部属和安排，这需要护理管理者有敏锐的洞察力，对年度工作计划进行相应调整，一方面，在制定年度计划时，护理部就要对计划的执行留有“余地”，以应对计划赶不上变化的可能；另一方面，不断根据新的形势需要及时调整工作计划，是护理管理者应有的动态管理能力。再比如，护理部都会对科室护理工作进行质量监督，会定期反馈质量检查的结果，护士长应有针对性地提出整改方案，并予以实施，督促护士“查漏补缺”，同时，护士长还应该对问题持续改进的情况进行自查，通过自查结果，反馈整改措施的效果，以决定下一步的工作重点。

四、效益原理

（一）效益原理的主要内容

效益原理是指组织的各项管理活动都要以实现有效性、追求高效益作为目标。现代社会中任何一种有目的的活动，都存在着效益问题，它是组织活动的综合体现。影响效益的因素是多方面的，如科学技术水平、管理水平、资源消耗和占用的合理性等。管理的目标就是获取高效益。有效地发挥管理功能，能够使资源得到充分利用，带来组织的高效益，反之则会造成资源的损失和浪费，降低组织活动的效率，影响组织效益。

现代管理者运用效益原理时应注意：①两种效益相统一：管理者在讲求自身经济效益的同时，应注重其活动所引起的社会效益，并且以追求社会效益为最高目标。②坚持整体性原则：坚持整体性原则，既要从全局效益出发，又要着眼于局部的效益，以获得最佳的整体效益。③讲实效：作为管理者，在思想上必须明确，工作中不能只讲动机。管理者要强化时间观念，认识到时间也是一种极为珍贵的资源，只有节约时间，提高单位时间的价值，才能在激烈的市场竞争中立于不败之地。④长远目标与当前任务相结合：要善于把长远目标与当前任务相结合，增强工作的预见性、计划性，减少盲目性、随意性，从而达到事半功倍的效果。

（二）效益原理相应的原则

与效益原理相对应的原则是价值原则。价值原则是指在管理工作中通过不断地完善自身结构、组织与目标，科学地、有效地使用人力、物力、财力、智力和时间资源，为创造更大的经济效益和社会效益而尽心工作。

价值应是客观效用与消耗的比值，既不是单纯的商品价值，也不是单纯的经济价值，而是经济价值和社会价值的统一，是更高意义上的价值概念。耗费包括物力资源、智力资源和时间资源的综合支出，现代管理工作若不重视和不考虑智力和时间的耗费，就不可能正确地运用价值原则。

（三）效益原理在护理管理中的应用

管理的效益原理指在管理中要讲求实际效益，以最小的消耗和代价，获取最佳的社会效益和经济效益。护理管理者在工作中往往对效益原理重视不够，例如在质量管理中，国内大多医院的护理部倾向于抽调专职的护士进行质量的监督和检查，检查重点往往是结果质量，而忽略对过程质量的管理，很多结果质量指标缺乏循证证据，缺乏这些指标与护理质量相关的依据，浪费了大量的人力、物力、财力等进行检查和监督，而这些付出是否真正提高了护理服务的质量，其结果并不确定。因此，在质量指标和评价方法的选择上，同样需要进行成本－效果和成本－效益等分析，选取与护理服务质量相关的指标，采用适宜的评价方法和频次，避免质量管理中不必要的资源浪费。

● 导入案例分析

对本章的导入案例进行分析，小王与老护士长相比，年龄、经验、经历等的不同决定了小王不能沿用老护士长的领导风格与领导方式，小王需要结合管理学中常用的管理理论为指导，在工作中做好以下几方面的工作：①融入新集体，尽快在新科室中建立良好的人际关系与团队合作关系是取得管理成功的第一步；②建立健全科室的各项工作标准、制度、规程等，用制度管理，而非过去的靠经验来管理；③建立护理岗位及基于岗位的工作分工，注意护士职责权利的统一；④小王比老护士长年轻，工作中确定威信的第一步应该是照章办事，但是也应该根据管理对象的不同注意使用更适当的领导方式；⑤适当使用激励、授权等管理手段，增加护士对科室工作的参与意识，提高个人工作绩效。同时小王还必须意识到科室管理是一个系统，各项管理活动都有必然的联系，即管理的系统原则，但一切管理必须基于人本原则，发挥人在管理活动中的积极性和主动性，同时，所有的管理方法和措施都必须在实践检验中不断验证与修改完善，即基于动态性的原则，当然一切管理最终目标是提高管理效果，产生管理效益。

（谢　红）

✧ 思考题

1. 泰勒的科学管理理论的主要观点及贡献有哪些？
2. 梅奥的霍桑试验解决了管理学中的哪些问题？
3. 如何应用管理原理指导护理管理实践？

☆ 案例分析题

某社区卫生服务站共有18岁以上人口2万，其高血压的发病率为21.1%，社区卫生服务站拟对社区高血压病人进行健康教育宣传，宣教形式可以有一对一、小组方式、授课方式等多种选择，宣教效果依次递减，目前该社区可支配资源包括社区5名护士，社区服务站有最大可容留30人的教室一间。

【问题】

（1）请帮助该社区服务站护士长设计一个可行的工作方案。

（2）你对解决这个难题还有更好的建议吗？需要哪些资源呢？

【案例分析提示】

案例分析思考要点：①应用本章管理理论中的效益原理进行分析和解决问题。②计算出该社区需要参加健康教育的人数，再分别推算出案例中所提到的三种健康教育方式下，完成该人群健康教育需要的资源情况，分析各种方式完成此数量健康教育的可行性。③是否可以采取复合式的方式来进行健康教育呢？这涉及了不同教育形式下的成本和产出的效益情况，是否可以区分人群需求，针对不同需求的人群采取不同的健康教育方案。④结合教材中所学知识，帮助护士长设计解决管理问题的方案。

第三章 护理管理环境

学习目标

识记

1. 能正确解释管理环境的概念及内涵。
2. 能准确陈述组织文化概念。
3. 能正确列举管理环境分类及特点。
4. 能正确列举护理安全环境构成。

理解

1. 能理解管理环境与组织的相互作用。
2. 能理解护理管理中的政治环境管理。
3. 能概括护理科学技术环境的构成。
4. 能理解护理组织文化环境构成。

运用

1. 能结合社会现况，分析护理需求，对护理经济环境进行管理。
2. 能结合临床实际，举例说明护理管理中的任务环境管理。
3. 能以某家医院为例，运用护理文化建设方法及步骤进行护理文化建设。

章前导言

组织存在于由各种因素构成的环境中，其运行和发展不可避免地要受到环境因素的影响，像自然界的动物通过保护色、冬眠等方式适应环境一样，管理者要使组织适应环境，必须了解其所处的环境，掌握环境的变化，分析环境对组织的影响，制订相应的对策，才能提高组织管理效率，实现管理效益最大化。本章主要从管理环境的基本概念、类型与特点、环境与管理的关系、护理环境管理等几个方面展开介绍。

03章

导入案例与思考

某医院的护理部主任下月初就要退休了，医院通过公开竞聘招募新的护理部主任，最终，在心内科担任十余年病房管理工作的王护士长脱颖而出。护理部主任与王护士长进行详细的工作交接，其中谈到一点，以往作为护士长，管理的团队仅仅是一个病房，十几个护士，但是作为一名护理部主任，管理团队的范围扩大到全院，建议她应该跳出病房的范畴，以更宽的视野和胸怀带领全体护士团结奋进，开创护理工作新局面。对王护士长来说，从病房护士长到护理部主任，身处的护理管理环境发生了很大的改变，她应该尽快采取与环境相适应的管理措施，才能适应新岗位的要求。

请思考：作为新上任的护理部主任，应如何分析护理团队的管理环境？全院护理团队的外环境和内环境与病区护理团队相比有什么不同？如何采取有效的管理措施适应这种新的变化？

第一节　管理环境

一、管理环境的基本概念

（一）环境的概念

环境（environment）一般是指围绕着人群的空间及其中可以直接、间接影响人类生活和发展的各种自然环境和社会环境的总体。自然环境是气候、地理、水文、土壤和生物界等有机组成的自然综合体，主要通过物理因素、化学因素和生物因素对人类的生存和发展产生影响。社会环境是人类通过经济、政治、文化等活动，在自然环境的基础上所营造的人为环境，包括社会制度、经济状况、生产活动、人口、生活方式、文化教育、风俗习惯、道德、信仰、人际关系及医疗卫生条件等。不同的学科对环境的具体理解有所不同，在管理学研究中，环境是指存在于组织之外并对组织产生影响的所有事务或所有条件的集合。斯蒂芬·P·罗宾斯将环境定义为：对组织绩效具有潜在影响的外部机构或力量。正如一位作家写到“从整个宇宙中减去代表组织的那一部分，余下的部分就是环境”。

（二）管理环境的概念

管理环境（management environment）是指存在于一个组织内部和外部并影响组织业绩的各种力量因素的总和。对于管理环境的定义我们可以从以下两方面理解。

第一，管理环境是相对于管理组织和管理活动而言的。任何一种组织都是社会系统中的一个子系统，即存在于一定的管理环境中，所有的管理环境都与组织特定的管理活动相关联。在人类社会产生之前，自然界客观存在，没有环境与非环境的界定，人类出现后形成了自己的社会活动，并产生对活动的管理，客观世界的一部分与这种活动相关联，才成为管理环境，如与经济组织的管理活动相关的是经济管理环境；与医疗卫生组织的管理活动相关的即为医疗卫生管理环境。

第二，管理环境是管理系统内外部一切相关事务和条件的集合体。进行管理活动必须具备一定的内外部条件才能实现管理目标，这些条件的总和就构成管理环境。但是内外部条件与环境并不完全等同，单一的某个事务或某个条件只是环境的组成部分或子系统，只有针对某个特定的管理系统，与其相关的内外部条件集合体才能称为该管理系统的环境。当某一管理系统确定后，其内部由管理组织及其活动组成，外部则由与此系统有关的一切事务和条件组成，管理系统内外部之间互相联系和作用，不断交换信息、物质、能量等，且处于不断的变化之中。可见，管理环境是复杂的综合体。

二、管理环境的类型

很多管理者发出“环境风云变幻、计划跟不上变化”的感慨，说明组织面对的环境复杂而且难以预测，区分不同的环境将有利于组织识别和预测环境对组织的影响，从而做出正确的规划。管理学界较常见的是按组织界限来划分，把环境分成外部环境和内部环境（图 3-1）。

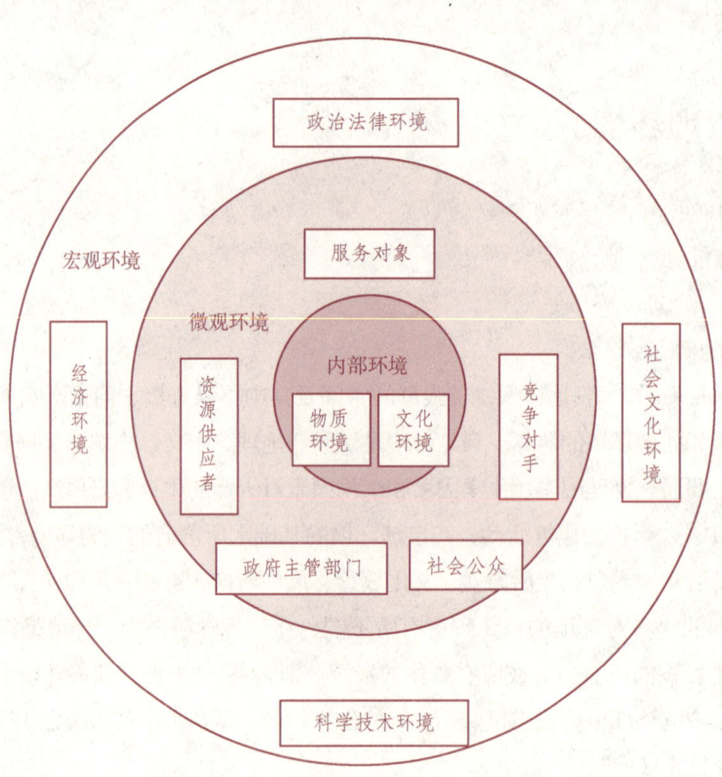

图 3-1 管理环境分类

（一）外部环境

管理的外部环境是指存在于组织之外，并对组织管理过程产生影响的外界客观情况和条件的总和，包括宏观环境和微观环境。

1．**宏观环境**（macro environment） 又称一般环境，指各类组织赖以生存的共同空间，并对所有组织均能产生影响的外部环境，主要包括政治法律环境、经济环境、科学技术环境、社会文化环境四个方面。构成宏观环境的因素各自独立又互相作用，对组织产生间接、长远的影响，当宏观环境发生剧烈变化时，会导致组织发展的重大变革。

（1）政治法律环境：政治法律环境指国家和地区的政治制度、体制、法律法规、政策等。国内的政治法律环境主要有国家的法律、法规、路线、方针、政策、发展规划等；国际方面的政治法律环境是指各国的国体、政体、法律、国际条约等。政治和法律的稳定是组织生存和发展的必要条件，符合国家政策、法律的行为会受到保护和鼓励，否则会受到制约甚至惩罚。如我国政府医疗卫生体制改革的目标和方向，不仅决定着医疗卫生组织开展医疗卫生服务的经营活动和服务方向，而且决定和影响着农村基层卫生服务和社区卫生服务的开展。组织必须关心和预见其面临的政治法律环境及变化趋势，使组织活动符合社会利益，并保护其合法权益，减少不必要的损失。

（2）经济环境：经济环境指整个国家的经济状况和经济体系的总和，包括国内外的经济形势、政府财政、税收政策、银行利率、物价波动、市场状况等，它可分为宏观经济环境和微观经济环境两方面。宏观经济环境主要是指国家的人口数量及其增长趋势，国民经济发展水平和发展速度。宏观经济的繁荣可为企业等经济组织提供蓬勃发展的机会，如城乡居民收入持续上升，居民的保健意识不断提高，医疗保健支出比例上升等，这些都为医药卫生企业提供了发展空间，而宏观经济的衰退则可能给所有经济组织带来生存的困难。微观经济环境主要是指当地的经济发展水平、市场因素、竞争势态等。市场因素是经济组织最关注的环境因素，市场竞争越激烈，迫使组织提高产品质量、降低成本、改进服务的压力越大。

（3）社会文化环境：社会文化环境指一个社会民族特征、社会价值观、生活方式、社会结构等的总和，它包括国家或地区的文化传统、风俗习惯、价值观念、道德伦理、宗教信仰、人口规模及教育水平等。文化传统、价值观念、教育水平会影响人们的消费习惯，如不同文化背景的人群，对健康的认识、就医习惯等有很大区别；人口规模和文化水平影响人们需求的变化，如老龄化社会的到来势必增加养老服务需求，需要医疗卫生组织提供更多的老年照护、慢性病管理等。社会文化环境对组织的影响是间接的、潜在的、持久的，风俗习惯、文化传统、价值观念、道德伦理对人们的约束往往比法律的约束更有力量。组织应对自身的社会文化环境有充分的认知，把社会文化内化为组织的内部文化，以便为组织管理提供文化支持和精神动力。

（4）科学技术环境：科学技术环境指组织所处的社会环境中科技要素及与该要素直接相关的各种社会现象的集合，它一般指国家和地区的科技水平、政策和科技转化能力。组织应关注其所在行业科技的发展动态和竞争对手的技术开发，使组织掌握竞争优势。如今，我们已经逐步从工业经济时代进入知识经济时代，经济发展从依靠自然资源为主逐步转移到依靠科学技术为主。技术已成为决定人类命运和社会进步的关键所在，世界上成功的企业无一不对新技术的采用予以极大的重视。管理者必须关注技术环境的变化，不断提升技术创新水平，提高组织绩效。

○ 知识拓展

医药行业的 PEST 分析

分析外部环境最常见的方法是 PEST 分析方法，主要对政治（political）、经济（economic）、社会（social）和技术（technological）这四类，应用该方法对医药行业的主要外部环境因素进行分析。

政治法律环境：我国正建立医（院）、药（房）分离制度和非处方药（OTC）的管理制度；新型的社会保障体系已逐步取代传统的公费医疗制度。

经济环境：企业的融资渠道和方式趋向多样化，城乡居民收入持续上升，居民的保健意识不断提高，医疗保健支出比例上升。

社会文化环境：国民教育水平逐步提高，对药品和保健品的选择趋向理性，社会人口呈现老龄化，老年人的医疗保健需求增加。

科学技术环境：生物医学技术的发展促进新产品的研发。

2．微观环境（micro environment） 也称任务环境，是指某个组织在完成特定任务过程中面临的特殊环境因素。如一所学校和一家医院面临相同的一般环境，但是它所面临的具体环境不仅与医院不同，还可能与其他学校也不相同，毕竟每个组织都有其自身特点。与一般环境相比，微观环境对特定组织的影响更加明显、直接，更容易被组织管理者识别和控制。大部分组织的微观环境主要包括服务对象、资源供应者、竞争对手、政府主管部门和社会公众五个因素。

（1）服务对象：服务对象指组织产品或服务的接受者，如商店的购物者、学校中的学生、医院的病人、图书馆的读者都可成为相应组织的服务对象。组织与服务对象的关系实质上是生产与消费的关系。一方面，组织是为满足服务对象需求而存在的，所以每一个组织的成败归根结底都是取决于服务对象；另一方面，顾客的需求是不断变化的，组织的成功往往建立在对服务对象需求及其变化的正确反应之上。随着社会经济、政治、文化、科技的迅速发展和变化，服务对象的需求爱好及品味也会不断地改变和提高，组织必须迅速了解甚至提前预测这种变化，及时满足服务对象不同的、变化的需求，才能立于不败之地。

（2）资源供应者：资源供应者指为组织提供各种资源要素的供给者。它主要包括原材料、设备、人力资源、资金、技术、信息、服务等。对大部分组织来说，金融部门、政府部门、股东是其主要的资金供应者；学校、劳动人事部门、员工培训机构、人才市场是其主要的人力资源供应者；新闻机构、情报信息中心、咨询服务机构、政府部门是其信息的主要供应者；高等院校、科研机构、发明家是其技术的主要来源。任何组织在其运转的每一阶段都依赖于供应者的资源供给，资源供给将影响整个组织的运转变化。

（3）竞争对手：竞争对手是指与组织竞争服务对象和资源的其他组织。任何组织不可避免会有竞争者，常见的有人才竞争、资金竞争、服务竞争等。竞争不仅发生在生产同类产品或提供相同服务的不同组织之间，有时两个产品或服务完全不相关的组织也会为有限的资源而展开竞争，如两个性质截然不同的企业因争取银行的一笔贷款而形成临时性竞争关系。医疗卫生组织之间的竞争关系，如两家医院均高薪聘请医学专家形成人才竞争，医院同一部门之间服务质量的竞争等。由于竞争者与组织对现有资源和服务对象的争夺存在此消彼长关系，因此，组织必须对自己的行业竞争环境进行认真分析，并及时制订正确的策略，方能找到克敌制胜的突破口。当然，竞争中也经常会出现合作与联盟，管理者应该充分认识到这一点，学会使用竞争中的合作和联盟手段，以达到双赢目的。

（4）政府主管部门：政府主管部门主要是指国务院、各部委及地方政府的相应机构，如工商管理局、卫生计生委、物价局等。政府主管部门拥有特殊的官方权利，可制定相关的政策、法规，对违反法律的组织采取必要的行动，如医药企业就受到食品药品监督管理局、卫生防疫部门的直接管理或监督。由于政府对组织的行为和利益有多方面的影响，因此管理者必须正确对待和努力协调组织与政府的关系。首先要依法行事，这是正确处理组织与政府关系的基础；其次要利用各种渠道和形式加强与政府的联系，增进政府对组织的了解和支持；第三要主动协助政府解决一些社会问题，如出资赞助公益事业、提供就业机会、自觉保护生态环境等，以得到政府的信赖。

（5）社会公众：社会公众指所有实际的或潜在的关注、影响一个组织达成其目标的社会组织。社会公众组织虽然没有政府部门这么大的权利，却同样可以对各类组织施加相当大的影响，如工会、消费者协会、环境保护组织、各类新闻媒体等，都代表着相关利益群体，保护其成员的利益，它们时刻关注组织的行为，并通过向组织施加压力来迫使组织改变其决策。如今，各类媒体无限发达，报社、杂志社、电视台、广播电台等大众传播媒介对组织行为的监督作用日益扩大，新闻媒体通过对组织的表扬、批评或“曝光”，会给组织带来很大的正面或负面社会效应，从而影响组织的形象、声誉及发展环境。因此，组织必须通过提高产品质量、加大宣传力度，与其他组织建立良好的沟通合作关系等方式，尽可能取得社会公众对组织的支持，才有助于组织进一步发展。

实际上，从一般环境到任务环境，组织的外部环境是一个连续的统一体，组织面对的一般环境和任务环境的划分仅仅是相对的，两者并没有非常明确的界限，有时可以相互转换。因此，对组织的一般环境和任务环境应做出适当、动态的分析判断。

（二）内部环境

管理的内部环境是指组织内部对管理活动发生影响的各种因素总和。通过对外部环境的分析可发现机遇和挑战，让组织知道“可以做什么”，通过对组织内部环境的分析可识别组织自身能力，可以判断组织“能做什么”。因此，内部环境是组织制定战略的出发点、依据和条件，主要包括物质环境和文化环境。

1．物质环境　任何组织的活动都需要借助一定的物质资源，这些资源主要包括人力资源、财力资源和物力资源。

（1）人力资源：人力资源指组织员工的实际拥有量与需要量的平衡情况。包括员工的经验、能力、素质、责任心、奉献精神、技术等级、专业资格、出勤率和流动率等。人力资源在各项资源中发挥着统领主导作用，组织的一切活动首先由人的活动引发、控制和带动其他资源的活动。管理者应充分发挥员工的主动性和积极性，有效发挥人力资源作用。

（2）财力资源：财力资源主要指组织的财务状况，包括组织的资本、现金流、债务水平及盈利情况等。财力资源是组织业务能力的经济基础，也是其他资源形成和发展的基础条件。管理者应根据组织发展目标和经营需要进行合理的资金筹集、投放、效益核算，才能实现组织效益最大化。

（3）物力资源：物力资源包括具有物质形态的各种实物资产，包括土地、房屋建筑、仪器设备、生产资源、基础设施等。任何一个组织，其生产、建设、科研、教育都离不开物力资源，人们往往把物力资源作为组织实力的象征。对组织来说，一定时期内物力资源是有限的，组织合理管理、使用物力资源，能降低组织成本，实现最小的物质消耗，取得最大的效益产出。

2．文化环境　组织内部的文化环境是指管理者确立与规定组织的价值取向和行为准则，为组织员工营造的组织文化氛围。

（1）组织文化的概念：组织文化（organizational culture）是指组织全体成员共同接受的价值观念、行为准则、团队意识、思维方式、工作作风、心理预期和团体归属等群体意识的总称。

（2）组织文化的构成：组织文化可分为物质层、行为层、制度层、精神层四个层次。

1）物质层：是组织文化的表层部分，主要体现在组织的工作场所、办公设备、建筑设计、布局造型、社区环境以及生活环境等方面，是形成组织文化精神层和制度层的条件。如组织的标志性建筑、学校校歌、医院院徽等。

2）行为层：即组织行为文化，它是组织员工在生产经营、学习娱乐中产生的活动文化，包括组织经营活动、公共关系活动、人际关系活动、文娱体育活动中产生的文化现象。如组织在生产中以“质量第一”为核心的生产活动，组织内部以“建立良好人际关系”为目标的公共关系活动，这些行为都是组织经营作风、价值观念、人际关系的动态体现。

3）制度层：是组织文化的中间层次，把组织物质文化和组织精神文化有机地结合成一个整体，主要是指对组织和成员的行为产生规范、约束的各种规章制度、道德规范和行为准则的总和。如组织的领导体制、组织机构、管理制度、员工行为准则等，它集中体现了组织文化的物质层、精神层对组织和成员的行为要求。

4）精神层：即组织精神文化，它是在长期实践中，全体组织成员共同信守的基本信念、价值标准、道德规范等的总和。如企业愿景、学校的校风校训、医院的办院理念等，这反映了全体员工的共同追求和共同认识，是维系组织生存和发展的精神支柱。

（3）组织文化的作用：组织文化对组织和成员具有引导组织方向、规范成员行为、调动成员积极性、增强组织凝聚力等作用，是组织长盛不衰的重要保证。

1）导向作用：通过组织的共同价值观不断向个人价值观渗透和内化，能够引导和塑造组织成员的态度和行为，使其与组织目标一致。

2）约束作用：组织文化对组织成员的思想、心理和行为具有约束和规范作用，使组织成员自觉遵循组织文化氛围、群体行为准则和道德规范。

3）凝聚作用：共同的组织文化使组织成员有归属感、使命感和责任感，产生巨大的向心力和凝聚力，这是组织获得成功的源泉。

4）激励作用：组织文化对人的激励是一种内在引导，能激发组织成员的积极性和创造性，从内心产生为组织拼搏的献身精神。

5）辐射作用：通过组织文化塑造良好的组织形象，可提高组织的知名度和影响力，发挥组织文化的社会影响作用。

6）调适作用：组织文化帮助新成员尽快适应组织，使自己的价值观和组织匹配，在组织变革时，组织文化也可以帮助组织成员适应变革，减少变革带来的压力和不适应。

◇ **管理箴言**

柳传志的“鸡蛋论”

企业要发展，周边的环境极为重要。对一个鸡蛋孵出小鸡来讲，37.5～39℃的温度最为适合。那么，40～41℃的时候，鸡蛋是不是能孵出小鸡来呢？我想生命力顽强的鸡蛋也能孵出小鸡来。对企业来讲，1978 年以前可能是 100℃的温度，什么鸡蛋也孵不出鸡来。而十一届三中全会以后，可能就是 45℃的温度，生命力极强的鸡蛋才能孵出来。到 1984 年我们办联想的时候，大概就是 42℃的温度。今天的温度大概是 40℃左右，也不是最好的温度。因此，生命力顽强的鸡蛋就要研究周边的环境，一方面促使环境更适合，一方面加强自己的生命力，以便能顽强地孵下来。

三、管理环境的特点

组织的管理环境具有不稳定性，对管理工作产生的影响非常复杂，这就给管理者认知、适应和改变环境带来困难，因此管理者不仅要了解环境的内容，还要了解其性质和特点。

1．客观性 管理环境从根本上来说是客观存在的，不随组织系统中人们的主观意志而转移。管理环境的客观存在会对组织的管理活动产生影响，在一定条件下起着决定性的作用。比如政治环境中的社会制度、党的方针、政策、法律法规等，都是组织管理中必须面对的客观存在。因此，组织无论是利用环境还是改造环境，都必须以正确认识环境、遵循环境的客观存在性为前提。

2. 系统性 组织所处的社会是一个大系统，组织系统的外部环境和内部环境构成不同层次的子系统。任何子系统都要遵循它所处的更大系统的运动规律，并不断进行协调和运转，任何系统的变化都可能会引起其他系统的连锁反应。如完善的政治制度、良好的经济环境，需要健全的法律保障；而政治、法律、经济因素又会受到社会文化背景的影响；社会文化的发展反过来又受到政治、法律、经济等各种因素的制约。所以管理者进行环境分析时，必须统筹兼顾，注重管理环境的整体性和系统性。

3. 动态性 组织需要从外部环境中获取必要的人力、物力、信息等资源，同时向外部环境提供自己的产品或服务，这种活动必然使得管理环境自身总处于不断运动变化之中，这就是环境的动态性。环境的动态变化可能给组织带来新的机遇，也可能给组织带来新的挑战。作为管理者，应善于跟踪和观察内外环境的变化，及时修订自己的管理方案，以适应环境的动态性变化。

四、管理环境与组织的相互作用

任何组织都是在一定的环境中进行活动，组织是一个开放的系统，时刻需要与外部环境发生互动。组织与环境之间是相互联系、相互作用的，其关系主要表现在两个方面：一是环境对组织的决定和制约作用；二是组织对环境的适应和能动作用。

（一）管理环境对组织的影响

1. 管理环境是组织运行的基础 组织的建立由社会需要和环境条件所决定，组织开展工作所需要的各种物质基础，人、财、物等要素，都来源于组织所处的内部环境，组织的产品和服务只有与外部环境进行各种不同形式的交换，体现商品和劳务的价值，才能获得收益，从而使组织发展壮大。

2. 管理环境影响组织管理活动 当外部环境竞争激烈时，要求组织调整内部环境，进行各部门的分工和协作，提高组织竞争力；随着社会人群文化素养普遍提高，组织必须加强员工知识技能培训，提高产品和服务质量，满足不断增长的社会服务需求。

3. 管理环境影响组织绩效水平 组织的效益取决于组织的外部环境影响和组织内部管理水平的高低，稳定的国家政策、完善的法律法规、健全的社会制度，秩序井然的组织内部管理，有利于提升组织绩效水平。

（二）组织对管理环境的能动作用

组织的外部环境虽然是组织自身不可控制的因素，但组织的管理除了被动适应环境外，还可主动适应甚至影响和改变环境，提高组织生存与发展的机会。管理对外部环境的影响可以通过多种途径实现。如通过广告影响顾客的选择，通过良好的品牌效应建立顾客的忠诚度；通过组织间的兼并、收购建立战略联盟，减少竞争压力；甚至可以通过呼吁游说来影响政府和立法机关，改变一定的政治法律环境。

第二节　护理管理环境

一、护理管理中的政治经济环境

国家的政治经济环境决定着组织的管理政策和管理方法，制约和限制着护理组织的活动。护理管理者必须客观分析护理政治经济环境，使护理活动符合社会利益，并运用相关政策法规保护自己的合法权益，从而达到双赢的局面。

（一）护理政治环境

1．护理政治环境构成　我国现行的与护理相关的政策法规主要包括医疗卫生政策、法律法规、部门规章、诊疗护理规范及常规，这些政策、法律和规章制度共同构成了我国护理组织的政治环境，其制定和实施为维护护士的合法权益，规范护理行为，保障医疗安全和人类健康提出了行为准绳，使护士在执业活动中有法可依，有章可循。随着国家对护理工作的重视，政府部门逐步出台了相关扶持政策，促进了护理事业的蓬勃发展，但与国外相比，我国的卫生管理体制、护理法律还有待进一步完善。我国的医疗体制改革尚未获得满意的成效，护理法尚未建立。虽然我国已于2008年实施了《中华人民共和国护士条例》，但依据中华护理学会对其实施后效果进行的调研，结果显示：只有40%的护士认为其人格、人身安全得到了保障。这表明中国护士生存和发展的政治法律环境所面临的挑战仍比较严峻。因此，建立健全医疗保障制度、卫生管理体制及护理法律体系，营造良好的护理政治环境，可为护理组织的发展提供更为广阔的发展空间。

2．护理政治环境管理

（1）完善护理政治法律体系：国家的法律法规、政策扶持、发展规划等对护理组织的发展至关重要。因此，护理管理者不仅要进一步争取政府部门对护理的政策支持，推动护理立法，也要对已经推行的政策和颁布的法律法规，根据其实施情况和效果适时进行修改和完善。用政策、法律的形式明确护理的地位、职能、作用和组织形式，可为护理组织活动提供保障，维护护士和病人的合法利益，稳定护士队伍。

（2）提升护理政策及法律法规的执行力度：管理者应全面了解与护理组织活动有关的各种政策与法律法规，积极推动护理政策及法律法规的落实。管理者不仅要对政策与法律法规做出迅速反应，而且要有一定的预见能力，及时调整自身的管理政策、方法和发展规划等。例如，国务院颁布实施《中华人民共和国护士条例》，中华护理学会作为全国护士专业学术团体组织，迅速做出响应，制定了我国第一部《护士守则》，以适应我国护理管理的需要。卫生计生委根据我国卫生事业发展和医药卫生体制改革总体规划，结合护理事业发展状况，每5年制定中国护理事业发展规划纲要，确定护理工作主要目标和重点任务，要求各省级卫生行政部门完善配套政策，建立服务规范和工作标准。因此，护理管理者应以护理法律法规、政策、发展规划为导向，充分发挥自主性，制定符合护理工作特点的规章、制度，建立健全护理内部管理体制，促进护理工作规范化、制度化和科学化。

（二）护理经济环境

1．护理经济环境构成　我国的医疗卫生组织属于公益性组织，其经济环境是指在政府宏观调控和管制下，政府对卫生领域的投资，以保障人民群众的基本医疗卫生服务需求，提高全民健康水平。我国政府当前制定和执行的卫生事业政策的四个目标是：效率、公平、质量和稳定，护理组织应在四个目标之间寻找相对合理的平衡点，促进护理事业健康发展。

（1）效率：通常指产出与投入的比值。在投入一定的情况下，产出越多则效率越高；或者在产出一定的情况下，投入越少效率越高。护理资源同其他卫生资源一样存在着“相对稀缺性”，所以必须合理、高效配置护理资源，以完成医院护理、社区服务、康复保健等工作。评价护理效率的指标有人力投入指标，如护士数量与实际开放床位数比；财力投入指标，如护士年人均工资；服务指标，如住院病人对护理服务满意度、年人均护理病人数、年住院病人护理不良事件发生率等。

（2）公平：卫生服务公平性是政府卫生工作的重要内容，也是衡量卫生经济政策的重要指标。护理服务的公平是指在不同社会成员之间，其护理需求满足程度之间的差异。评价护理服务公平的指标有可得性、可及性和护理服务的实际利用率。

（3）质量：护理质量可反映护理活动满足服务对象明确与隐含需要的效果。护理服务质量一方面指为广大人民群众提供可靠的医疗技术服务，最大限度降低护理风险，防范护理差错事故；另一方面是指根据病人的不同需求，提供个性化的服务，提高护理服务效率和效用。

（4）稳定：护理组织的稳定性与人们的健康息息相关，会影响社会经济环境的稳定。同样，稳定的经济环境可为护理服务提供长期、可持续的经济支持，保障护理事业的发展。

2．护理经济环境管理 护理经济环境管理指使用卫生经济学的理论和方法，分析评价护理服务过程中的需求供给及成本效益，合理评价护理服务的经济价值，以加强护理服务过程中的经济体系、经济规律的认识，最终达到合理配置护理资源目的。

（1）护理需求分析：服务对象日益多元化，使个性化护理需求增加。人口老龄化和护理需求不断外延，使社区护理和家庭护理需求增加。因此，护理管理者应加强对护理市场需求供给的调查分析，以人们需求为导向，以社区、家庭为对象，以老年、妇女、儿童、慢病人群为重点，以健康教育为先导，为人民群众提供集康复、保健、健康护理为一体的方便、快捷、经济、有效的护理服务，以达到减少疾病、增进健康的目的。

（2）护理市场开发：随着人民生活水平从温饱走向小康化，人们的消费支出结构发生了变化，健康护理支出逐年上升，不仅需要疾病治疗护理，更需要疾病后的健康护理，护理服务市场不断扩大。护理管理者应主动开发护理市场，一方面是内容的开发，不断更新服务内容，扩展服务空间，引导服务对象增加健康消费和健康投资，开展家庭护理、营养指导、心理咨询等多方面的护理服务；另一方面是领域的开发，开辟保健护理、护理用品、健康咨询、护理人才等市场。开拓市场，寻求护理经济发展新的增长点，可满足人们日益增长的护理服务需求。

（3）护理绩效管理：护理绩效管理的核心内容是护士工作的效果、效率与效益。护理作为医疗卫生服务不可或缺的一部分，其工作价值带来的效益一直未得到应有的体现。护理管理者应深入分析护理成本支出、工作效率及效益产出问题，探索合理的护理资源配置，进行科学的效益分析，建立科学的绩效管理体系及运行机制，客观地评判护士工作差异及能力水平，进行合理的酬劳分配。这不仅能够充分调动护士积极性，使护理组织获得最大绩效，更有助于提高护士的社会和经济地位。

○ 知识拓展

开展社区护理服务 SWOT 分析

SWOT 分析又称态势分析，包括分析组织的优势（strengths）、劣势（weaknesses）、机会（opportunities）和威胁（threats）。SWOT 分析实际上是将对组织内外部条件各方面内容进行综合和概括，进而分析组织的优劣势、面临的机会和威胁的一种方法。某医院护理部在决策是否开拓社区护理服务前，采用该方法对本院的护理形势进行分析。

优势：护理质量管理体系完善；拥有稳定的护理人才队伍；社区护理服务点基本建立。

劣势：护士对社区护理服务意识不足；医院－社区的延续性护理服务模式尚未形成。

机会：社区护理服务需求迅速增加；长期护理服务市场形成；护理市场拓展。

威胁：医保制度改革后带来的限制；人事制度改革对护士造成威胁；周边医院行业竞争激烈；护理人力资源不足。

通过分析，可帮助护理部主任发现外部机会，发挥优势，克服劣势，化解威胁，明确护理战略目标，拓展护理市场。

二、护理管理中的科学技术环境

医疗卫生组织是一个技术含量极高的组织，技术和创新是组织发展的不竭动力。因此，护理组织要提高工作效率，保持自身的竞争力，就必须关注技术环境的变化，借助科学技术的发展推动护理组织前进。

（一）护理科学技术环境构成

1．护理科学技术创新 技术创新（technical innovation）是指组织应用创新的知识和新技术、新工艺，采用新的生产方式和经营管理模式，提高产品质量，开发生产新的产品，提供新的服务，占据市场并实现市场价值。现代社会的科学技术发展日新月异，生产设备工具的创新、信息技术的普及、新型材料的应用、新市场的开辟等，都为护理组织营造了良好的科学技术环境，为护理技术创新提供基础。护理科学技术的创新包括护理服务技术创新，如护理方法的改进、护理新技术、新材料、新设备的应用；护理管理技术创新，如护理制度改革、流程再造、项目管理等；护理服务领域创新，如护理服务模式完善、延伸服务的拓展。技术创新是增强组织核心竞争力的重要机制，通过技术创新，发展自己的核心技术，可形成护理组织的核心竞争力，以此打造组织的护理品牌特色。

2．护理核心竞争力 核心竞争力（core competence）指某一组织内部一系列互补的技能和知识的结合，它可使组织一项或多项业务达到竞争领域一流水平的能力。组织的真正核心能力是技术核心能力、组织核心能力和文化核心能力的有机结合，对于组织来说，成功与否的关键因素之一是认识到组织的核心竞争力，并整合组织资源对其加以利用，才能在竞争中彰显出自身特色。护理的核心竞争力在于护理服务质量的优劣、护理技术水平的高低、专科护理人才队伍的建设及护理服务领域的拓展等，其中，关键是护理科学技术的发展，因此，护理管理者要从战略高度提升护理组织的科学技术创新能力，整合人力、物力及财力的优质资源，营造共同的护理文化氛围，培养和提升属于护理专业的核心竞争力，促进护理学科长足发展。

（二）护理科学技术环境管理

护理科学技术环境的管理是对护理领域的科学研究和技术活动的管理，具体来说，就是运用计划、组织、协调、管理等基本手段，有效地利用人、财、物、信息等要素，提升护理科学技术水平，达到出成果、出人才、出效益的科学技术管理目标。

1．营造科学研究氛围 护理管理者应充分认识到护理科学技术对于护理事业发展的重要性，努力营造护理科研氛围，发现创新人才并积极加以培养。新一代的护士具有极强的自主性和鲜明的个性，护理管理者应循循善诱，鼓励、引导年轻护士在科研中发挥优势，形成人才梯队，进而提升整体护理科研水平。

2．健全科研管理组织制度 护理管理者应健全护理科研管理组织及管理制度，加强对护理人才、护理技术、护理资源的统筹管理，组建护理科研管理的专门组织，成立科研小组，形成由护理部－科研小组－护士三个层次组成的护理科研管理网络，扶持护理科学技术创新，逐步建立健全各种护理科研管理制度，如“护理科研基金管理制度”、“护理科研成果奖励制度”等，从制度上保障护理科研的顺利开展。护理科学技术研究中要多渠道筹措经费，护理管理者应保证护理研究资金的稳定性，不仅要争取社会和国家资助，还要争取医院及单位的资金投入。

3．培养科学技术人才 提高护士的知识水平，使其知识结构适应护理科研的需要。护理管理者应有计划、有重点地开展不同层次护士科研培训，逐步带动、提高护理群体的科研素质；制定切实可行的科研激励机制，如对于获奖成果和获得立项资助的课题予以经费奖励，在晋升和评优时给予优先等；实行目标激励，对各级护士制定出不同的科技创新目标，下达任务，强化护士的主动参与意识，推动护理科研技术的开展。

三、护理管理中的任务环境

护理组织作为具有特定使命和任务的机构，有其自身独特的任务环境，护理任务环境由服务对象、资源供应者、竞争对手、政府主管部门和社会公众五个方面构成（图 3-2）。

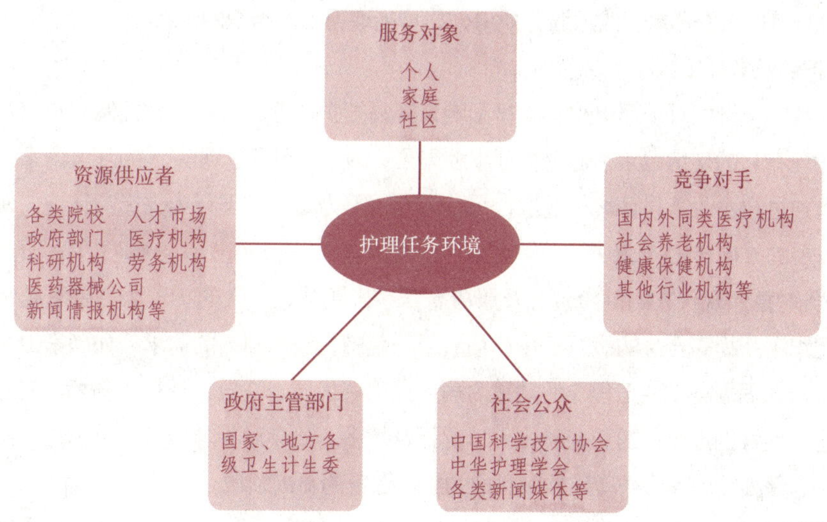

图 3-2 护理任务环境构成

（一）护理任务环境构成

1．服务对象 护理服务对象从广义上来说包括个人、家庭、社区等，从狭义上来说主要指病人。护理组织是为了满足人的健康需求而存在的，因此护理组织要树立“以病人为中心”的服务理念，满足病人身心健康需求。

2．资源供应者 护理组织的资源供应者主要包括护理人力资源、护理材料设备、资金、技术、信息和其他各种资源等。对护理组织来说，培养护理专业学生的各类院校、人才市场是其主要的人力资源供应者；各类制药公司、医疗器械公司等是其材料设备的主要供应者；政府部门、医疗机构是其主要的资金供应者；高等院校、医疗科研机构是其技术的主要来源；新闻机构、情报中心、政府部门是其信息的主要供应者。此外，为护理组织运转过程提供各种劳务和服务的机构，如货物运输、设备修理、环卫清洁等服务机构，也都构成护理组织的资源供应者。

3．竞争对手 护理组织的竞争对手主要包括同类的其他医疗机构组织、社会养老机构、健康保健机构等，常见的有服务对象竞争、人才竞争、资源竞争等。随着我国市场经济的发展，护理组织的竞争者不仅是国内医疗机构，已经有越来越多的外资医院进驻国内，同时也会有越来越多的国人到国外看病就医，卫生保健行业也逐步得到人们的关注和认可，这些都是护理组织服务对象的竞争者。此外，由于护理高负荷的行业特点，不少优秀护士离职，转行到其他性质不同的机构组织等，这些组织都逐渐成为护理组织的潜在人才竞争对手。

4．政府主管部门 护理组织的政府主管部门主要为国家和地方的各级卫生计生委，对护理工作进行全面的管理与监督，制定有关护理工作的政策法规、人员编制、管理条例、工作制度、职责和技术质量标准等，开展护理质量控制、技术指导、专业骨干培训和国际合作交流，同时配合教育人事部门对护理教育、人事等进行管理。政府部门是护理组织非常重要的环境因素，所以管理者必须正确对待和努力协调组织与政府的关系。

5．社会公众 与护理相关的社会组织主要有中国科学技术协会、中华护理学会、工会、各类新闻媒体等。这些社会组织对护理的发展起到相当大的影响，如中华护理学会，主要组织广大护理工作者开展学术交流和科技项目论证、鉴定，对国家重要的护理技术政策、法规发挥咨询作用，同时也向政府有关部门反映意见和要求，维护护理组织的权利。现代社会信息化高度发达、社会舆论压力空前强大，任何新闻媒体的报道都能产生很强的公众影响力。因此，护理组织一定要不断提升自身的公众形象，改善服务质量，尽可能取得社会组织的支持。

（二）护理任务环境管理

护理任务环境管理对护理组织有明显影响，容易被护理管理者识别和控制。护理管理者应充分利用对护理有利的环境因素，促进护理事业发展；对于不利于护理发展的环境因素，护理管理者一方面可通过自身改革与环境相适应，另一方面可努力通过护理行为去影响环境，使其朝着有利于护理发展的方向转化。

1．服务对象 现代人的健康观念及服务意识越来越强，病人的护理服务要求越来越高，这要求护理组织不断提高自身的服务质量，拓展服务范围，满足病人的需求。如国家卫生计生委组织开展“优质护理服务示范工程”活动，为病人提供“优质、高效、低耗、满意、放心”的护理服务，取得了良好的成效；随着老龄化人口的日益增多，社会对养老服务的需求逐渐增加，更多的老年照护、慢性病管理等护理延伸服务成为护理服务的新兴领域。

2．资源供应者 护理管理者需要处理好与资源供应商之间的关系，以获得优质的资源，如护理组织要从学校招聘优秀的护理人才，可以主动与学校进行交流，到学校举办招聘宣讲会，一方面可以吸引优秀的护生，同时也可把用人心得反馈给学校，帮助学校优化人才培养方案，培养更多符合临床需求的优秀毕业生。

3．竞争对手 护理管理者必须时刻关注竞争对手的发展状况和趋势，不断改善自身不足，增强护理核心竞争力，以赢得竞争优势。如护理人才队伍建设是医院实力的体现，护理管理者应加大人才培养力度，采取多渠道、多途径培训，建立护理人才长效管理机制，促进其有效发挥作用。当然，护理组织也可以与竞争对手实现合作与联盟，如不同护理组织之间进行学术交流、参观访问、人员交换培养等，以达到共赢目的。

4．政府主管部门 护理管理者要处理好与政府部门的关系，一方面要依法行事，使护理活动符合法律法规；同时要利用各种渠道和方式增进政府对护理组织的了解和支持。如护理队伍的人力短缺是制约护理发展的瓶颈问题，通过护理管理者的呼吁，该问题得到政府部门的关注，出台了相关政策加强护理队伍建设，提高了护士队伍的总量和质量。可以说，护理发展的每一步历程都离不开护理管理者的努力与政府部门的支持。护理组织还可以主动协助政府解决一些社会问题，如经常举办惠民的义诊活动，到社区举行健康讲座，捐助贫困地区的儿童、学校等，不断取得政府的信赖与支持。

5．社会公众 护理管理者要注重组织形象与声誉的树立与维护，尽可能取得社会公众对组织的支持，且要加强与新闻媒体的合作交流，宣传护理组织的正面形象，尽量避免负面的报道，这样才有助于护理组织进一步发展。如利用微信平台开展"风尚护士"评选活动，开展科普健康教育活动，利用报纸、电台宣传报道护士的日常工作，加深社会大众对护理工作的理解和认可，展现护士的风采。

四、护理管理中的文化环境

护理文化是在一定的社会文化基础上形成的具有护理专业自身特征的一种群体文化。它是被全体护士接受的价值观念和行为准则，也是全体护士在实践中创造出来的物质成果和精神成果的集中表现。它以其共同的价值观念、道德标准和文化信念为核心，最大限度地调动起护士的积极性和潜在能力，将护理组织内的各种力量凝聚于共同的宗旨和哲理中，齐心协力实现组织的目标。

（一）护理文化环境构成

1．护理组织精神 它是护理文化的核心和灵魂，是护理管理者倡导，全体护士认同的，高度概括了护士的护理理念、价值观念和职业精神，反映了护士的共同追求和认识。这些组织精神可起到规范护士行为，提高护理组织凝聚力的作用。如在护理组织中提倡主人翁精神，可充分调动护士工作积极性、主动性，为护理组织发展献计献策，做出更多的努力和奉献。

2．护理组织制度 护理组织制度是护理管理者为实现组织目标对护士制定的具有共性的行为规范要求，行之有效的规章制度是保证护理工作正常运行，协调各级各部门、护理组织与其他组织关系的重要纽带，也是护理组织的宗旨、价值观、道德规范、科学管理的反映。如护理核心制度体现了"以病人为中心"的护理理念，要求护士严格执行护理操作规程，认真执行"三查七对"，确保病人安全。

3．护理组织行为 护士的行为体现了护理组织的精神风貌和护理组织文化，护士的行为包括言谈举止、服务态度及各项护理操作等。护士为病人提供全方位、全过程的规范护理行为，如开展"病人首问负责制"，设置"病人温馨告知卡"，实施病人健康教育，加强护患沟通，在潜移默化中彰显"以人为本，病人至上"的服务理念，体现护士的人文素养，不仅提高了护理服务质量，更提升了护理文化内涵。

4．护理组织形象 护理组织形象是护理组织文化的表层，主要体现在护理工作环境布局、文化设施、护理设备、组织标志等。环境布局指医院的建筑设计、布局造型、院容院貌；文化设施指院史馆、图书馆、院报宣传栏；护理设备指护理办公设备、护理器材等；组织标志指护理组织名称、护理标志、护士标牌、护士服、南丁格尔雕像等。良好的护理组织形象体现了护理组织文化精神，可增强护理组织内部人员的凝聚力，提高护理组织的知名度和竞争力。

（二）护理文化环境建设

1．组织文化建设方法

（1）正面灌输法：可通过领导或权威专家宣讲、参观医院的护理发展史陈列馆、护理先进事迹报告会等活动，从正面引导护士理解、接受和认同护理文化的核心，如护理愿景、护理使命、护理核心价值观。

（2）规范法：发放护理文化、护理规章制度手册，要求护士奉行工作宗旨，落实行为规范，自觉接受行为监督。

（3）激励法：形成激励机制，给优秀的护士更多的机遇和待遇，如选派优秀代表外出参观学习等。

（4）示范法：引进先进的护理理念和护理文化，树立护理先进典型，以其特有的感染力、影响力和号召力为护士提供可以仿效的榜样。

（5）实践法：通过开展护理活动，如护理演讲比赛、护理反思日记、护理价值观讨论等形式，让护理理念转化于护士自觉的行为中。

（6）暗示法：将护理组织文化的宗旨、精神、价值观等核心内容贯穿于护理活动、标语、口号中，有意识地暗示护士的行为和价值取向。

（7）感染法：以护理研讨会、晨会、总结会等形式，让护士潜移默化地感受自己的护理文化。

2．组织文化建设步骤

（1）成立组织：成立护理组织文化建设与发展委员会，由主管护理副院长或护理部主任负责，有条件者与专业咨询机构合作组建护理文化执行小组。

（2）调查分析：通过文献资料法、问卷法、访谈法、实地考察法等全面收集资料，调查和分析目前医院的情况和发展前景、护理管理现状，对组织现存的文化进行系统分析、自我诊断。确定组织已经形成的传统作风、行为模式和工作特点，分析哪些是需要继续发扬的，哪些是需要摒弃的，以便确定护理组织文化建设的目标。

（3）总体规划：根据护理文化建设目标形成护理事业发展愿景、护理服务宗旨、理念、守则、口号、制度、规范等，设计集组织成员信念、意识和行为准则于一身，融合组织理想、目标、社会责任和职业道德于一体的护理文化方案。将护理文化内容用视觉形象展现出来，例如院徽、护理团队标识、护士职业形象等。

（4）传播执行：通过各种途径倡导护理文化，如加强舆论宣传，树立优秀人物，强化培训教育，传播组织文化核心的价值观和职业精神，使护士潜移默化接受新的价值观，达成共识，成为自觉自律的行为准则。

（5）提炼巩固：在经过广大护士的初步认同实践后，把经过科学论证和实践检验的组织价值观、组织精神、组织文化，予以条理化、规范化，用精炼的语言表述出来，并落实到每一项政策、制度、工作标准和要求中，管理者以身作则，使护士在从事工作、参与活动时能够感受到组织文化的引导和控制作用。

（6）完善提高：护理组织文化是特定历史的产物，随着组织内外环境的变化，组织文化需要不断地充实、完善和发展。护理管理者应该依靠广大护士，对现有文化进行提炼和升华，积极推进组织文化建设，更好地适应组织变革与发展的需要。

五、护理管理中的安全环境

医疗机构应为护士营造一个更安全、更能体现人文关怀的环境，从而确保护理安全的实现。

要营造护理安全环境，消除护理安全隐患，需要护士、护理管理者、医院的共同努力。护理安全环境包含了非常广泛的内涵，本节仅讨论护士的安全环境，主要由硬件和软件环境构成。

（一）护理安全环境构成

1．硬件环境安全

（1）建筑设施布局：医院建筑设施安全、规范、合理，可避免护士潜在的职业伤害。如病房布局不合理，易增加护士的职业疲劳感；病床的高度设计不当，护士在搬运病人时易导致腰背痛等伤害。因此，医院建筑设施应充分考虑保障护士的安全。

（2）设备器械管理：医疗器械的规范管理和使用，可降低护士的职业伤害风险。医疗器械对护士常见的损伤为针刺伤、锐器伤等机械性损伤，在护士职业损伤中居首位；体温计及血压计等常用的医疗物品中含有水银，对人体具有神经和肾毒性；在消毒灭菌工作中，紫外线可引起眼炎或皮炎等损伤。加强设备器械管理是营造护士安全环境的前提和保障。

（3）化学品、危险品管理：化学品、危险品管理是否符合管理要求是安全风险的主要原因之一。临床常见的化学品有化疗药物、消毒剂等，化疗药物具有致癌、致畸及器官损害等潜在危险，消毒剂包括过氧乙酸、含氯消毒剂、甲醛等，如使用不当易危及护士健康，所以必须提高警觉，确保临床使用安全。医用危险品如氧气、高压蒸气锅炉、酒精灯等，在使用中应防止操作不当造成管道泄漏或火灾等问题，避免对护士的人身安全造成威胁。

（4）环境污染控制：医院环境容易被病原微生物污染，如艾滋病毒、乙型肝炎病毒、丙型肝炎病毒等；医院可能存在废气、污染气体的污染，此类污染气体对人体的伤害容易被忽略，危害性也随之增加；临床上各种放射性设备以及高科技医疗仪器等，可产生辐射，诱发白细胞减少、致癌等人体损伤。因此，严格控制医院的环境污染，可降低护士受到环境污染的几率。

2．软件环境安全

（1）护理职业防护体系：护理职业防护是护理安全的核心内容，护理职业防护有助于营造护理安全环境，保障护理工作有序进行。建立护理职业防护体系，健全护理职业防护规章制度，制定切实可行的护理职业防护标准、操作流程、应急预案等，使护士在日常护理工作中有章可循，这是保障护理安全的前提和保证。

（2）护理人力资源配置：护士的人力配备是否合理，直接影响到护理岗位人员的数量，影响护士的工作积极性和护理队伍的稳定性，继而影响工作效率、护理质量和护理安全。作为护理管理者，必须确保在适当的岗位配备适当数量和质量的护士，实现人员和护理服务活动的合理匹配，避免因人力短缺、工作繁忙增加护士的职业疲劳，造成护士身心伤害。

（3）护士安全防护意识：护理安全意识主导着护理安全行为，因此，加强职业安全教育，营造良好的安全文化氛围，培养护士建立护理安全理念和意识，可规范护士的护理安全行为，帮助护士强化法律观念，强化自我防护意识，增强职业暴露防护的自律性、日常工作的慎独性，使其严格操作规程，减少意外伤害事件的发生。

（4）护士职业防护：一所医院服务水平的高低不仅体现在病人服务质量上，也体现在医护人员的职业安全防护中。护士与病人接触时间最多，常遭受器械损伤、化学品伤害、环境污染等，护理管理者将护理职业安全防护措施具体化、常规化，可保障护士的健康与安全。

（5）护士心理安全：随着病人对医疗服务质量要求的提高，自我维权意识的增强，对护士提出了更高的要求，加上目前护理人力资源不足，护理工作繁重，工作责任和风险越来越大。此外，护士在工作之余的学习、家庭生活等问题也都可能增加护士的压力，造成其紧张、焦虑乃至抑郁等心理状况。护理管理者要认识到护士高强度的工作压力与心理安全的相关性，关注并维护护士的心理健康。

（二）护理安全环境管理

1．硬件环境管理

（1）建筑设施布局合理：医院应积极改善工作环境，体现为护士服务的人性化设计，为其创造健康安全的工作环境。护理单元应提供尽可能方便快捷的护理路线，降低护士的劳动强度，提高护理工作效率；护士站的位置应接近病房，采用开放式，有利于监护病人或与病人及探视人员交流；床单元家具的设计符合人体力学原理，减少护士在搬运病人时发生腰背痛等伤害；护理单元色彩应柔和、协调，有利于工作情绪稳定，减少烦躁和疲劳感；应设有一定的休息、交流和适当的娱乐空间，使护士保持良好的工作状态。

（2）完善医疗器械使用制度：建立健全护士职业防护规章制度，落实防护措施，如建立预防锐器伤的操作流程，发生锐器伤的应急预案，开展锐器伤后的伤口处理培训等；做好电器意外伤害的防范，严格电器操作规程，实行定期专业维护制度；对于有电离辐射和激光的医疗设备，应做到有效防护，合理应用并保持尽可能低水平的照射，以消除安全隐患，保障护士健康。

（3）规范化学品、危险品管理：规范化学品的使用，配制化疗药应当在有防护的情况下，由专业人员专门配制，可有效提高药物配制过程中的安全性和防护性；在配制和使用消毒液时使用手套、口罩、护目镜等防护用品，以尽量避免消毒液对眼睛、皮肤、黏膜的直接刺激，对于挥发性消毒液，要加盖密封保存；加强危险品的管理，氧气筒、管道氧气、化学品等定点存放、标志明晰、使用规范。

（4）控制院内环境污染：严格执行消毒隔离制度是控制医院环境污染的主要手段。加强医院环境污染的监测和分析，对执行消毒隔离的相关护士进行培训，并进行质量监控，严格护士的手消毒及消毒剂的使用规范，落实医疗设备的防护措施、操作规程；此外，医院应设有专门管理机构，对清洁工人进行培训、管理，并定期抽查病房卫生及消毒隔离情况，以减少医院院内环境污染隐患。

2．软件环境管理

（1）完善护理职业防护体系：建议国家建立职业防护的法律法规，卫生行政部门建立健全护理职业防护规章制度，如职业暴露登记报告制度、职业暴露预防制度及职业暴露后处理制度等；制定护理职业防护标准、操作流程、应急预案，如锐器回收流程、针刺伤应急预案等；护理部应设立护理职业防护体系，形成职业防护网络，加强检查监督，不定期抽查护士职业防护措施落实情况。

（2）合理配置护理人力：护理管理者应有效、合理利用现有人力资源，进行合理配置，使之与临床实际工作量相匹配。根据护士的自身条件、业务能力、工作资历、管理能力等合理搭建人员梯队，对护士分层次使用；制定人员调配预案，实行弹性排班，制定备班制度，根据不同时段护理工作量的变化，动态安排护士人数，如中午班、夜班、医疗高峰时要增加人员，以多种方式解决护理人力资源不足的问题，减轻护士工作负荷。

（3）提高护士安全防护意识：加强对护士职业安全的培训和教育，帮助护士加强学习、掌握职业安全防护知识，开展普及性预防，即假定所有病人血液、体液都有潜在感染性而采取的防护措施；强化自我防护意识，增强职业暴露防护的自律性，日常工作的慎独性，使护士的防范意识落实到每项操作的每一个环节。

（4）加强护理职业防护：护士在工作时经常暴露于各种危险之中，职业防护是护士与危险因素之间的最后一道屏障，积极改善护士防护条件，更新防护设备和用品，可为护士创造更加安全的工作环境。一般防护用品包括医用口罩、医用帽子、医用面罩、防护眼镜、医用防护服、医用手套、防护鞋等防护物资；由于护士的工作性质经常需要进行传递器械、搬运病人、移动设备等体力操作，护理管理者应制定和落实有效的预防和保护措施，指导护士利用力学原理进行体力操作，避免因体力操作不当而造成损伤的风险。

（5）促进护士身心健康：护理管理者应从护士的工作、学习、生活出发，营造和谐、奋进、有序的工作氛围，充分调动所有人员的积极性，解除其后顾之忧，缓解护士工作压力；同时帮助护士建立起有效的压力管理和应对措施，学会自我心理疏导，放松情绪，把自己的心理调节到最佳状态，以适应不断变化的医疗环境，减少职业心理伤害的发生。

● 导入案例分析

对本章的导入案例进行分析，护理团队的管理环境包括宏观环境、微观环境及内部环境。宏观环境是对所有组织均能产生影响的外部环境，病区护理团队与全院护理团队的宏观环境是一致的。从护理组织的微观环境来看，病区护理团队与全院护理团队面对的政府和社会公众是一致的，而服务对象、竞争对手、资源供应者各有不同，全院护理团队服务对象、竞争对手、资源供应者的范围更广。从护理组织的内部环境来看，病区护理团队秉承全院护理文化，文化氛围是一致的，但是全院护理团队的人、财、物资源比病区护理团队更为丰富。作为一名全院护理团队的管理者，管理的范围、权限愈大，决策的压力也愈大，因此，护理管理者应该具有全局意识，及时掌握环境的变化，分析并明确环境因素对组织的影响，制订相应的对策，使组织发展与环境变化保持协调，提高组织管理效率。

（柏亚妹）

✧ 思考题

1. 选择你感兴趣的一个护理组织，试分析其宏观环境、微观环境对组织带来怎样的影响，请提出相应的管理对策。
2. 试举例说明你所在组织的内部环境包括哪些内容？
3. 如何做好护士职业安全防护？

☆ 案例分析题

具有百年院史的同仁医院采取系列方法打造护理文化，医院树立“仁爱，慎独”的护理理念，弘扬南丁格尔精神；建立健全护理规章制度；通过各种方式进行仪容仪表培训，塑造美好的护士形象；设计代表组织形象的标识。护理管理者精心引导，邀请知名专家来院交流讲学；形成激励机制，选派优秀护士外出进修；组织“护理文化周”等活动，使护士在轻松愉悦中受到启迪，自觉地转变行为，为病人提供优质护理服务。同仁医院独特的护理文化受到了病人的普遍欢迎和认可。

【问题】

（1）从管理者角度看，该医院从哪几方面进行了护理文化建设？

（2）管理者采用的护理文化建设方法是什么？

【案例分析提示】

案例分析思考要点：①结合护理文化环境的构成，对照分析护理管理者从哪几方面开展了文化建设。②结合护理组织文化的建设方法，思考护理管理者采用的建设方法。

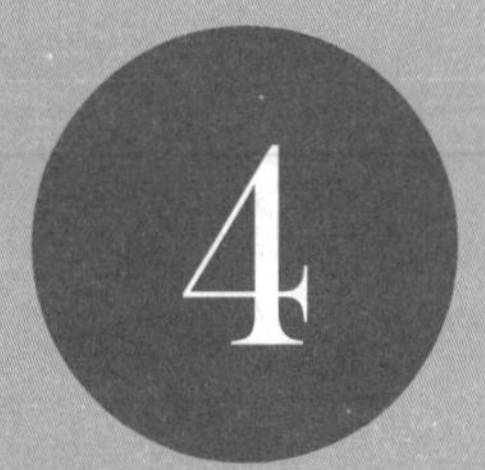

第四章 计　划

学习目标

识记

1. 能说出计划的概念、作用、种类及形式。
2. 能陈述目标管理的概念、特点及过程。
3. 能概括项目管理的概念、要素及过程。
4. 能阐述时间管理的概念、作用及管理方法。
5. 能描述管理决策的概念、类型、原则及程序。

理解

1. 能解释计划在护理管理中的作用及意义。
2. 能理解目标管理与项目管理的异同。
3. 能理解影响管理决策的因素。

运用

1. 能运用形成计划的基本步骤及方法，制定合理的护理工作计划。
2. 能运用时间管理方法，提升护理管理的有效性。
3. 能运用目标管理要素，对护理工作形成可行的目标管理方案。
4. 能运用决策的基本程序及方法，对护理管理问题做出科学决策。

章前导言

计划是管理工作中最基本的职能，计划工作十分重要，管理的过程是从计划开始的。计划是指为了实现决策而确定的目标及预先进行的行动安排，是工作或行动之前预先拟定的方案，包括工作的具体目标、内容、方法和步骤等。计划既包含组织目标的确定，又包含确定实现目标的途径，计划是通过将组织在一定时期内的活动任务分解到组织的每个部门、环节和个人，为工作提供具体的依据，为目标的实现提供保证。

04章

➤ 导入案例与思考

南辕北辙是中国家喻户晓的成语，讲述了一个因为缺乏计划而导致目标难以达成的故事。这个故事中的主人公满载着路途的补给，乘着最快速度的千里马，向着与自己目的地背道而驰的方向日夜兼程，当有人问他去哪里，质疑他的方向的正确性的时候，他说我有充足的食物和最快的马匹，不愁到不了目的地。结果可想而知，他的马匹越快，他离目的地越远，甚至永远都到不了目的地。

请思考：故事中的主人公的行为为什么不能获得有效结果？他在行动上缺乏什么？如何看待和纠正主人公的这种表现？

第一节　概　述

一、计划的概念及作用

（一）计划的概念

计划（plan）是根据需要解决的问题，经过科学的预测，权衡客观的需要和主观的可能，制定出组织目标，统一指导组织内部各部门及人员的活动，以实现组织的宗旨。计划是人们对未来的筹划和安排。古人云："凡事预则立，不预则废"，其中的"预"就是指计划。计划一词在汉语表述中可以理解为名词或者动词。作为名词意义来理解，计划是指用文字或者指标设定的未来一定时期内的组织目标，包括行动方向、内容、完成方式、具体安排的管理文本。作为动词意义来理解，计划是指为了实现设定的目标，制定计划的活动过程及预先进行的行动安排，是对决策所确定的任务和目标提供一种合理的实现方法。包括制定计划、执行计划和检查计划等。

计划要根据实际工作情况，运用科学预测手段，通过全面分析和权衡，提出在未来一定阶段中要达到的目标，并设定实现目标的途径。任何计划是为了解决三个问题，一是确定组织目标；二是确定达成目标的行动时序；三是确定行动所需要的资源比例。

计划可通过做什么、为什么做、谁去做、何地做、何时做、怎么做来进行清晰的描述，即通常所说要通过 5W1H 来回答。What：决定做什么？指设立目标和内容，明确计划工作的具体任务和要求。Why：说明为什么要做？弄清原因和理由，明确计划的宗旨、目标和战略。Who：由何人来做？落实执行人员，规定计划的每个阶段由哪些部门和人员来负责、协助、监督执行等。Where: 在什么地方做？确定实施计划的地点和场所，掌握和控制环境条件和空间布局。When: 什么时间开始做？明确计划的开始及进度，以便进行有效的控制和对能力及资源的平衡。How：用什么手段方式来完成？制定实施措施，对人财物等资源的合理使用和分配。

（二）计划的作用

1．明确工作目标和努力的方向　通过计划所设立的目标，使组织中的每一个成员明确了应承担的任务、要求和努力的方向，思考为达到目标应采取的步骤，并为实现组织目标形成精诚合作、步调一致的协作团队，努力完成工作。

2．有利于应对突发事件及减少工作中的失误　计划虽然无法消除环境的变化和未来不确定的因素的影响，但在计划中，管理者必须预期未来的可能变化，预测变化趋势及考虑对组织活动的影响，做出正确评估，制定适宜变化的最佳方案。因此减低了工作中的不确定因素，有效回避风险，并有利于减少工作中可能的失误，保证组织长期稳定的发展，达到预期的结果。

3．提高管理效率和效益 计划提供了明确的工作目标和实现目标的最佳途径，使组织中的成员能够按照实现目标的方案对人力、物力、财力、时间和信息等资源的合理的分配和使用，最大程度的避免重复和浪费以及不协调的行为的发生，产生管理高效率和经济最好效益。

4．形成管理控制工作的基础 控制和计划密切相连，是管理职能中两个重要环节。计划为组织活动提供了工作内容、指标、任务要求、进度、步骤及预期目标等，都成为管理工作中控制活动的标准和依据。管理者可根据计划要求进行对照，发现问题和偏差，及时采取措施纠正，修订和调整原计划以保持正确的方向。计划成为保障工作质量和效果的基础及促进因素。

二、计划的种类及形式

（一）计划的种类

1．按计划的层次分类 按计划制定的层次可分为战略计划、战术计划和作业计划三种类型。①战略计划：指决定整个组织的目标和发展方向的计划。战略计划是对如何实现战略目标所进行的谋划，也是制定其他计划的依据。一般由高层管理者制定，时间跨度较大，对组织影响深远，涉及的职能范围较广。②战术计划：是战略计划的实施计划，较战略计划更加具体。一般由中层管理者负责制定，通常按照组织的职能进行制定，涉及的范围是指定的职能领域，时间跨度较短。③作业计划：是战术计划的具体执行计划。是为各种作业活动制定的详细具体的说明和规定，是实际执行和现场控制的依据。一般由基层管理者负责制定。

2．按计划的时间分类 根据计划的时间长度可分为长期计划、中期计划和短期计划三种类型。①长期计划：一般指5年以上的计划。是建立在对未来发展趋势的一定预测、评估论证的基础上，规定了组织的各个部门在较长时期内从事某种活动应达到的目标和要求，制定了组织长期发展方向、方针和蓝图。由高层管理者制定，对组织具有一定的战略性、纲领性和指导性。②中期计划：一般介于长期和短期计划之间。是根据组织的总体目标的完成要求进行制定，衔接短期计划和长期计划。③短期计划：一般指1年或一年以内的计划。是具体的工作部署、活动安排和应达到的要求，为各组织成员在近期内的行动提供了依据。

3．按计划的重复性分类 计划是为了完成目标而设置的，按照目标使用的次数可把计划分为持续性计划和一次性计划。持续性计划是为了重复完成某些目标而进行重复行动的计划；一次性计划是为了完成某一特定目标而制定的计划，目标完成后即废弃。

4．按计划的范围分类 根据计划的范围可把计划分为整体计划和职能计划。整体计划是整个组织范围的全面计划，又称总计划；职能计划是各个职能部门以其业务为范围进行的计划。

5．按计划的约束程度分类 可分为指令性计划和指导性计划。指令性计划是由主管部门制定，以指令的形式下达给执行单位，要求严格按照计划的方法和步骤执行，具有强制性的计划。易于执行、考核及控制，但缺少灵活性。指导性计划是由上层管理层下达下级单位，按照计划完成任务、目标和指标，对完成计划的具体方法不做强制性规定。

（二）计划的形式

计划的形式是指用文字和指标等形式所表述的组织以及组织内不同部门和不同成员，在未来一定时期内关于行动方向、内容和方式安排的管理事件。由于计划的内容涉及广泛，计划存在多种多样的形式。哈罗德·孔茨和海因·韦里克从抽象到具体，把计划划分为：目的或使命、目标、战略、政策、程序、规则、方案以及预算。

1．目的或使命 它指明一定的组织机构在社会上应起的作用，所处的地位，是社会赋予一个组织机构的基本职能。它决定组织间的区别。目的或使命使一个组织的活动具有意义。如世界卫生组织提出护士的职责任务是“保持健康、预防疾病、减轻痛苦、促进健康”。

2．目标 是在抽象和原则化的目的或使命基础上，进一步具体化，使整个组织达到一定的成果，为组织一定时期的目标和各部门的目标。目标是具体的、可测量的和可评价的。组织各个时期的目标和各部门的目标是围绕组织存在的使命所制定的，并为完成组织使命而努力的。

3．战略 是为了实现组织总目标而采取的行动和利用资源的总计划，指出工作的重点和顺序，以及人力、物力、财力、时间、信息等资源的分配原则，是实现目标的指导和方向。

4．政策 是指导或沟通决策思想的全面的陈述书或理解书。政策具体地规定了组织成员行动的方向和界限。政策一般比较稳定，由组织高层管理者进行确定，政策能帮助事先决定问题的处理方法，比目标更加具体，操作性更强。如医院护士休假政策、绩效考核政策等。

5．程序 是制定处理未来活动的一种必需方法的计划。它详细列出完成某类活动的切实方式，规定处理问题的例行办法、步骤，并按时间顺序对必要的活动进行排列，是行动的指南。组织中每个部门都有程序，并且在基层，程序更加具体化、数量更多。如完成护理计划的过程中，就是运用护理程序，详细规定了护理工作中处理问题应运用的方法和步骤。

6．规则 是根据时间顺序而确定的一系列互相关联的活动。规则通常是最简单形式的计划。它详细、明确地阐明行动要求，约束和管理执行者的行为，起到行动的指导作用，成为员工实现目标而遵守的行为规范。如各类规章制度、技术操作规则、护理常规等。

7．方案（或规划） 是一个综合的计划，为完成既定行动方针所采取的目标、政策、程序、规则、任务分配、要采取的步骤、资源分配以及所需要的其他因素。通常情况下，一个主要方案（规划）可能需要很多派生计划或支持计划。在主要计划进行之前，必须要把这些支持计划制定出来，并付诸实施。所有这些计划都必须加以协调和安排时间。

8．预算 是一份用数字表示预期结果的计划。预算是文字计划实施的支持和保障，通过预算起到控制和指导工作的作用，使计划更加精准和科学。

三、计划的步骤及应用

（一）计划的步骤

计划是管理的基本职能，计划是根据社会的需要以及组织的自身能力，通过计划的编制、执行和检查，确定组织在一定时期内的奋斗目标，有效地利用组织的人力、物力、财力等资源，协调安排好组织的各项活动，以取得最佳的经济效益和社会效益。计划是一种连续不断的程序，经过此程序，组织可预测其发展方向，建立目标并采取适宜行动方案以达到组织目标。计划的步骤分为7个阶段。

1．估量机会 认识发展机会是计划的第一步，对做好计划工作十分关键。分析评估可以采用SWOT分析法。S（strength）指组织内部的优势；W（weakness）指组织内部的劣势；O（opportunity）指来源于组织外部可能存在的机遇；T（threats）指来源于组织外部可能的威胁或不利影响。通过分析评估组织现存形势和资源，外部条件和内部条件，组织自身优势和劣势等，预测未来可能出现的变化，清晰而完整地认识到组织发展的机会，组织利用机会的能力，以及不确定因素对组织可能发生的影响程度等。

2．确定目标 目标是指期望达到的成果，在认识机会的基础上，为整个组织及其所属的下级单位及个人确定目标。计划的主要任务，就是将组织目标进行层层分解，以便落实到各个部门、各个活动环节，形成组织的目标结构，为组织整体、各部门和各成员指明方向，通过目标进行层层控制，作为标准可用来衡量实际的绩效。

3．建立计划工作前提条件 计划工作的前提条件即计划实施时的预期环境。为了使计划切实可行，计划制定者要预测未来环境因素及可能发生的变化。按照组织的内外环境，可以将计划工作的前提条件分为外部前提条件和内部前提条件；还可以按可控程度，将计划工作前提条件分为不可控的、部分可控的和可控的三种前提条件。分析环境状况及优劣形势，了解得愈细愈透彻，则计划工作也将做得越协调。

4．拟定备选的可行方案 实现某一目标的方案途径是多条的，一个计划往往有几个备选方案。寻求、拟定、选择可行的行动方案要体现方案的合理性、适宜性和创新性。方案不是越多越好，对可供选择方案的数量加以限制，以便把主要精力集中在对少数最有希望的方案的分析方面。拟定备选方案应考虑几个方面：①方案与组织目标的相关性；②可预测的投入和效益之比；③可接受程度；④时间因素等。

5．评价和比较备选方案 认真考查和论证每一个计划，综合评价每一个方案。包括计划的可靠性、科学性、可行性、经费预算合理性、效益显著性等。评估可供选择的方案要注意考虑到：①每一个计划的制约因素和隐患；②要用总体的效益观点来衡量计划；③既要考虑可量化的因素，又要考虑到无形的定性因素；④要动态地考察计划的效果，特别注意潜在的、间接的损失。

6．选定方案 选择方案是最重要的抉择阶段。备选方案根据上述步骤的分析、比较及优先次序的排列后，结合组织、部门或成员的实际情况和可以完成的具体条件，选择出最优的计划方案。

7．制定辅助或派生计划 计划方案选定后，基本计划还需要主要辅助计划和派生计划的支持，来扶持该计划的落实。是要更清楚的确定和描述总计划下的分计划，确保有效执行并达到预期计划目标的具体措施。

8．编制预算 在做出决策和确定计划后，计划工作的最后一步就是把计划转变成预算的形式，使计划数字化。编制预算，一方面是为了计划的指标体系更加明确，另一方面是使组织更易于对计划执行进行控制。预算促使组织对各类计划进行汇总和综合平衡，也成为衡量计划完成进度的重要标准。

（二）计划的应用

1．计划的原则 计划的根本目的在于保证管理目标的实现。为使计划有效地发挥作用，就必须把握计划的原则。

（1）计划的目的性：任何计划都是围绕某个目标进行的，以实现特定的功能、作用和任务。在制定计划时，应认真分析目标所要达成的结果，搞清楚任务的方向和内容，明确计划制定的目的性。

（2）计划的首位性：计划是管理职能的首位，计划也是任何管理人员的基本职能。从管理过程的角度看，计划先行于其他管理职能，计划具有首位性的原因，在于计划影响和贯穿于组织、领导、协调和控制等各项管理职能当中。因此做任何工作都必须首先在上级规定的政策许可的范围内做好自己的计划工作。

（3）计划的科学性：计划工作必须要有求实的科学态度，一切从实际出发，不能主观臆断；同时必须遵循客观要求，符合事物本身发展的规律，有可靠的科学依据，包括准确的信息，完整的数据资料做基础；其次必须运用科学预测、系统分析、综合平衡、方案优化等方法，才能使整体计划建立在科学的基础上，使计划富有创造性和可行性。

（4）计划的有效性：计划要追求效率和效益的最大发挥。计划的选择应从众多的方案中进行优化分析而选择最优的方案，以合理利用资源和提高效率。计划的效率，可以用计划对组织目标的贡献来衡量。贡献是指实现的组织目标及所得到的利益，扣除制定和实施这个计划所需要的成本、代价和其他因素后，能得到的剩余。尤其要注意的是，还要衡量个人和集体的满意程度。

（5）计划的动态性：计划在完成目标的过程中，环境在不断的变化，使计划的实施有可能偏离基准计划。因此计划要随着环境和条件的变化进行动态调整和修正，这种动态性作为适应内部、外部环境和状况的不断变化所做出的改变，起到保证完成目标的作用。

（6）计划的相关性：计划是一个系统的整体，在制定总计划、分计划或子计划时，要充分考虑到组织各部门的关联性、协同性，以及计划间的相关性。某一部分计划的任何变化都会影响到其他部分计划的制定和执行，最终影响到整个计划的正常实施。因此计划制定要充分考虑计划间的相关性。

（7）计划的职能性：计划的制定和实施要以组织的整体目标为基准，涉及各个部门和机构，从管理总体及职能为出发点进行，而不能以自身利益和要求为出发点进行考虑。

（8）计划的系统性：计划是一个系统工程，是由一系列子计划组成的。进行计划制定时，各个子计划间要做到相对独立又密不可分，使整个计划成为一个具有目的性、整体性、层次性和相关性的有机整体。

2．计划的方法及运用

（1）组织目标确定后，要考虑用什么方法去实现预期目标，需要进行计划的编制。实践中计划编制行之有效的方法主要有目标管理、滚动计划法等方法。①目标管理（management by objectives，MBO）：见第四章第二节。②滚动计划法：滚动计划法是用滚动的方法对可预见的将来逐步制定详细计划，即按照“近细远粗”的原则制定一定时期内的计划，随着计划的执行情况，分阶段重新评估计划的进度和预算，根据环境变化和计划的实际执行情况，适时主动调整和修订未来的计划，并将计划期限顺序逐期向前推进一个滚动期。

由于在计划工作中管理者很难准确地预测将来影响组织生存与发展的经济、政治、文化、技术、产业、顾客等各种变化因素，而且计划期越长，不确定性就越大，管理者在制定计划时就有必要使计划保持足够的弹性。滚动计划法就是根据计划的执行情况和环境变化定期修订未来的计划，并逐期向前推移，使短期计划、中期计划有机地结合起来，并有回旋的余地，使静态计划为动态计划，是使计划保持弹性和灵活性的有效方法。如果机械地按几年以前编制的计划实施，或机械地、静态地执行战略性计划，则可能导致巨大的错误和损失。滚动计划法可以避免这种不确定性带来的不良后果，提升组织的应变能力。

（2）计划在护理工作中的应用：护理管理工作中的计划涉及护理业务的多个方面，尤其注重以下几点：①护理安全质量及服务计划：主要是围绕保障病人安全，提高护理专业能力和服务水平，提升护理质量方面的计划。如医疗护理服务行动改善计划、优质护理服务计划、病人及陪护管理计划、降低不良事件发生率计划、质量控制计划、应急突发事件及风险应对计划等。②护士管理计划：主要是为了实现目标所必须的优质人力资源计划，以及促进专业发展，学科建设等方面的计划。如护士的留用、继续教育、晋升晋级、考评、奖惩计划，护士中长期专科护士培养计划，人才梯队建设计划等。③预算计划：包括人力预算、物资预算、日常护理运转预算、教育经费预算、科研经费预算等。

★ 案例分析

毕业第一年新护士培训计划

某医院护理部非常重视毕业第一年内新护士的培养和临床训练，为更好的提升新护士的核心能力和岗位胜任力，针对新护士的培训项目制定了为期一年的培训计划。

1. 目标：完成新护士培训计划 100%；新护士培训合格率 100%。

2. 具体内容：

（1）制定毕业第一年新护士一年期间培训课程安排。

（2）设定课程内容及比例：护理安全 15%；规章制度 10%；基础操作 25%；基础护理理论 20%；急救及危重症护理 15%，护士素质与团队文化建设 15%。

（3）分解确定每个月的培训计划安排。

（4）按计划组织完成新护士培训课程。

（5）组织完成一年培训后理论考核和操作考核。

3. 培训方式：每两周一次。

4. 培训时间：隔周周五下午 4 时。

5. 培训地点：医院护理培训中心。

6. 整个计划执行时间：当年 8 月 ~次年 7 月为培训阶段，次年 8 月份为考核阶段。

7. 执行人：护理部教学组。

8. 负责人：主管教学工作的护理部副主任。

【问题】

（1）此案例制定的计划是否有可行性？

（2）培训计划起到哪些作用？

【案例分析提示】

案例分析思考要点：①计划的制定首先要确定组织目标，然后需要考虑实现预期目标的方法。②此案例注重几个方面：首先设定针对新护士量化的培训目标，在此基础上，制定具体的培训内容、采取的培训方式及执行的时间和地点，并设定完成培训任务的执行人及负责项目执行监督的负责人等。③考虑整个计划简练翔实，具有可操作行和可行性，为毕业一年内新护士的培训提供具体的指导及全面的执行层面的落实措施。

第二节　目标管理

一、目标及目标管理概述

○ 知识拓展

目标管理的产生

目标管理（MBO）亦称“成果管理”。目标管理是以泰罗的科学管理和行为科学管理理论为基础形成的一套管理制度，其概念是美国管理专家彼得·德鲁克（Peter F. Drucker）1954年在其名著《管理实践》中最先提出的，其后他又提出“目标管理和自我控制”的主张。目标管理提出时，正是第二次世界大战后西方经济由恢复转向迅速发展的时期，运用目标管理大大调动了员工积极性，并提高了企业竞争力，因此在美国得到广泛应用。并很快为日本、西欧国家的企业所推崇，被公认为是一种加强计划管理的先进科学管理方法。

德鲁克认为，并不是有了工作才有目标，而是有了目标才能确定每个人的工作。所以“企业的使命和任务，必须转化为目标”，如果一个领域没有目标，这个领域的工作必然被忽视。因此管理者应该通过目标对下级进行管理，当组织最高层管理者确定了组织目标后，必须对其进行有效分解，转变成各个部门以及各个人的分目标，管理者根据分目标的完成情况对下级进行考核、评价和奖惩。

（一）目标概述

1．目标的概念　目标（objective）是指在目的和任务指导下，整个组织要达到的可测量的、具体的成果。

2．目标的性质

（1）目标的层次性：从组织结构的角度看，组织是分层次的系统组织，因此组织的目标也是层次分解构成一个完整的目标体系。在组织的层次体系中，不同层级的管理者参与不同类型目标的建立。

（2）目标的网络性：目标和计划形成一个互相联系着的网络，组织中的各种目标相互关联、相互协调和相互支持，通常是通过各种活动相互促进来完成。

（3）目标的多样性：目标按照优先次序可分为主要目标和次要目标；按目标的性质可分为定性目标和定量目标；按时间长度可分为长期目标和短期目标；按目标的确定性可分为明确目标和模糊目标等。

（4）目标的可考核性：将目标量化是对组织活动的控制和对目标进行考核的方式。针对定性的目标，尽管不能和定量目标一样考核得非常准确，但也应明确目标特征和完成日期来提高可考核的程度。

（5）目标的可接受性：对目标完成者来说，这个目标必须是可以接受和可以完成的，才能够产生激励作用。如果目标超出其力所能及的范围，会影响目标的实现。

（6）目标的挑战性：对于完成者来说，当目标具有一定挑战性时，更能够激发其产生动力去完成，对完成目标的期望和挑战能够给组织成员带来激励和促进作用。

3．目标的作用

（1）导向作用：目标是活动的预期目的及预期结果的设想，帮助引导组织成员形成统一的行动，为全体人员指明共同努力的方向，并通过实践活动实现目标。

（2）激励作用：目标反映社会、集体、组织或个人的愿望和要求，只有在员工明确了行动目标后，才能调动其潜在能力，使其尽力而为，创造最佳成绩。员工也只有在达到了目标后，才会产生成就感和满足感。

（3）凝聚作用：因为当组织目标充分体现组织成员的共同利益，并与组织成员的个人目标保持和谐一致时，组织各部门成员思想和行为才更加统一和协调，能够极大地激发组织成员的工作热情、责任感、献身精神和创造性，更好地配合来提高工作佳绩。

（4）标准作用：目标是组织管理活动预期要达到的成就与成果，目标是一把尺子，可以成为衡量工作成效的尺度，用于评价工作业绩和工作质量，也成为管理人员制定决策方案的出发点，以及考核管理决策的制定、衡量组织成员工作业绩和质量的依据。以制定的目标作为对护士考评的依据，从而使护士个人的努力目标与科室目标保持一致，如“抢救物品100%的完好率”就是科室在抢救物资管理方面的一个目标和评价标准。

（二）目标管理概述

1．目标管理（management by objectives，MBO）的概念 经典管理理论对目标管理的定义为：目标管理是以目标为导向，以人为中心，以成果为标准，而使组织和个人取得最佳业绩的现代管理方法。目标管理亦称“成果管理”，俗称责任制。是指在组织员工共同的积极参与下，制定具体的、可行的、能够客观衡量效果的工作目标，并在工作中实行“自我控制”，自下而上地保证目标实现，并以共同制定的目标为依据进行检查和评价目标达成情况的管理办法。

与传统的管理模式不同，目标管理重视人的因素，是参与的、民主的、自我控制的管理制度，是把个人需求与组织目标结合起来的管理制度。通过将组织的整体目标逐级分解，转换为各单位、各员工的分目标。将组织目标、部门目标及个人目标并为一体，这些目标方向一致，环环相扣，相互配合，形成协调统一的目标体系。只有每个人员完成了自己的分目标，整个组织的总目标才有完成的希望。目标管理重视成果，以制定目标为起点，以目标完成情况的考核为终点。

2．目标管理的特点

（1）全员参与管理：目标管理是员工参与管理的一种形式，由上下级共同商定，依次确定各种目标。比如目标管理中目标的制定，是由护理部与基层护士长在一起共同制定的，包括实现目标的措施及目标实现的评价方法，让目标的实现者同时成为目标的制定者。

（2）以自我管理为中心：目标管理的基本精神是以自我管理为中心。目标的实施者通过自身监督与衡量，不断修正自己的行为，以达到目标的实现。目标管理是一种民主的、强调员工自我管理和自我控制的管理制度。用“自我控制”的管理代替“压制性”的管理能够更好地推动员工尽自己最大努力把工作做好。

（3）重视成果：工作成果是评定目标完成程度的标准，也是人事考核和奖评的依据，是评价管理工作绩效的重要标志。目标管理将评价重点放在工作成效上，更加关注结果，关注目标是否达到。按员工的实际贡献大小如实地评价一个人，使评价更具有建设性。

（4）强调自我评价：目标管理强调自己对工作中的成绩、不足、错误进行总结，经常自检自查，不断提高工作效率与质量。

（5）目标管理具有整体性：目标管理是将总目标逐级分解，各分解目标要以总目标为依据，方向要一致，每个部门、每个成员需要相互合作、共同努力，以保障总体目标的顺利达成。

因此，在临床工作中，护理部通过集思广益制定护理目标后，将目标分解，权利下放，在实施目标管理的过程中，对完成目标的具体过程、途径和方法，不过多干预。但要制定绩效考核制度和措施，通过检查、考核、反馈信息，加强对各层级护士的目标达成的程度定期评价，并在反馈中强调和督促各级护士自纠自查，促进护士更好地发挥自身作用，提高控制目标实现的能力，最终在大家共同配合努力下实现总目标。

二、目标管理的过程及应用

（一）目标管理的过程

目标管理的具体实施分三个阶段：第一阶段为目标的设置（制定目标）；第二阶段为目标实施的执行过程（实施目标）；第三阶段为检查与评价（考核目标）。三个阶段周而复始，呈螺旋状上升，以不断达到新的目标。

1．制定目标 目标的设置是目标管理过程中最重要的阶段，这个阶段可以细分为四个步骤：

（1）高层领导制定总体目标：根据组织的计划和客观环境条件，高层管理者与下级充分讨论研究后制定出总体目标。

（2）审议组织结构和各层级职责分工：目标管理要求每一个分目标都有明确的责任主体。因此确定目标之后，需要重新审查现有的组织结构，根据新的目标分解要求进行调整，明确目标责任者，协调人员及部门间的关系。

（3）设定下级目标和个人目标：在总体目标指导下，结合实际情况制订相应具体的下级目标和个人目标，并制订出明确的目标实现的期限。制订目标时应注意目标的可考核性，即目标的内容能够用数量指标或质量指标来具体描述，可以通过一定的方法进行考核。同时还应注意目标的合理性，即执行者能够通过努力达成目标。

（4）形成目标责任上级及下级：当就目标实现所需的条件以及目标实现后的绩效考核达成共识后，应签署协议。授予下级相应的资源配置权力，实现职责和权利的统一。

2．实施目标 目标管理者采用自我管理的办法，按照目标总体要求、目标规范及权限范围，调动各种有利资源和自身能力，积极开展行动以确保目标的实现。上级管理者的主要任务是协助、指导、咨询、监督、支持以及为下属创造良好的工作环境。

3．考核目标 一定时间和期限后，上下级应一起对目标完成情况进行检查、评价和考核。评价方式依目标的性质而异，可采取自我评价、上级评价、同行评价等方式。目标考核的重点在于：①考评成果以目标及目标值为依据，对目标完成情况进行成果验证，评价成效。②根据评价结果实行绩效考核，做到奖优罚劣，最大限度地调动护士的工作热情和工作积极性，达到激励的目的。③总结目标管理中的经验教训，如果目标没有完成，要及时分析原因，制定改进措施，修正更新目标，进入新的管理循环。上级管理者要主动承担责任，和下级共同探讨和分析，构建彼此信任和相互促进的工作氛围，为下一个循环的完成打下基础。

（二）目标管理的应用

1．目标制定必须科学合理 目标管理能不能产生理想的效果，取得预期的成效，首先取决于目标的制定，即组织内目标的制定是否恰当。科学合理的目标是目标管理的前提和基础，脱离了实际的工作目标，轻则影响工作进程和成效，重则使目标管理失去实际意义，影响医院或科室的发展大局。目标管理力求总目标、科室目标与个人目标紧密结合，以增强员工在工作中的满足感和自我实现，这对于调动员工的工作积极性，增强护理团队的凝聚力起到积极作用。作为护士长，要对护理部的总目标有充分的理解和认识，在此基础上可以对总目标提出不同见解和修改，增加合理性和可及性。总目标一旦确定，科室要制定出科室或病房的分目标以及每一位员工的工作目标。用总目标指导分目标的实施，用分目标保证总目标的实现。

2．加强管理体系的控制 在进行目标管理过程中，要建立完善的指导及管理体系，协调落实实现目标的人、财、物、技术及信息等各类资源，指导落实目标管理的内容、方法、任务，对时间进度进行把控，掌握管理方向，督促检查及考核，跟踪每一个目标的进展。实施目标管理期间，应定期召开会议，了解进度，发现问题及时分析、协商和处理，鼓励下属并给予正强化刺激，确保目标运行方向正确、进展顺利。

3．发挥全员“自我控制管理” 目标管理是管理者与员工在具体、特定和明确的目标上达成协议，并定期以目标为依据来检查和评价自身工作的一种管理方法。员工必须要根据实现目标的要求来约束自己和完成工作，因此只有提高和发挥员工的自我控制管理能力，才能有效实现共同的方向和目标。

4．明确各层级及每个人的责任 目标制定后，要在组织中各个层级及人员部门之间建立纵横联结的完整的目标实施体系，把医院或科室中各部门、各类人员都紧密地团结在目标体系之中，明确职责，使每位员工的工作直接或间接地同医院或科室总目标联系起来，从而使员工明确个人工作目标和医院、科室目标的关系。各层级护士应明确实施目标管理的责任和目标管理各阶段的进度表，了解自己的工作价值并调动工作积极性，从而有效提高医院或科室的工作效率和质量。

5．强调人人参与 目标管理非常重视上下级之间的协商、共同讨论和意见交流。通过协商，加深对目标的了解，消除上下级之间的意见分歧，取得上下目标的统一。各级管理者应将目标层层分解，适当授权，做到责权一致。由于目标管理强调医院或科室全体人员的共同参与，尊重员工的个人意志和愿望，充分发挥员工的自主性，强调自我控制和自我管理，改变了由上而下分派工作任务的传统做法，有助于调动护士们的工作主动性、积极性和创新性。

6．注重对结果进行绩效考核 目标管理属于结果导向型的考评方法之一，以实际成果或结果为基础，考评的重点是员工工作的成效和劳动结果。实施目标管理，要建立一套完善的绩效考核体系，从而能够按照护士的实际贡献大小和工作成就客观地评价每一个人。任何一个目标的达成和实现，都必须有一个严格的考核评估计划和方案。考核、评估工作必须选择执行力强的人员进行，必须严格按照目标管理方案，逐项进行考核并做出结论。对完成目标管理成效显著、成绩突出的科室或个人进行奖励，对未达到目标、失误多、影响整体工作的团队或个人进行处罚，真正达到表彰先进、鞭策落后、奖优罚劣的目的。

7．做好宣传教育 实施目标管理前，管理者应加强宣传教育工作，清晰地说明护理部实施目标管理的目的，让各级人员了解目标管理方法、作用、意义和内涵，明确护理部的任务、工作标准、资源及限制条件等，统一认识，上下一致，共同完成目标。

8．护理高层领导要重视 高层护理管理者要对目标管理有全面统一的认识，理清目标管理与护理活动的关系以及在绩效评价时的作用，并且对实施目标管理给予支持，保证总体目标的实现。

第三节 项目管理

项目管理起源于美国，是第二次世界大战后期发展起来的重要新管理技术之一。随后从美国国防部、航天和建筑业 20 世纪 60 年代工作基础上发展而来的。项目管理从经验走向科学，经历了潜意识的项目管理、传统的项目管理和现代项目管理三个阶段，并在各个行业得到广泛应用。随着信息时代的到来，支撑项目管理的工具和技术日渐成熟，项目管理的发展日益全球化、多元化和专业化。

一、项目管理的概念及要素

（一）项目管理的概念

项目是一次性、临时性的任务。项目管理（project management）是通过项目相关人的合作，把各种资源应用到项目中，实现项目目标并满足项目相关人的需求。美国项目管理学会标准委员会在《项目管理知识体系指南》（1996）中对项目管理的定义是：项目活动中运用专门的知识、技能、工具和方法，使项目能够实现或超过项目相关人的需要和期望。项目管理是对一些与成功地达成一系列目标的相关活动（譬如任务）的整体监测和管控。这包括策划、进度计划和维护组成项目的活动进展，即从项目的投资决策开始到项目结束的全过程进行计划、组织、指挥、协调、控制和评价等方面的活动，以实现项目的目标。

项目管理具有以下特性：①一次性：项目有明确的起始时间和结束时间，没有可以完全照搬的先例，也不会有完全相同的复制。②独特性：每个项目过程总是独一无二的。③目标的确定性：项目管理必需有确定的目标、时间性目标，成果性目标、约束性目标等。④活动的整体性：项目中的一系列活动都是相互关联的，构成一个整体。⑤组织的临时性和开放性：为了完成项目而设立的组织是临时性的且没有严格的边界，其成员、人数、职责是变化的。⑥成果的不可挽回性：因为每个项目是唯一独特的，决定了项目在一定条件下启动，一旦失败就永远失去了重新进行原项目的机会，有较大的不确定性和风险。

（二）项目管理的要素

为有效地完成项目，实现良好的项目管理过程，项目管理与多个要素相关联，包括项目、活动、项目相关人、项目进度、目标、计划、资源与需求等。

1．**项目** 是为创造独特的产品、服务或结果而进行的一次性努力。

2．**活动** 是项目执行的工作元素。一个活动通常涉及预计的时间、成本和资源需求。活动有起点和终点，通常与任务相互通用。

3．**项目相关人** 是通过合同和协议联系在一起的参与项目的各方人员。

4．**项目进度** 是执行项目各项活动的计划日期。按照日期先后顺序排列活动启动和完成的日期。如果进度延期，成本将不可能控制；如果将成本维持不变，产品性能将不可靠。

5．**目标** 是项目需要达到的最终结果。是为了完成项目必须做出的可测量的、有形的或可验证的任何成果、结果或事项。可分为必须满足的规定目标和附加获取的期望目标。前者包括质量目标、时间目标、利润成本目标等；后者包括有利于开辟市场、正确支持及减少阻力等目标。

6．**计划** 是指未来行动过程中的预定路线。是为了达到特定目标预先策划好的具体方法。项目计划和调度是项目成功的最重要的因素。

7．资源　是一切具有现实和潜在价值的物质，分为自然资源和人造资源、内部资源和外部资源、有形资源和无形资源。

8．需求　是项目发起人或顾客的要求，是制定项目目标的前提。由于对项目的需求和期望不同，要求项目管理者统筹兼顾和密切配合，保证项目顺利完成。

二、项目管理的过程及应用

（一）项目管理的过程

基本的项目管理过程分为以下5个阶段：

1．项目的提出和选择　首先根据临床工作提出需要，然后进行项目识别，即根据实际需求，明确做什么项目可以满足需求。项目选择是在综合分析多种因素，对项目设想进行比较、筛选、研究后，最终付诸实践的过程。这个过程包括三个阶段：①项目构思的产生和选择。借鉴他人经验提出项目的过程称为项目构思。项目构思包括创新和突破两种方法，创新是将新技术运用到项目中，但仍生产原产品或提供原服务，如医院已经开展经外周静脉行中心静脉置管的护理项目（PICC），在此基础上，引进新技术开展超声引导下的置管方式以提高置管率和安全性；突破是应用新技术来生产新产品或提供新服务，如专科护士在门诊开展PICC维护等新的服务项目。可通过基础调查和研究形成以创新或突破手段的构思，并获得权力部门的批准。②建立项目的目标和明确项目定义。即制定项目目标并对目标加以说明形成项目定义，包括项目的构成和界限的划定以及项目说明。③项目的可行性。需要针对实施方案进行全面的论证，以确定立项的依据。

2．项目的确定和启动　针对拟定的项目，以书面形式说明项目目标、项目必要性、可产生的效益、需要投入的资源等，以申报权力部门批准。书面文件包括项目建议书和可行性研究报告。通常情况下，项目建议书包括项目的必要性、市场现况和发展趋势、项目方案、所需要资源和条件、优劣分析、效益评估等。可行性报告一般包括技术、组织体系、财务及经济四个方面的可行性。

3．项目的计划和制定　项目计划是项目组织根据项目目标的规定，对项目实施工作所进行的各项活动做出的周密安排。项目计划围绕项目目标来系统地确定项目的任务、安排任务进度、编制完成任务所需的资源预算等，从而保证项目能够在合理的工期内，用尽可能低的成本和尽可能高的质量完成。项目计划的形式包括概念性计划、详细计划及滚动计划等。项目计划的种类包括工作计划、人员组织计划、技术计划、文件控制计划、应急计划及支持计划等。项目计划的内容包括项目范围计划、项目进度计划、项目费用计划、项目质量计划、沟通计划、风险应对计划、项目采购计划、变更控制计划等。

在项目计划制订过程中必须明确5个基本问题：项目做什么，即项目要实现什么样的技术目标；如何做，即制定工作分解结构图，将技术目标分解到具体的可实现的工作清单中；谁去做，即明确人员使用计划，并在工作分解结构图中注明；何时做，即明确进度计划，在何时实施、需要多长时间、需要哪些资源等；用什么方式做，即明确费用计划，实施项目需要多少经费。项目计划是项目实施和完成的基础和依据，其质量是决定项目成败、优劣的关键性因素。

4．项目的执行和实施　首先通过项目实施的准备，进行计划核实和签署，执行项目，开展工作。建立项目管理组织机构，负责组织工作及协调项目内各子系统和项目内外的关系和衔接，以保障项目的顺利实施和完成。项目管理者应定期了解项目进展情况并提供项目进展报告。

5．项目的追踪和控制　为保证项目按照计划完成，必须要对项目进行控制。项目控制过程就是项目管理者制定项目控制目标，建立项目绩效考核标准，根据项目进展的状况，对比目标计划，衡量实际工作状况，获取偏差信息，分析偏差产生的成因和趋势，研究纠偏对策并采取适当的纠偏措施。项目控制是跟踪实际绩效，持续监测项目进度和分析项目进展情况，根据需要重新计划的过程。项目控制方式包括前馈控制（事先控制）、过程控制（现场控制）和（反馈控制）。控制的内容包括进度控制、费用控制及质量控制等。

（二）项目管理的应用

项目管理是一个较新的管理模式，为临床护理管理者提供了全新的思路和管理工具，在运用中应重点关注和把握关键问题和要点。

1．掌握项目管理内容 设定好项目管理内容是做好项目管理的基础和保障。项目管理内容包括以下几个方面。

（1）项目范围管理：是为了实现项目的目标，对项目范围的界定、规划及调整等工作内容进行控制的管理过程。

（2）项目时间进度管理：是为了确保项目最终按时完成所采取的一系列管理过程。包括项目活动排序、时间估计、进度安排及时间控制等具体活动。

（3）项目成本费用管理：是为了能够按照预算完成项目，保证实际成本和费用不超过预算成本和费用的管理过程。包括资源的合理配置和使用，成本、费用的预算分析及控制等工作。

（4）项目质量控制管理：是为了确保项目达到目标所规定的质量要求，对质量规划、质量控制和质量保证所实施的一系列管理过程。

（5）项目人力资源管理：是为了保证所有项目关系人充分发挥作用，达到最大工作效能的管理过程，包括组织的规划、项目的班子组建、团队的建设、各类人员的选聘和合理使用等一系列工作。

（6）项目沟通管理：在项目管理过程中，对项目规划、进度报告及各类管理措施等进行适时沟通，以确保项目信息的合理收集和传输，保障信息准确及畅通。

（7）项目风险应对管理：是对项目可能遇到各种不确定因素进行管理。它包括风险识别，风险量化，制订对策和风险控制等。

（8）项目采购管理：是对项目实施的资源和服务需求采取的管理措施。包括采购计划、采购与征购、资源的选择以及合同的管理等方面。

（9）项目集成管理：是为了整体掌控项目的进展，确保项目各项工作能够协调、配合开展，要对项目的实施和变化做出全局性的管理和控制。

2．设置项目管理专门机构和人员 针对项目的规模、复杂程度、潜在风险等因素设置项目管理的专门机构及项目专职人员，对项目进行专门管理，加强组织协调与配合，对任务进行联系、督促和检查，不断处理和研究解决新技术、新情况和新问题。必要时设置项目主管，对项目进行临时授权管理。主管部门或主管人员在充分发挥原有职能作用或岗位职责的同时，全权负责项目的计划、组织与控制。

3．明确目标和计划 项目的目标是完成项目的指南，理解和明确目标是首要任务。在目标细化、技术设计和实施方案的确定后做出周全的计划是项目成功的基础。周全的计划是对相应阶段的目标和工作进行精准定义，包括对项目范围、质量要求、时间进度和支配、工作量计算、预算费用、管理支持性工作等详细的实施方案进行思考和制定。明确目标和计划是避免走弯路和造成资源浪费的保证。

4．明确和了解项目管理者的角色 在项目管理中不同职能部门的成员因为某一个项目而组成团队，项目经理则是项目团队的领导者，所肩负的责任就是领导团队准时、优质地完成全部工作，实现项目目标。项目的管理者是项目执行者，更重要的是要了解整个项目需求、项目选择、计划的全过程，并在时间、成本、质量、风险、合同、采购、人力资源等各个方面对项目进行全方位的管理，还要及时处理需要跨领域解决的复杂问题。

5．打破传统管理思路 在项目管理中应运用矩阵结构的组织形式，对项目进行综合管理。矩阵结构就是由纵横两套管理系统组成的矩形组织结构。部门职能系统为纵向的组织，项目系统组成的是横向的组织。在运行中，横向项目系统与纵向部门职能系统两者互动交叉重叠，充分发挥矩阵组织的强大力量。因此要打破传统管理思想中的条块分割、各行其是的局面，使项目在某一职能部门负责下，做好全方位沟通，部门间协同配合，大力支持，从而共同解决问题来确保项目的顺利完成。比如医院感染控制办公室（简称院感办）要建立全院院内感染监测系统，需要组成临床科室护士、医生和管理者参与的项目组织。医务处、护理部、院感办是医院的职能部门，医生护士是临床科室人员，医生是由医务处和科主任管理，护士是由护理部管理，因此在医务处、护理部及院感办协同下，建立了由院感办牵头，由各临床科室医生、护士组成的院内感染上报及管理组织，来完成院感控制工作。

6．加强监测，及时评估 及时定期监测项目实际进程，明确实际进程与计划进程的差距和变化，及时调整是有效完成项目管理的关键。当项目完成后，护理管理者应针对项目团队和完成情况进行反馈，对项目绩效进行评估，总结经验，为今后的项目管理提供可借鉴的建议和意见。

第四节 时间管理

时间是一项特殊、不可替代、不可或缺的资源。在历史长河中，时间是取之不尽，用之不完的。但对于个人来说，时间却是有限的。时间对于每个人都是公平的，过去的时间将不会倒转，不可再生。在今天这个信息时代里，人们的工作和生活节奏日益加快，如何抓住转眼即逝的时间，不虚度光阴，最大限度地提高时间的利用率和有效性，是每个人都要思考的问题。

一、时间管理的概念及作用

（一）时间管理的相关概念

1．时间 从古至今，人们从不同角度对时间进行了解释，富兰克林曾说："时间是构成生命的要素"；有人说"时间就是金钱"；还有人说时间就是力量，是速度，是知识，是财富等。时间和空间都是客观存在的，人们都在其中不断地运动着，都在花费时间。时间的价值是不可测量的，无故地浪费时间必然失掉一切。时间是物质在空间中的运动来测定的，标准时间是秒针运动60次为一分钟。《韦氏大词典》对"时间"的解释是"时间是过去、现在及未来组成的连续线"。《剑桥百科全书》认为"时间是区分事件发生前后次序的度量单位，用时间可以指出事件的前因后果"。

时间的特征有以下三点：①客观性：时间是物质运动过程的持续性和顺序性，同物质一样是客观存在的、永恒的。人们可以通过认识和利用它的客观规律，从而较快的实现预定目标。②方向性：时间一旦逝去将永远丧失。在哲学上，时间的方向性也称“一维性”。③无储存性：时间资源与其他资源的重要区别就是无储存性，无论你是否使用，时间都照常消耗，不可租用买卖，也无法储存。

2. 时间管理 时间管理（time management）是指在同样的时间消耗情况下，为提高时间的利用率和有效率而进行的一系列控制工作，包括对时间的计划和分配，以保证重要工作的顺利完成，并能够及时处理突发事件或紧急变化。对时间的管理，就是避免时间浪费，为时间的消耗设计一种程序，并选择一切可能利用的科学方法及手段，加以灵活运用，以达到趋于目标的目的。从管理角度分析，时间是分配组织中各种活动过程所需要的周期及其起点和终点，任何组织的管理活动都需要精确地计算时间分配。因此，时间是管理者要考虑的重要资源之一，不仅是管理者本人的时间，也包括完成组织任务的时间安排。时间管理不只是掌控时间，而是通过事先的规划，作为一种提醒与指引，以降低时间的不确定性，提高其可控性。

（二）时间管理的作用

1. 提高时间价值 尽管时间是无形的，但它是有价值的，这种价值是以一个人（或社会群体）在一定时间里取得的成果及对社会的贡献与作用来测量的。成功者与不成功者具有相同的时间，但时间的价值却不同。对于成功者来说，其取得的成果愈多，对社会贡献愈大，其时间价值也就愈大。如果学会科学管理时间的办法，就能够合理的使用和安排时间，创造更多的成就和业绩，获得最大的时间价值和效益。

2. 有效利用时间 时间往往不能完全由自己来掌握或控制，可分为可控和不可控的两个部分，即被动时间和可支配时间。被动时间又称响应时间，它是自己不可控的时间，是用于响应其他人提出的各种请求和要求，或处理各种意外事件的时间。可支配时间又称自由时间，它是指自己可以控制的时间。时间管理的重点就是如何利用好这一部分时间。越是中下层的管理者，可支配时间在其工作时间中所占的比重越小。管理者要学会灵活运用时间管理方法，对时间资源进行合理分配和使用。

3. 提高工作效率 时间管理实质上就是“自我”管理，是一种个人的作业计划，因为你不能，也没有办法让时间停下来。我们不能控制时间的流逝，我们只能管理自己，在有限的时间内提高工作效率。需要抛弃陋习，引进新的工作方式和生活习惯，如制定目标，明确计划，分配时间，权衡轻重，权力下放，自我约束，持之以恒等，只有这样才能提高效率，事半功倍。

4. 提高时效观念 从某种意义上来看，护士做好时间管理具有更为重要的意义。因为护士不仅运用着自己的空间，而且直接或间接地影响着病人等其他人的时间。比如在给病人给药时、急救时、处理突发意外时等护理工作中，在时间的安排和运用上，时机的选择是否正确或及时，往往会产生不同的影响。在某些时候，时间不仅受自己支配，而且还受其他多种因素的支配，因此驾驭时间，提高时间运用的时效性尤其重要。

5. 提升生命价值 人们探索如何提高时间效率和克服时间浪费，一方面是由于生产力发展的客观需要，只有掌握好“时间管理”，才能提高生产力，才有利于未来发展；另一方面是由于自身对社会贡献和成就的需要，人们期望在有限的时间里创造更多的成果，以更好地实现自身价值。通过时间管理，还能腾出更多空闲时间，发展个人兴趣，从而有助于减轻工作压力，放松头脑，促进创意的产生。时间管理的作用不只在节省多少时间，而是帮助人们寻求更好的策略及方法来提高自身能力，把握现在，追求生命的价值。

二、时间管理的过程及应用

（一）时间管理的过程

1．评估

（1）评估时间使用情况：了解自身时间的分配和使用情况，按照时间顺序罗列和记录一定时间内的活动，活动的原因，计划使用的时间，实际消耗的时间，是否有紧急和不可控时间的花费等。可将活动进行分类，计算每一类活动所付出的时间占总体工作日时间的比例，判断时间分配的合理性，寻求时间管理方案的修正点并进行调整。

（2）掌握和利用自己的生物特性：从生理学角度，一个人的青壮年时期是最佳工作年龄时区，一般 35～55 岁是效益最佳时区。根据人的生物学说，每个人都有自己的生物钟，应掌握自己每天身体机能的周期性，何时精力最充沛，何时处于低潮。不同时间内，人的脑力、体力不同，其工作效率也是不同的。掌握自己的生物钟周期变化，也就掌握了自己的效率周期，充分利用精力最佳时间做最重要的工作，而把日常事务和次要工作安排在生物钟处于低潮的时段。

（3）评价浪费的时间并分析影响因素：浪费时间是指花费的时间对实现组织和个人目标毫无意义。评价浪费的时间是时间管理的反馈，以便有针对性地克服。浪费时间的原因可分为主观和客观两方面因素（表 4-1）。

表 4-1 常见浪费时间的主要因素

客观因素	主观因素
1. 计划外的来访、电话、会议等打扰	1. 工作松懈、拖拉
2. 过多的社交活动	2. 主次不分，计划不周或缺乏计划
3. 会议过多或不精，耗时低效	3. 工作目标与方针制定欠缺
4. 信息不足、不畅	4. 授权不足而忙碌被动
5. 沟通不畅，导致误解、推诿、澄清	5. 不善于拒绝
6. 协作者能力不足	6. 无计划的随时接待来访
7. 突发事件干扰	7. 处理问题犹豫不决、缺乏果断
8. 上级布置与本职无关之事	8. 文件、物品管理无序
9. 政策、程序、要求不清	9. 目标不清，盲目决策或缺乏决策能力
10. 文书档案繁杂、手续过多	10. 个人不良习惯延误

2．运用时间管理方法

（1）ABC 时间管理分类法：美国著名时间管理专家阿兰·拉金（Alan Lakein）指出，为了有效地管理及利用时间，管理者必须将自己的目标分为三个阶段，即五年目标（长期目标）、半年目标（中期目标）及现阶段的目标（短期目标）。然后将这些目标分为 ABC 三类，即 ABC 时间管理法。ABC 时间管理法是要抓住关键因素，解决主要矛盾，保证重点，兼顾一般。

ABC 时间管理法首先是建立工作时间表，将目标首先分为三类（表 4-2）。将一组目标整齐排列，最优先项目是 A，所有 A 和 B 都做完后才做 C 类项目。或者还可采用编号方式，或用标色法，如最优先的划上红线，中等优先者为蓝线，依此类推。如果把 A、B 两类事情办好，就完成了工作的 80%，这也是意大利著名经济学家巴瑞多的 80/20 原则的运用，该规则说明一组项目中 80% 的价值通常集中在该组项目的 20% 上，也就是说因完成 20% 的目标而可能获得 80% 的效果。因此应该注意并优先处理每天工作时间表上最重要的项目。

表 4-2　ABC 时间管理分类

分类	特征	要求
A 类	必须做的，最迫切、紧急、重要；如果不处理对完成组织目标影响大	亲自、立刻、花时间去做好
B 类	应该做的，迫切、较重要，如果不处理，对完成组织目标有一定的影响	最好亲自去做，但也可以授权让下属去做
C 类	可做可不做的，不重要或不紧急，如果不处理，对完成组织目标影响不大	有时间时去做，没有时间时拒绝或延迟去做，或授权去做

（2）四象限时间管理法：要确定各项工作如何分类，以便合理安排时间，就要考虑每项活动的重要性和急迫性的影响。美国著名管理学家史蒂芬·科维（Stephen Covey）提出了时间管理四象限理论，即将工作按照重要和紧急两个不同的程度划分为四个“象限”：既紧急又重要、重要但不紧急、紧急但不重要、既不紧急也不重要（图 4-1）。必须做的是非常重要的或非常紧迫的；应该做的是重要并且紧迫的事情；有时间就要做的是重要但不紧迫的事情；可授权给他人做的是不重要的事情。前两类分别为 A、B 类事情；后两类可归入 C 类。如果能够较好地把事情分类，完成 A、B 两类工作，就等于完成全部的 80%，若临时催问 C 类的事，就可将该事列入 B 类，若持续或者有人亲自催问，就可划此事入 A 类，这就是所谓的“有计划的拖延”。俗语说：“计划赶不上变化”，事先安排的行事计划，必要时仍需更改，只要把握原则，任何调整都是可以接受的。如果 A 类事情太复杂或工作量太大，可将部分工作授权别人去做，或采取将事情分为若干阶段、逐点解决的方法。最主要的是将时间用于最重要的工作上，在适当的情况下要勇于且有技巧地拒绝不必要的事情。

（3）拟定时间进度表法：面对千头万绪的工作，一方面有常规工作，一方面可能被一些突发事件挤占时间，因此可事先拟定工作活动进度表，最大程度地减少时间浪费。时间进度表要详细且有弹性，以保证正常工作进度，又能处理突发事件。

3. 效果评价　时间管理评价是针对时间的使用情况进行的，是根据人们时间管理的实际状

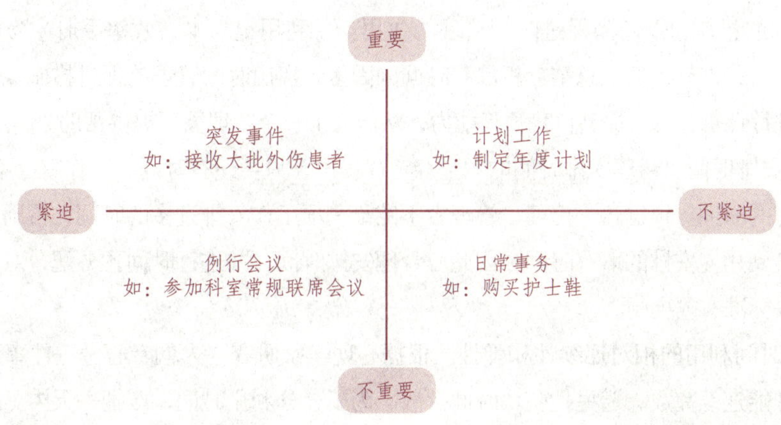

图 4-1　四象限时间管理法

况，通过定性和定量的鉴别和测定，对时间管理的效果进行综合分析、判断、系统评价，从而提高工作效率的过程。一般情况下可针对某一时段进行评价，如每日、每周、每月等，评价时间安排的合理性、活动主次安排、时间利用的程度、有无浪费时间及时间管理过程等。通过时间管理的评价，管理者能够找出有力控制时间的手段，提升自身的时间掌控能力。

在时间管理评价的过程中，应把握以下几个原则：①评价是针对成果而不是针对活动本身的评价。评价的标准是工作成果与工作目标相对照的比率，没有任何成果的时间支出是没有价值和意义的。②根据评价对象决定评价重点。有形劳动的时间管理评价侧重效率和质量；无形劳动则重视“效能”，即有效性和贡献性。③评价要重视效果。要关注时间的投入和产出，分析能否用最少的时间获得最大的效益和效果。

（二）时间管理的应用

中国人常说：“只问耕耘，不求收获”。但从时间管理的角度来看，这个观念应修正为“先问收获，才懂耕耘”。时间管理要求管理者明确要实现的目标及为实现目标要进行的活动。人总是无时无刻要面对“时间运用”的问题。我们每天都会有意想不到的事情、挑战、契机、理由、借口，使我们无法按照计划行动，我们如何应付，采取什么样的选择，是否因为无法做到每件事而产生挫折感，或是因为急着想做每件事情而筋疲力尽。我们都必须面对“如何善用时间”的挑战。

1．时间管理基本程序包括以下几个方面

（1）列出目标：即为自己或所管理的部门设定目标，拟定计划，目标应具体、明确，是可以达到的，要有时间限制，但目标可以是有弹性的，时间管理如同其他管理一样，计划得好，效果就好。

（2）决定优先顺序：按照重要程度对目标进行排序。并不是所有的目标都是同等重要的，在有限的时间内，要确保对最重要的目标给予优先权。以重要性排列，决定先后次序。

（3）列出实现目标所必须进行的具体活动及其先后顺序：包括列出工作清单；划分ABC分类；填写分类表；准备实施；

（4）按照事件的优先顺序，将时间适当规划：运用时间利用的策略和技巧，排出日程或制定具体时间表。每天开始工作前或前一天下班前，列出一日工作清单，并按重要性排列工作的先后次序，安排好时间表。

（5）行动：即把握时间，身体力行，将时间表付诸实施。迅速、有效、果断地按照计划中的排列顺序行动，有助于消除由于时间不够用而造成的压力。要想创造出时间就必须消除浪费时间的因素，增加节约时间的手段。

（6）做好时间管理记录：目的是记录所用时间，工作结束之后评价和回顾时间的运用情况，找出节约时间的措施，以起到促进时间管理的作用。可利用记事本、效率手册、台历等进行记录，记录应真实，准确，便于总结分析浪费时间的因素，提出时间管理的促进措施。经常对自己的时间利用进行评价分析，提高自我矫正能力，从而为下一个管理循环提供帮助。

2．合理安排时间　合理安排时间的帕金森定律提出，只要还有时间，工作就会不断地扩展，直到用完所有的时间。根据这一定律，管理者不能给一项工作安排过多的时间，否则就会使工作缓慢进行，直到用完安排的所有时间。因此应合理安排时间，并进行时间预分配，对自己实际的时间支出要按标准有效控制。

3．保持时间利用的相对连续性和弹性　根据心理学家研究，人们专心做一件事或思考一个问题时，最好能连续完成，避免把整块时间拆散。为了充分利用时间，应把一天中工作效率最高的时间段作为整块的可支配时间来安排。在此期间，尽量减少一切干扰。为防止干扰，集中处理不重要的事情，并安排在效率周期的低谷阶段。在计划时间时要留有余地，以防出现意外情况。并需注意劳逸结合，以利工作的持久性。

4．**学会授权与拒绝** 每一个管理者应理解，很多工作不可能事必亲躬，学会授权并正确应用，是基本的领导艺术。将任务分解，将一部分工作用适当授权的方法交给下属完成，来统筹管理工作，以节省自己的时间。此外，为了保证时间的有效利用，避免不必要的事务干扰和中断正常工作，应采取适当和巧妙的拒绝策略。如当要求完成的工作不符合个人职务、专业目标、不属于自己职责范围，或需要完成的工作非自己力所能及，或承担了该项工作会影响自己正常职责范围内的工作等情况下应果断的拒绝。

5．**养成良好的工作习惯** 护理管理者应培养自身的时间成本观念和时效意识，提高掌控时间的能力。能够灵活运用时间管理的技巧。如在工作中养成立即行动的高效工作作风；仔细分析任务，设定完成期限；加强工作的计划性；攻坚克难，从难入手来完成任务；充分利用自己的最佳工作时段来解决最重要和最紧急的事务；改善工作环境，保障信息畅通，简化流程，分工明确；要少开会、开短会，抓住中心议题控制会议时间；采取各种信息化手段，减少面谈面议等谈话时间；谈话及电话要抓住要点，减少时间浪费；做好各种记录和档案管理，及时处理、阅读和解决问题；同时要有弹性工作的理念以及时应对突发事件等。

第五节 管理决策

一、管理决策的概念及类型

决策作为管理的重要职能，贯穿于整个管理活动过程，是科学管理的核心。决策理论代表人物美国管理学家西蒙（H. A. Simon）指出，“管理就是决策”。因此决策是管理者的一项基本职能。在计划形成和实施过程中，决策是计划工作的核心和前提，计划是决策的组织落实过程。护理管理者要引导和组织下属实现一定的目标，必须掌握和提高决策水平。

（一）管理决策的概念

管理决策（management decision-making）是为了达到一定目标，在充分认知、掌握事物的不同方面、不同层次的条件下，将可能采取的各种行动加以比较并进行细致分析，用科学的方法拟定并评估各种方案，选择出最有利的合理的方案去贯彻执行。简单地说，管理决策是为了实现一个预期目标，借助一定的手段和方法，从若干个备选方案中选择合理方案的分析判断过程。

（二）管理决策的类型

1．**根据决策所涉及的问题划分** 可分为程序化决策与非程序化决策。程序化决策又称常规决策，是针对日常业务活动和管理工作中经常、反复出现的常规性实践和问题做出的决策，可形成一套常规的处理办法和程序，不必每次重复决策。非程序化决策又称非常规决策，是针对非重复性的新事件或新问题所做出的决策。通常是过去未发生过，无先例可循、无经验可参考、无程序可依的决策，一般与战略决策有关。管理的层次越高，非程序化决策越多。

2．**根据环境因素的可控程度划分** 可分为确定型决策、风险型决策及不确定型决策。确定型决策是决策方案所需条件和结果都明确知道的决策。决策者确知需要解决的问题、环境条件、决策过程及未来的结果，在决策过程中只需比较各种被择方案的可知的执行后果，就能作出精确估计的决策。风险型决策是指决策的每一种方案有两种或两种以上的可能结果，而且知道每一种结果发生的可能性。决策者不能预先确知环境条件，决策问题存在多种自然状态，采用哪一种方案都有风险性，要对多种风险进行应对以防不测。不确定型决策指决策问题的各种可能的结果和出现的概率均未知的决策。决策者不能预先确知环境条件，方案的最终结果也不可确定。

3．**根据决策的主体划分** 可分为集体决策与个人决策。集体决策是由管理者组织集体做出的决策，个人决策是管理者个人做出的决策。集体决策适用于各种决策活动，尤其是重大问题的决策都应集体商讨后做出。个人决策适用于日常事务性决策及程序性决策，但当遇到紧急事务需要决策时管理者个人也要进行果断反应。

4．**根据决策的重要性划分** 可分为战略决策和战术决策。战略决策指与确定组织发展方向和长远目标有关的重大问题的决策，具有战略性、长期性、规划性和全局性。战术决策是为了完成战略决策所提出的目标，而制定的未来一个短期时间内要实施的具体的行动方案。

二、管理决策的原则及影响因素

（一）管理决策的原则

1．**信息真实全面** 要找出关键性问题，把握问题要害才能做出正确的决策，信息数据的真实性、全面性和准确性至关重要。正确的信息才能得出科学、审慎的决策结果。

2．**明确决策目标** 应明确组织要解决的问题及整体目标，并且组织中的每一项决策应围绕整体目标开展，才能做出符合实际的决策。

3．**对比择优** 方案的可行性是实现预期目标，要考虑各种因素，需要对至少两个以上的可行方案进行选择和比较，针对各种影响因素及不可控因素进行权衡，择优选择。

4．**综合评价可行性** 对决策方案要进行综合评价，进行可行性研究。要充分评估决策方案完成所要求的主客观条件的承接能力，预测决策结果及实施后的影响，权衡利弊，周密审定和评估实际情况，进行可行性分析后审慎选择。把握和控制风险决策要尽量收集全面的信息，对未来进行判断和找出妥善的方案，抓住决策时机，敢冒风险又不蛮干，估计各方案的风险程度，并拟定出相应对策。

（二）管理决策的影响因素

1．**客观环境因素** 首先，受决策的时间影响，因为在比较紧迫的时间压力下，形成决策的基础工作的深度和广度均会受到限制，可能会导致仓促做出决策；其次是受人、财、物、信息等资源不足的影响；第三，受到社会因素的影响，如法律法规、社会文化、伦理规范、传统认知等。

2．**决策者个人因素** 决策者个人背景及行为特征对决策有重要影响，包括决策者个人的经验、经历，对有关情况的把握程度，个人的价值倾向，风险偏好，对问题的感知方式及认知风格，处理信息资料的能力等。由于决策者的个人因素，同一决策者对同一问题可能做出不同的决策。

3．**不确定的因素** 比如决策所涉及的问题、决策的重要性、有无竞争、风险大小等。

三、管理决策的程序及应用

（一）管理决策的程序

决策的制定包括以下几个方面：

1．识别问题 决策是为了解决问题而做出的决定和采取的行动。管理者首先要界定存在的和需要解决的问题，识别问题就是对事物进行分析以找到问题所在。通过调查研究全面掌握一手资料，善于发掘难题和发展机会，找出产生问题的主要原因和相关因素。

2．分析问题，确定目标 需要决策的问题确认后，要分析和确定与决策相关的因素，通过认识问题、分解问题、明确差距、分析变化和寻找原因，根据现存的和可能的条件、重要程度、优先顺序，确定决策目标。目标的内容、大小和决策者对目标的认识都会影响决策的顺利进行。

3．拟定备选方案 决策者从多角度审视问题，并使用决策技术和方法列出尽可能多的备选方案。拟定方案要从不同角度出发，寻找实现目标的途径。在方案形成过程中需要进行轮廓设想和精心设计，收集可靠、精准和丰富的信息，全面分析、归纳信息，以便做出科学预测，拟定出各种情况下的最佳方案。必要时利用模拟试验，增强决策的科学性。

4．分析和评价备选方案 决策者通过分析每种方案的价值、优势、劣势、预期结果、可操作性、技术合理性、环境适应性、资源达成的可行性等，评判各方案可能出现的问题、不确定性、困难、风险，运用定量分析和定性分析的方法，综合权衡判断，对各种方案进行排序，提出取舍意见，确定以最低的代价、最短的时间、最优的效果来实现既定目标的最佳方案。

5．选择方案 在获取足够的信息，并认真判断和思考分析的基础上，管理者要做出决策过程中的最后选择，即选择最佳方案。最优化的决策应符合3个标准：一是全局性，应考虑大局意识和全局效益。二是适宜性，决策在考虑目标达成的同时，也要因地制宜，符合实际状况。三是经济性，做到少投入大产出。对于风险型决策可进行动态管理。

6．实施方案 方案的实施是决策过程中至关重要的一步。应制定具体的措施以保证目标的达成。应用目标管理方法把方案落实到位，并建立方案进展反馈报告制度，有问题及时进行调整。

7．评价方案 最后要对决策的方案进行评价，并随着执行过程中可能发生的组织内部条件和外部环境的变化，不断修订方案以减少和消除目标的不确定性，对偏离既定目标的及时调整，对无法实现目标的，要重新拟定方案并实施。

（二）管理决策的应用

在决策的每一个步骤及整个过程中，为实现决策方案的优化需要运用各种科学手段和技术。护理管理者可选择应用的决策方法及技术包括：头脑风暴法、德尔菲法、专家会议法、名义群体法，互动群体法、问卷法、观察法、访谈法、调查法及文献调查等。

1．头脑风暴法 是指为了发挥集体决策的作用和创造性，提高决策的质量所采取的一种常用方式。通过共同讨论具体的问题，产生尽可能多的设想、意见和建议，并不需要考虑其质量，主要用于收集新设想和创造性建议。一般是将参与成员集合在一起，提出需要解决的问题，在充分开放的氛围下，成员们独立思考，广开思路，畅所欲言，激发创造性，每个人的建议越多越好，成员间互相不做任何评价，对彼此的想法可以相互补充和完善。

2．德尔菲法 德尔菲法是采用匿名发表意见的方式，通过多轮次对专家进行调查，获取对问卷所提问题的看法，并经过反复征询、归纳、修改，最后形成专家一致性的内容，作为预测的结果。具体实施步骤包括：①根据预测问题和涉及面的要求，确定专家人数。②向所有专家提出问题及背景材料，由专家做书面答复。③各专家根据自己的判断独立给出预测结果和意见。④将各位专家的第一次判断意见汇总后，进行归纳对比，再发回各位专家。⑤每位专家在第一次结果的基础上，再提出修改意见和方案。⑥可重复收集意见和信息反馈，直至专家间的意见基本一致。

德尔菲法是一种成本较低、效果较好的决策方法，具有一定科学性和实用性。本方法采用背对背的方式，每位专家能够独立做出自己的判断，避免受到各种因素的影响，结论更具有可靠性。逐轮收集意见和反馈信息是德尔菲法的主要环节，通过充分发挥个人的经验和学识，广泛吸收归纳不同专家的意见，使专家的意见逐渐趋同，保证最终结论的客观性和一致性。但此方法受主观因素影响较大，也难以进行专家间思维启迪探讨。

3．**专家会议法** 是指选定一定数量的专家，按照一定方式组织专家会议，充分利用专家群体的创造性思维和专业特长，集合集体智能资源，相互交换意见，互相启发，通过信息交流产生创造性思维活动，为决策提供有成效的成果。专家会议法的不足之处是，要避免固执已见以及对权威和大多数意见的附和与屈从。

4．**名义群体法** 是在集体决策中，如对问题的性质不完全了解且意见分歧严重，可采取限制讨论的名义群体法。通常把参与决策的成员集中在一起，但成员间不讨论，互不沟通，针对要解决的问题独立思考，召集人要求每个成员把自己的方案和意见写下来，作为备选方案，所有成员进行投票，并根据投票数量确定最后方案。

5．**互动群体法** 指通过会议的形式，参与的成员聚集在一起，面对面讨论所要解决的问题，相互启发，共同决策形成可行的方案。此种方法简单易行，成为常用的管理决策方法。

6．**调查研究方法** 指人们有目的、有意识的认识事物和现象的做法。护理管理者要做好工作决策就要把握好所面临的问题，应进行深入调查研究，了解事实、要求及状况，为制定相应的举措提供依据。调查研究方法包括问卷法、观察法、访谈法、调查法及文献调查法等方式。

● 导入案例分析

对本章的导入案例进行分析，我们看出，主人公要到一个想去的地方，看起来貌似做好了充分准备，比如路途的补给、奔跑速度极快的马匹，但是主人公并没有意识到自己要去的目的地方向，没有形成路线计划，结果是奔向了错误的行程。本案例中，这个成语告诉我们，故事中的主人公正是因为对达成自己的目标缺乏正确的认识，没有做到科学有效的计划，造成在行动安排上缺乏筹划，随着主人公一意孤行地采取了错误的行为之后，最终带来适得其反的后果。因此在行动之前明确方向做好计划是至关重要的，只有这样才能采取可行的行动方案，最终获得良好的效果。

（张晓静）

✧ 思考题

1. 做好护理工作计划应遵循哪些原则？
2. 如何在护理管理工作中运用目标管理？
3. 在护理项目管理中应把握哪些关键问题？
4. 作为护理管理者如何最有效地运用时间？
5. 护理管理者在做出决策时可采用的方法有哪些？

☆ 案例分析题

某三甲医院十分重视护理工作，每年都补充一定数量的护士人力。

但由于医院收治大量疑难危重病人，同时年轻护士怀孕、产假、病假等问题，临床仍然面临人力不足的状况。护理部采取每年设置机动护士，科室动态调整人类，弹性排班等，还是难以避免人力短缺。经过临床的人力资源使用情况调研及分析，通过与护士长们进行沟通讨论，护理部通过对某些科室的人力评估，比价分析现有条件和需求，大胆提出设立“兼职护士”的想法，确定了可以设定使用兼职护士的岗位及职数；护士在完成本岗位工作的基础上仍有充分的时间和精力者，均可自愿报名，并通过相应兼职岗位的面试及业务考核，用自己休息时间到某科室某个岗位进行兼职。这一想法得到了医院的支持，经过院长办公会同意，给予兼职护士按照兼职时数提供小时劳务报酬。此决定获得护士的相应，很快护理部建立一个兼职护士库，可根据兼职护士的专业特点进行安排。经过一段时间试运行，逐渐完善了兼职护士的使用规定，考核办法、薪酬待遇及管理要求等，在人力短缺的时候合理使用兼职护士，对临床工作起到积极有效的作用，并获得良好评价。

【问题】

（1）护理管理者的决策思路是如何形成的?

（2）护理管理者如何做出正确的决策?

【案例分析提示】

案例分析思考要点：①此案例中护理管理者运用了管理决策的程序和方法，明确临床中部分科室存在不能解决的护理人力短缺现象，抓住现象看本质，通过科学调研和分析方法，找出解决方法，并优中选优找出适宜的方案，尝试执行并不断完善和修正。②作为护理管理者要做出正确的决策就要通过深入临床，采集正确全面的信息，拟定合理的备选方案，选择应用适宜的决策方法及技术，采纳分析判断结果，而不是臆想，才能形成科学决策。

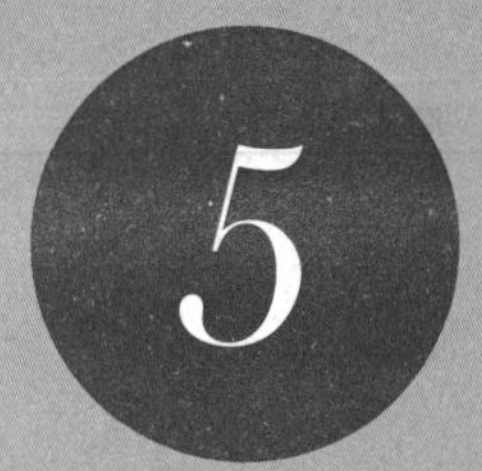

第五章
组　织

学习目标

识记

1. 能准确复述组织的概念及含义。
2. 能正确列出组织结构的基本类型及其优缺点。
3. 能叙述组织设计的原则。
4. 能叙述组织变革的概念及内容。

理解

1. 能描述组织的基本要素。
2. 能比较正式组织与非正式组织的特点。
3. 能概括组织设计的基本程序和主要内容。
4. 能概括我国的医疗卫生组织机构。
5. 能阐述医院的分类和基本功能。
6. 能概括我国医院护理组织管理系统。

运用

能结合三级医院的业务组织机构图解释各部门的相互关系。

章前导言

组织是管理的基本职能之一，是落实计划的手段和实施控制的工具。组织管理是运用现代管理科学的组织理论，设计合理的组织结构，建立合适的工作模式，创造和谐的工作环境，凝聚力量，整合资源，激励员工，从而有效完成组织目标。

05章

➤ 导入案例与思考

2003 年初春“非典”突袭北京。大大小小的医院人满为患，很多不具备条件的医院开始收治“非典”病人，交叉感染严重。3 月 27 日，世界卫生组织宣布北京为“非典”疫区。

为战胜这场罕见的疫情，北京市政府和国家卫生部报经党中央、国务院批准，决定在北京市郊小汤山紧急筹建一所大型传染病专科医院，集中收治“非典”病人，并以北京防治非典型肺炎联合工作小组名义致函总后，请求军队支援。

4000 多名建设者在小汤山镇的农田上刨地、修路、搭板房；四总部从全军和武警部队抽调 1383 名医务人员开赴小汤山；总后司令部紧急协调总后各业务部门调拨医用隔离衣、医疗设备等物资；经过七昼夜鏖战，一座 11 个病区、1400 张床位、隔离措施严密、全国最大的传染病院平地而起。5 月 1 日小汤山医院开始收治第一批“非典”病人，50 天里，小汤山医院先后收治了 680 名“非典”病人，672 名康复出院，病死率不到 1.2%，为世界最低，医务人员无一例感染，被世界卫生组织称为“奇迹”。

请思考：出现这样的“奇迹”是如何进行组织管理的？有哪些部门和环节起到至关重要的作用？

第一节　概　述

一、组织的概念及基本要素

（一）组织的概念

组织的概念可以从静态和动态两方面理解。从静态方面看，组织（organization）即组织机构，是由任务、工作和责任关系以及联系组织各部门的沟通渠道所构成的系统，如学校、医院、护理部、病房、护理小组等。从动态方面看，组织（organizing）即组织职能，是指为有效实现组织目标，建立组织结构，配备人员，使组织协调运行的一系列活动。综合两方面的内容，组织的概念包含以下 4 层含义：

1．组织是一个人为的系统　组织是有目的、有系统、有秩序地结合起来的人群集合体。组织是一个开放的系统，由各个相互联系、相互影响的子系统构成，并与其他组织发生联系，受到周围环境的影响。

2．组织有一个共同的目标　目标是组织存在的前提和基础。组织作为一个整体，首先要有共同的目标，才能有统一的指挥和行动。这种共同目标既是组织宏观的要求，又是组织内各个成员的意愿。

3．组织包括不同层次的分工与协作　组织为了高效地达到目标，就必须有分工与协作，根据管理跨度原则划分出不同的管理层次，规定不同层次的机构或成员的职位、职责和分工，并赋予相应的权力和责任，从而保证目标的实现。如一个医院，有院长、科主任、护士长、医生、护士等，均有明确的职权和职责，构成一个具有层次的权责角色结构系统。

4．组织可以不断变化和发展 组织是为了实现某个目标进行分工合作、建立某种权责关系形成的。当目标变动时，组织也随之进行调整，这样才能发挥组织的最大功能。

（二）组织的基本要素

组织的基本要素包括：资源、精神、时机及任务。

1．资源 即组织内所需的人员、经费、房屋、设施、仪器设备等。如医院有护理部主任、科护士长、护士长及护士等专业人员；有完成各项工作所需的预算经费；有办公室、护理站及各个病室的基本设备等，均是保证实现护理组织目标的必要资源。

2．精神 是指组织内成员的职责、权力、工作规范、生活准则、服务精神、认同感及归属感等，如医院的院训、服务宗旨、护理团队文化等。

3．时机 是指组织形成的时间和环境等。组织的内外环境处于不断变化中，组织必须不断地获取信息，根据时间和环境的变化调整组织设计，以维持自身发展，例如为了确保临床一线护士将更多的时间用于直接护理病人，医院适时地建立了静脉输液配制中心。

4．任务 是指为实现目标所完成的使命与工作内容。医院的组织工作任务一般分为两类：一类是由门诊部、急诊部、住院部、辅助检查等业务部门完成，主要任务是满足病人和大众健康需求；另一类是由后勤、财务等服务保障部门完成，主要任务是保障业务部门工作能够正常有效地运转。

（三）组织的分类

组织作为一种社会实体广泛存在于整个社会，许多学者根据不同的分类标准对组织进行了分类。如按规模，可以将组织分为大、中、小型组织；按社会功能可以分为政治组织、经济组织、文化组织、群众组织。本书主要介绍根据巴纳德和霍桑试验研究结果而分类的正式组织和非正式组织。

1．正式组织（formal organization） 是为了实现组织目标，有目的、有意识地设计和建立的各种关系体系。这个关系体系主要包括组织中各种职位或部门之间的责任、权力和利益关系。如世界卫生组织、医院、护理部、党支部等均属于正式组织。

2．非正式组织（informal organization） 是指没有自觉共同目标的人们根据个人需要自发形成的非正式关系体系。非正式组织不是由职能部门组建，也无特定目标，而是由于地域相邻、经历相似或兴趣相同等因素而自发形成的，形式多样，如同乡会、校友会、健身爱好者联盟等均属于非正式组织。

任何正式组织中都有非正式组织的存在，两者具有不同的特点（表5-1）。非正式组织虽然没有特定的目标、成文的章程和规范，结构也较为松散，但对正式组织有相当的影响力。这种影响有时会是有益的，有时也会演变成不可接受的对立和冲突。管理者如果能及时有效地引导和控制这种影响，对管理工作能起到以下作用：①有利于成员之间的相互理解、信任、支持、关心、体谅等，保持良好的组织氛围；②有利于增强正式组织的凝聚力；③有利于提供更多的沟通渠道。除了正式组织中固定的沟通层级和路线外，还可在非正式组织成员之间畅所欲言，宣泄情绪，有利于减少隔阂、误会，稳定组织结构，弥补正式组织的不足。

作为一名有智慧的管理者应妥善处理正式组织与非正式组织的关系，可以通过以下方法发挥非正式组织的积极作用，从而最大可能地提高组织的运作绩效，促进组织目标的实现：①对非正式组织中领袖的影响给予高度重视，积极谋求与其在各个层面进行理性合作来解决危机；②重视正式沟通，保持上下级之间、各部门之间的正式沟通渠道通畅，确保信息及时、准确无误地被传递到信息的接受方，尤其是与广大组织成员均密切相关的事情，要尽可能地使决策公开化、透明化，使组织中的每个人都有归属感；③当非正式组织阻碍组织发展时，管理者应考虑消除员工的同质化，避免“抱团”现象，尽量保持员工的多样化和差异化，如有必要时应清除对组织发展极具破坏性的人物。

表 5-1　正式组织与非正式组织的特点比较

特点	正式组织	非正式组织
产生方式	共同的目标	自发形成，彼此具有情感心理的需要
责权利关系	权力由组织赋予，下级必须服从上级	无法定权利、义务和隶属关系，组织内成员一般都有自己的领袖人物，虽然不一定具有较高的地位和权力，但具有较强的实际影响力
分工协作	分工专业化，成员服从组织目标，在组织内积极协作	有不成文的无形规范制约成员的行为、调整内部关系
沟通方法	有明确的信息沟通渠道	组织内部信息交流带有感情色彩，沟通渠道流畅、信息传递快
工作效率	讲究效率	不确定
凝聚力	强调群体或团队，不强调成员的独特性，组织成员的工作及职位可以相互替换	有较强的凝聚力和行为一致性，成员之间自觉进行相互帮助，但容易出现“抱团”现象

二、组织结构的基本类型

组织结构（organizational structure）是指构成组织的各要素之间相对稳定的关系模式。它表现为组织各个部分的排列顺序、空间位置、聚集状态、联系方式以及各要素之间相互关联的一种模式，为组织提供一种实现工作目标的框架。组织能否顺利地达到目标，能否促进个人在实现目标过程中做出贡献，很大程度上取决于组织结构的完善程度。组织结构可用组织图或组织树来描述，表明组织整体结构、各个部门职权关系及主要职能，其中，纵向形态显示权力与责任的关系，如各部门或各职位之间的指导、指挥、管辖等关系，水平形态表示部门划分与分工的情况。

组织结构的基本类型包括：直线型、职能型、直线－职能型、矩阵型等。在实际工作中，大部分组织并不是某一单纯的类型，而是多种类型的综合体。

（一）直线型结构

直线型结构（pure line structure）又称单线型结构，它以一条纵向的权力线从最高管理层逐步到基层一线管理者，构成直线结构，是最简单的一种组织结构类型（图 5-1）。直线组织结构的优点是组织关系简明，各部门目标清晰，使各级管理人员明确在组织内向谁发布命令、执行谁的命令，方便评价各部门或个人对组织目标的贡献。其缺点是组织结构较简单，不适用于较大规模、业务复杂的组织。另外，直线型结构的权力高度集中于最高领导人，有造成掌权者主观专断、滥用权力的倾向。

（二）职能型结构

职能型结构（functional structure）又称多线型结构，是为分管某项业务的职能部门或岗位而设立且赋予相应职权的组织结构（图 5-2）。各职能部门在分管业务范围内直接指挥下属。职能型组

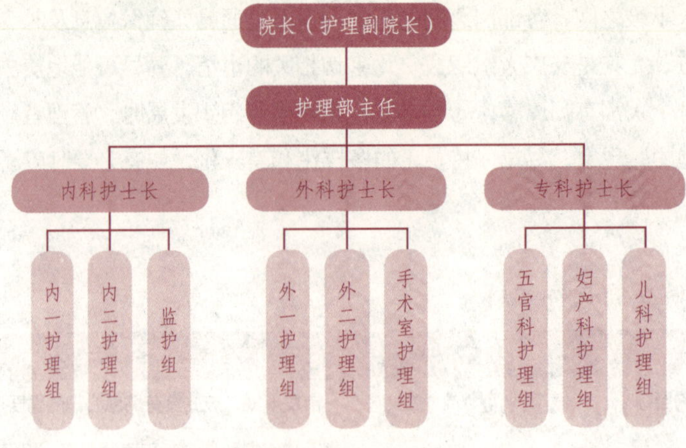

图 5-1　直线型组织结构

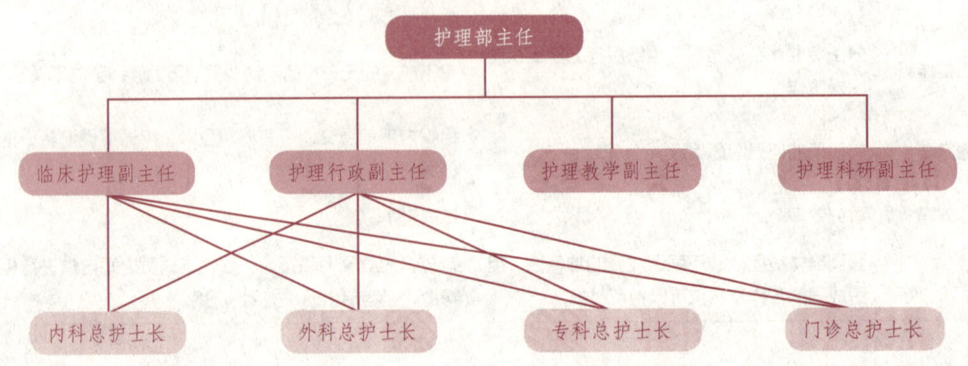

图 5-2　职能型组织结构

织结构的优点是管理分工较细，能充分发挥职能部门的专业管理作用，减轻上层管理者的负担。其缺点是多头领导，不利于组织统一指挥；各职能部门间横向联系不够；适应环境变化的能力有限。实际工作中，纯粹的此类结构较少。

（三）直线 - 职能型结构

直线 - 职能型结构（line and staff structure）是一种下级成员除接受一位直接上级的命令外，又可以接受职能部门管理者指导的组织结构（图 5-3）。直线指挥人员在分管的职责范围内有一定的职权；职能部门管理者可提供建议与业务指导，在特殊情况下可指挥下属，并对直线主管负责。直线 - 职能型结构的优点是既可以统一指挥，严格责任制，又可根据分工和授权程度，发挥职能人员的作用。

（四）矩阵型结构

矩阵型结构（matrix structure）是一种按组织目标管理与专业分工管理相结合的组织结构（图 5-4）。这种结构的命令路线有纵向和横向两个方面，直线部门管理者有纵向指挥权，按职能分工的管理者有横向指挥权。在一个矩阵式护理组织中，按目标负责的护理部副主任与护理行政、质量、教学、科研等职能的副主任共同负责各护理单元工作。护理部主任居于矩阵之外，基本职能是全面管理、协调、平衡权力和处理各种关系等。

（五）其他

1. 团队（team） 团队是为了实现某一目标而由相互协作的个体组成的正式群体。构成团队的基本要素包括：目标、人、定位、权限及计划。团队合理利用每一个成员的知识和技能进行协

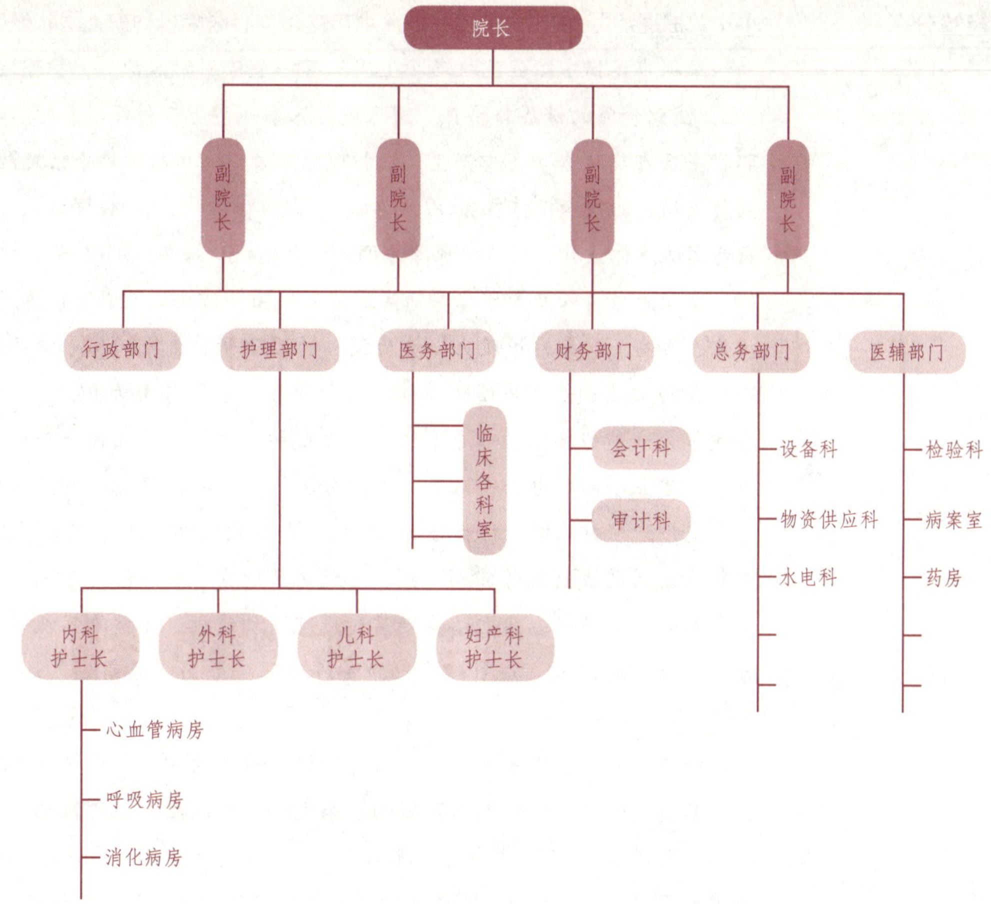

图 5-3　直线－职能型组织结构

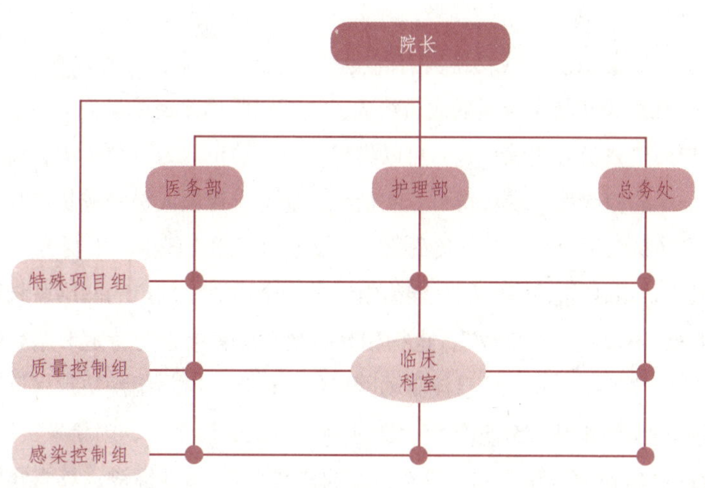

图 5-4　矩阵型组织结构

同工作，解决问题，达到共同的目标。团队较传统的组织结构更具优势，更灵活，反应更迅速，可以创造团结精神，促进成员之间的合作，提高员工的士气，促进成员参与决策，增强民主气氛，提高工作绩效，可作为传统组织结构的补充。

⊙ **经验分享**

小小“护理池”，做出大贡献——深圳市龙岗中心医院机动护士团队建设

深圳市龙岗中心医院机动护士团队有一个特别的名称——护理池，“池”寓意资源的储备与培育。团队成员从第一学历专科及以上的新入职护士及在岗优秀护士中产生，在护理池工作满4年后方可申请定科，成员流动，池规模保持在20人左右。一位护理部副主任担任团队领导，负责团队总体设计、运作、资源协调、成员选拔、培养、调配与引导。

鉴于池成员四处支援容易产生漂泊感，团队建立了“真诚、感恩、承诺、勤奋，以身为护理池一员为荣”的团队精神。团队领导关注护士职业与心灵成长，将团队精神融入到学习、工作与生活中。如：将池成员分成能级搭配的四个小组，每季度的自主学习主题由一个小组负责，建立小组积分与个人积分，积分、轮训与满意度等评价结果纳入评优评先。针对成员特长与资历，提供个性化培养方案与进修机会，为出池定科的成员制作回顾视频、发放记录着累累成绩的护理池合格证书与心意礼物等。争取培养期享受医院平均绩效、支援期不低于临床平均绩效等政策。成员们亲切地称呼团队领导为“鱼妈妈”，自称“小鱼儿”。

护理池成立5年来，打造了一支知识技能全面、应急应变能力突出、具有良好协作精神与思辨能力、来之能战、战之能胜的机动护士队伍，共派出支援各种紧急状况167人次14817天，为人力短缺的护理单元提供了优质护理人力资源补给，得到临床护士长的一致好评。

2．委员会（committee） 委员会是由来自不同部门的专业人员和相关人员组成的、研究各种管理问题的组织结构。委员会常与上述组织机构相结合发挥功能，主要起咨询、合作、协调作用。

委员会的组成一般考虑：①成员应具有高度的个人意愿，即使命感及充足的时间和精力等；②应由具有不同工作经验及教育背景的成员组成，如护理职称评定委员会应由临床护理专家、护理行政管理者等组成。委员会的优点是：可以集思广益；防止权力过分集中；利于沟通；能够代表集体利益；有一定的权威性，易获得群众的信任；能促进管理人员的成长。其不足在于较费时间，职责分离，有些参与讨论的成员不负责执行决议或承担的责任少，不利于落实组织决定。

3．网络组织（network organization） 网络组织是一个由活性结点的网络联结构成的有机的组织系统。这里的网络不仅指“互联网”，也指相互关联而没有中心的特定形态。网络组织结点可以由人、团队、部门或组织构成，信息流驱动网络组织运作，网络组织协议保证网络组织的正常运转，网络组织通过重组来适应外部环境，通过网络组织成员合作、创新来实现网络组织目标。网络组织中不存在必然的上级和下属，只有独立的“结点”，边界模糊，具有开放性、流动性和灵活性。例如，在“互联网+”行动计划的引导下，北京健康护航科技有限公司通过互联网，成立“护联网”，与60多所护理院校、10家省级护理学会和200所医院建立合作，建立了151个微信群，拥有9万8千多注册护士，5千名护士志愿者。通过O2O模式开展护理专业技术教育、转岗就业服务、出国进修以及学术研究等，为护理专业人群的职业发展搭建了服务平台。其作用主要是通过护联网平台积累护士资源，为市场上需要护士的医疗机构、养老机构、上门服务机构提供服务。

三、组织工作

◇ **管理箴言**

> 管理最大的责任就是确保组织的生存，健全、完善的组织结构，确保组织可以承受任何打击，同时还要抓住机遇，灵活应对世界的急剧变化。
>
> ——彼得·德鲁克

组织工作是为了实现组织的共同目标而确定组织内各要素及其相互关系的活动过程，简而言之，就是设计组织结构，并使之运转的过程。

（一）组织设计基本原则

组织设计（organizational design）是指科学整合组织中人力、物力、信息和技术的工作过程。设计一个科学合理的组织结构，对于提高组织的管理效率，取得良好的社会效益和经济效益起着重要作用。为实现组织目标，有效配置组织资源，更好地实施控制，组织设计需遵循以下基本原则：

1．**目标明确原则** 组织结构的设计和组织形式的选择必须从组织目标出发，明确组织的发展方向、经营战略。各部门的目标必须服从组织的总目标。

2．**统一指挥原则** 亨利·法约尔认为，每个下属只能接受及服从一位上级主管的指挥，才能保证组织的行动统一，步调一致。遵循统一指挥原则，建立严格的责任制，可以最大限度地防止多头领导和无人负责现象，保证有效地统一和协调各方面的力量和各部门的活动。

3．**分工协作原则** 组织分工时应当按照专业化的原则设计部门，分配任务。一般分工越细，专业化水平越高，责任越明确，效率也越高，但这也容易出现部门增多、协作困难的问题。所以，在合理分工的基础上加强协作，才能发挥组织的整体功能，产生 1+1 ＞ 2 的效果，达到提高组织绩效的目的。

4．**层幅适当原则** 管理幅度又称管理宽度，也称控制跨度。是指在一个组织结构中，管理人员所能直接管理或控制的下属数目。管理幅度的大小取决于组织结构的层级，并且受许多因素影响（表 5-2），幅度与层级呈反比关系，即组织层级越多，管理幅度就越小。管理层次是指从上级到下级建立明确的职责、职权和联系的正式层级。管理层次数以保证组织结构合理、有效运转的最少层次为宜，一般从最高领导层到基层是 2 ~ 4 层。管理幅度的宽窄、管理层次的多少各有优劣（表 5-3）。

5．**责权对等原则** 职责是指对应岗位应承担的责任。职权是指管理职位所具有的发布指令并保证指令得到执行的一种强制权力。责任、权力、利益三者之间是不可分割的，权力是责任的基础，责任是权力的约束，利益的大小决定了管理者是否愿意担负责任以及接受权力的程度，因此，责权利的协调、平衡和统一是组织高效运转的必备条件。

6．**稳定适应原则** 组织的内部结构要相对稳定，才能保证日常组织工作的正常运转。组织结构不是一成不变的，要随着组织内外环境条件的变化做出适当的调整。如随着社会人口结构和疾病谱的改变，医院工作的重点从治疗急性传染病转向预防治疗慢性疾病、心身疾病、癌症的治疗和攻克，医院的组织结构也随之发生变化，医院近年来开设的心理咨询、社区保健、康复治疗等专科就是组织的适应性变化。

表 5-2　影响管理幅度的因素

窄幅度	宽幅度
1. 很少或没有培训	1. 下属有充分的培训
2. 不适当或不明确的授权	2. 明确的授权，并承担明确的任务
3. 工作没有重复性，计划不明确	3. 重复性工作，计划明确
4. 无法考核的目标和标准	4. 使用可以考核的目标作为标准
5. 内外部环境的急骤变化	5. 内外部环境的缓慢变化
6. 使用了劣质和不适当的沟通技术	6. 有恰当的沟通技术可以应用
7. 上下级之间无实效的联系	7. 上下级之间有效的联系
8. 无实效的会议	8. 有效的会议
9. 中低层存在着较多的专业问题	9. 较高一层存在一定数量的专业问题
10. 管理人员能力不强和未经过培训从事复杂工作	10. 管理人员能力强，受过培训从事简单工作
11. 下属不愿意承担责任或合理的风险	11. 下属愿意承担责任和合理的风险
12. 不成熟的下属	12. 成熟的下属

表 5-3　管理幅度的宽和窄优缺点比较

	窄管理幅度	宽管理幅度
优点	严密的监控	迫使上级授权
	上下级间联络迅速	必须制定明确的政策
缺点	上级往往过多地参与下级的工作	上级负担过重
	管理的多层次	容易成为决策的“瓶颈”
	多层次引起的高费用	上级有失控的危险
	最低层与最高之间的距离过长	要求管理人员具备特殊的素质

（二）组织设计程序

组织设计一般有两种情形：一是对新组建的组织进行组织结构的设计；二是对原有组织结构进行调整和完善。虽然情况不同，设计内容各有偏重，但组织设计的基本程序是一致的。组织设计的基本程序包括：

1．**职能设计**　根据组织目标设置管理职能层次，并层层分解为具体业务和工作等。

2．**结构设计**　根据对组织职能的分解、归类，设计相应的组织部门机构，确立管理层次、部门、岗位。

3．**职务设计**　分解各部门机构的任务和功能，确定其权责利，设置相应的具体职务。

4．**岗位设计**　设计必要的工作岗位，按照职位要求和编制数配备相应数量和素质的人员。

5．**协调设计**　设计纵向管理层次之间、横向管理部门之间的信息交流、控制、协调方式等。

6．**规范设计**　主要设计各项管理业务的工作程序、管理工作应达到的要求、管理方法、管理人员的规范以及各部门中的人员配备制度、激励制度、考核制度和培训制度等。

7．**反馈和修正**　将组织运行过程中出现的新问题、新情况反馈回去，定期或不定期地对原有的组织结构设计进行修正，使其不断完善。

（三）组织运作

组织运作（organizational processes）是为成功地实现既定组织目标而采取的一系列活动，一般包括以下内容：①确定组织目标；②分解目标，拟定派生目标；③确认和分类为实现目标所必要的各项业务工作；④根据可利用的人、财、物等各项资源状况，采用最佳方法划分各项业务工作；⑤授予执行业务工作的人员职责和权限，且为组织成员提供适宜的工作环境；⑥通过职权关系和信息系统，明确各层次、单位之间的分工与协作关系，使组织成员了解自己在组织中的工作关系和所属关系，使各单位、各部门、各成员之间相互联成一体，保证组织内各项活动正常有效地运转，实现组织高效率；⑦随着组织的运转、变化进行组织调整，始终围绕组织目标的实现。

第二节　医疗卫生组织

一、卫生组织

卫生组织（health organization）是指以促进、恢复和维护人群健康为基本目的的机构。包括直接提供卫生服务的组织、具有直接管理卫生职能的卫生行政组织以及卫生第三方组织等。各种卫生组织都以保障人民的健康作为组织的目标，但不同层级、不同类型的卫生组织具体目标有所不同。

（一）国际卫生组织

国际卫生组织包括联合国世界卫生组织、国际红十字会与红新月会联合会、联合国儿童基金会、国际护士会等。

1．世界卫生组织（World Health Organization，WHO）　WHO是联合国系统内国际卫生问题的指导和协调机构，是国际上最大的政府卫生组织。其宗旨是使全世界人民获得尽可能高水平的健康。WHO负责对全球卫生事务提供领导，拟定卫生研究议程，制订规范和标准，阐明以证据为基础的政策方案，向各国提供技术支持，以及监测和评估卫生趋势。WHO总部设在瑞士日内瓦，只有主权国家才能参加，截至2015年共有194个成员国。世界卫生组织通过世界卫生大会以及执行委员会来进行管理。世界卫生大会是WHO的最高决策机构，主要职能是决定世界卫生组织的政策，任命总干事，监督财政政策，以及审查和批准规划预算方案。WHO的首长为总干事，由世界卫生大会根据执行委员会提名任命。

2．国际护士会（International Council of Nurses，ICN）　ICN创建于1899年，是世界各国自治的护士学会代表组成的国际护士群众性学术联盟，全世界医药卫生界历史最长的国际专业性组织。总部设在日内瓦。国际护士会的使命是：代表全世界的护士；推进护理专业的发展；影响卫生政策。1922年中华护士会加入了国际护士会。

（二）我国卫生组织

我国的卫生组织体系是卫生事业的主体结构框架，是贯彻实施国家的卫生工作方针政策，领导全国和地方卫生工作，制定具体政策，组织卫生专业人员和群众运用医药卫生科学技术，推行卫生工作的专业组织。我国卫生组织体系是以行政体制建立为基础，在不同行政地区设置不同层次、规模的卫生组织，是实现卫生工作既定目标的组织保证。按其性质和职能可分为三类：卫生行政组织、卫生服务组织和社会卫生组织（图5-5）。

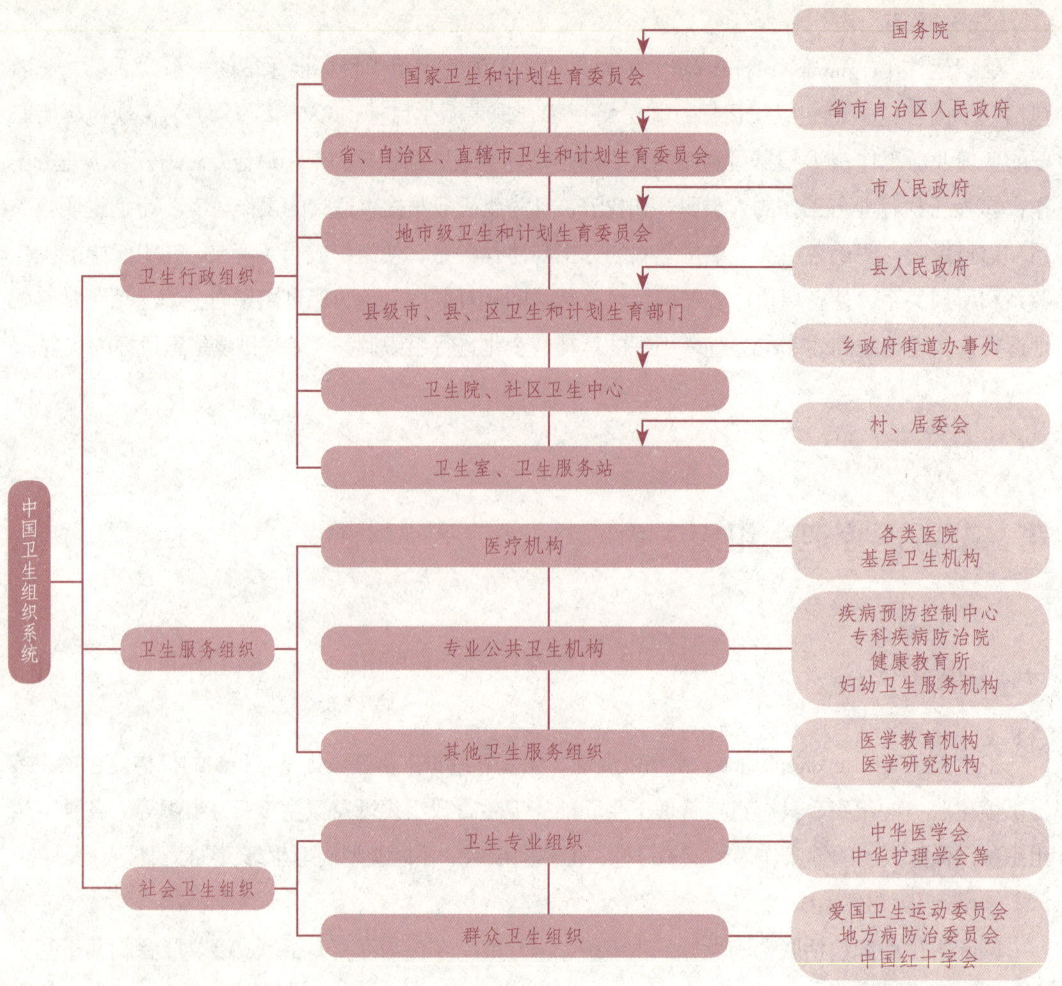

图 5-5 我国卫生组织体系

1．卫生行政组织 卫生行政组织是对国家公共卫生事务实施管理的组织，是贯彻实施党和国家的卫生工作方针政策，领导全国和地方卫生工作，编制卫生事业发展规划，制定医药卫生法规和督促检查的机构。从国家、特别行政区、省（自治区、直辖市）、省辖市、县（市、省辖市所辖区）直到乡（镇）各级人民政府均设有卫生行政机构。我国主管全国卫生工作的行政组织是卫生部，2013 年国务院将卫生部的职责、人口计划生育委员会的计划生育和服务职责整合，组建国家卫生和计划生育委员会（简称卫生计生委），内设 21 个机构，并管理国家中医药管理局，指导中国计划生育协会的业务工作。省、市、自治区政府设各级卫生和计划生育委员会，县、区设卫生和计划生育部门，在乡或城市社区设卫生专职干部，负责所辖地区的卫生工作。

2．卫生服务组织 卫生服务组织是具体开展卫生业务工作的专业机构。狭义的卫生组织包括医疗机构、专业公共卫生机构和其他卫生服务组织；广义的卫生服务组织还包括生物制品、卫生材料的生产、销售及管理机构、药品检测机构等。因其性质不同，职能不一。

（1）医疗机构：是经卫生行政部门批准设立的从事疾病诊断、治疗的卫生专业组织。包括各类医院和基层卫生机构，如社区卫生服务中心、乡镇及街道卫生院、门诊部等。

（2）专业公共卫生机构：是以承担预防疾病为主要任务的业务组织。主要包括疾病预防控制中心、专科疾病防治院（所、站）、健康教育所、妇幼卫生服务机构等，如妇幼保健院（站、所）、产院、儿童医院、计划生育门诊部、咨询站等亦属于妇幼卫生服务机构。

（3）其他卫生服务组织：包括医学教育机构和医学研究机构。医学教育机构由高等医学院校、中等卫生学校及卫生进修学院（校）等组成，是培养和输送各级、各类卫生人员，对在职人员进行专业培训的专业组织。医学研究机构是承担医药卫生科学研究为主要任务的机构，如中国医学科学院、中国预防医学科学院以及各省、市、自治区的医学科学院及各种研究所、医学院校及其他各级卫生机构的附属医学研究所（室）。

3．社会卫生组织 社会卫生组织是指不以营利为目的，主要开展公益性或互益性活动、独立于党政体系之外的正式的社会实体。主要包括以下两类：

（1）群众卫生组织：由国家机关、人民团体代表和广大群众中的卫生积极分子组成的卫生组织，主要任务是协调有关各方面力量，推动群众性除害灭病、卫生防病工作，开展卫生工作，宣传卫生知识，组织自救互救活动，开展社会服务活动和福利救济工作。如爱国卫生运动委员会、地方病防治委员会、中国红十字会等。

（2）卫生专业组织：由卫生专业人员组成的学术性团体，主要任务是通过开展各种学术活动和科普咨询，提高医药卫生技术水平，促进学科建设。如中华医学会、中华预防医学会、中华护理学会等。

二、我国医院组织系统

（一）医院的概念

医院（hospital）是对个人或特定人群进行防病治病的专门场所，具有一定数量的病床设施、医疗设备和医务人员等，运用医学科学理论和技术，通过医务人员的集体协作，对住院或门诊病人实施诊治与护理的医疗机构。凡以“医院”命名的医疗机构，住院床位总数应在20张以上。卫生部颁发的《全国医院工作条例》中明确指出我国医院的基本性质：“医院是治病防病、保障人民健康的社会主义卫生事业单位，必须贯彻党和国家的卫生工作方针政策，遵守政府法令，为社会主义现代化建设服务。”

（二）医院的功能

《全国医院工作条例》指出：医院必须以医疗工作为中心，在提高医疗质量的基础上，保证教学和科研任务的完成，并不断提高教学质量和科研水平。同时做好扩大预防、指导基层和计划生育的技术工作。

1．医疗 医疗工作是医院的主要功能，以诊治和护理两大业务为主体，并与医院医技部门密切配合形成医疗整体为病人服务。医院医疗分门诊医疗、住院医疗、急救医疗和康复医疗。门、急诊是诊疗工作的第一线；住院诊治是针对疑难、复杂、危重的病人进行；康复是运用物理、心理等方法，纠正因疾病引起的功能障碍或心理失衡，达到预期效果。

2．教学 任何医院都有教学功能。医学教育的特点是每个不同专业不同层次的卫生技术人员，经过学校教育后，必须进行临床实践教育和实习。即使是毕业后在职人员也离不开继续教育，需要更新知识和技术训练，熟练掌握各种医疗技能和提高医疗质量，以适应医学科学技术发展的需要。医学教育任务的比重，可根据医院的性质决定。

3．科学研究 医院是医疗实践的场所，许多临床问题是科学研究的课题，通过研究既能解决医疗中的难点，又能推动医疗教学的发展，因此医学科学的发展离不开科学研究，而科学研究需要医院的参与。

4．预防和社区卫生服务 医院不仅诊治病人，更要进行预防保健工作，成为人民群众健康保健的服务中心；在人人享有卫生保健的全球目标中，各级医院要发挥预防保健功能，开展社区医疗和家庭服务；进行健康教育和普及卫生知识；指导基层做好计划生育、健康咨询和疾病普查工作；提倡健康的生活行为和加强自我保健意识；延长寿命和提高生活质量等，向社区提供全面的医疗卫生保健服务。

（三）医院的分类

根据不同的划分标准，可将医院划分为不同类型（表5-4）

表5-4 医院划分条件及类型

划分条件	类型
收治范围	综合医院、专科医院
特定任务	军队医院、企业医院、医学院校附属医院
所有制	全民所有制医院、集体所有制医院、个体所有制医院、中外合资医院
经营性质	公立医院、社会办医院
地区	城市医院（市、区、街道医院）、农村医院（县、乡、镇医院）
分级管理标准	一级医院（甲、乙、丙等）、二级医院（甲、乙、丙等）、三级医院（甲、乙、丙、特等）

1．按收治范围分　综合医院是各类型医院的主体。重点收治急性病病人，分内、外、妇产、儿、眼、耳鼻喉等各专科及药剂、检验、影像等医技部门，并配备相应专业人员、设备等。专科医院是为防治专科疾病而设立的医院，如传染病医院、精神病防治医院、妇产科医院、眼科医院、口腔医院、胸科医院、肿瘤医院等。设置专科医院有利于集中人力、物力，发挥技术设备优势，开展专科疾病的预防、治疗和护理。

2．按经营性质分　公立医院是我国医疗服务体系的主体，应当坚持其维护公益性，充分发挥其在基本医疗服务提供、急危重症和疑难病症诊疗等方面的骨干作用，承担医疗卫生专业人才培养、医学科研、医疗教学等任务，承担法定和政府指定的公共卫生服务、突发事件紧急医疗救援、援外、国防卫生动员、支农、支边和支援社区等任务。社会办医院是医疗卫生服务体系不可或缺的重要组成部分，是满足人民群众多层次、多元化医疗服务需求的有效途径。社会办医院可以提供基本医疗服务，与公立医院形成有序竞争；可以提供高端服务，满足群众的非基本需求；可以提供康复、老年护理等紧缺服务，对公立医院形成补充。

3．按分级管理标准分　1989开始，我国试行医院分级管理制度，全国各类医院不分医院背景、所有制性质等划分为三级十等，即：一、二级医院分别分为甲、乙、丙三等；三级医院分为甲、乙、丙、特四等。

（1）一级医院：一级医院是指直接向具有一定人口（≤10万）的社区提供医疗、预防、康复、保健服务的基层医疗卫生机构，是提供初级卫生保健的主要机构。如农村乡镇卫生院、城市街道医院、地市级的区医院和某些企业的职工医院。其主要功能是直接对人群提供一级预防，在社区管理多发病、常见病现症病人并对疑难重症做好正确转诊，协助高层次医院做好中间或院后服务，合理分流病人。

（2）二级医院：二级医院是指向多个社区（半径人口≥10万）提供全面连续的医疗护理、预防保健、康复服务，并能承担部分教学、科研任务的地区性医院。其主要功能是参与指导对高危人群的监测，接受一级转诊，对一级医院进行业务技术指导，并能进行一定程度的教学和科研。

如一般的市、县医院和直辖市的区级医院。

（3）三级医院：三级医院是指国家高层次的医疗卫生服务机构，是省（自治区、直辖市）或全国的医疗、预防、教学、科研相结合的技术中心。其主要功能是提供全面连续的医疗护理、预防保健、康复服务和高水平的专科服务，有义务向一、二级医院提供业务指导；完成培养各种高级医疗专业人才的教学和承担省级以上科研项目的任务；参与和指导一、二级预防工作。如省、市级医院和医学院校的附属医院。

（四）医院的组织系统

1．医院病床的编设 医院病床的数量决定医院的规模和收治病人的能力，但不能代表医院业务水平的高低。根据医院分级管理标准，医院病床编设的原则：一级医院病床数不少于 20 张；二级医院病床数不少于 100 张；三级医院病床数不少于 500 张。医院管理实践证明：医院的病床编设不能太多或太少，二级综合医院病床设在 100 ~ 500 张为宜，病床太少影响专科的发展；三级综合医院病床编设在 500 张以上，但也不宜太多，以适合各专科病床的编设比例，有利于医疗、教学和科研工作的开展。医院病床的编设需要由当地卫生行政主管部门根据对医院的业务发展规划和本地区人群医疗服务需要，充分论证后申报上级卫生行政部门审定，调整编设需要考虑医院承担的任务、医院特色及社会需求、病床使用情况及实际效益。

2．医院组织机构 医院组织机构包括党群组织系统、行政管理组织系统、临床业务组织系统、护理组织系统、医技组织系统。不同级别的医院在机构的设置和规模上有所不同，党群组织主要包括党委（党总支、支部）、党委办公室、工会、共青团、妇女、宣传、统战、纪检、监察等部门；各级医院行政管理组织机构见图 5-6 ~图 5-7；各级医院临床业务组织系统见图 5-8 ~图 5-10；医院护理组织系统见图 5-11；医技组织系统主要包括药剂、检验、放射、理疗、超声、心电图、同位素、中心实验室、营养等部门。

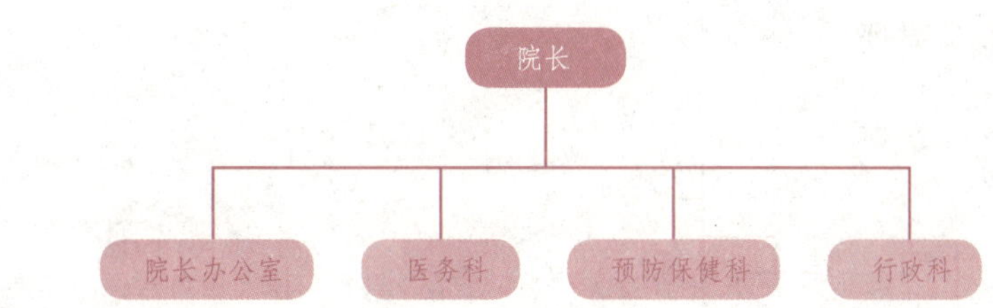

图 5-6 一级医院的行政管理组织

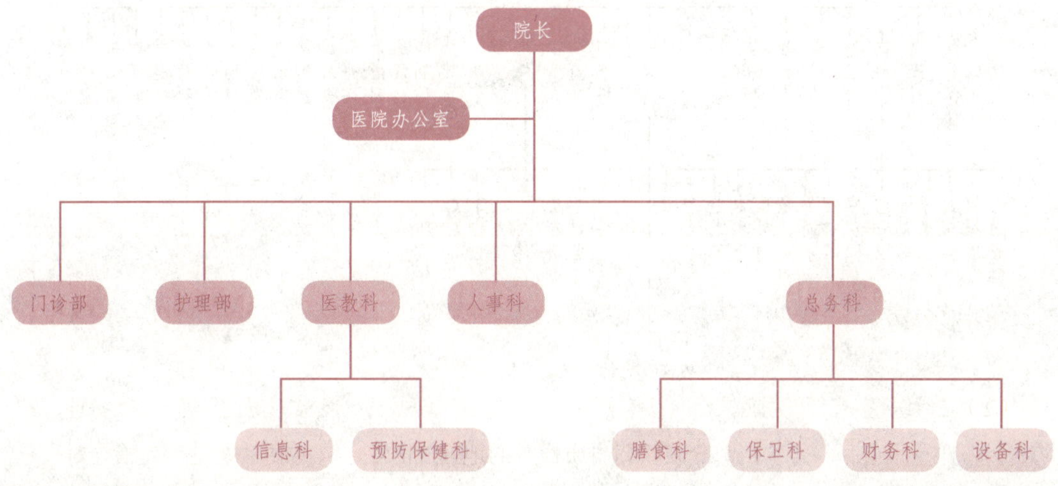

图 5-7 二、三级医院的行政管理组织

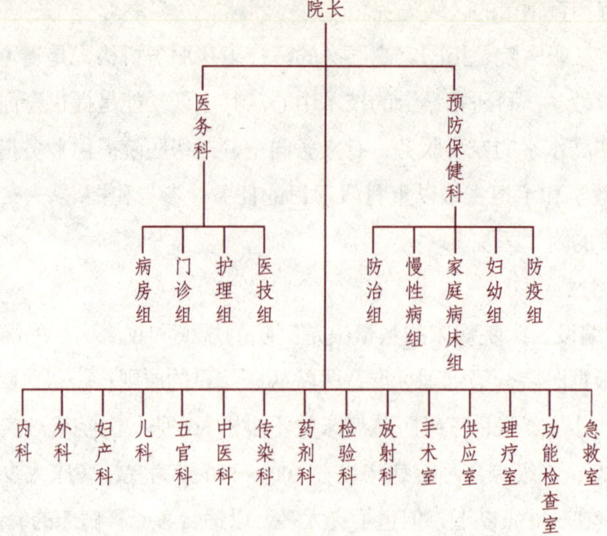

图 5-8　一级医院的业务管理组织

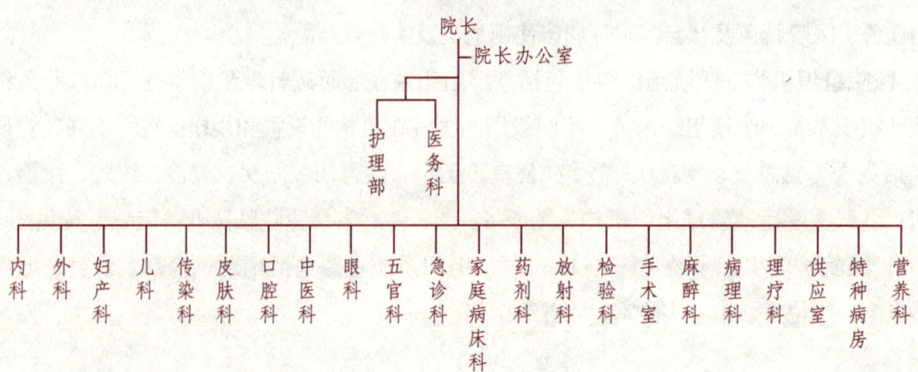

图 5-9　二级医院的业务管理组织

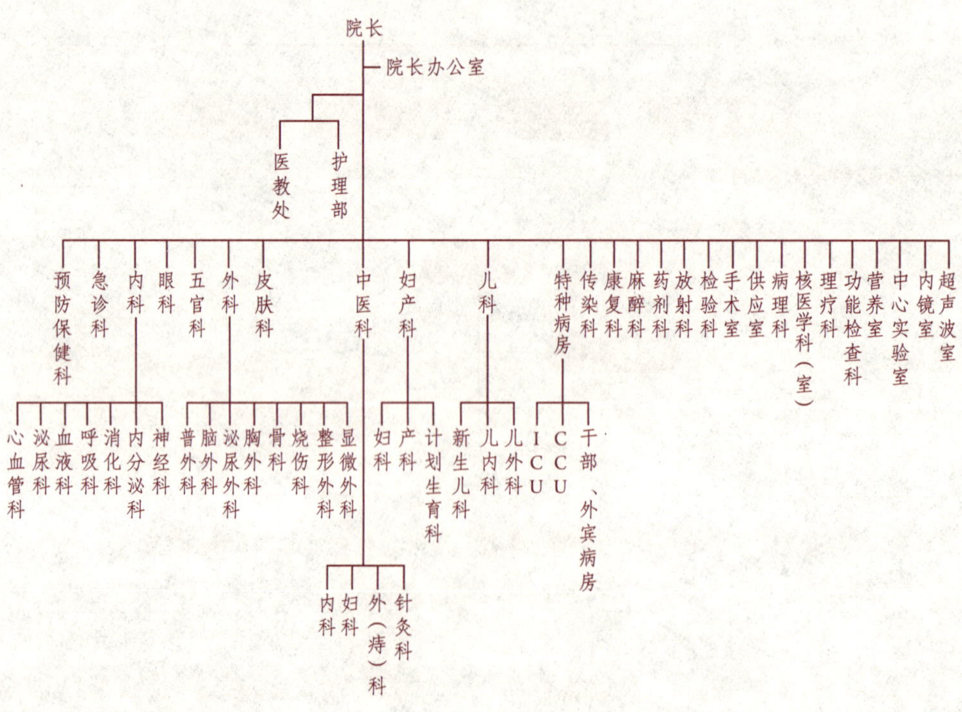

图 5-10　三级医院的业务管理组织

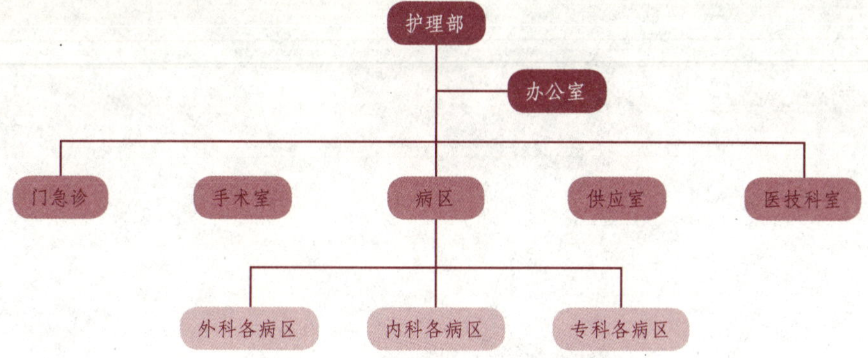

图 5-11 医院护理组织系统

在大型医院的组织系统中，为进一步做好协调和联系各部门的工作，也可增设某些管理系统，如专家委员会、教授委员会等以专家为主的智囊团组织，为医院领导决策起到参谋作用，或协调各职能部门的工作。这些组织机构可采取兼职或相应机构兼容的形式，不一定独立设置，以达到精简增效的目的。

三、我国护理组织系统

护理组织系统是医疗卫生组织系统中的一个重要组成部分，在各级卫生组织中发挥着重要的管理作用。

（一）护理行政管理系统

1. 组织机构 国家卫生和计生委员会的医政医管局医疗护理处是主管护理工作的职能机构（图 5-12），一名副处长分管护理工作，负责为全国城乡医疗机构制定有关护理工作政策、法规、人员编制、规划、管理条例、工作制度、职责和技术标准等；配合教育、人事部门对护理教育、人事等进行管理；各省（市）、自治区卫生计生委均有一名厅（局）长分管医疗和护理工作。除个别省市外，地（市）以上卫生计生委普遍在医政医管处（科）配备了一名主管护师或以上技术职称人员全面负责本地区护理管理，并根据需要和条件，配备了适当的助手。部分县卫生局也配备了专职护理管理干部，加强护理管理。为加强护理专业技术指导和质量控制，在各省、自治区、直辖市卫生计生委的领导下，选拔质量管理经验丰富和专业技术水平高的专家组成了“护理质量控制中心”，负责质量控制和技术指导、专业骨干培训和国际交流。

2. 组织职能 各级卫生行政组织中的护理管理机构与人员的职责和任务是在各级主管护理工作的管理者领导下，根据实际情况制定并组织贯彻护理工作的具体方针、政策、法规和护理技术标准；提出并实施发展规划和工作计划，检查执行情况；组织经验交流；负责听取护理工作汇报，研究解决存在的问题；与中华护理学会各分会相互配合，重视和支持各级护理学会的工作，积极开展学术活动。

（二）护理学术组织系统

1. 组织机构 中华护理学会是我国卫生系统中护理专业人员组成的学术性群众组织，是中国科学技术协会（以下简称中国科协）所属全国性学会之一，受国家卫生计生委和中国科协双重领导。总会设在北京，全国 31 个省、市、自治区和香港、澳门特别行政区均设有地方护理学会。学会的最高领导机构是全国会员代表大会。在会员代表大会休会期间，理事会是执行机构。理事

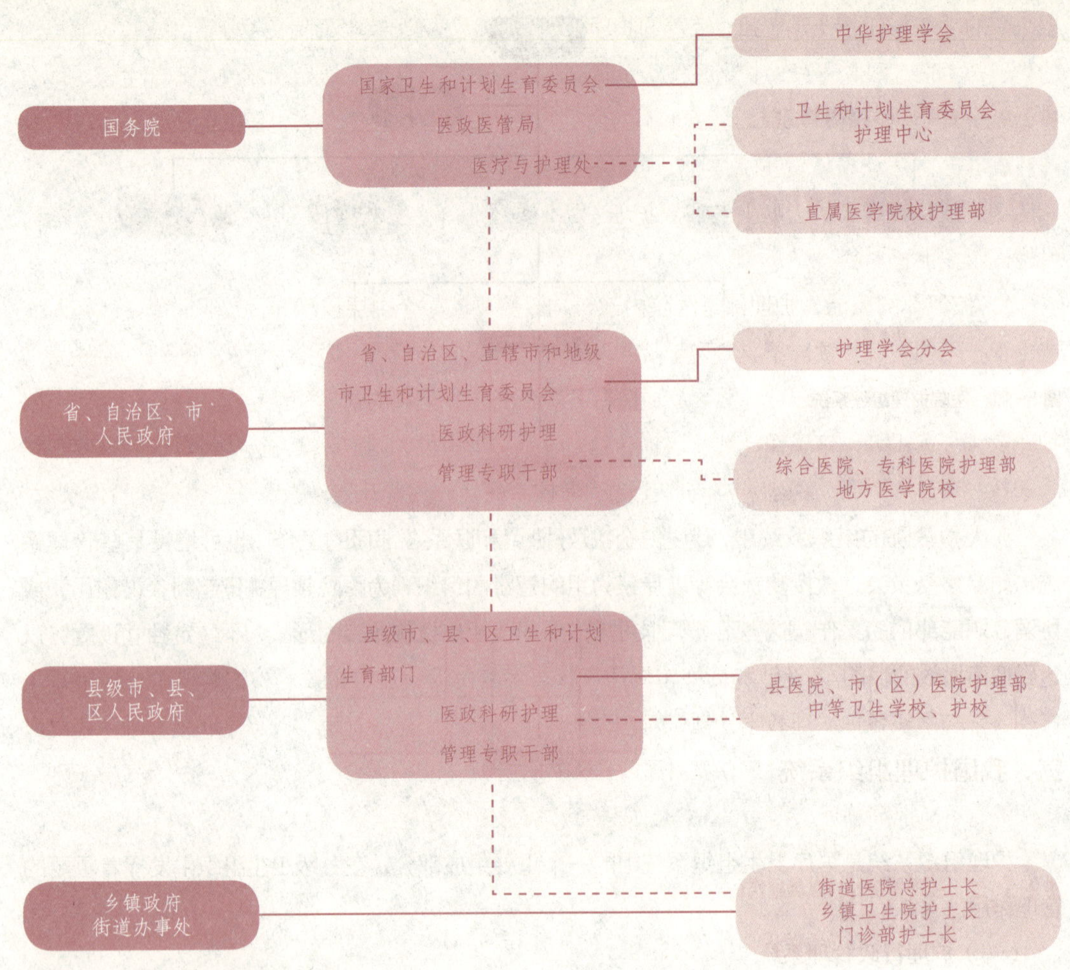

图 5-12　我国护理行政管理组织结构模式图

会选举理事长、副理事长、秘书长及常务理事组成常务理事会。总会下设学会办公室、学术会务、期刊编辑、继续教育和财务管理等职能部门，承办日常工作。

2．组织职能　学会的宗旨是遵守国家宪法、法律和法规，执行国家发展护理科技事业的方针和政策；崇尚护理道德，坚持民主办会原则，提高护理科技工作者的业务水平，促进护理学科的繁荣和发展，充分发扬学术民主，依法维护护理工作者的合法权益。主要任务包括：组织广大护理工作者开展学术交流和科技项目论证、鉴定；编辑出版专业科技期刊和书籍；普及、推广护理科技知识与先进技术；开展对会员的继续教育；对国家重要的护理技术政策、法规发挥咨询作用；向政府有关部门反映会员的意见和要求，维护会员的权利，为会员服务。

（三）医院护理组织系统

卫生部《三级综合医院评审标准（2011 年版）》“护理管理组织体系”中明确规定：①院领导履行对护理工作的领导责任，对护理工作实施目标管理，协调与落实全院各部门对护理工作的支持，具体措施落实到位；②执行三级（医院—科室—病区）护理管理组织体系，逐步建立护理垂直管理体系，按照《护士条例》的规定，实施护理管理工作。

1．医院护理管理组织架构　根据卫生部发布的《关于加强护理工作领导，理顺管理体制的意见》的规定，要求县及县以上医院都要设立护理部，实行院长领导下的护理部主任负责制。根据医院的功能与任务，建立独立完善的护理管理体系，三级医院实行院长（分管副院长）领导下的护理部主任、科护士长、护士长三级负责制；二级医院可实行三级负责制或护理部主任（或总护士长）、护士长二级负责制。护理部主任或总护士长由院长聘任，副主任由主任提名，院长聘任。护理部主任全面负责医院护理工作，各科主任与护士长是专业合作关系。一般 30 ~ 50 张病床的病区或拥有 5 名护士以上的独立护理单元设护士长 1 名。护理任务重、人员多的护理单元，可增设副护士长 1 名。

2．**护理部的职能** 护理部是医院内部机构设置中的一个中层技术和行政职能部门。在院长或主管护理的副院长领导下，负责全院护理管理工作。它与行政、医务、教学、科研、后勤管理等职能部门并列，相互配合，共同完成医院各项任务。护理部的管理职能包括：制定并落实医院护理工作长远规划、年工作计划及培训计划；设定护理岗位，制定和实施人力资源调配方案；培养选拔护理管理人员，组织和参与护士考试考核录用、职称晋升工作；建立健全护理工作制度、各级各类和各岗位护士职责等；建立健全护理质量管理体系，负责全院护理质量督导和评价，实施护理质量持续改进，不断提高护理质量；组织疑难病例护理会诊、查房和危重病人抢救；制定科学、规范化的疾病护理常规、护理技术操作规程、护理工作关键流程、护理质量评价标准等；配合医院业务用房建筑设计和装饰布局的审核；参与护理设施、相关耗材的购置考察与审定工作；安排和落实各项护理教学计划；对护理新业务、新技术进行管理，积极开展护理科研；对医院护理实施信息化动态管理等，将占医院总人数三分之一的护士组织管理起来，保障完成护理工作任务和不断提高护理工作质量，协调护理工作和医院的其他工作。

第三节 组织变革

◎ 管理者困惑

"医养结合"路在何方？

《全国医疗卫生服务体系规划纲要（2015—2020 年）》中提出要推进医疗机构与养老机构合作。建立健全业务协作机制，鼓励开通养老机构与医疗机构的预约就诊绿色通道，协同做好老年人慢性病管理和康复护理，增强医疗机构为老年人提供便捷、优先优惠医疗服务的能力，支持有条件的医疗机构设置养老床位，推动二级以上医院与老年病医院、老年护理院、康复疗养机构、养老机构之间的转诊与合作，在养老服务中充分融入健康理念，加强医疗卫生服务支撑。

作为医院的护理管理者应如何进行组织变革以适应"医养结合"的需求？

国务院办公厅印发的《深化医药卫生体制改革 2016 年重点工作任务的通知》中指出：要牢固树立并切实贯彻创新、协调、绿色、开放、共享的发展理念，增强改革创新力度，把"建立健全医疗卫生机构与养老机构合作机制，推动医疗卫生服务延伸至社区、家庭"、"落实改善医疗服务行动计划，重点做好预约诊疗、信息推送、急诊急救、优质护理等工作，提升医疗服务水平，改善就医感受，增强人民群众获得感"列为重点工作。在深化医药卫生体制改革政策的推动下，医院的内外环境、目标任务都在发生变化。为确保医药卫生体制改革的整体性、系统性和协同性，护理组织管理工作必须做出相应的调整和变革，从而提高组织的效能。这种变革不仅是指技术、体制等方面的改革，也包括组织成员的思想和心理上的变革。

一、组织变革的基本概念

（一）组织变革的概念

组织变革（organizational change，OC）是指运用行为科学和相关管理方法，对组织的权利结构、组织规模、沟通渠道、角色设定、组织与其他组织之间的关系，以及对组织成员的观念、态度和行为，成员之间的合作精神等进行有目的、系统的调整和革新，以适应组织所处的内外环境、技术特征和组织任务等方面的变化，提高组织效能。简言之，组织变革就是指对原有组织结构和功能的调整、革新和再设计。美国著名的组织学学者、哈佛大学教授拉里·格雷纳（Larry E.Greiner）指出，组织变革伴随着企业成长的各个时期，组织变革与组织演变相互交替，进而促进组织发展。当组织出现工作业绩下降、管理缺乏创新、组织指挥系统失灵或信息沟通不畅、员工士气低落等征兆时，管理者应及时进行组织变革。

（二）组织变革的分类

1．适应性变革 是指引入已经过试点的比较熟悉的管理实践对组织进行小幅度的局部调整，力求通过一个渐进的过程，实现初态组织模式向目的态组织模式的转变。适应性变革属于复杂性程度较低、确定性较高的变革，对员工的影响较小，潜在阻力也较少。

2．创新性变革 是指引入全新的管理实践，例如，华西医院2005年组建了没有医疗主任和医生的外科综合病房，护士长和专科经营助理全面负责病房管理，这种变革促进了学科交叉融合，提高了管理效能，为病人带来了实惠，但这也对管理理念、组织结构、工作流程、科室管理模式等提出了极大挑战。创新性变革往往具有较高的复杂性和不确定性，容易引起员工的思想波动和担忧。

3．激进性变革 是一种能够以较快的速度达到目标状态的变革方式，是对组织进行大幅度的、全面的，快速的调整。“全员下岗，竞争上岗”是激进性变革的典型。通过全员下岗，粉碎长期形成的关系网和利益格局；再通过公平、公正、公开的竞争上岗，激发员工的工作热情和对组织的关心，形成新的吸引力，把组织引向新的稳定态。

（三）组织变革的内容

1．结构变革 改变组织结构的复杂性、规范化及集权化程度，如几个部门合并且职责融合、对某个纵向层次进行精简、拓宽管理宽度，使组织扁平化，减少官僚机构特征。

2．技术变革 无论是管理技术，还是医疗护理技术，都在发生日新月异的变化。新的设备、工具和方法、自动化与计算机化等，均会带来组织的技术变革。

3．物理环境变革 组织的物理环境，如空间结构、内部设计、设备布局等会影响组织运行的效果。如装修医院应充分考虑采光、颜色搭配、冷暖程度、场地清洁、家具设施摆放等，是否便于保证人员流动、物流、信息流的通畅等，都属于组织环境变革。

4．人员变革 组织成员应在观念、态度和行为上达成一致，成员之间应相互合作，否则就需要进行人员变革，调整角色设定、分工和授权等，这样才能体现人尽其才，才职相称，提高组织效率。

5．组织文化变革 组织文化变革是对影响组织成员价值观、工作态度和行为的组织宗旨、规范、规章制度等进行调整，营造组织成员乐于奉献、积极应对挑战、主动参与决策、民主管理的氛围，提高组织成员的工作士气。

二、组织变革的动力与阻力

组织变革的具体步骤包括：①组织诊断，发现变革征兆；②了解变革的动力，明确变革的内容，结合变革理论模型，制订改革方案；③克服变革的阻力，实施变革计划；④评价变革效果，及时进行反馈。识别变革动力及变革过程中可能遇到的阻力是组织进行成功变革的关键。

（一）组织变革的动力

1．外部变革推动力 组织变革的外部环境推动力包含政治、经济、文化、技术、市场等方面的各种因素和压力，其中与变革动力密切相关的有以下几方面：

（1）社会政治因素：全国的经济政策、国家发展战略和创新思路等社会政治因素对于各类组织形成强大的变革推动力。如2010年卫生部决定在全国范围内开展“优质护理服务示范工程”活动，仅一年时间，在全国范围内创建了100所“优质护理服务示范医院”、300个“优质护理服务示范病房”，达到了“病人满意、社会满意、政府满意”的目标。目前，优质护理服务在深化医药卫生体制改革政策的推动下进一步推广完善。

（2）技术发展因素：“互联网+”是知识社会创新催生的经济社会发展新形态，为护理管理的改革、创新、发展提供了广阔的网络平台，如2015年5月全国首家基于TD-LTE4G移动通信网络的“4G移动护理技术”在罗湖人民医院全院各科室应用，为护理信息化建设探索了一条新路。移动护理的使用大幅度减少了护士往返病房与护士站的时间，在病人床旁就可完成护理的相关记录工作，增加了与病人接触的时间。计算机数控和网络信息技术的发展对组织的结构、体制、群体管理和社会心理系统等提出了变革的要求，驱使护理管理者重新思考组织的构架和护士的胜任力要求。

（3）市场竞争因素：虽然国家把握着医疗护理机构的控制权，非营利性机构也是护理服务市场的主导，但随着医疗体制改革的深化，促使特需门诊、特种病房、民办医院、个体诊所、康复养老机构等营利性医疗服务机构参与市场竞争；基本医保全国联网和异地就医结算工作的推进，使护理服务市场需求呈现多样性和复杂性，这就要求护理管理者根据对医疗护理服务市场的现状、战略竞争特点的分析，制订变革战略。

2．内部变革推动力 组织变革的内部推动力包括组织结构、人力资源管理和经营决策等方面的因素。

（1）组织结构因素：包括组织结构、人力、整个组织管理程序优化和工作流程再造。

（2）人员与管理因素：由于劳动人事制度改革的不断深入，各级护理管理者和护士的来源和技能背景构成更为多样化，为了保证组织战略的实现，需要对组织的任务做出有效的预测、计划和协调，对组织成员进行多层次的培训。

（3）团队工作模式：组织成员的士气、动机、态度、行为等的改变，对于整个组织有着重要的影响。

（二）组织变革的阻力

1．组织变革阻力 组织变革作为战略发展的重要途径，总是伴随着不确定性和风险，并且会遇到各种阻力。常见的组织变革阻力可以分为三类：

（1）组织因素：在组织变革中，组织惰性是形成变革阻力的主要因素，是指组织在面临变革形势时表现得比较刻板，缺乏灵活性，难以适应环境的要求或内部的变革需求。造成组织惰性的因素很多，例如组织内部体制不顺、决策程序不良、职能焦点狭窄、层幅结构和组织文化陈旧等，都会使组织产生惰性。此外，组织文化和奖励制度等组织因素以及变革的时机也会影响组织变革的进程。

（2）群体因素：群体因素主要有群体规范和群体内聚力等。群体规范具有层次性，边缘规范比较容易改变，而核心规范由于包含着群体的认同，难以变化。同样，内聚力很高的群体也往往不容易接受组织变革。

（3）个体因素：个体抵制变革的阻力主要来源于人类的基本特征（图5-13）。一是职业认同与安全感。在组织变革中，人们需要从熟悉、稳定和具有安全感的工作任务，转向不确定性较高的变革过程，其"职业认同"受到影响，产生对组织变革的抵制；二是地位与经济上的考虑。人们会感到变革影响他们在企业组织中的地位，或者担心变革会影响自己的收入，或者由于个性特征、职业保障、信任关系、职业习惯等方面的原因，产生对组织变革的抵制。

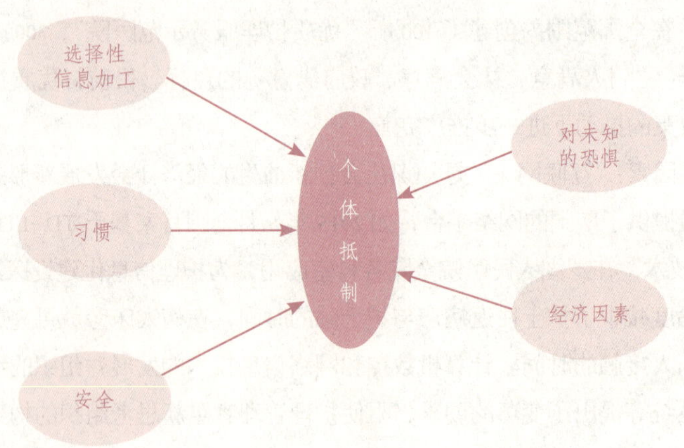

图5-13　组织变革中个体阻力因素

2．消除组织变革阻力的策略　管理者应针对组织变革阻力的表现，分析阻力的来源和所处阶段，制定出一些应对变革阻力的策略：

（1）沟通宣传，认同变革理念：在改革前加强与员工沟通，广泛地听取员工的意见，创造一种开放的氛围和心理上的安全感，减少变革的心理障碍，表明变革的果敢决心，提高变革成功的信心。宣传旧体制的弊端和建立新体制的好处，让员工了解变革的目的、内容、过程、方式等，激励员工改革的动机，使其感到非改不可的迫切性，从而愿意接受组织变革及新的工作模式。

（2）全员参与，主动推动变革：设置群体共同目标，培养群体规范，创造强烈的群体归属感，鼓励员工参与组织变革的决策，让员工把改革的成败看成是自己的事，变阻力为动力。

（3）重视人才，加快变革进程：即使不存在对变革的抵制，也需要时间来完成变革。加快人才培训计划，大胆起用具有开拓创新精神的人才是加快组织变革的关键。

三、组织变革在护理管理中的应用

医疗改革成为百姓最关注的民生问题之一，占据着目前医疗卫生体系核心地位的公立医院改革的成败决定了整个医改的成败。护理组织系统作为医院组织系统中一个重要组成部分，在组织结构、组织规模、服务理念和行为规范、角色设定等方面均需适应医院整体的要求，如

“十三五”期间要推动公立医院布局和结构的优化调整，要重点加强中医、儿科、妇产、精神卫生、传染病、老年护理、口腔、康复等薄弱领域服务能力的建设。护理组织系统需及时做出适应性调整，如调整医院护理管理组织结构、选拔和培训员工、建立护士规范化培训、设立新的护士岗位、修订规章制度、优化护理工作流程、创新护理管理机制、创新护理文化等，通过护理组织的变革和发展，迎接挑战，适应我国医疗卫生事业发展的变化。

⊙ **经验分享**

护理管理者在组织变革中的作用

新一轮的“三级甲等医院评审”对现行的护理管理体系提出了新的标准，要求护理中高层管理者具有组织变革的能力。作为变革型领导，各级护理管理者在组织变革中的作用主要有：

1. 德行垂范　领导自身拥有过硬的业务能力，并以良好形象为下属树立榜样，率先垂范、以德服人、奉献精神、言行一致、以身作则，从而获得下属的尊重、认同和信任。

2. 愿景激励　向下属清晰地描绘组织前景，为其指明奋斗方向，并赋予下属所做工作的重要意义，从而感染员工。

3. 智能激发　鼓励下属挑战现状，开发创造性思维，不断为现有问题寻找新的解决办法。发现组织和环境中的机会，提出具有价值创造潜力的变革方案，从而促进变革执行并推进组织变革。

4. 关怀协调　理解员工的想法和情感需要，能够把握最初变动的幅度以使大多数员工接受，合理地协调维持现状与组织变革之间的关系，把握变革的度。关注团队中每一位下属的不同需求，并根据其特点有针对性地提供个性化的支持。

（一）调整护理组织系统，适应我国卫生事业发展需求

各级医疗机构中的护理组织系统应根据《全国医疗卫生服务体系规划纲要（2015—2020年）》、《医药卫生中长期人才发展规划（2011—2020年）》以及《中国护理事业发展规划纲要（2016—2020年）》，结合各医院护理工作实际情况，以深化医药卫生体制改革为契机，调整组织结构，加强护士队伍建设，全面提升护理服务能力和专业技术水平。重点解决增加护士队伍总量，优化护士队伍结构，改革护理服务模式，加强护理内涵建设等问题，从而适应卫生事业的发展和人民群众的健康服务需求。

（二）改革临床护理服务模式，深化责任制整体护理

改革护理服务模式作为当前护理改革的重点问题，继续扎实推进“优质护理服务示范工程”活动，在各级各类医院深化“以病人为中心”的服务理念，如通过建设责任病房（即护士分管病人）以提升护理质量，改善医疗流程，逐步实现从“以医嘱为中心”到“以病人为中心”的转变；通过信息系统的完善来保障医疗安全，构建“病人至上”的组织文化。全面推行责任制整体护理的服务模式，为病人提供全程规范化的护理服务。

（三）创新管理机制，提高护理组织效能

深化公立医院护理管理改革，进一步理顺医院内部护理管理职能，按照“统一、精简、高效”的原则，建立并完善医院护理管理体制和运行机制，提高护理管理的科学化、规范化和精细化水平，逐步建立责权统一、职责明确、精简高效、领导有力的护理管理体制，实现符合临床护

理工作特点的科学化护理人力资源管理，建立规范的护理专业人员聘用制度、岗位管理制度、绩效考核制度、薪酬分配制度、岗位培训制度、职称晋升制度等。以实行岗位管理为切入点，完成护理岗位设置并明确岗位职责、上岗条件，完善与护理服务的数量、质量、技术难度、病人满意度相挂钩的绩效考核制度，使护士的收入分配、职称晋升、奖励评优更加注重临床护理实践，建立稳定临床护士队伍、充分调动临床护士积极性的激励机制。

（四）提高护理团队士气，创建特色护理组织

组织发展注重强调工作群体的作用，建立一些新型组织，如学习型、创新型、服务型、研究型、节约型等组织。设计新的工作模式，遵循新的工作原则。这种组织发展能够影响群体间的相互关系以及整个组织系统，有利于专业人员的相互合作，形成高凝聚力和工作热情的团队。

（五）拓展护理服务领域，满足健康服务需求

为满足人民群众多样化、多层次的健康服务需求，以健康为中心，以需求为导向，创新护理服务模式，拓展护理专业内涵，发展护理事业及产业。稳定和发展临床护士队伍，充分发挥专业技术和人才优势，将护理服务延伸到家庭和社区，注重病人的延续性护理和康复，拓展护理服务领域，完善治疗 - 康复 - 长期护理服务链，发展和加强接续性医疗机构服务，大力发展康复、老年病、慢性病管理、长期护理、临终关怀等护理服务。

● 导入案例分析

对本章的导入案例进行分析，建立小汤山医院，遵循了组织设计的目标明确、统一指挥、分工协作、层幅适当原则。小汤山医院从组建到完成抗击“非典”的重任，是在党中央、国务院和北京防治非典型肺炎联合工作小组的统一领导下，调动军地各方人力、物力、财力，形成工程、业务、后勤保障三个组织系统，其中业务系统按大型专科医院建立组织结构，总后勤部卫生部协调军队专家，组成流行病学、临床治疗、感染控制、病原检测4个专家组，随时进行针对性咨询和指导，各级行政管理人员、专家、医务人员、后勤保障、工程技术人员密切合作是抗击“非典”成功的关键。

（翟惠敏）

✧ 思考题

1. 正式组织与非正式组织的特点有哪些？两者有何区别和联系？

2. 医院准备组建一个“爱心服务团队”，为养老院的老年慢性病病人提供保健服务。请你按照组织设计的原则和程序，写一份策划书。

3. 组织变革的目的是什么？如何进行护理组织变革？

4. 分析护理组织变革的动力和阻力有哪些？如何克服组织变革的阻力？

☆ 案例分析题

2005年3月7日，华西医院历史上第一个由护士长和专科经营助

理管理的外科综合病房开始收治病人。科室没有医疗主任和医生，实行“医生跟着病人走”的管理模式，护士长的管理直接受护理部和医务部的监管，专科经营助理负责科室的经营管理。病区床位数不固定，主要收治海扶刀、伽马刀和肝移植等病人，医疗质量和医事管理由相应专科负责，护士负责与各专科及相关医师沟通、协调、配合、完成病人的临床护理。由于收治的病人来自不同科室，对护理服务提出了新的要求，要求护士从专科护士转变成为全科护士。这种模式在一定程度上缓解了各相关科室如普外科、脑外科入院难的问题，大大提高了床位使用率，消除了同一系统疾病内、外科医生们各自为政的限制，使病人得到了真正的实惠。

【问题】

（1）请分析这种创新性变革在管理模式上有哪些变化？有什么优缺点？

（2）对护理服务提出了什么要求？

【案例分析提示】

案例分析思考要点：①结合组织结构、管理层次与管理幅度的优缺点，分析管理模式的变化及优缺点；②结合案例中护士长和护士的工作职能变化分析对护理服务提出的要求。

第六章 人力资源管理

学习目标

识记

1. 能阐述护理人力资源管理的目标和内容。
2. 能陈述护士岗位管理的流程。
3. 能描述护士招聘的主要程序和内容。
4. 能阐述护士培训与开发的概念。
5. 能阐述绩效管理的概念及功能。
6. 能描述薪酬的定义及分类。

理解

1. 能理解护士排班的原则与方法。
2. 能理解护理人力资源规划的步骤。
3. 能理解护士绩效管理的流程与原则。
4. 能区别高弹性、高稳定性、折中模式 3 种不同的薪酬形式。
5. 能理解薪酬管理原则及护理薪酬的影响因素。
6. 能理解职业生涯发展相关理论的要点。

运用

1. 能运用护理人力配置原则与方法计算护士数量。
2. 能运用培训原则和方法制订护士培训计划。
3. 能运用职业生涯的相关理论、原则、方法设计个人职业发展规划。

章前导言

人才是组织拥有的重要资源，也是组织的核心竞争力所在。护理管理的效率取决于护理人力资源管理的科学化水平。如何进行选人、用人、育人、留人，利用竞争机制、激励机制和约束机制，发挥护理人力资源的潜在优势，降低人力成本，提高护理工作效率，实现组织目标，是护理管理者面临的巨大挑战。本章节将重点围绕医院护理人力资源规划、人员招聘和使用、培训、绩效考核、薪酬管理和职业生涯发展进行讨论。

06章

➢ 导入案例与思考

某医院近几年来规模扩张迅速，床位由300张发展成为1000张。医院领导将医院的发展目标定位为：在5年内，争创临床、教学和科研一流的百佳医院。目前，全院护士300人，其中，72%为中专，27%为大专，1%为本科。全院护理岗位分为临床护士、办公室护士和总务护士。护理薪酬根据科室收支结余进行平均分配。最近，护理部王晓主任发现护士工作积极性不高，对护理部制定的各项管理规定执行力度差，离职率明显增加。

请思考：该医院在护理人力资源管理中存在什么问题？护理部主任应该如何进行改进？

第一节 概 述

一、人力资源管理

（一）基本概念

1．**资源**（resources） 是指在自然界和人类社会中一切可被人类开发和利用的客观存在。包括自然资源和社会资源。社会资源又包括人力资源、技术资源、信息资源等诸多类型。

2．**人力资源**（human resources） 又称劳动力资源，指对一定范围内的人员，通过投资开发而形成的具有一定体力、智力和技能的生产要素资源形式，包括数量和质量两个方面的内容。

3．**人力资源管理**（human resources management，HRM） 是有效利用人力资源实现组织目标的过程。人力资源管理概念包括两个主要内容：一是吸引、开发和保持一个高素质的员工队伍；二是通过高素质的员工实现组织使命和目标。

4．**护理人力资源**（human resources of nursing） 指经注册取得护士执业证书，依照护士条例规定从事护理活动的护士，以及未取得护士执业证书，经过岗位培训考核合格，协助注册护士承担病人生活护理等职责的护士和护理员。

5．**护理人力资源管理**（human resources management of nursing） 是管理部门以实现“以病人为中心”的护理服务目标为核心，从经济学角度来指导和实施护理人力与护理岗位匹配的管理活动过程。

（二）人力资源的基本特性

1．**主观能动性** 人力资源是最积极、最活跃的主动性生产要素，是社会生产中居主导地位的能动性资源。人力资源的主观能动性主要体现在自我强化、选择职业和积极劳动等方面。自我强化指个体可以通过努力学习、锻炼身体等积极行为，提升自身的劳动能力。选择职业是个体通过与物质资源结合，主动选择职业的过程。积极劳动是人力资源能动性的最重要方面。个体劳动积极性的状态，对于发挥人力资源的潜力起到决定性的作用。因此，人力资源管理不仅要重视数量、质量等外在特性，也要关注如何调动人的主观能动性，充分发挥个体的积极性。

2．**再生性** 资源分为可再生性资源和非再生性资源。非再生性资源在某一部分被开发、耗费使用后，不能靠自身机制恢复；而可再生性资源在必要的条件下，可以恢复并保持原有总体。人力资源是一种可再生性资源，通过人口总体内各个体的不断替换、更新、恢复的过程实现再生。由于人力资源具有以人的身体为载体，以及与人的自然生理特性紧密相联的特性，在使用过程中会出现有形磨损和无形磨损。有形磨损指由于人体的疲劳、衰老、机能退化等原因造成的劳动能力下降；无形磨损指由于人的知识、技能、经验等老化而导致的劳动力下降。可见，人力资源再生性受到人类意识和能动性的影响和支配，可以通过终生教育、加强培训、医疗、保健等多种形式得以实现。

3．**时效性** 人力资源是存在于人生命中的劳动能力，它的形成、开发和利用都受到时间的限制。作为生物有机体的人，有生、老、病、死的生命周期，且在能够从事劳动的不同时期（青年、壮年、老年），劳动力也有所不同。因此，任何范围的人力资源管理都要考虑动态条件下人力资源开发、分配和使用的相对平衡，尊重人力资源内在的生命周期和时效性的规律。

4．**生产和消费的两重性** 从生产和消费的角度来看，人力资源的投资、开发和维持是一种必需性消费行为，往往先于人力资源的使用和收益。而人力资源的使用是一种生产性行为，需要先期的投入才能创造财富，获得收益。因此，人力资源具有生产和消费的两重性。人力资源的生产行为具有弹性，受年龄、能力、机会、生产资料等多种因素的影响；而人力资源的消费行为则具有刚性，即每一个有生命的个体，无论是否创造财富，都需要消耗社会生活资源。任何组织的人力资源管理，都应当重视和平衡人力资源生产和消费的两重性，正确处理好人力资源的投入与产出、开发和使用、数量与质量等的关系。

5．**流动性** 人力资源的流动性主要表现为人员的流动和人力派生资源的流动。人员的流动主要有人员跨部门、跨单位、跨地区、跨国度的流动；人力派生资源的流动则是指由人创造的科技成果在不同空间上的流动。中国加入世界贸易组织后，人力资源的国际市场化步伐加快，资源共享和成果转让等资源的流动也越来越频繁。

6．**社会性** 人是社会存在和自然存在的统一。人力资源的社会性表现在人与人之间的交往以及由此产生的千丝万缕的联系。在分工合作的现代社会中，个体要通过群体发挥作用。合理的群体组织结构有助于个体的成长及其作用的高效发挥。社会环境通过群体组织直接或间接影响人力资源的开发和使用，这就对人力资源管理提出了更高的要求，即除了关注人力资源的经济性，还必须关注其社会性，注重人与人、人与团体、人与社会的协调发展。管理者应通过创建组织文化、团队建设等方式促进人力资源的有效开发和利用。

（三）医院人力资源管理面临的挑战

1．**以医院文化建设为核心的人力资源管理** 人力资源管理是以人为核心的管理，管理的目标是使每一个员工充分发挥其主观能动性，使组织达到最佳的绩效水平。医院文化是一种无形资源，文化管理是人力资源管理依托的重要手段。人力资源管理各种职能的实现，如培训、开发、激励、控制等均受到文化直接和潜在的影响。可见，医院文化与人力资源管理相辅相成、互为基础、互相制约。因此，未来的医院人力资源管理应以文化建设为核心，两者有机结合、齐头并进、共同发展，最终实现人力资源管理的目标。

2．**组织变革** 我国新医改方案提出，应稳步推进我国医务人员的合理流动，促进不同医疗机构间人才的纵向和横向交流。卫生计生委下发的《关于医师多点执业有关问题的通知》，标志着我国医生多点执业合法化的开始。医院人员流动性增强，给人力资源管理带来新的挑战，必须在不损害组织生存和发展的前提下探索和使用新的、有效的人力资源管理方法。世上没有一成不变的人力资源管理模式，只有通过不断调整人力资源管理战略来适应内外环境的变化，才能获取最好的管理效果。21世纪的管理发展趋势就是更为频繁的组织变革，理解并适应这种变化，使组织在竞争中得以良好生存和持续发展是医院人力资源管理的重要任务。

3．员工的个性化发展 随着医疗技术的发展，医疗卫生保健服务涉及范围更广，需要更多的学科和更广范围的人才参与。医院卫生机构人才队伍日益显现出多样化、个性化、差异化的发展趋势。如何维持多样化的专业技术人力资源，激发各专业人才的潜能为人群的健康服务，这是医院人力资源管理面临的挑战之一。

4．组织劳动关系多样化 随着中国医疗卫生人事制度改革的不断深入，我国卫生机构组织成员关系也从单一、固定、终身的劳动关系转变为更加灵活多样的聘用关系。如何将员工的个人利益及职业发展前途与医院的生存发展紧密联系起来，吸引和留住优秀人才，成为现代医院人力资源管理需要面对和解决的问题。

5．人力资源管理信息化 信息技术的飞速发展及其对社会经济各方面的强力渗透，对人力资源管理产生了深刻的影响。信息技术在人力资源管理领域的应用，很大程度改变了人力资源管理的工作方式。医院人力资源信息系统软件的开发和利用，使医院人事管理相关数据的应用更加及时、可及和便利，有效降低了人力资源管理成本，提高了管理效率。但新技术的层出不穷及管理技术的多样性，也对医院护理人力资源管理人员职业素质提出了更高要求。

6．员工培训需求多样化 科学技术的发展导致医疗护理领域业务及技术的日新月异。医护人员必须不断学习，更新自身的知识和技能，才能与医疗护理技术的发展同步。医护人员的毕业后教育及岗位培训成为人力资源管理的重要内容，管理者必须注重培训和开发，满足医护人员职业发展的需求。

二、护理人力资源管理

（一）护理人力资源管理的目标

1．人与事的匹配 即人的素质与工作要求相匹配。护理人力资源管理应为医院提供训练有素的护士，并把合适的人安排在合适的岗位，做到事得其人，人适其事，人尽其才，事尽其功，使医院的护理服务更有成效。

2．人与人的匹配 即人与人合理搭配，协调合作，使护理组织的结构合理，护士的特长优势互补，提高工作效率和提高管理效率。

3．人与物匹配 即护士的需求和贡献与工作报酬相匹配，护士的能力与劳动工具和物质条件相匹配，使得酬适其需，人尽其才，物尽其用，最大限度发挥激励作用，实现医院护理人力资源的可持续发展。

○ 知识拓展

人力资源管理对组织效益的贡献

1. 帮助组织实现目标。
2. 有效地利用劳动者的技能。
3. 为组织提供训练有素和动机良好的员工。
4. 使员工的工作满意度和自我实现最大化。
5. 与所有的员工交流人力资源管理的政策。
6. 提倡符合伦理规范和社会责任的行为。
7. 管理变革。

（二）护理人力资源管理的内容

现代人力资源管理的核心功能在于通过识人、选人、用人、育人和留人，实现人力资源的吸引、保留、激励和开发。具体说来，护理人力资源管理包括以下几个方面的内容：

1．**人力资源规划** 人力资源规划是医院护理人力资源管理的首要任务，主要包括两个层面的规划，即医院护理人力资源总体规划和子系统规划。总体规划是根据医院发展战略进行的医院护理人力总体需求与供给预测、人力资源规划的定期评价与调整等；子系统规划主要包括护士的更新规划、晋升规划、培养开发规划和配备规划等。

2．**招聘** 是组织吸引足够数量具备应聘条件的个体并与具体工作岗位匹配的过程。护士招聘活动的关键是寻求足够数量具备护理岗位任职资格的申请人，以使组织在人员选择上具有更大的自主性，通过保证护士整体队伍质量来实现护理服务安全的目的。同时为了吸引人才，组织也必须在薪酬、培训开发、管理风格、组织文化等多个方面对应聘者产生吸引力。

3．**培训与开发** 护士培训是根据组织和人员两方面的共同需要，采取多种方式对人员进行培训，是人力资源管理的重要工作内容，对帮助护士在工作岗位上保持理想的职业态度、知识水平、业务技能和工作能力，高效率完成护理工作任务，促进个人职业的全面发展和自我实现具有积极的现实意义。护士开发的主要工作内容包括：分析护理人力资源现状，有效利用护理人力资源；按照护士个人需求采取不同的激励措施；为护士提供个人发展空间，充分发挥护士职业成长的主观能动性，使护士职业潜力达到最大化发展；稳定高素质护士队伍；引导护士将个人发展目标与医院的发展目标相结合。

4．**绩效管理** 绩效管理是人力资源管理的一个中心环节，是指根据各岗位职责，对相应岗位人员的工作做出评价，不仅注重最终的组织目标实现和绩效达成情况，更重视管理过程中对员工的指导和反馈，以提高护士个人和部门工作的整体效力。绩效管理的结果是组织和部门管理人员对护士做出奖惩、培训、调整、升迁、离退、解雇等人事决策的重要依据。

5．**薪酬管理** 是指在组织内建立合理的护士薪酬管理制度及管理机制，根据各级护士的岗位、资历、工作能力、工作表现和绩效等因素制定科学合理、具有吸引力的个人工资和奖金的分配措施。此外，采取有效措施为护士提供健康、安全的工作环境，按照国家劳动政策提供相应的医疗保险、养老保险、劳动保护和福利也是人力资源管理的内容。

6．**员工关系管理** 员工关系管理是现代组织人力资源管理的一项重要内容，所涉及的主要内容包括员工参与管理、员工的满意度测量、员工流动管理、组织文化建设、争议处理机制、员工援助计划等。它所关注的重点是如何通过妥善处理好组织和员工之间的关系来确保组织目标的实现和长期发展。

第二节　医院护理人力资源配置及使用

一、医院护理人力资源配置

（一）概念

护理人力资源配置（allocation of nursing human resources）是以护理服务目标为宗旨，根据护理岗位合理分配护士数量，保证护士、护理岗位、护理服务目标合理匹配的过程。护理人力资源合理配置主要包括以下方面：一是护士的数量与事的总量的匹配；二是护士的能力与事的难易程度的匹配；三是护士与护士之间知识、能力、性格等的匹配。

（二）配置原则

1．依法配置的原则 医院和护理管理部门在进行护理人力资源配置时要以卫生行政主管部门护理人力配置要求为依据，以医院服务任务和目标为基础，配置足够数量的护士以满足病人需求、护士需求和医院发展的需要。2008 年 5 月 12 日国务院颁发的《护士条例》明确指出，卫生主管部门将对“违反本条例规定，护士的配备数量低于国务院卫生主管部门规定的护士配备标准的”医疗机构依法给予处分。

2．基于病人需求动态调配的原则 护理人力资源配置要以临床护理服务需求为导向，基于病人的实际需求进行动态调配。病人的临床服务需求随着病人数量、疾病严重程度以及治疗措施的变化而变化。科学的护理人力资源配置应通过评估病人的实际需求，进行动态、弹性调整。

3．成本效益的原则 人力资源管理的出发点及最终目的都是实现效益最大化。在护理人力资源配置过程中，管理者要结合实际不断寻求和探索灵活的人力配置方式，重视护士的能级对应及分层次使用，在分析个人能力与岗位要求的基础上实现个体与岗位的最佳组合，充分调动护士工作积极性，高效利用护理人力资源；根据护理工作量的变化及时增减护士数量，由此降低人员成本，提高组织效率。

4．结构合理的原则 护理单元整体效率不仅受个体因素影响，还直接受到群体结构的影响。护理单元群体结构是指科室不同类型护士的配置及其相互关系。结构合理化要求护士在专业结构、知识结构、智能结构、年龄结构、生理结构等方面形成一个优势互补的护理人力群体，有效发挥护理人力的个体和整体价值。

（三）配置方法

1．比例配置法 指按照医院的不同规模，通过床位与护士数量的比例（床护比）、护士与病人数量的比例（护患比）来确定护理人力配置的方法。这是目前我国常用的医院护理人力资源配置方法之一。卫生行政主管部门的相关政策和规定，对医院的护士数量作了基本要求，被用作比例配置法的计算依据。如《三级综合医院评审标准（2011 年版）》规定，三级医院临床一线护士占护士总数至少≥ 95%，病房护士总数与实际床位比至少达到 0.4∶1，重症监护室护士与实际床位比不低于（2.5 ~ 3）∶1，手术室护士与手术间比例不低于 3∶1，医院在岗护士至少达到卫生技术人员的 50%。2012 年原国家卫生部颁发的《卫生部关于实施医院护士岗位管理的指导意见》指出，“普通病房实际护床比不低于 0.4∶1，每名护士平均负责的病人不超过 8 个，重症监护病房护患比为（2.5 ~ 3）∶1，新生儿监护病房护患比为（1.5 ~ 1.8）∶1，门（急）诊、手术室等部门应当根据门（急）诊量、治疗量、手术量等综合因素合理配置护士”。

2．工作量配置法 指根据护士所承担的工作量（workload）及完成这些工作量所需要消耗的时间来配置护理人力资源的方法。现介绍国内外常用的几种工作量配置法。

（1）工时测量法：护理工时测量是国内医院第一种系统测定护理工作量的方法。在进行护理工时测量时，首先需要界定护理工作项目（通常包括直接护理项目和间接护理项目），然后通过自我记录法或观察法测算护理工作项目所耗费的时间，再应用公式计算护理工作量以及护理人力配置的理论值。

○ 知识拓展 如何应用工时测量法配置护理人力

应用工时测量法测算护理人力需求的公式为：护士人数 =（定编床位数 × 床位使用率 × 每位病人平均护理工时数 / 每名护士每日工作时间）× 机动系数。其中，每位病人平均护理工时数 = 每位病人直接护理工时 + 每位病人间接护理工时 + 每位病人其他工时；每位病人直接护理工时 =∑（每项操作平均工时 × 该项操作 24 小时内发生的频数）；每位病人间接护理工时 =∑（每项操作 24 小时所需的总时数 / 每项操作涉及的病人数）；每位病人其他工时：除了直接护理工时、间接护理工时以外的时间，如巡视病房需要的时间等。

（2）病人分类法：是国外护理人力资源管理中比较常见的工作量测量与护理人力配置的计算方法。根据病人、病种、病情等来建立标准护理时间，通过测量和标准化每类病人每天所需的直接护理时间和间接护理时间，得出总的护理需求或工作量，从而预测护理人力需求。包括原型分类法、因素型分类法、原型与因素型混合法三种。

1）原型分类法（patient dependency classification）：20 世纪 60 年代初期由美国约翰 . 霍普金斯医院首先提出，根据病人对护理的需求将病人分为三类或三类以上。如按病人对护理的需求将病人分为三类：完全照顾（total care），部分照顾（partial care），自我照顾（self-care），测量每类病人所需的平均护理时数，再根据每类病人数量计算所需护理时数和工作量。我国目前采用的特、一、二、三级护理分类，就属于原型分类法的一种。该法简便易行，但对病人分类过于宽泛，难以准确反映病人个体的实际护理需求。

★ 案例分析

某病房一级护理 30 人；二级护理 20 人；三级护理 10 人；该病房护理工时测算结果为一级护理 4.5 小时；二级护理 2.5 小时；三级护理 0.5 小时，间接护理时数为 26.5，机动护士数 20%。

【问题】

该病房需要护士多少人？

【案例分析提示】

案例分析思考要点：根据原型分类法，所需护士人数 =［（30 × 4.5+20 × 2.5+10 × 0.5+26.5）/8］× 120%=32 人

2）因素型分类法：选定发生频率高、花费时间长的护理操作项目，测量每一项目所需的护理时数。根据每个病人每天 / 班所需护理项目及其频数，计算所需护理时数并分配护士。美国加哥罗斯长老会医学中心设计的罗斯麦迪可斯量表—病人分类系统（Rush Medical Tool —Patient Classification System，RMT-PCS）是因素分类法的代表。该方法考虑了病人的个体化需求，其不足在于每项护理活动标准时间的确定较复杂，且标准时间随着操作水平的提高而动态变化。

○ 知识拓展 RMT-PCS 病人分类及护理时数

Ⅰ类：病人在 24 小时内平均所需护理时数 0 ~ 2 小时；

Ⅱ类：病人在 24 小时内平均所需护理时数 2 ~ 4 小时；

Ⅲ类：病人在 24 小时内平均所需护理时数 4 ~ 10 小时；

Ⅳ类：病人在 24 小时内平均所需护理数 10 小时以上。

3）原型与因素型混合法：20 世纪 70 年代，美国学者提出混合测量法，兼具原型和因素型分类法的优点。Medicus 法是混合法中颇具代表性的一种，它采用原型分类法对病人进行分类，但分类依据不是护士的主观判断，而是由主管护士选取能反映病人需求的护理操作项目进行护理活动工时测定，由计算机根据病人的具体情况进行权重处理后将病人划分到相应的类别，从而配置护理人力。其优点是各医院、病房可根据自己的工作特点决定影响工作量因素，计算简便；缺点是计算机模式中护士结构固定，影响其灵活性。

二、护士层级管理

（一）护士层级管理的概念

护士层级管理是按照护士实际工作能力将护士分层分级，赋予不同层级相应的职责范围、培训内容、绩效方案、考核标准、晋级标准等，通过对护士进行分层次管理，充分体现能级对应，从而最大限度地发挥各层级护士的潜力和自身价值。

（二）护士层级管理的作用

1．提高工作满意度，降低护士流失率 护士层级管理可以调动临床护士的主观能动性，做到人尽其才，才尽其用，按职取酬，充分发挥不同层次护士的作用，提高护士满意度，降低护士离职倾向，为医院节约再招聘与培训护士的成本，是最具有成本效益的管理模式。

2．改善护理实践，提高护理质量 实施护士分层管理，可使不同层级的护士从事与之能力相适应的护理岗位和工作，实现护士的能力与护理工作难易程度的匹配，为病人提供更高效、更优质、更全面、更贴切的人性化护理，提高护理质量和病人满意度。

3．避免护理人力浪费，降低护理风险 护士层级管理划分了不同层级护士所承担的工作范畴，充分体现能级对应，避免了高年资护士从事低技术含量工作的人力资源浪费，也降低了低年资护士从事高难度工作的护理风险。

4．促进护士专业成长，提高护理能力 护士层级管理有利于护士更好地对自身能力做出定位，明确自己的职业成长路线，确立职业进阶目标，是促进护士专业成长、提高护理能力的一种有效方法。实施层级管理后，护士在工作中的自我价值体现和综合成就感显著增加。

（三）护士层级管理的理论基础

1982 年，美国护理学家本勒（Patricia Benner）提出了临床护士“从新手到专家”的五级进阶模式，将护理的职业发展分为 5 个阶段，即新手（novice）—初学者（advanced beginner）—胜任者（competent）—精通者（proficient）—专家（expert）。该理论为护士层级管理体系制度的实施提供了清晰的思路，是大多数护士层级管理体系研究的理论基础。不少国家以该理论为基础，结合各自不同的国情发展形成各具特色的护士层级管理体系。

（四）护士层级管理体系的应用

1．护士层级管理体系在国外的应用 美国于 20 世纪 70 年代推行临床进阶制度，并于 20 世纪80年代广泛应用于临床。在美国，以Benner临床阶梯模式为指导，有的医院将注册护士分为新手、责任护士、带教护士、高级护士、护理专家5级，并依据不同层级的表现和工作能力给予报酬。英国注册护士从C级到H级分为6个等级（A、B级是助理护士），C级即刚从护校毕业的注册护士，工作2年以后，并拿到规定的继续教育学分即可升为D级护士，E、F级护士相当于我国的主管护师，G、H级护士相当于我国的副主任、主任护师。依据各个层级进行相应的培训，同时每年对护士还进行多维度的核心能力评估，以此作为晋级与薪酬的依据。

2．护士层级管理体系在国内的应用 中国台湾和香港地区护士能力进阶体系相对比较成熟。台湾护士分为N1-N4四个层级，并有严格的晋升制度。在每个层级的晋升要求中，实际工作能力为主要条件，注重临床护理经验的积累，学历不是绝对要求。香港地区的注册护士分为初级实践护士、实践护士、专科护士、高级实践护士、顾问护士五级。我国大陆于1979年开始建立独立的护士职称序列，形成了一支由初、中、高级职称构成的护理队伍，这是护士层级管理在我国的最早体现。随着优质护理服务的不断深化，各医院对护士层级管理进行了探索，部分医院已逐步形成了N1-N5的护士层级体系。

三、护理岗位管理

（一）护理岗位管理的相关概念

1．护理岗位（nursing position） 在医院的运行过程中，承担护理相关的工作和任务，并具有相应权力和责任的工作职位。

2．护理岗位管理（nursing position management） 是以护理组织中的岗位为对象，对岗位的五大要素，即工作、岗位人员、职责与职权、环境、激励与约束机制进行整合与运作的过程，以充分调动护士的主观能动性，建立持续质量改进的长效机制。

（二）护理岗位管理的实施流程

护理岗位管理的实施流程包括岗位设置、岗位分析和岗位评价三个环节。

1．岗位设置 根据组织目标，按照统一规范和分级分类管理相统一，因事设岗和尊重人才成长规律兼顾的原则，对护理岗位类别、岗位等级和岗位结构比例进行设计。岗位设置对于激发护士工作积极性，增强护士的满意感以及提高工作绩效都有重大影响。科学地设计护理岗位有助于推进医院标准化管理和完善医院人事管理制度，是医院转换用人机制，实现由身份管理向岗位管理转变过程中的一项基础性工作。

2．岗位分析（详见第六章第三节）

3．岗位评价 是在岗位分析的基础上，按照一定的客观衡量标准，对岗位责任、任职条件、岗位环境等因素进行系统衡量、评比和估价，以确定岗位相对价值的过程。岗位评价方法包括定性和定量两种。常用的定性评价方法包括分类法和排序法；定量评价法包括因素比较法、评分法及岗位参照法等。在实际的岗位管理工作中，护理管理者应选择合适的评价方法，将定性评价与定量评价的方法有机结合，科学评价各护理岗位的相对价值，并以此作为护士绩效考评的重要依据。

（三）护理岗位分类

原卫生部于2012年制定了三级综合医院护理人力配置标准，并明确界定医院护理岗位的类型，包括护理管理岗位、临床护理岗位和其他护理岗位三大类型。

1．护理管理岗位 护理管理层次可以根据医院的规模设置两个或三个层次。三级医院要求实行三级管理体系，即护理部主任或护理行政主管（executive）—科护士长或管理协调者（coordinator）—护士长或护士管理者（nurse manager）。两级管理体系包括护理部主任或总护士长—护士长两个层次。

2．临床护理岗位 包括病房护士岗位、专科护士岗位和临床护理教学岗位。

3．其他护理岗位 指注册护士为病人提供间接护理服务的岗位，主要包括医院消毒供应中心、医院感染管理部门等。

四、护理工作模式及人员排班

（一）护理工作模式

1．个案护理（case nursing） 个案护理是一名护士负责一位病人全部护理内容的护理工作模式，又称“特别护理”或“专人护理”。这种护理工作模式主要适用于病情复杂严重、病情变化快、护理服务需求量大、需要24小时监护和照顾的病人，如入住ICU、CCU护理单元的病人，多器官功能障碍、器官移植、大手术或危重抢救病人等，护士负责自己当班时该病人的全部护理工作。

2．功能制护理（functional nursing） 是一种传统的、机械式的、以工作性质分工的护理模式，其特点是以单纯的完成护理任务为目标，将病人的护理工作内容分为处理医嘱、打针发药、病情观察等若干功能模块，每个护士有单一的工作内容，如治疗护士负责所有病人的治疗任务；基础护理护士则承担病人的各种生活护理；办公室护士负责处理医嘱。功能制护理是一种分段式、流水作业的工作方法。在该模式下，护士分工明确，技术相对熟练，便于组织管理，节约时间和人力成本，但护士工作机械，对病人的病情、疗效、心理状态等缺乏系统的了解，病人接受的是不同护士的片段护理，而不是固定护士的完整护理，因而不能很好满足服务对象的整体需要。

3．小组护理（team nursing） 指由一组护士负责护理一组病人。小组一般由3～4人组成，负责10～20位病人的护理。小组可由护师、护士、护理员、实习护士等不同等级人员组成，设有一名小组长。这种护理工作模式的特点是护理小组成员可以同心协力、有计划、有步骤地开展护理工作。但也存在以下不足：由于每个护士没有确定的护理对象，会影响护士的责任心；整个小组的护理工作质量受小组长的能力、水平和经验的影响较大；也可能因护理过程的不连续性而影响护理质量。

4．整体护理（integrated nursing） 整体护理是以人的功能为整体论的健康照顾方式，又称全人护理（total patient care）或以病人为中心的护理（patient-centered care）。整体护理是一种护理理念，同时又是一种工作方法，其宗旨是以服务对象为中心，对服务对象的生理、心理、社会、精神、人文等方面进行全面的帮助和照顾，根据其自身特点和个体需要，提供针对性护理。我国于20世纪80年代末开始探索在医院开展整体护理，已初步建立整体护理工作模式，2010年原卫生部提出优质护理服务的核心就是提倡责任制整体护理，这对促进临床护理工作模式改革，丰富护理内涵，突出护理专业特点，提高和保证临床护理服务质量起到积极的作用。

（二）排班

1．排班原则

（1）满足需求原则：护理排班应以病人需要为中心，确保24小时连续护理，保证各班次的护理人力在质量和数量上能够完成当班的所有护理活动。除了满足服务对象的需要外，从人性化管理的观点出发，管理者在排班过程中要重视护士的需求，护士长在具体安排时要尽量做到合理调整和安排，在保证护理质量的同时实现人本管理。

（2）结构合理原则：对各班次护士进行科学合理搭配是有效利用人力资源，保证临床护理质量的关键。护士结构合理的基本要求是应根据病人情况、护士的数量、水平等进行有效组合各班次护士，做到新老搭配、优势互补，使各班次能够处理临床护理疑难问题，避免因人力安排不当出现的护理薄弱环节，保证病人安全。

（3）效率原则：效率原则是管理的根本。在具体排班时，护士长应以护理工作量为基础，结合病房当日实际开放床位数、病人危重程度、手术人数、床位使用率、当班护士实际工作能力等对本病区护理人力进行弹性调配，通过合理设岗、人岗匹配，将护士的专长、优势与病人的护理需要相结合，在保证护理质量的前提下有效运用人力资源，充分发挥个人专长。

（4）公平原则：受到公平对待是每一个人的基本需求，也是成功管理的关键。护士长应根据护理工作的需要，合理安排各班次和节假日值班护士，做到一视同仁。是否受到公平对待对加强组织凝聚力，调动护士工作的积极性具有直接影响，值得管理者引起重视。

（5）分层使用原则：除上述原则外，护士长还应对科室护士进行分层次使用。其基本原则是：高职称护士承担专业技术强、难度大、疑难危重病人的护理工作；低年资护士承担常规和一般病人的护理工作。这样可以从职业成长和发展规律的角度保证护理人才培养和临床护理质量。

2．排班方法 护士排班是护理管理者的最富挑战的职能之一。病人安全和护理质量是管理者在护士排班时首要考虑的问题，通常排班的依据是病人数量、疾病类型与严重程度、护士经验和数量等。常见的排班方法如下。

（1）周排班法：以周为周期的排班方法称为周排班法。国内许多医院都采用周排班方法。周排班的特点是对护士的值班安排周期短，有一定的灵活性，护士长可根据具体需要对护士进行动态调整，做到合理使用护理人力。一些特殊班次，如夜班、节假日班等可由护士轮流承担。缺点是周排班法较为费时费力，且频繁的班次轮转会影响护士对住院病人病情的连续了解。

（2）周期性排班法：又称为循环排班法，一般以四周为一个排班周期，依次循环。其特点是排班模式相对固定，每位护士对自已未来较长时间的班次可以做到心中有数，从而提前做好个人安排，在满足护理工作的同时兼顾了护士个人需要。周期性排班可以为护士长节约大量的排班时间，排班省时省力。这种排班方法适用于病房护士结构合理稳定，病人数量和危重程度变化不大的护理单元。国外许多医院采用周期性排班，以满足护士的个性化需要。

（3）自我排班法：是一种班次固定，由护士根据个人需要选择具体工作班次的方法，一般先由护士长确定排班规则，再由护士自行排班，最后由护士长协调确定。这种由护士共同参与的排班方法体现了以人为本的思想，适用于护士整体成熟度较高的护理单元，国外一些医院常采用这种排班方法。自我排班为护士提供相互交流的机会，并促使护士长的权力下放，有助于培育护士的主人翁意识和责任感。在自我排班的过程中，护士长要对全体护士进行教育，让大家了解排班的方针，明确责任以及每个人的决定对排班的整体影响。

（4）功能制护理排班：指按功能制护理工作模式进行排班，即根据流水作业方式对护士进行分工，如“办公室护士”、“总务护士”、“治疗护士”、“巡回护士”等，再将护理工作时间分为白班、早班、中班、前夜班、后夜班等，各班护士根据分工不同承担相应的工作，如治疗班、护理班、抽血班等。其优点是分工明确，工作效率较高；缺点是岗位和职责不分层级，班次不连续，交接班频繁，不利于护士全面掌握病人的整体情况。

（5）整体护理排班：指按整体护理工作模式进行排班。主要理念是以病人为中心，护理排班紧紧围绕为病人提供全面、整体、连续的优质护理进行。在整体护理排班模式下，责任护士对病人全面负责，根据病人的疾病情况和个人特点，以护理程序方式为其提供护理服务，从工作模式上保证了护理服务的整体性、全面性和连续性。

（6）弹性排班：是在周期性排班的基础上，根据临床护理人力和病人病情特点、护理等级比例、床位使用率进行各班次人力合理配置。增加工作高峰时间人力，减少工作低峰时间人力，以达到人力资源的充分利用，缓解人力不足和避免人力浪费。该排班方式具有班次弹性和休息弹性，能较好地体现以人为本的原则，保质、保量完成工作及合理安排护士休假等优点，尤其适用于手术室、急诊室及重症监护室。

（7）小时制排班：是国外医院使用较为普遍的排班方法，护理人力在各班次较为均衡。为保持护理工作的连续性特点，根据各班次工作时间的长短，一般采用每日三班制。将一天24h分为8小时制（早班、中班、夜班各8小时）、10小时制（每周工作4天，每天工作10小时）、12小时制（白班、夜班各12小时）和24小时制，以7天为一周计算，每周工作3天，休4天，工作连续性更好。

（8）APN连续性排班：这种排班是将一天24小时分为连续不断的3个班次，即A班（早班，8:00～15:00或7:30～15:30）、P班（中班，15:00～22:00或15:00～22:30）、N班（夜班，22:00～8:00），并对护士进行分层级管理，各班时间可根据不同科室具体专科病人及护理特点进行调整。APN排班的优点是：①减少了交接班次数及交接班过程中的安全隐患；②加强了P、N班薄弱环节中的人员力量，降低了安全隐患；③在A班和P班均有高年资护士担任责任组长，对疑难、危重病人的护理进行把关，充分保证了护理安全；④有利于护士更好地安排自己的工作、生活，避开上下班的高峰；⑤增强了护理工作的连续性，有利于服务病人。主要不足为：①夜班时间较长，护士可能疲劳；②不适用于护理人力资源不足的科室。

（9）护士排班决策支持系统：近年来国外研制出多种基于软件排班的方法。护士排班决策支持系统是以管理学、运筹学、控制论和行为科学为基础，以计算机技术、模拟技术和信息技术为手段且具有智能作用的人机系统，结合每天24小时和每周7天的排班问题，给出弹性排班图和决策支持系统的结构。利用信息技术建立排班系统一般可分为5个步骤：①护理管理者明确护士排班相关因素及约束条件，根据实际需要确立目标；②计算机工作人员根据管理者提供的排班约束条件和目标，运用计算机技术建立数学模型；③求解模型和修改方案；④检验模型和评价解答；⑤方案实施和不断修改，最终确立模型。排班前护士根据需要在相关网页中输入想要参与的班次（一般4周为一周期），提交后计算机自动生成本周期每个护士的班次。

第三节　护理人力资源规划与招聘

一、护理人力资源规划

（一）基本概念

护理人力资源规划（nursing human resources plan）是医院人力资源管理部门和护理职能部门根据护理业务范围评估和确认护理人力资源供给与需求状况，并采取相应措施，确保医院在需要的时间和需要的岗位获得所需的护士人选（包括数量、质量和结构），以实现护理人力资源最佳配置的过程。

（二）护理人力资源规划的步骤

护理人力资源规划主要包括护理人力整体状况分析、护理人力需求预测、护理人力供给分析、制定护理人力规划4步。

1．**护理人力整体状况分析** 以医院近年的发展方向和目标为依据，在医院总目标之下明确护理工作目标和任务，全面盘点现有护理人力资源质量、数量以及配置结构。分析医院护理人力资源实际情况与上级主管部门的要求之间的差距及原因，以此作为护理人力规划的依据。

2．**护理人力需求预测** 基于医院护理目标和任务，综合分析护理人力资源供给与需求的各项影响因素，对护理人力资源的供求关系进行判断，通过人力资源规划平衡供求矛盾。护理人力需求预测需要考虑的主要因素包括：①医院发展目标和规划；②医院护理业务服务拓展情况；③医院现有护士短缺情况；④医院内部护理人力流失和流动情况；⑤现有护理人力存量；⑥护士离岗培训人数。护理人力资源需求预测的常见方法有：经验判断法、专家预测法、比率分析法、趋势分析法和回归分析法。

3．**护理人力供给分析** 对未来某个时期内，医院从内部和外部可以获得的护理人力资源的数量和质量进行预测。外部护理人力资源供给分析的主要目的是对护理劳动力市场的供求情况、可能为医院提供护理人力资源的渠道以及竞争对手进行分析，预测获得所需护理人力资源的代价以及可能出现的困难。护士劳动力来源的重要渠道是护理院校的护理专业应届毕业生，也可以来源于各级人才市场。内部护理人力资源供给分析主要对医院内部护理人力情况进行分析，包括护士的人数、年龄、技术水平、发展潜能、流动趋势等，从而预测未来一段时间内医院内部有多少护士能稳定地留在医院，有多少护士具有发展和晋升的可能性。

4．**制定人力规划** 是在上述几个环节完成的情况下，将医院护理人力资源规划形成具体方案和任务，构建人力资源规划执行控制和反馈系统，定期评估并进行动态调整，确保规划实施的有效性和合理性，以实现护理人力资源供需的综合平衡。

二、工作分析

（一）相关概念

1．**工作分析（job analysis）** 又称岗位分析、职务分析或职位分析，是对组织中某个特定工作岗位的性质、任务、责任、相互关系以及任职者的知识、技能、条件进行系统的研究分析，并加以科学系统的描述和做出规范化记录的过程。工作分析设计有两个方面的内容：①工作本身的职责和任务；②任职资格。工作分析的结果是岗位说明书，一般包括两大部分：工作描述和任职资格说明。

2．**工作描述（job description）** 又称岗位描述，指对岗位的性质、任务、责任、工作内容、工作方法等与工作相关的环节所做的书面记录。护理工作分析是通过收集数据、工作要素分析、对特定护理岗位（如专业护士、辅助护士、临床教学老师、护士长等）工作的实质进行评价，确定工作的具体特征，由此形成工作描述，又称工作说明。护理工作描述包含工作名称、工作活动和程序（包括工作任务、职责、工作流程、工作中的上下级关系等）、工作条件和物理环境、社会环境（如同事的特征及相互关系）。

3．**任职资格（job certification）** 是根据工作描述制定的相应岗位和工作的实际承担者的任职条件，主要内容包括文化程度、工作经验、有关岗位的技术和能力要求、工作态度、生活经历和健康状况，以及各种特殊能力要求等。

（二）工作分析的基本方法

工作分析是全面获取与工作有关的详细信息的过程，常见的方法有资料分析法、问卷调查法、访谈法、观察法，另外还有典型事件记录法、时间序列分析法、日记法等均可用于工作分析。

1．资料分析法 为降低工作分析的成本，利用现有资料和信息对护理岗位的任务、责任、权力、工作强度、任职资格等进行基本了解，为进一步调查、分析奠定基础。

2．问卷调查法 即设计一套职务分析的问卷由员工填写，是工作分析中最常用的一种方法。问卷的问题主要集中在护理工作性质、特征、任职资格和业绩评价标准等方面。优点是结构化问卷便于计算机处理，能从众多问卷中迅速得到信息，节省时间和人力；缺点是问卷的设计需要花费较多的人力、物力和时间，单向沟通方式不能保证信息的准确与全面。

3．访谈法 是指就某一职务或岗位面对面地询问任职者、主管或专家等的意见和看法。访谈法对访谈者技巧要求较高，如运用不当可能影响信息收集的质量，不过由于访谈法可以使双方直接面对面交换信息，能对被调查对象的工作态度与动机有深层次的了解，所以具有其他方法无可替代的作用。

4．观察法 是指直接到工作现场，针对特定岗位的护士的工作过程、内容、特点、性质，人与工作的关系以及工作环境、工作条件等进行观察、记录，并用文字或图表记录下来进行归纳分析的方法。观察法直观、真实，所获得和信息资料也较准确，不过耗时较长，容易对现场工作人员产生干扰，所以适用范围较小。

（三）工作分析的基本步骤

工作分析是对工作的一个全面的评价过程，具体步骤包括：①明确工作分析的目的：工作分析的目的决定了需要收集信息的类别以及获取方式，即确定收集方法和工具。例如，在编写岗位说明书和为特定岗位挑选护士时，可采用访谈法。②确定参与人员：参加工作分析的人员应包括人力资源管理专家、工作的实际承担者以及直接主管。有时，也可以纳入与本部门有工作联系的其他部分的人员。对临床一线的护理岗位来说，服务对象也是一个重要的工作信息来源。③选择分析样本，包括确定合适的样本量和抽样方法，以保证获取岗位相关的所有信息。④收集并分析工作信息：采用合适的方法收集与岗位有关的资料，包括岗位名称、工作内容与职责、工作环境、任职资格等，并对收集到的信息进行总结、归纳、综合、整理、分析，形成适合需要的文本格式。⑤与任职者、直接主管共同核实所得到的信息，必要时进行修正。⑥编写正式的岗位说明书。⑦结果的运用和修订，即根据工作分析结果进行人员招聘、培训和开发等管理实践，根据需要随时修正，及时调整岗位描述和任职资格。

三、护士招聘

（一）基本概念

护士招聘（nurses recruiting）是指医院采取科学有效的方法寻找、吸引具备资格的护士到医院应聘，医院根据需要和应聘者条件从中选出适合人选予以录用的管理过程。

（二）护士招聘的程序

护士的招聘和选拔工作是一个复杂的、系统的、程序化的操作过程，涉及组织内部各用人部门以及诸多环节。在招聘工作中，各部门及其管理者的协调十分重要。护士招聘工作一般包括以下步骤：

1．招聘决策 在招聘工作正式开始前，基于护理人力资源规划的结果，对招聘工作进行具体计划的过程。包括招聘类型、招聘人数、人员招募范围、招聘标准、时间、地点、经费预算、招聘的具体实施方案（招聘小组、章程、考核方案、条件、招聘简章、工作进度等）。

2．人员招募 根据招聘计划确定策略，通过适宜的招聘渠道发布招聘信息，吸引合格的应聘者，最大可能地获取职位候选人。

3．人员甄选 在吸引众多符合标准和条件的应聘者后，医院对候选人的任职资格和工作胜任程度进行客观的测量与评价，甄选出最合适的人员。人员甄选的具体方法如下：

（1）初筛：主要针对应聘人员填写的求职申请表进行资格审查以确定需要进一步考核的人选。求职申请表格内容可根据岗位要求设计，基本格式见附录一和附录二。

（2）考核：主要包括理论知识考核和工作相关技能考核。知识考核主要通过笔答的形式进行，以了解应聘护士对要求的专业知识深度和广度的掌握程度。技能考核视具体护理岗位的要求进行选择，主要是基础护理和专科护理操作技能。如果是选择护理管理人员，除上述考核内容外，有必要进行管理相关知识和能力的考核。此外，心理测试、性格测试、情况模拟、团队合作测试等也可作为招聘考核的方法。

（3）招聘面试：面试主要了解应聘护士以下信息：专业技术能力、个人特点和个人发展潜力。通过面试，主考人员可以对应聘者的专业知识，沟通表达能力、判断能力、思维能力、反应能力等有一个初步了解，以考察应聘者对护理岗位的适合程度。面试表格的设计应有针对性，简单明了，易于操作。护士招聘面试相关表格见附录三、附录四和附录五。

（4）岗位能力测试：又称真实工作预览或临床岗位胜任试用，主要目的是将拟聘用人员放在实际的护理岗位上进行能力考查，以提高招聘工作的有效性。岗位能力测试通常采用试用期的形式进行考核。根据医院和岗位的具体要求，试用期一般为3～6个月。

4．录用决策 根据护理岗位的要求和录用标准，综合分析招聘测试的结果，择优选择护士，做出初步录用决定。

（1）录用决策的方法：系统性的录用决策方法包括定性和定量两种。所谓定性法就是对候选人各方面胜任特征进行描述性分析，列举出各候选人的主要优点与不足，进行比较后做出决定。定量法就是对候选人的各项胜任特征采用打分评定的方法。在实际操作中，两种方法常常被结合起来使用。

（2）录用决策的原则：①招聘的指导思想是招聘最合适而不是最优秀最全面的护士。②录用标准不应设置太高，应根据岗位要求有所侧重。在对候选人进行评分时，不同项目应有不同的权重，突出重点，招聘到最能与岗位相匹配的护士。③尽快做出决定。应聘者在找工作时可能面临多种选择，越优秀的人才机会越多。如果组织不尽快做出决定，应聘者可能会流向其他组织。

（3）体检及录用：体检的主要目的是确认应聘护士身体状况达到岗位要求，能够胜任工作。录用的过程是对应聘者筛选的过程，通过将应聘人员与任职岗位要求间的比较和应聘人员之间的相互比较，确定最终录用人选。雇佣单位与被录用人员签订试用协议，以法律形式明确双方的权利与义务。在人员录用决策中，应尽量避免错误的录用和错误的淘汰。进行录用决策要充分考虑信息的准确可靠、资料分析方法的正确、招聘程度的科学性、主考官的素质以及应聘者能力与岗位的匹配。

5．招聘工作评估 其目的在于对整个招聘工作进行总结和评价，进一步提高下次招聘的质量和效率。评估的主要内容包括：①招聘结果评估：对照护理人力招聘计划，从数量和质量方面对录用护士进行评价。护士质量评价主要针对每位受聘人员工作胜任和工作成功程度进行长、短期指标测定。②招聘成本评估：成本核算是保证录用工作有效性的关键。成本费用一般包括护士选拔成本、录用成本、安置成本、离职成本、机会成本和再安置成本。③招聘方法评估：对招聘过程中采用的各种方法的信度和效度进行评估。

第四节　培训与开发

一、基本概念与原则

（一）培训与开发的基本概念

培训和开发在定义上很难区分，两者连在一起是指组织有计划、有组织地对护士实施系统学习和开发潜力的管理过程，但两者在内涵上略有区别，各有侧重。

1．**培训（training）**　培训是为了提高护士的理论素养、知识水平和业务技能，改变护士的价值观、工作态度和工作行为，使护士能够胜任现有的工作岗位而进行的有计划、有组织的教育和训练活动。培训以现在为导向，侧重于现在的工作，目的是提高当前工作绩效，着眼点在于传授具体的知识和技能，帮助护士获得胜任当前职位所需要的知识和技能。

2．**开发（development）**　开发是以未来为导向，侧重于培训员工尤其是管理人员的综合素质，为未来发展做准备，着眼点在于员工的成长。开发的对象一般为较高层次的管理人员和专门的技术人员。

（二）培训与开发的类型

按照培训与开发的对象与重点划分，护理人力资源的培训与开发包括岗前培训、岗上培训以及护理管理人员开发等。

1．**护士岗前培训**　是使新护士熟悉组织，适应环境和岗位的过程，主要包括两种形式，一是新护士导向培训（orientation）；二是在职护士走上新岗位（因工作变动等）之前的培训教育活动。新护士导向培训就是帮助新护士学习新的工作准则和有效的工作方法，尽快适应岗位的要求。首先，要使新护士在和谐的气氛中融入工作环境，为其今后的有效工作打下良好的基础；其次，要使护士了解医院的组织文化、服务流程和发展目标，帮助护士熟悉胜任工作的必要知识、技能和职业道德规范，了解医院和护理系统的有关政策、规章制度和运转程序，熟悉岗位职责和工作环境。

2．**护士岗上培训**　又称上岗后培训或在岗培训，主要指医院根据工作需要，对从事具体护理岗位的护士开展的各种知识、技能和态度的教育培训活动，帮助其提高工作效率。

3．**护理管理人员开发**　针对护理管理人员和一部分可能成为护理管理人员的护理骨干，通过研讨、交流、案例研究等方法，帮助其掌握管理技能，建立正确的管理心态，学习先进的管理理念和知识，改善管理绩效。

（三）培训与开发的原则

1．**与组织战略发展相适应原则**　要从组织的发展战略出发，结合医院和部门的发展目标进行培训内容、培训模式、培训对象、培训规模、培训时间等综合方案的设计，保证培训为组织发展服务，促进组织战略目标实现。

2．**按需施教，学用一致原则**　从护士的知识结构、能力结构、年龄情况和岗位的实际需要出发，注重将培训结果向生产力转化的实际效果。培训结果要能够促进组织、部门和护士的竞争优势的发挥和保持，使护士的职业素质和工作效率得到不断提高，实现组织培训效益最大化。

3．综合素质与专业素质培训相结合原则 护士培训除了要注意与护理岗位职责衔接，提高护士专业素质外，还应包括组织文化建设的内容，使护士从工作态度、工作理念、价值观、人生观等方面符合组织文化要求。培训与开发要帮助护士在提高职业素质的同时，完成其在组织中的社会化过程。

4．重点培训和全员培训相结合原则 医院的培训需要投入成本，因此，培训与开发必须要有侧重点。首先要对医院护理工作的发展影响力大的护理技术骨干力量，特别是对护理管理人员进行培训。另外，组织中的每一位护士都有接受培训和教育的权利，管理者在制订培训计划时既要注意对组织中的骨干进行培训提高，同时又不要忽略护理队伍整体素质的提高，做到全员培训。

5．长期性与急用性相结合的原则 科学技术发展的日新月异要求组织对人员的培训必须坚持长期性的原则。护士只有不断学习，不断接受新的知识和信息才能保持自己的专业能力与医疗护理的发展同步。另外，护士培训目的是为了更好地完成本职工作，如果岗位职责和工作内容发生了变化，就应该及时针对岗位需要培训急需的知识和技能培训，满足组织和部门新业务、新技术、改革项目等对人员素质的基本要求。

二、培训与开发的系统模型

人力资源培训与开发是一项系统工程，由分析需求、确立目标、制定计划、组织实施、转化成果和评估改进构成的一个循环的系统模型（图 6-1），可以作为设计护理人力资源培训与开发体系的参考框架。

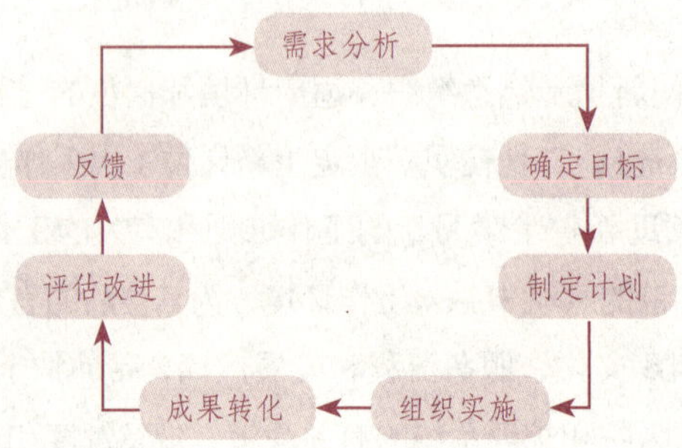

图 6-1 护理人力资源培训与开发系统模型

（一）需求分析

了解组织和个人的培训需求是制定合理的培训目标和良好培训计划的前提与基础。培训与开发的需求分析需要回答以下问题：组织中存在哪些可以依靠培训来解决的问题？哪些人需要培训？在哪些方面需要培训？护理人力资源培训与开发需求分析可从医院、任务、护士个人三个方面进行，确保所提供的培训与开发内容与组织和护士所需的东西一致。

1．医院层面的分析 分析评价医院和护理团队的发展目标、组织战略、形势变化、组织文化、可利用的培训资源以及管理者和同事对培训活动的支持等情况。从医院层面确定培训的内容与形式，使护理人力资源培训与开发满足医院提高竞争力、增强凝聚力、降低成本、提高管理效益与组织绩效等需求。

2．**任务分析** 是在医院层面分析结果的基础上评估护士需要完成的任务，确定完成这些任务需要护士具备的能力水平。护理任务能力培训需求分析主要内容有：描述护理工作、工作任务分类、描述岗位能力要求、确定各任务能力的重要性，根据工作能力重要性决定各项培训工作开展的先后顺序。

3．**护士分析** 通过分析比较护士实际绩效与预期绩效间的关系以及护士个体的知识、学历、态度、行为等个性特点，旨在确定哪些护士需要培训以及受训基础。重视护士的个人培训需求是提高培训主动性和有效性的关键。

（二）确定目标

在培训与开发需求分析的基础上，确定培训的目的和预期结果，即培训目标。培训目标要与护理宗旨相统一，要与组织的资源、护士的基础、培训的条件相协调，并满足可操作性、具体化、可测量的要求。

（三）制定计划

根据既定的培训目标，合理安排培训的基本要素，进行培训项目的具体设计。有效的培训项目设计应包括课程或项目描述、培训目标、详细的课程计划和时间安排表等。

○ 知识拓展

人力资源培训与开发计划的基本要素（4W2H）

What：培训的对象是谁？培训的目标和内容是什么？

When：需要多少时间？什么时候启动？

Where：在何处进行培训？

Who：由谁来培训？选择何种培训资源？

How：采用什么方法和手段进行培训？培训的实施步骤及要点？

How much：培训的投入与预算？

（四）组织实施

培训实施就是落实培训计划的各要素，并在执行过程中根据实际情况进行必要的调整，力争实现培训目标。在培训计划实施过程中要做好相应的管理工作，具体包括：①明确告知护士培训的目的、要求和内容；②准备和整理培训中所需的各种资料；③安排各种培训场所和设施；④随时提供帮助，为教学双方沟通提供便利；⑤将培训完成情况记录在培训档案或个人档案。

（五）成果转化

培训成果转化又叫培训转化，就是培训对象将所学知识、技能应用到实际工作，产生工作态度或习惯上的改变而提高工作绩效的过程。培训成果转化直接受到受训者个人特点、受训者工作环境、培训项目设计等因素的影响。统计数据显示，通常只有10%的培训信息被转移到工作之中。确保“学以致用”的方法之一就是必须把培训内容与实际工作密切联系起来，运用案例分析、角色扮演、计算机模拟等方法促进培训场景与受训者实际工作环境间的联系，从而真正实现培训目标。

（六）评估改进

培训项目评估是对培训开发项目的计划方案和培训效果评价，作为后续护理人力资源培训与开发项目改进的依据。在进行评估时，需要确立培训的成果或标准，明确判断培训项目是否有效的基准，并设计评价方案。培训前后受训护士的反应、测试、绩效记录和绩效分数的比较常被用作确定培训项目是否达到预期目标的简便易行的方法。

三、护士的培训与开发

（一）培训与开发形式

1．脱产培训（off-the-job training） 脱产培训是一种较正规的人员培训，是根据护理工作的实际需要选派不同层次有培养前途的护理骨干，集中时间离开工作岗位，到专门的学校、研究机构或其他培训机构进行学习或接受教育。这种培训在理论知识方面学习的比重较大，培训内容有一定深度，并较系统，因此对提高管理人员和专业技术骨干的素质和专业能力具有积极影响，从长远观点看，对医院有利。但培训成本较高，在培训人员数量上受到一定的限制。

2．在职培训（on-the-job training） 在职培训是指在日常护理工作环境中一边工作一边接受指导、教育的学习过程，是以学习新理论、新知识、新技术和新方法为主的一种终身制培训形式。在职培训可以是正式的，也可以是非正式的。护士的操作技能培训是在职培训的主要内容之一。这种培训方法多为导师制。导师制是指由处于职业生涯的高年资护士指导处于职业起点护士的一种工作支持和帮助的教育培养过程。这种指导关系不仅体现在对低年资护士操作技能方面进行帮助，同时对其价值观的形成、人际关系的建立、合作精神等方面都有责任进行指导。在职培训一般与分层级培训相结合，以满足不同层级护士的培训需求。

3．轮转培训（rotary training） 岗位轮转可以使护士在工作经历方面积累更多的临床护理经验，拓宽专业知识和技能，增强解决临床护理问题的能力，使其胜任多方面的工作，并为今后的职业发展打下良好的专业基础；同时也为在组织内形成护理人才的合理流动，更加有效地安排护理人力资源创造了条件。国内的轮转培训主要针对新护士，也称为护士规范化培训，通常为两年时间。而国外某些医院则针对所有护士采用工作岗位轮转制，护士在某一科室工作一定年限后即会被安排至另一科室工作。

（二）培训方法

1．讲授法 是一种传统的教育培训方法。这种方法的优点是有利于受训人员较系统地接受新知识，有利于教学人员控制学习进度；通过教学人员的讲解可帮助学员理解有一定难度的内容，可同时对数量较多的人员进行培训。其局限性是讲授的内容具有强制性，受训人员不能自主地选择学习内容，反馈效果差，常用于一些理论性知识的培训。

2．演示法 是一种借助实物和教具的现场示范，使受训者了解某种工作是如何完成的。演示法的主要优点有：感官性强，能激发学习者的学习兴趣；有利于加深对学习内容的理解，效果明显。该方法的局限性在于其适应范围有限，准备工作较费时。

3．讨论法 是一种通过受训人员之间的讨论来加深学员对知识的理解、掌握和应用，并能解决疑难问题的培训方法。优点在于其参与性强，受训者能够提出问题，表达个人感受和意见；集思广益，受训者之间能取长补短，有利于知识和经验交流；促使受训者积极思维，有利于能力的锻炼和培养。局限性在于该方法讨论题目的选择和受训者自身的水平将直接影响培训效果，不利于学员系统地掌握知识，有时不能很好地控制讨论场面。

4．远程教育法 远程教育是利用电视会议或卫星教室等方式进行的培训方法。随着信息和互联网技术的发展及广泛应用，远程护士培训得到迅速发展，对比传统的课堂教学培训方式，远程培训技术具有更大的灵活性和自主性，以及培训覆盖的广泛性，可以有效地利用培训资源，提高培训效率。

5．其他方法 多媒体教学、影视培训、角色扮演、案例学习、游戏培训、虚拟培训等教学方法是近年来发展快、适应范围较广的培训方法，可以根据培训内容和需要选择性地运用于护士的培训教育。

四、护理管理人员的培训与开发

（一）护理管理人员的培训

护理管理人员是医院护理管理活动和管理职能的承担者，这个群体在医院管理活动中的作用和对医院生存发展具有重要意义。加强对护理管理人员的培训开发是提高护理管理效率的关键。

1．护理管理人员培训内容 主要围绕与医院护理管理活动相关的理念、知识和技能进行，主要领域包括管理学科专业知识和技能、管理学基础理论与方法、管理原理原则等。管理相关学科专业知识和技能包括人文学科、行为学科、心理学科、社会学科、领导学等。

2．护理管理人员培训方法 管理人员的培训方法多种多样，医院应根据培训对象的特点及岗位具体要求选择合适的培训方式，除前面介绍的护士培训方法外，针对护理管理岗位人员的培训还可选择：

（1）职业模拟培训：是指设计一种护理管理工作的特定情境，由若干受训人员代表不同的部门和个人，扮演特定的角色，如护士长、科护士长、科室护士、实习护士学生等。这种职业模拟培训要求站在自己的职业角度对护理工作任务、条件及环境等进行分析、决策和运作。职业模拟培训旨在让受训管理人员身临其境，通过培训提高自己的实际管理工作能力、分析和处理问题的能力以及管理适应能力等。

（2）分级选拔培训：分级选拔培训对护理管理队伍梯队建设具有积极的现实意义。在分级选拔培训过程中，有创新思想、工作能力强、有效解决问题的管理人员都有获得提升、加薪的机会，而能力差的管理者在培训过程中可能被淘汰。这种具有价值感、压力感和挑战性的培训不仅能使受训者提高管理能力，激发管理人员进行有效管理，同时为医院和部门规划选拔继任护理管理人员奠定了基础。

（3）职务轮转培训：职务轮换重点是拓宽护理管理人员的专业知识和技能，使受训管理人员更加全面掌握医院护理管理岗位的职能与管理艺术。另外，职务轮转还有利于发现和选择潜在的优秀护理管理人才。护理管理岗位轮转的方式较多，可以根据人才培养目标和护理管理岗位需要进行不同科室护士长之间轮转、副护士长之间轮转、护理部与科室管理岗位轮转等。

（二）护理管理人员的开发

1．护理管理人员开发的基本任务 管理人员的开发就是根据护理管理者目前的工作情况，职业前途中的下一任工作要求，结合医院和护理部未来长期发展的需要，制定个性化的教育和发展计划，提高组织未来的工作绩效。因此，护理管理人员开发的基本任务为：评估和满足组织的需要；进行管理人员的规划与预测；为空缺的管理职位充实人员；评价特定护士或护理管理者的工作绩效和需要；有针对性地开发这些人员。

2．护理管理人员开发计划 优秀的管理人才是一个组织保持竞争优势和成功的关键，识别和培养管理人才一直是大多数组织面临的最大人力资源管理的挑战。护理管理人员开发计划可以面向整个组织，为所有或多数护理管理人员的遴选、培养和自我提升提供服务，也可以直接为某一具体职务培养和配备护理管理人员。制定护理管理人员开发计划的步骤如下：①根据医院整体业务变化设计护理管理人员需求，制作组织设计图；②盘点现有护理人才库，辅以调查测评，确定当前的管理人员状况；③概括出每个护理管理职位的可能候选人及其开发需求，绘制管理人员继承规划和替换图表；④个体化制定和实施开发计划。

3．护理管理人员开发的主要方法

（1）正规教育法：是专门为现任护理管理人员或护理管理后备人员设计的脱产和不脱产的培训开发计划。如护理管理人员的工商管理硕士培训课程、研修班等。护理管理人员培训开发计划主要由大学、咨询公司、组织培训开发中心等专业机构提供，有实力的医院也可以建立自己的护理管理培训开发中心，通过系统设置课程培养管理者的护理管理能力，并将参加管理课程及培训后管理绩效作为聘任和续聘的必备条件，从而提高护理队伍的管理水平。

（2）人员测评：是使用一些量表对现任或候选护理管理人员进行测评，评价和确认其行为、技能、沟通交流等方面强项、弱项和潜能，促进其自我开发和提高的开发方式。常用的测评工具有麦尔斯－布瑞格斯人格类型测试、评价中心法和绩效评估－反馈法等。

（3）实践体验：让护理管理人员在实践活动中亲自经历和体会各种关系、问题、需求、任务的处理，通过学习和经验积累来开发其知识、技能和态度的过程。主要的方法有职位轮换、工作调动、晋升、降职等。

（4）人际互动：通过建立拟开发护理管理人员与有经验护理管理人员间的互动关系，开展互动活动来开发护理管理人员。常见的有导师辅导法、模拟会议法和行动学习法。

4．护理管理人员开发的原则 ①绩效原则：提高护理团队的整体效率是管理者培训开发的最主要目标；②发展原则：开发的目的侧重于未来，立足发展是人才开发的关键要素；③持续原则：人才开发是一个长期的系统工程，需要整体规划和持续有效的落实，才能保证收到实际效果；④效益原则：管理的最终目的是组织效益最大化，人才开发也必须遵守；⑤全面原则：管理的有效性很大程度上取决于管理者自身的综合素质，注重管理者综合素质的开发，是全面提升护理管理队伍人才质量的关键；⑥差异原则：护理管理人才开发要结合岗位要求及管理人员个人特点进行，在关键岗位及人才个性化开发方面要有所侧重。

第五节　护理绩效管理

一、绩效管理的概念及功能

（一）基本概念

1．绩效（performance）是指在一定时期内，特定主体的工作行为、方式、结果及其产生的客观影响。绩效按实施主体分为组织绩效、团队绩效和员工绩效三个层面。

2．绩效评价（performance appraisal）是指组织采取特定的方法和工具对特定工作主体（组织、团队、个人）的工作效果进行考查评价的过程。

3．绩效管理（performance management）是指管理者与被管理者为了达到组织目标共同参与的绩效计划制定、绩效考核评价、绩效结果应用、绩效目标提升的持续循环过程。

绩效评价和绩效管理虽然只是两字之差，但其内涵却有不同。绩效评价侧重于管理者对员工的工作评价过程；而绩效管理是一个系统，强调通过员工的积极参与和上下级之间的双向沟通来提升个人、部门和组织的绩效。

（二）影响护理绩效的因素

护理绩效水平的高低，受诸多主、客观因素影响，主要涉及的因素有外部因素、组织因素和个人因素：

1．外部因素 主要指与护理工作有关的外环境，包括政策法规、行业标准、社会风气、经济形势、人文环境、劳动市场状况等。

2．组织因素 包括护理工作条件、工作场所布局、工具设备、工作人际关系及部门工作氛围、护理管理组织结构、护理文化、医院战略及发展目标、护理工作性质、护理团队结构、工作流程、护理管理者的风格及经验等。

3．个人因素 护士绩效水平与个人知识水平、工作技能、工作态度等直接相关。①知识水平：在其他条件相同的情况下，有较高知识文化水平的护士通常能取得较好的工作绩效。②工作技能：护士的工作技能主要取决于本人的知识水平、智力、工作经历和受教育程度。一般情况下，具备较高技能的护士会取得较好的工作成绩。③工作态度：指护士在岗时的工作积极性和工作热情，是护士在工作过程中主观能动性发挥的具体体现。工作态度良好、工作积极性高的护士工作成绩较好。

（三）护理绩效管理的功能

1．诊断功能 在绩效目标明确的情况下，管理者能够应用绩效评价结果，及时发现部门绩效现状及存在的问题。通过对每位护士的绩效进行及时分析沟通，确认护士的职业素质与护理岗位任职要求之间的差距，寻找影响绩效的组织、部门和个人原因，有针对性地采取措施达到管理不断完善，以实现持续改善绩效的目的。

2．决策功能 护士的晋升晋级、培训、人事调整、奖惩、留用、解聘等护理人事管理决策都是以绩效考核结果为依据的。科学合理的绩效评价机制，为医院和部门正确识别人才和合理使用护士提供了客观依据。

3．激励功能 绩效评价结果可以帮助管理人员确定护士个人和群体对组织的贡献水平，以此作为组织奖惩决定的依据。根据客观的考核结果对成绩优异者给予奖励，对工作低劣者进行惩罚，是保证奖惩公正性的根本措施。

4．导向功能 绩效管理的基本目标是营造良好的护理工作氛围，促进护士与医院共同发展，不断提高护理单元和医院的整体工作效率。因此，建立科学合理的绩效管理机制和具体可测量的绩效评价指标是发挥绩效管理导向功能的关键。

5．规范功能 绩效管理体系、具体的护理行为和结果评价标准，为护士的执业行为起到了规范作用。以客观指标形成的护士绩效评价体系使护理行为有章可循，可进一步促进医院和部门护理人力管理的标准化和有效性。

二、护理绩效管理流程及原则

（一）护理绩效管理流程

绩效管理是一个系统的过程（图6-2）。完整的绩效管理系统是由绩效计划、绩效实施、绩效评价、绩效反馈、绩效改进和绩效结果应用六个环节组成的。

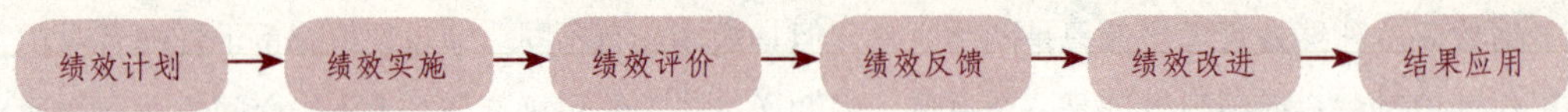

图 6-2　护理绩效管理流程

1. **绩效计划**　是整个绩效管理系统的起点，是确定组织对员工的绩效期望并得到员工认可的过程。制定绩效目标是绩效计划中最重要的内容。一方面，绩效目标要切实可行，尽可能量化，以便进行考评和反馈；另一方面，为增加护士对履行目标的承诺度，必须使护士能够有机会参与到确定绩效目标的过程中。因此，在制定护理绩效计划时，应以具体护理岗位职责为依据，和护士共同确定绩效考核目标和考核标准，并对目标进行动态调整。

绩效计划还包括绩效考核指标的制定。绩效考核指标一般包括两类基本内容：一是明确被评价者应该做什么，这类指标包括：工作职责、工作的质和量以及相关的指标等；二是明确被评价者做到什么程度，相应指标有具体的工作要求和工作表现标准描述。由于各项评价指标对护理工作的影响存在程度上的差异，因此应给予每项护理岗位职务的各项评价指标不同的权重系数，以反映各个护理工作要素的相对重要程度。

2. **绩效实施**　按照绩效计划开展工作，管理者对护士的工作行为和过程进行指导、监督和反馈，并根据实际情况不断调整绩效计划的过程。绩效实施有两个重要的工作内容：一是持续的绩效沟通；二是随时记录工作表现。绩效管理的目的是提高护士的工作绩效，因此，绩效管理过程就是护理管理者与护士持续不断的交流过程，通过充分坦诚的沟通，指出护士的优点和缺点，并不断给予指导，帮助护士更好地提高工作绩效。

3. **绩效评价**　是整个绩效管理系统中的关键环节，是指按照绩效计划中确定的绩效目标和考核标准，通过一定的考评方法和工具，考察护士实际工作绩效的过程。该部分是整个绩效管理系统中技术含量最高、操作难度最大的一个部分，包括工作结果评价和工作行为评价两个方面。在进行绩效评价时应注意以下问题：①客观公正：要有明确的考核标准、严肃认真的考核态度、严格的考核制度、科学而严格的程序及方法等；②考评内容基于本职工作；③考评的实施必须由被考核者的“直接上级”进行；④结果公开。

4. **绩效反馈**　是指在绩效周期结束时让医院和护理部门了解护士整体的绩效水平，让被考核护士了解自己的工作情况，促进管理者与护士一起分析工作中存在的不足以及确定改进的措施。护士绩效反馈的重点是既强调护士工作表现中的积极方面，同时也必须就护士在工作中需要改进的方面进行讨论，并共同制定今后的改进计划，持续提高护理工作绩效。绩效反馈有多种途径，但其中最直接、最有效的是直接上级与下级之间就下级的绩效评估结果进行面谈。

5. **绩效改进**　在绩效评价和绩效反馈后，针对存在问题，制定绩效改善计划和方案，提高护士的行为、能力和素质，持续改进护理绩效。绩效改进需要管理者和护士对绩效评价达成一致性看法，共同分析绩效评价结果，量身定制培训和辅导方案，协商下一个绩效周期的目标与标准，落实绩效改进计划。

6. **绩效结果应用**　绩效管理是否成功，关键在于绩效结果如何应用。如果运用不合理，那么绩效评价对员工绩效改进和能力提升的激励作用就得不到充分体现。在绩效管理中，必须要把绩效评价与护理人力资源管理的其他环节有机衔接，将评价结果用于薪酬分配、职务调整、培训与开发等。

（二）护理绩效管理的原则

1. **基于岗位的原则**　护士绩效考评标准应根据工作岗位内容来建立，用以评价护士绩效的标准必须与护理工作相关，制定标准的依据是具体岗位的职责。如护士、护士长、护理部主任的岗位职责在内容上有不同要求，其评价指标就应当有所区别。制定评价标准时应尽量使用可衡量的描述，以便提高评价标准的可操作性。

2．标准化原则 绩效管理的标准化有四层含义：第一，是指在同一管理者领导下从事同种护理工作的人来说，应使用同一评价方法或工具进行评价；第二，评价的间隔时间应该是基本相同的；第三，重视评价反馈并有效落实；第四，提供正式的评价文字资料，被评价人应在评价结果上签字。

3．公开化原则 公开化原则包括两个方面的内容：一是标准公开化，建立的护士工作评价标准应尽量具有客观性，并在实施前公之于众，使护士明确知道组织对他们的期望行为和绩效要求，帮助他们找准自己努力的方向；二是结果公开化，好的评价体系会随时保持向护士提供持续性的反馈，以帮助他们把工作做得更好。从提高护士业绩的观点看，不公布评价结果对促进工作持续改进不利，最终影响医院和部门的工作效率。允许护士询问评价结果，也就是允许他们发现任何可能或已经出现的错误。

4．激励原则 绩效评价的目的是通过绩效考评，把护士聘用、职务聘任、培训发展、评先评优相结合，以激励护士不断提高工作绩效。同时，通过绩效考评结果比较，对工作出色的护士进行肯定奖励，实行成就激励，以巩固和维持组织期望绩效水平；对工作表现不符合组织要求的护士要给予适当批评教育或惩罚，帮助其找出差距，建立危机意识，促进工作改进。

5．反馈原则 绩效反馈为管理者和下属双方提供了一个交流思想的极好机会，无论护理管理人员工作多么繁忙，都必须进行绩效评价面谈。面谈对护士本身的发展也是极为重要的。评价面谈一般包括三个方面的内容：讨论被考评人的工作业绩；帮助被评人确定改进工作的目标；提出实现这些目标所采取的措施和建议。

三、护理绩效管理的工具和方法

护理绩效管理工具和方法较多，如何选择主要考虑以下因素：①体现组织目标和评价目的；②能对护士的工作起到积极正面的引导作用和激励作用；③能客观真实地评价护士的工作；④简单、有效、易于操作；⑤节约成本。

1．绩效评价表 是一种被广泛采用的绩效评价工具。其具体操作是根据评定表上所列出的指标，对照被评价人的具体工作进行判断并记录，护士绩效评价表的基本格式和内容见附录六。绩效评价所选择的指标一般具有两种类型：一是与工作相关的指标，如工作质量、工作数量；二是与护士个人特征相关的指标，如积极性、主动性、适应能力、合作精神等。除了设计评价指标外，还应对每一项指标给出不同的等级，评价者通过指明最能描述被评价人及其业绩的各种指标比重来完成评价工作。对各项指标和等级定义得越确切，其评价结果就会越可靠。

○ 知识拓展

绩效指标制定的 SMART 原则

1. S（specific）－明确、具体的；
2. M（measurable）－可量化的；
3. A（attainable）－可实现的；
4. R（realistic）－实际性的、现实性的；
5. T（time bound）－时限性的，目标、指标都要有时限性，月度、季度或年度考核指标都有时间的区别。

2．比较法 通过比较被考评护士的工作绩效来进行绩效评价，从而确定其工作绩效相对水平和考评排序。比较法属于主观评价。考评过程简便，省时省力，便于操作。但由于比较法是基于整体印象而不是具体的比较因素，很难发现被评价者存在的问题，无法对护士提供建议、反馈和辅导。比较法一般需要与量表法、描述法等结合使用。常用的比较法有简单排序法、范例对比法、配对比较法和比例分布法等。

3．描述法 是评价者用描述性文字对护士的工作能力、工作态度、业绩状况、优势和不足、培训需求等方面做出评价的方法。这种方法侧重于描述护士在工作中的突出行为，而不是日常业绩。描述法由于没有统一的标准，在进行护士之间的评价比较时有一定的难度，使用时可视评价目的和用途结合其他方法。常见的描述法有业绩报告法、关键事件法、能力记录法、工作业绩记录法等。

4．目标管理法 是指由下级与上级共同决定具体的绩效目标，并定期检查完成目标进展情况的一种绩效管理方式，属于结果导向型的考评方法之一。MBO 不是用目标来控制，而是用目标来激励团队成员，通常包括四个要素：明确目标、参与决策、规定期限和反馈绩效。MBO 的优点是通过领导者与下属之间双向互动的过程，评价人的作用则从传统评价法的公断人转变为工作顾问和促进者；被评价护士在评价中的作用也从消极的旁观者转变成积极的参与者。缺点在于难以在不同部门、不同员工之间设定统一目标，不利于横向比较。

5．关键绩效指标法（key performance indicator，KPI） 是把对绩效的评估简化为几个关键指标的考核，将关键指标当作评估标准。KPI 法蕴含重要的管理原理——“二八原理”：即 80% 的工作绩效是由 20% 的关键行为完成的。因此，绩效评价的重点就是分析和衡量导致 80% 工作绩效的 20% 的关键行为。这种方法的优点是指标简单、标准简明，易于做出评估。缺点是对关键的指标以外的其他内容缺少评估。

6．360 度反馈（360-degree feedback） 又称“360 度绩效考核法”或“全方位考核法（full-circle appraisal）”，是由被评价者的上级、同事、下级和（或）客户以及被评价者本人从多个角度对被评价者工作业绩进行的全方位衡量并反馈的方法。360 度绩效评价与传统评价的本质区别是扩大评价者的范围和类型，从不同层次的人员中收集关于护士的绩效信息，由此保证了评价的准确性、客观性。不过，360 度绩效反馈法的不足在于考核成本高，由多人共同考核导致的成本上升可能会超过考核本身所带来的价值。360 度绩效评价模式见图 6-3。

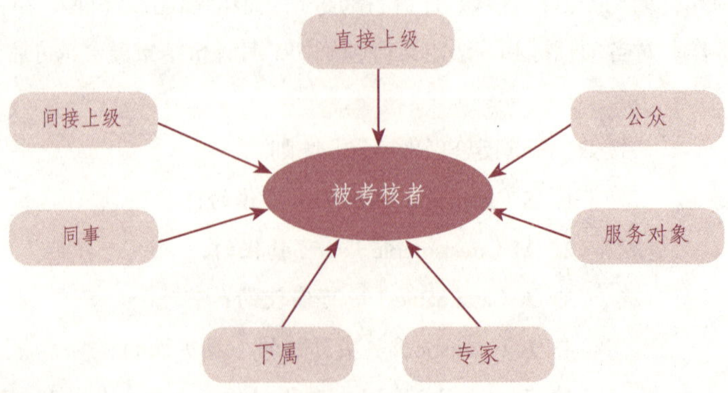

图 6-3　360 度绩效评价模式

7．平衡记分卡（balanced score card，BSC） 是一种全面的绩效考核体系，通过财务、客户、内部运营、学习与成长四个方面来设定适当的目标值，赋予不同的权重，从而形成全面完整的绩效考评体系。其中财务目标是组织的最终目标，客户评价是关键，内部运营是基础，学习与成长是核心。以BSC为基础的绩效考核体系由四个程序组成：说明愿景、上下沟通、业务规划、反馈与学习。BSC迫使管理者将所有的重要绩效指标放在一起综合考虑，能随时观察某一方面的改进是否影响和牺牲了另一方面的绩效，从而提高组织发展的整体协调性。

第六节　护理薪酬管理

在人力资源管理中，绩效管理是核心，薪酬管理是关键。薪酬管理不仅关系到每个护士的切身利益，且与部门的发展紧密相关，也是医院吸引、激励和留住有能力的护理人才的关键要素。薪酬管理是一个复杂的系统工程，用系统观的思想来指导薪酬管理，用系统论的观点来完善薪酬管理体系，从而有效调动护士的工作积极性，是现代医院护理薪酬管理的必要手段。

一、薪酬管理的概念及原则

（一）基本概念

1．薪酬（compensation） 又称薪资或待遇，指雇员作为雇佣关系的一方，通过劳动或工作获得的各种直接和间接的货币回报。

2．薪酬管理（compensation management） 薪酬管理是组织在发展战略的指导下，综合考虑内、外部各种因素的影响，确定薪酬体系、薪酬水平、薪酬结构和薪酬形式，并进行薪酬调整、薪酬控制的整个过程。

（二）薪酬分类

1．直接经济薪酬（direct financial compensation） 指组织以工资、薪水、佣金、奖金和红利等形式支付给员工的全部薪酬。直接经济薪酬又可以分为固定薪酬和浮动薪酬。

（1）固定薪酬：又叫基本薪酬，是指组织向员工支付的、相对稳定的报酬，一般包括基本工资、津贴和福利等。大多数情况下，组织是以员工所承担的工作的重要性、难易度、责任大小或者对组织的价值来确定的。

（2）浮动薪酬：又叫可变薪酬、绩效薪酬，是薪酬体系中与绩效直接挂钩的经济性报酬，随员工努力程度和工作绩效的变化而变化。主要包括奖金、佣金等短期激励手段和员工长期服务年金、职工股票等。浮动薪酬与“绩效”挂钩，因此对员工具有很强的激励作用。

2．间接经济薪酬（indirect financial compensation） 又称福利，包括直接薪酬以外各种形式的经济补偿，如组织为员工提供的各种福利、保险、休假等内容。

（三）薪酬管理的原则

1．公平原则 公平是薪酬管理系统的基础。公平原则要求医院的薪酬体系所体现的护士薪酬水平应与护理岗位的工作性质、工作数量与质量相匹配。公平包括两层含意：客观公正性和主观公平感。护士的公平感受主要体现在以下几个方面：护士对本医院分配机制和人才价值取向的感受；将个人所获报酬与本医院其他类似岗位的报酬相比较产生的感受；对组织薪酬制度执行过程的严格性、公正性、公开性所产生的感受；对最终获得具体薪酬数额多少的感受。

2．激励原则 薪酬分配要在医院内部各类护理工作岗位、各级护理职务的薪酬水准上适当拉开差距，真正体现护士的薪酬水平与其对医院和部门贡献的大小密切相关，使医院的薪酬系统充分发挥激励作用。一个科学的薪酬系统对员工的激励是最持久也是最根本的，能增强护士的职业责任感，调动工作积极性和热情；能不断激励护士掌握新知识，提高业务技能，创造更好的工作业绩；能让医院和护理事业和业绩变得欣欣向荣。

3．经济原则 是指医院在进行薪酬设计时必须考虑医院的运作情况，因为员工的加薪就意味着组织人力成本的上升。医院在确定各级人员的薪酬标准时，要从医院的整体情况出发，考虑自身的实际支付能力。

4．竞争原则 医院要想获得具有竞争力的护理人才，就必须制定出一套对护理人才具有吸引力并在行业中具有竞争力的薪酬制度。薪酬水平的高低直接决定其所能吸引到护理人才能力和技术水平的高低。薪酬的竞争性是指医院护士的薪酬标准在社会上和护理人才市场中具有吸引力，使医院招聘到需要的护理人才，同时留住优秀的护理人才。较高的薪酬水平可以吸引和留住优秀的员工，但是人力成本在组织总成本中所占的比例也不宜过大。

5．合法原则 合法原则是医院薪酬管理的最基本前提，要求医院在制定护士薪酬制度、设计薪酬方案时要按照国家现行人事、劳动与社会保障政策、法律法规，如劳动法、工资法、劳动者权益保护法等有关要求进行。医院的薪酬体系只有在合法的前提下，才能对护理人力资源的薪酬管理起到促进作用。

二、影响护理薪酬的因素

1．地区与行业间的薪酬政策 国家、地区和行业的薪酬政策是医院制定薪酬方案的重要指导方针和政策依据。国家和地区的薪酬政策常涉及医院薪酬管理的重要运作方面，如工资增长的基本标准，人员提升与降级的薪酬变动标准，医护人员加班工资的发放政策，生病、假期、接受培训等特殊情况时的薪酬等。

2．护士劳动力市场的供求状况 护士劳动力市场的供需状况也将对医院护士的薪酬水平产生影响。当护士供给不足时，医院就会提高其薪酬水平以吸引合格的护士填补空缺；反之，用人单位就有可能降低薪酬水平。另外，地区劳动力市场的不同，也会使同样条件的护士在薪酬方面存在差别。

3．护理岗位价值 各种护理岗位由于其价值不同，形成不同的薪酬水平。岗位责任的大小、工作的复杂性、工作的风险程度、工作质量要求的高低、工作量的大小等因素是确定护士薪酬水平的基本要素。护士薪酬水平的前提条件是他们在医院付出劳动量的多少及对组织贡献的大小。这种在实际工作中贡献大小的区别，就是导致护士薪酬水平差别的基本原因。

4．护士个人条件 ①护士的资历和经验：护士在医院和部门工作时间的长短，是影响薪酬水平的因素之一。护士工作时间长，对医院的累积贡献度也就越大。在制定护士薪酬政策时考虑护士的工作年限是医院对护士累积贡献的补偿，是组织减少护士流失率的有效措施之一。护士的工作经验对顺利完成工作任务，减少消耗，节约成本也具有直接作用，同样也是薪酬水平的考虑因素。②护士的能力与素质：高技能与高素质护士的薪酬水平一定要高于相对水平和技能较低护士的薪酬。这是因为除了要求高薪酬水平的护士工作表现要出色以外，也是组织补偿护士在学习知识和技术时所消耗的时间、体能、智慧、心理压力等直接成本，以及因学习时间长于其他护士导致收入减少所造成的机会成本。如中专护士比攻读护理本科和硕士学位的护士学习时间短，他们先工作，先收入，但收入的起薪水平一定低于本科和硕士毕业的护士。这种对高技能高训练水平给予高报酬的做法具有激励作用，促使护士不断学习新知识、新技术，提高工作能力和劳动生产率。

5．医院经济负担能力 医院护士薪酬水平的高低与本医院发展阶段、发展水平、业务范围、市场占有等经济指标直接相关。如果医院薪酬负担超过其支付能力，必然给组织经营带来不利影响。不同等级、不同医院、不同岗位的护士薪酬水平也会有区别。

6．外界环境 医院与外界环境密切联系，外界各种环境对医院的运转和有效的生存都具有直接的影响作用。因此，医院的薪酬管理制度和体系必须结合外在条件的实际情况。外环境因素主要包括经济环境、社会环境、政治环境、科技环境、服务需求环境、市场发展环境等。

三、护理薪酬管理

（一）护理薪酬管理的内容

1．薪酬体系的决策与管理 主要任务是确定护理薪酬的设立基础，从而选择薪酬体系类别。薪酬体系的决策应与医院和护理组织的战略规划相联系，通过薪酬管理，使护士的行为与组织战略目标相统一。目前，使用比较多的薪酬体系有基于岗位的薪酬体系、基于技能的薪酬体系、基于绩效的薪酬体系，分别依据护士所从事工作的相对价值、具备的知识技能、工作表现来确定薪酬体系。

2．薪酬水平的决策与管理 主要任务是确定护理团队整体、护理各岗位和各部门/护理单元的平均薪酬水平，实际反映的是护理薪酬的外部竞争力。护理整体薪酬水平是影响护士离职率的重要因素之一。

3．薪酬结构的决策与管理 薪酬结构指同一组织内部的薪酬等级数量以及不同薪酬等级之间的差距大小。薪酬结构是影响护士满意度最重要的指标，也是内部公平性的直接体现。

4．薪酬形式的决策与管理 主要任务是确定每位护士总体薪酬的各个组成部分及其比例关系和发放方式。根据基本工资、激励工作、津贴与福利4种组成部分比例的不同，可以分为高弹性、高稳定性和折中模式3种薪酬形式（表6-1）。

5．特殊群体的薪酬决策与管理 对于护理管理人员、专科护士等在工作内容、目标、方式和考核方面有特殊性的护士群体，需根据其工作特点区别对待，针对性地进行薪酬设计，解决为

表6-1 高弹性、高稳定性和折中薪酬形式的比较

薪酬形式	薪酬成分组合	优点	缺点
高弹性模式	激励工资和津贴比重大，福利和基本工资比重小，薪酬与绩效密切相关	激励作用强，有利于控制人工成本	薪酬水平波动大，员工缺乏安全感
高稳定性模式	激励工资和津贴比重小，福利和基本工资比重大，薪酬以基本工资为主，与绩效关系不大	薪酬水平稳定，员工安全感强	激励功能弱，可调节性差，容易给组织带来较重经济压力
折中模式	以上两种模式的折中，激励与员工安全感兼顾	兼具激励性和安全性，便于灵活掌握和成本控制	薪酬成分组合平衡度难以把握，对薪酬管理者要求高

多数人设计的标准薪酬系统对少数人失效的问题。

6．**薪酬分配的实施与管理** 对护理薪酬分配进行系统管理，具体包括：制定薪酬分配的规章制度和政策；编制薪酬预算；监督薪酬分配过程；及时与护士进行沟通，处理投诉；评估薪酬系统的有效性并加以改善等。

（二）基于岗位的护理薪酬体系设计

岗位薪酬体系是以岗位为基础确定薪酬的水平的薪酬系统。基本原理是首先对医院中不同护理岗位本身的价值做出客观评价，以此为基础确定该岗位的薪酬。岗位薪酬体系的特点是"按职定薪，岗酬对应"，很少考虑护士个人的因素。基于护理岗位的薪酬体系设计包括以下步骤：工作分析、岗位评价、建立职位结构、薪酬调查、岗位定薪，见图 6-4。

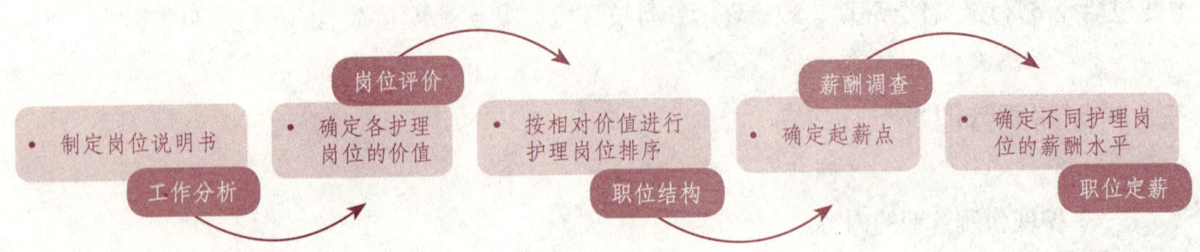

图 6-4 基于岗位的护理薪酬体系设计流程图

1．**工作分析** 工作岗位分析是确定薪酬的基础。医院结合服务目标，对各种护理岗位的服务范围和工作项目进行分析，确定岗位职能和任职条件，在此基础上制定护理职位（岗位）说明书，为薪酬水平的确定提供依据。

2．**岗位评价** 以护理职位（岗位）说明书为基础，以各护理岗位的工作内容、技能要求、责任大小等为依据，确定每个护理岗位本身的价值及其对医院的贡献度。

3．**职位结构** 根据岗位评价的结构，系统地确定各护理岗位之间的相对价值，并以此进行排序，建立护理职位结构。

4．**薪酬调查** 是指医院通过搜集薪酬信息来判断其他同等级医院薪酬水平和高低，在此基础上为所有护理岗位确立起薪点。薪酬调查结果也可作为医院调整薪酬水平的依据。薪酬调查内容见附录七。

5．**职位定薪** 根据岗位评价结果和职位结构关系，参考薪酬调查结果，确定不同护理岗位的薪酬水平。

（三）基于技能的护理薪酬体系设计

技能薪酬体系是以护士技能为基础确定薪酬水平的薪酬系统。在该薪酬体系下，护士的薪酬水平与其掌握的与工作相关的技能知识有关，与护士承担的具体工作和岗位无关。基于技能的护理薪酬体系设计包括以下步骤：①建立设计小组，小组成员要包括人力资源专家、薪酬专家、所设计岗位的护士代表和其上级，保证设计的合理性和公正性；②工作任务分析，对各种工作的要素、任务与内涵之间的区别与联系进行剖析；③在工作任务分析的基础上，准确评价各项工作任务的难度和重要性程度，创建新的工作任务清单；④确定技能等级及薪酬水平；⑤对护士进行技能分析、培训与认证。

★ 案例分析

小朱是某三级甲等医院脑外科病房的护士长，一次在护士长会上对护理部主任抱怨说："我们脑外科对于保留有经验的高年资护士感到困难。近年来，我们先后招聘到工作能力强的高年资护士12人充实科室护理队伍。在过去半年内，先后有7人辞职，这些离开医院的护士都富有临床护理经验并具有竞争性，他们离开医院的主要原因是科室护理工作太累，但在薪酬上不能体现她们的劳动价值。由于缺少有经验的护士，现在科室使用的护士多数为缺乏经验的护士。这种情况使我很担心科室的护理工作质量。"

【问题】

1. 你可以根据哪些薪酬原则向人力资源部提出关于高年资护士薪酬标准的合理建议？

2. 作为护理部主任，你可以采取哪些措施改变脑外科护士结构的现状？

【案例分析提示】

案例分析思考要点：①对照护士薪酬水平的影响因素，思考目前脑外科薪酬管理存在的问题及解决办法。②结合护士岗位管理、薪酬类型及薪酬管理原则，从医院护理人力资源管理长效机制建设的角度，思考稳定高素质护理人才的策略和措施。

第七节　护士职业生涯管理

20世纪70年代，欧美一些国家的企业管理者意识到组织和管理者可以帮助员工在组织内部实现个人目标，员工在获得职业满意感的同时对组织的生存和发展也起到促进作用。由此，职业生涯管理应运而生。护士职业生涯管理是护理人力资源管理的重要内容，是组织和护士通过制定职业生涯规划等一系列活动，满足护士个人、医院和管理者三者发展需要的动态过程。

一、职业生涯管理的相关概念及理论

（一）职业生涯规划的相关概念

1．职业（career）和职业生涯　职业是一个人在他（她）生涯历程中选择从事工作的行为过程。职业生涯是个体获得职业能力、培养职业兴趣、进行职业选择、就职、到最后退出职业劳动的完整职业发展过程。职业生涯概念包括个体、职业、时间、发展和动态几方面的含义。护士职业生涯是指护士在从事的护理专业领域内的行为历程。

2．职业规划（career planning）　是个体在对自身主客观条件进行测定、分析、总结的基础上，确定最佳职业奋斗目标，并为实现这一目标做出的计划与安排。

3．职业发展（career development）　职业发展是组织用来帮助员工获取目前及将来工作所需的

技能、知识的一种规划，是组织为确保在需要时可以得到具备合适资格和经历人员而采取的措施。

4．职业生涯管理（career management） 是对护士个人职业生涯的发展与变化进行管理，管理的主体可以是护士自身，也可以是护士所在的护理组织。个人职业生涯管理以实现个人发展的成就最大化为目的，通过对个人兴趣、能力和个人发展目标的有效管理实现个人的发展愿望。组织职业生涯管理的最终目的是通过帮助员工的职业发展，以求组织的持续发展，实现组织目标。

5．护理职业路径（career pathway of nursing） 是组织为本单位护士设计的职业发展的路线。护理职业路径在于使护士的职业目标和发展计划与医院护理岗位的需要结合起来，有利于双方的共同发展。

6．职业动机（career motivation） 指个体希望从事某职业的态度倾向性，即个体对某一职业的愿望和向往。

7．护士职业素质（nursing professional diathesis） 是指驱动护士胜任工作、创造良好工作业绩各种个性特征的总和。护士职业素质主要由个人品质、工作态度、价值观、自我形象、专业知识和技能等要素构成。

（二）职业生涯发展的相关理论

1．从新手到专家 美国护理理论家本勒（Patricia Benner）认为护士专业技术的获得和发展要经历从新手到专家 5 个不同的水平。

（1）新手：对拟从事的护理领域完全没有经验，缺乏对现任工作的熟悉和了解，主要依照操作规程及规章制度指导他们的临床实践，忽略情境因素，无法面对真实情况做出正确判断，护理行为受到较大限制，灵活性差。

（2）初学者：初学者由于已有一些临床护理经历，所以对从事的护理工作有一定的了解，由依常规例行性的分析到可以依经验直觉去做思考分析，通常能掌握环境中经常可能出现的某些状况，解决一些实际问题，并展示一定的能力。

（3）胜任者：胜任护士的特点是在同一护理岗位已经具备 2 ~ 3 年的实践经验。对所处的工作情境有一整体的概念，开始对问题进行思考和分析，面对紧急情况，能及时采取应对措施，并能根据工作的重要性、急迫性来优先处理工作。

（4）精通者：在工作胜任的基础上，护士的行为受职业规范所指导。她们能将护理工作情景理解为一个整体，对护理工作具有预见性，能从较多的经验中发展出对情境的立即反应，具有作决定的能力与评断能力。护士能够在多种工作中找出最重要的工作，能够根据所发生的情况调整护理工作计划。

（5）专家：专家具有丰富的临床护理经验背景，对所从事护理工作有深刻了解，能直观地把握面临的护理工作情况，立即掌控情况，确认问题症结，能处理非预期状况，具有准确的临床判断力和很强的工作能力，有良好的协商能力。从技术熟练水平演变到专家水平，是一个从量变到质变的飞跃过程。

2．斯蒂芬职业生涯发展阶段理论 美国管理学和组织行为学专家斯蒂芬（Stephen P. Robins）认为人的职业生涯包括职业探索、职业建立、职业发展、职业成熟、职业衰退 5 个阶段。对于多数人员而言，职业探索阶段开始于学校的学习并持续到毕业后走上工作岗位，新员工开始形成对职业生涯的一种预期。进入职业建立阶段的人员开始真正的职业认识和磨练，在工作岗位上开始尝试错误、成功或失败的职业内涵，通过从挫折和错误中的反思分析不断调整自我，使工作表现得到逐步改进；进入职业稳定期的人员在特定的岗位上工作能力得到进一步增强，并根据其个人努力程度其绩效水平可能会持续改进。经过考验的人可能获得组织信任开始承担更大责任，有的人开始对自身能力进行再评价后开始接受短期培训或继续教育，以适应环境变化的需要。资深专业人员在不同岗位上发挥着骨干作用。

3．施恩的职业锚理论 美国著名职业指导专家埃德加 . H. 施恩（Edgar. H. Schein）在对职业生涯发展进行了长达10年的研究后提出了职业锚理论。他认为，人的职业规划和发展实际上是一个持续不断的探索过程。职业锚（career anchor）是指人们通过实际的工作经验达到自我满足和补偿的一种长期的职业定位。职业锚的概念包括以下几层意思：职业锚以员工习得的工作经验为基础；职业锚不是预测，而是选择和确定的职业定位；人们选择和发展自己职业所围绕的中心是自我意向，职业锚是员工的动机、需要、价值观和能力相互作用和逐步整合的结果；员工个人及其职业锚不是固定不变的。施恩根据自己的研究，提出了以下五种职业锚。

（1）技术 / 功能型职业锚：强调实际技术 / 功能等业务工作，注重个人在专业技能领域的进一步发展；

（2）管理型职业锚：追求承担管理责任，具有很强的升迁动机和价值观，具有将分析能力、人际关系能力和感情能力相结合的技能，以提升等级和收入作为衡量成功的标准。

（3）创造型职业锚：在某种程度上与其他类型职业锚有重叠，这类人有强烈的创造需求和欲望，意志坚定，勇于冒险，总是力图以坚韧不拔、百折不挠的精神和行为赢得创造的实现。

（4）安全稳定型职业锚：追求安全稳定的职业前途，在行为上倾向于按照组织提出的要求行事，对组织有较强的依赖性。

（5）自主型职业锚：在工作中崇尚自主，追求自由自在，不受约束或少受约束，能施展个人职业能力的工作环境。

二、护士职业生涯管理的原则

1．个人特长和组织社会需要结合的原则 个人的职业生涯发展离不开组织环境，有效的职业化生涯设计就应该使个人优势在组织和社会需要的岗位上得到充分发挥。认识个人的特征及优势是职业生涯发展的前提，在此基础上分析所处环境、具备的客观条件和组织需要，从而找到自己恰当的职业定位。只有找准个人和组织需要最佳的结合点，才能保证个人和组织共同发展达到双方利益的最大化。

2．长期目标和短期目标相结合原则 目标的选择是职业发展的关键，明确的目标可以成为个人追求成功的行为动力。目标越简明具体，越容易实现，就越能促进个人的发展。长期目标是职业生涯发展的方向，是个人对自己所要成就职业的整体设计，短期目标是实现长期目标的保证。长短期目标结合更有利于个人职业生涯目标的实现。通常目标的设置以短期＜3年，中期3～5年，长期5～10年为一个阶段。

3．稳定性与动态性相结合原则 人才的成长需要经验的积累和知识的积淀，职业生涯发展需要一定的稳定性。但人的发展目标并不是一成不变的，当内外环境条件发生改变时，就应该审时度势，结合外界条件调整自己的发展规划，这就是职业生涯发展的动态性。

4．动机与方法相结合原则 有了明确的发展目标和职业发展动机，还必须结合所处环境和自身条件选择自己的发展途径。设计和选择科学合理的发展方案是避免职业发展障碍，保证职业发展计划落实，个人职业素质不断提高的关键。

三、护士职业生涯管理

（一）护士职业生涯管理流程

护士职业生涯管理包括自我评估、内外环境分析（如职业生涯机会评估）、职业发展途径选择、设置个人职业生涯目标、行动计划与措施、评估与调整等主要活动。

1．**自我评估** 护士职业生涯管理的自我评估是对个人在职业发展方面的相关因素进行全面、深入、客观的认识和分析的过程。评估内容包括个人的职业价值观、个人的兴趣特长、个人性格特点、思维方式、分析自己掌握的专业知识与技能等多方面的相关因素。通过评估，认识自己，了解自己职业发展的优势和局限，在此基础上形成自己的职业发展定位，对自己所适合的职业生涯目标如专科护士、护理教师、护理管理人员等做出合理的抉择。

2．**内外环境分析** 个人只有对内外界环境因素充分了解和把握，才能做到在复杂的环境中避害趋利，确认适合自己职业发展的机遇，把握自己的奋斗目标和方向。护士在进行职业生涯管理时要分析的环境因素有：环境的特点、环境的发展变化、个人职业与环境的关系、个人在环境中的地位、环境对个人的要求、环境对自己职业发展的有利和不利因素等。

3．**选择职业发展途径** 是以个人评估和环境评估的结果为决策依据设计职业发展的路线和方向，对自己职业定位进行调整。职业定位主要考虑3方面的问题：一是个人希望从哪一条途径发展，主要考虑自己的价值、理想、成就动机、目标取向等因素；二是个人适合从哪条途径发展，主要考虑自己的性格、特长、学历、经历等要素，确定自己的能力取向；三是个人能够从哪条途径发展，主要考虑自身所处的环境，确定自己的机会取向。如果选择的路径与自己的环境条件不相符，就很难达到理想的职业高峰。如优秀的护士不一定会成为成功的护理管理者；优秀的管理者，也不一定就是一名优秀的护理教师。

4．**设置个人职业生涯目标** 目标设置的基本要求是：适合个人自身特点；符合组织和社会需求；目标的高低幅度要适当；目标要具体；同一时期不要设定过多的目标。护士制定的个人事业发展目标要以实际环境和条件为基础，每个人的背景不同，则设置的目标也应有所区别。就整个护理职业生涯而言，有针对性地制定阶段目标更为切实可行。因此，目标设定应该是多层次、分阶段的，长期目标、中期目标和短期目标相结合。

5．**行动计划与措施** 职业目标的实现依赖于个人各种积极的具体行为与有效的策略和措施。护士实现目标的行为不仅包括个人在护理工作中的表现与业绩，还包括超越现实护理工作以外的个人发展的前瞻性准备，如业余时间的学习提高、岗位轮转、学历提升、参与社会公益活动等。在实施过程中还应该兼顾职业发展目标、生活和家庭的平衡，以保证职业生涯的可持续发展。

6．**评估与调整** 在实现职业生涯发展目标的过程中，由于内外环境等诸多因素的变化，可能会对目标的达成带来不同程度的阻碍，这就需要个人根据实际情况，针对面临的问题和困难进行分析和总结，及时调整自我认识和对职业目标的重新界定。护士职业生涯发展规划评价内容见附录八。

⊙ **经验分享**

护士职业生涯发展的5项重要技能

1. 好奇心：不断寻找新的学习机会，丰富职业生涯内涵。

2. 持续性：要有明确的目标，并进行持之不断的努力。

3. 变通性：职业生涯目标和规则可随工作环境、职业心态而适当调整。

4. 乐观性：保持乐观向上的心态，尽量争取获得新的机会。

5. 敢于冒险性：直面风险，勇于采取行动。

（二）护士职业生涯管理中的角色和任务

1．组织在护士职业生涯管理中的任务 护士职业生涯发展是个人与医院相互依存，相互作用，共同发展，双方各自做出努力以使个人的职业与组织的需要相符的过程。医院在护士个体职业生涯管理中的任务主要包括：确定护理组织的发展目标和职业需求规划；帮助护士开展职业生涯管理；将护士的绩效评价与职业生涯发展规划结合起来；护士职业生涯发展评估与岗位调整相匹配；确定不同职业生涯期护士的职业管理任务等。

2．护理管理者在护士职业生涯管理中的任务 护士的直接上级——护士长在护士职业生涯发展中的责任和任务主要包括：对本部门护士的日常工作能力进行评估，提供建议和反馈，进行有效的职业指导，帮助护士的职业定位；根据护士个人特长进行分工，为护士展现和发展个人潜能提供机会；对护士个人职业生涯发展规划提供咨询和参考意见；促进和鼓励本部门护士在组织内晋升。

3．护士个人在职业生涯管理中的任务 护士职业生涯发展责任重点在个体，要强调对护理职业生涯发展的自我管理。兴趣和价值观在解决职业生涯问题和职业生涯决策中非常重要。首先，根据自己的兴趣和价值观，弄清楚自己到底希望从事何种职业；其次，结合职业倾向、技能、职业锚、职业偏好测试，确认自己最适合从事的职业，即个人发展潜力大，社会需求大的职业；最后，护士需要进行个人的职业生涯规划，随时评估自己的能力和绩效，寻找晋升和培训的机会，优化职业选择和发展决策。

● 导入案例分析

对本章的导入案例进行分析，该院护理人力资源管理主要存在以下主要问题：全院护理人力数量不足，结构不合理。该院床位发展为1000张，但护士仅有300人，全院的平均床护比仅为1∶0.30，尚达不到卫生计生委要求的最低配置标准。医院发展定位为临床、教训、科研一流医院，但护士学历中以中专位置，本科仅为1%，学历层次结构与医院发展战略目标不匹配；护理薪酬管理未体现公平和激励原则。该院护理岗位设置中有临床护士、办公室护士和总务护士，但薪酬分配按科室收支结余进行平均分配，未体现不同护理岗位相对价值的差异，不能有效激发护士的工作积极性，影响护理绩效的改善和提高。该院的护理部主任应该结合医院现有发展战略目标，进行护理人力资源规划和预测，补充护士数量，调整护理人力结构。同时，基于护士层级管理、岗位管理、薪酬管理的原则，重新设计护士层级、岗位及相应的护理薪酬体系，充分发挥人力资源管理的激励功能，改善组织绩效。

（蒋　艳）

✧ 思考题

1. 护理人力资源管理的核心内容有哪些？
2. 如何科学地进行护理人力配置？
3. 如何有效实施医院护士的岗位管理？
4. 如何为新入职护士制定培训计划？
5. 医院护士绩效管理必须遵循哪些原则？
6. 医院护士薪酬的影响因素有哪些？
7. 如何规划自己的职业生涯？

☆ 案例分析题

作为大医院急诊科的赵护士长受到科室绝大多数护理下属的普遍称赞。赵护士长是一个随和的人，她总是尽自己最大的努力从各方面帮助和支持她的下属。护士向她借钱，请她帮忙顶班是常有的事，每件事都在顺利进行。护士小刘在过去的几个月经历了许多个人问题。小刘的丈夫下岗了，她的儿了又于2个月前诊断患了白血病，她对自己的整个现状感到非常沮丧和无奈。科室护士绩效评价开始了。护士长决定将尽自己最大努力帮助小刘。由于医院的奖金与科室和个人的绩效考评结果紧密挂钩，她将评价项目的所有指标都给小刘评价优秀，虽然小刘在许多方面都比不上一般护士。护士长向小刘解释自己给她那么高评价的原因，小刘对护士长满怀感激之情，并向自己的亲戚朋友宣传自己多么有幸遇到这样的好护士长。

【问题】

（1）从管理者角度看，医院的护士绩效评价实践可能存在哪些方面的问题？

（2）护士长的绩效评价做法可能会给科室其他护士带来哪些影响？

【案例分析提示】

案例分析思考要点：①结合理解护士绩效评价的内涵和原则，思考护士长应该如何帮助小刘。②在确认护士绩效评价功能和评价结果应用的基础上，思考护士绩效评价的目标及护理管理行为对护士正确行为导向的影响。

第七章 领导

学习目标

识记

1. 能正确解释领导、激励、授权、压力管理的概念。
2. 能准确说出领导者影响力的来源。
3. 能准确说出领导理论、激励理论的主要内容。
4. 能准确说出授权的过程及注意事项。

理解

1. 能理解领导者影响力的种类及各自的构成要素和特点。
2. 能理解领导艺术的运用原则、授权原则、激励原则和压力管理原则的含义。

运用

1. 能结合护理管理实践，提出提升护理管理者领导力的方法。
2. 能结合护理管理实践，选用恰当的激励理论和方法运用于管理实践中。
3. 能结合临床实际，选用恰当的压力管理方法指导护士缓解工作压力。

章前导言

领导是一项重要管理职能，领导的任务是将组织中的独立个体组织起来，有效地影响个体或群体实现组织目标。要发挥好领导职能，管理者就必须学习科学的领导方法和领导艺术，研究和掌握领导的规律，提高领导者的自身素养，在组织的生存和发展中发挥重要作用。

07章

➤ 导入案例与思考

李某本科毕业后在某三甲医院的心血管病房当护士，业务能力不断提升，逐渐成为业务骨干。去年医院成立了老年心血管介入病房，李护士经过民主推荐、竞聘和考核等环节最终成为该病房护士长。到任后，她带领大家从制定科室工作制度和规范入手，各项工作顺利开展。但是由于科室护士来自不同的科室，工作习惯不同，有个别人执行规范总是出错，而且尽管她非常注意与同事们的沟通方式，还是觉得大家和她有距离感，特别是年轻护士都不愿意和她走近。她感觉很孤独却又找不到问题的根源，她不禁开始怀疑自己的能力。

请思考：李某应如何解决护士执行规范不力的问题？怎样解决护士与自己疏远的问题？该如何提升个人的领导力？

第一节　概　述

一、领导与领导者概念

（一）领导的概念

不同学者对“领导”一词的解释不同。管理学的鼻祖彼得·德鲁克（Peter Drucker）认为：领导就是创设一种情境，使人们心情舒畅地在其中工作。著名学者哈罗德·孔茨（Harold Koontz）等人将领导定义为“一种影响力，是引导人们行为，从而使人们情愿地、热心地实现组织或群体目标的艺术过程”。他认为领导是管理的一个重要方面，有效的领导是有效管理的必要条件之一。在学术界引用较为广泛的是斯蒂芬·罗宾斯（Stephen P. Robbins）的定义：“领导就是影响他人实现目标的能力和过程”。综合各方对领导定义的表述，作为管理职能之一的领导（leadership）是指管理者通过影响下属实现组织和集体目标的行为过程，其目的是使下属心甘情愿地为组织目标而努力。由此可见，领导过程由以下要素构成：①领导行为的主体：即实施领导行为的个人或集体，在领导行为中起关键作用；②领导对象：即领导者的下属、追随者或被影响者，可以是个人抑或是群体。没有被领导者，领导工作就失去意义。③领导目的及实现目的的手段：目的是目标的预期，实现的手段主要有授权、激励、沟通等领导艺术。④领导力量：指领导者具有的影响下属的能力。正是由于影响力的存在，领导者才能对组织活动施加影响，并使下属随从，使领导过程成为可能。

（二）领导者的概念

领导者（leader）是一种社会角色，是指在正式的社会组织中经合法途径被任用而担任一定领导职务、履行特定领导职能、掌握一定权力、承担某种领导责任的个人和集体。彼得·德鲁克认为，“领导者的唯一定义就是其后面有追随者”。

领导者是一种特殊影响力的承载者，是领导行为的主体，在领导活动中起主导作用，在组织中居核心地位。与之相对应的是被领导者，被领导者是领导者执行职能的对象，两者相互依存、相互影响。在领导过程中，领导者通过指导、激励等影响被领导者，同时被领导者给领导者提供信息来修正其行为。领导职能的完成，需要与他人交流和沟通，而且人的感受、能力和心态在不断变化，领导者与被领导者的关系也必须不断修正，行动必须不断调整，因此领导是一种双向的动态过程。

（三）领导与管理

领导与管理的涵义非常接近，人们习惯将领导和管理当作同义词来使用，似乎领导过程就是管理过程，领导者就是管理者。严格意义上领导和管理既有联系，又有区别。

两者的联系主要体现在以下三个方面：①领导是管理职能之一。在管理职能尚未清晰的时代，管理与领导没有明确的分离。随着管理科学的不断完善和发展，两者的关系得到明确，即管理是领导的母体。②管理和领导具有复合性。表现在一方面是主体身份复合，在组织中，管理者和领导者的身份往往重叠复合；另一方面是行为性质复合，两者都是一种在组织内部通过影响他人的活动，来实现组织目标的过程。③领导与管理相辅相成。领导活动的目标只有在有效管理活动的支持下才能实现，而管理活动的效益也只有在正确的领导决策指导下才能产生。

两者的区别主要体现在以下五个方面：①目标和意义不同。领导的目标主要是抽象的、宏观的社会目标，主要表现为战略性，而管理的目标主要是具体的、微观的工作目标，主要表现为战术性。领导的意义在于对路线、方针、政策的引导和确定，而管理则是在路线、方针、政策已经确定的前提下，采取各种有效措施，使既定的方针政策得以落实。②基本职能不同。领导的基本职能主要是制定决策和推动决策的执行，实现最大的社会效益。重点是以人为中心，处理好人际间关系，从而发挥人的积极性和创造性。管理的基本职能主要是管理人、财、物等资源，使各种资源得到合理配置，充分提高管理效能。③活动方式不同。领导职能是制定战略决策，因此领导活动不拘泥于程式化的领导方式，而具有一定的灵活性和随机性。管理则是贯彻实施领导决策，必须具备规范性、程序性和模式化的基本特点。④实践对象不同。领导活动的实践对象是特定的组织成员，而管理活动的实践对象是特定的规则程序。领导通过特定的影响力，激励组织成员，实现群体目标，而管理则是通过资源的程序化配置，来完成特定的管理目标，将人等同于物。⑤评价标准不同。领导活动的评价标准是领导效能，既包括领导活动的效率和效益，也包括领导过程中的用人效能、时间效能和整体贡献效能等。管理活动的评价标准一般是效率和效益，可以采用较为客观的、数据化的测评方法来评价。

在理想情况下，管理者就是领导者。但实际情况并非如此，有时管理者并不是领导者，组织赋予管理者某些权力，但仅靠权力并不能保证他们实施有效领导。也有些人具有领导才能但并不是管理者。如医院中的护理部主任、科护士长、护士长都是护理管理者，但不一定是护士群体的领导者。要想成为高效的护理管理者，必须具备高水平的领导才能。

二、领导者的影响力

领导者的重要任务是“影响”个体或群体的行为。所谓影响力（power）是一个人在与他人交往的过程中，影响和改变他人心理行为的能力。影响力的基础是权力，领导者运用权力影响其他人的行为，使其按照某种方式工作。

（一）领导者影响力的来源

1．职位权力 职位权力（authority） 是指组织根据管理者所处的职位给予其影响下属和支配组织资源的权力，由组织正式授予，受制度保护。包括以下3类：

（1）法定权力（legitimate authority）：来源于组织中正式的管理职位，是正式授予的权力，其内容包括决策权、指挥权、人事权、经济权等。其形式具有非人格性、制度性。法定权力通常具有明确的隶属关系，从而形成组织内部的权力等级关系。

（2）奖赏权力（reward authority）：是履行有形奖励（如增加报酬、发奖金、晋升等）和无形奖励（如口头表扬、赞许、尊重等）的权力。

（3）强制权力（coercive authority）：是建立在惧怕基础上的，对不服从要求或命令的人进行惩罚的权力。组织中强制权力的实施手段主要有口头谴责、减少报酬、解雇等。

2．个人权力 个人权力（private authority）是源于个人特征的权力，包括以下两类：

（1）专家权力（expert authority）：来源于领导者拥有比下属更多的、并且是组织需要的专长、技能和知识，可用于指导下属完成工作任务、实现个人或组织目标。

（2）参照权力（referent authority）：来源于领导者个人魅力和吸引力，这些特征可以得到下属的尊重、欣赏和忠诚。下属愿意学习、模仿领导者的言行，借以满足个人的需要。

（二）领导者影响力的种类

领导者的影响力根据其性质可以分为权力性影响力和非权力性影响力。与职位权力有关的影响力属于权力性影响力，与个人权力有关的影响力属于非权力性影响力。

1．权力性影响力（authority power） 是指领导者运用上级授予的权力强制下属服从的一种能力。这种由外界赋予领导者的影响力对被领导者具有强迫性和不可抗拒性。如护士长安排某护士临时顶替他人值夜班，尽管该护士内心极不情愿，但行动上也只能服从安排，这是由于权力性影响力的强迫性和不可抗拒性决定的。这种影响力主要由以下3种因素构成：

（1）职位因素：处于某一职位的领导者由于组织授权，使其具有强制下级的力量。领导者的职位越高，权力越大，下属对他的敬畏感就越强，其影响力也越大。如护理部主任的影响力要比科护士长的影响力大，科护士长的影响力要比护士长的影响力大。由职位因素而获得的影响力是组织赋予领导者的力量，任何人只要处于领导职位，都能获得相应的影响力。

（2）传统因素：指长期以来人们对领导者所形成的一种历史观念，认为领导者不同于普通人，他们有权、有才干，比普通人强，使人们产生了对他们的服从感。这些观念逐步成为某种社会规范，不同程度地影响着人们的思想和行为。这种影响力在领导者还没有确定之前就已经存在了，只要成为一个领导者就自然地获得了这种影响力。

（3）资历因素：资历指领导者的资格和经历。资历的深浅在一定程度上决定着领导者的影响力。如一位有多年工作经验的护士长在一线管理职位上资历较深，往往使人产生一种敬重感，她的言行容易使下属从心理上信服，其影响力也比新任护士长的要大。

权力性影响力的核心是权力的拥有，其特点是：对他人的影响带有强制性，以外推力的形式发挥作用；在这种影响力作用下，被影响者的心理与行为主要表现为被动服从。因此，权力性影响力对下属的心理和行为的影响是一种外在的因素，其影响程度是有限的。

2．非权力性影响力（non-authority power） 是指由领导者自身素质和现实行为形成的自然性影响力。它既没有正式规定，也没有合法权力形式的命令与服从的约束力。在它的作用下，被影响者更多地表现为顺从和依赖。这种影响力由以下4种因素构成：

（1）品格因素：一个人的品格主要包括道德、品行、修养、个性特征、工作生活作风等方面。领导者的品格反映在他的一切言行中。高尚的道德品质会使领导者有较大的感召力和吸引力，使下属产生敬爱感。通常说的"榜样的力量是无穷的"，其中的道理就在于此。有影响力的护士长往往是要求护士做到一分，自己就做到十分，以获得更大的感召力。无论职位多高，如果道德品质得不到下属的认可，其影响力将会大打折扣。因此，各级护理管理者要注重自身的品格修养。

（2）能力因素：领导者的能力主要反映在工作成效和解决实际问题的有效性方面。一名才能出众的领导者，不仅为成功达到组织目标提供了重要保证，还能增强下属达到目标的信心，使下属产生敬佩感，从而自觉接受领导者的影响。

（3）知识因素：丰富的知识、扎实而先进的技术为实现组织目标提供了保证。领导者掌握的知识越丰富，对下属的指导就越正确，越容易使下属产生信赖感。例如，一位护士长在病房的护理管理活动中，会遇到行政管理或业务技术方面的许多问题，当她拥有丰富的知识，则能够对问题做出正确的判断，采取正确的处理措施，使下属更信任护士长，护士长也因此具有较高的威信。这种威信会与护士长职权发挥协同作用，大大提升护士长的工作效能。所以，提高业务知识水平是提高护理管理者影响力的有效途径。

（4）感情因素：感情是指人们对外界事物的心理反应。如果领导者和蔼可亲、平易近人，体贴关心下属，与下属的关系融洽，了解并尽力满足下属的需要，下属就会与领导者亲近，甘愿与领导者一起为组织目标而奋斗。与下属有良好感情关系的领导者，其影响力是来自下属发自内心的服从和接受。相反，如果领导者与下属的关系紧张，就会拉大双方的心理距离，降低领导者的影响力。

非权力性影响力具有以下特征：对他人的影响不带有强制性，无约束力；这种影响力以内在感染的形式潜在地发挥作用；被影响者的心理和行为表现为主动随从和自觉服从。

在领导者的影响力中，非权力性影响力占主导地位，起决定性作用。非权力性影响力影响着权力性影响力。当领导者的非权力性影响力较大时，其权力性影响力也会随之增强。因此，提高领导者影响力的关键在于不断提高其非权力性影响力。

三、领导的作用及领导效能

（一）领导的作用

领导在引导、鼓励和影响组织中个体和群体，为实现组织目标而努力的过程中，发挥以下作用：

1．指挥引导作用 组织的有效运行离不开指挥和引导。在组织运行中，领导者确定清晰的任务目标和达到目标的途径，作为带头人引导组织成员开展实现目标的工作，识别并适应工作中可能发生的各种变化，因此领导具有指挥引导作用。

2．沟通协调作用 在组织运行中，由于组织成员的能力、态度、性格、价值观等的不同，再加上外界因素的干扰，成员之间难以在思想上、行动上保持高度一致。有效的领导可以促进成员间的有效沟通，便于领导者及时协调组织内外成员间的关系和活动，增强组织凝聚力，使组织成员朝着共同的目标努力。

3．激励鼓舞作用 组织成员不仅对组织目标感兴趣，而且有着各自的目标和需求。领导的职能可以使领导者充分了解员工的需要，并通过一系列的激励手段尽可能满足组织成员的需要，促使他们把个人目标和组织目标紧密连结在一起，激发出他们的积极性和创造性。因此，领导的作用也表现为调动员工的工作积极性，实现组织目标。

（二）领导效能

1．定义 领导效能（leading efficiency）是领导者在实施领导活动过程中的工作结果、工作状态和行为能力，即所获得的领导效率、领导效果、领导效益和领导能力的综合体现。领导效能中的“效”是指领导在实现领导活动目标中达到的效率、效果和效益的综合反映，“能”是指领导在实现领导目标过程中所显示的能力，领导效能是评价领导活动优劣的综合尺度。

2．构成因素 构成领导效能的主要因素有：①领导能力：是领导者行使权力、承担责任、胜任领导工作、完成领导任务必备的基本条件。它是以领导者的品德、知识、经验、心理等多方面素质为基础而形成的行为能力。②领导目标：是取得领导效能的前提。领导目标的实现程度是衡量领导效能的尺度。③领导效率：一般是指领导者从事领导工作的产出同所消耗的人力、物力、财力等资源之间的比率关系，主要受领导者的能力、工作态度、领导环境以及下属的素质和能力等条件的影响。④领导效益：是领导活动的最终效果，带有社会性、公益性和长远性。主要表现为社会效益、经济效益、文化效益、人才效益等，是一个综合性指标体系。

3．测评 领导效能的测评是对领导者实施领导活动的能力与效果进行综合测试与评价的过程。定期进行领导效能的测评，有助于增强各级领导者的责任感，鼓励先进，督促后进；有助于提高领导水平；有助于对各级领导者的选拔、培养和使用；有助于增强领导活动的透明度，便于群众监督。测评内容通常包括领导者的德、能、勤、绩4个方面。在测评过程中除遵循实事求是的总原则外，还要遵循以下原则：①主观测评与客观测评相结合原则；②静态测评与动态测评相结合原则；③直接测评与间接测评相结合的原则；④定性测评与定量测评相结合原则；⑤整体测评和局部测评相结合原则。

◇ **管理箴言**

“物以类聚，人以群分”。具备优秀品质的领导者可以吸引、聚集同类的人。他们组成的团队在攻击面前难以撼动。

——拉尔夫·沃尔多·爱默生（Ralph Waldo Emerson）

四、领导力的培养

领导力是领导者的核心能力，提升领导者的领导力对加强领导者的能力建设具有核心作用。如何提升领导力，成为一个卓越的护理团队领导者，是护理管理者必须思考的问题。

（一）领导力的概念

领导力（leadership）是指在职责范围内充分利用各种组织资源，以最小的成本投入获得最大的团队效率和效益的力量。领导力是支撑领导行为的各种领导能力的总和，是有效整合组织核心团队的力量，其本质是影响力。领导力是一种特殊的人际影响力，组织中的成员间既影响他人，也接受他人影响，因此，每一名成员都具有潜在的和现实的领导力。

领导力分为组织领导力和个人领导力。组织领导力是一个组织作为领导集体对其他组织或个人的影响力；个人领导力是领导者个人对其他组织或个人的影响力。个人领导力是组织领导力的基础。

（二）领导力的内容

关于领导力的内容，早期的领导特质理论就表明了领导者必须具备的多种能力。Chapman和O'nell提出了领导力形成模型，该模型包括六个要素：充满理想色彩的使命感、果断而正确的决策、共享报酬、高效沟通、足够影响他人的能力和积极的态度。领导力是前五个要素之和与第六个要素的乘积。国内研究者基于领导过程构建了领导力“五力”模型，即领导者必须具备感召力、前瞻力、影响力、决断力、控制力（图7-1）。

1．感召力 是吸引被领导者的能力，是最本色的领导能力。主要来自5个方面：①具有坚定的信念和崇高的理想。②具有高尚的人格和高度的自信。③具有代表一个群体或组织的价值观和良好的修养。④具有超越常人的智慧和丰富的阅历。⑤具有乐于挑战的激情。

2．前瞻力 是着眼未来、预测和把握未来的能力。前瞻力的形成与领导理念、组织利益相

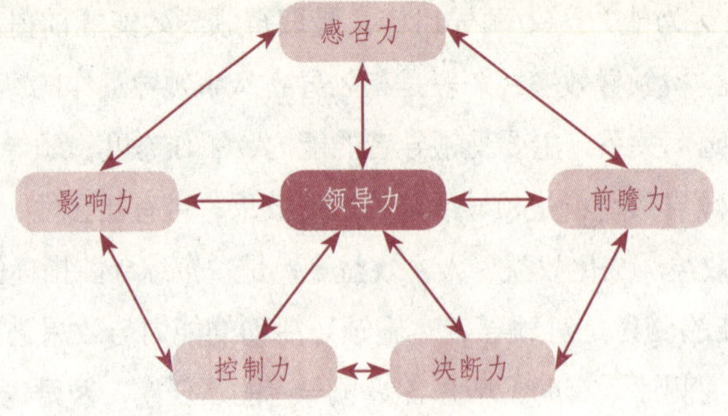

图 7-1 领导力“五力”模型

关者的期望、组织的核心能力、组织所在行业的发展规律、组织外界宏观环境的发展趋势有关。

3. **影响力** 是领导者积极主动地影响被领导者的能力，主要体现在：①对被领导者需求和动机的洞察和把握。②和被领导者之间的正式和非正式的关系。③平衡各种利益的行为和结果。④沟通的方式、行为与效果。⑤拥有的各种权力。

4. **决断力** 是针对战略实施中的各种问题和突发事件进行快速和有效决策的能力，主要体现在：①运用各种决策理论、方法和工具的能力。②快速和准确评价决策收益的能力。③预见、评估、防范和化解风险的意识和能力。④拥有实现目标必不可少的资源。⑤把握和利用最佳决策及其实施时机的能力。

5. **控制力** 是有效控制组织的发展方向、战略实施过程和成效的能力。要想具有有效的控制力，必须做到以下几点：①确立组织的价值观并使组织的所有成员接受这些价值观。②制定规范并通过法定力量保证组织成员遵守规范。③合理选用干部实现组织的分层控制。④建立强大的信息力量以了解和驾驭全局。⑤控制和有效解决各种现存和潜在的冲突以控制战略实施过程。

“五力”模型是对一般领导者的领导能力的概括，大多数领导者都拥有这五种领导力，但通常发展不均衡，会在某一种或几种领导力方面存在薄弱环节，只有少数杰出领导者才能在五个方面都达到极高水平，真正实现领导者的全面发展。

（三）护理管理者领导力的提升

根据相关研究理论和护理管理实践经验，护理管理者领导力的提升需从以下几方面努力：

1. **注重个人品格修养** 护理管理者具备高尚的品格和良好的个人修养，才能对个体或群体产生感化和号召。感召力的形成最基本的要素是领导者的品格。护理管理者应做到修身正己，公正无私，积极进取，才能使下属受到感召，才会使其真心实意地努力工作。

2. **把握全局和长远** 护理管理者首先需要牢固树立全局观念，掌握团队整体情况，全面分析影响团队发展的多种因素，抓住关键环节，制定明确的发展目标；其次要牢固树立动态发展观念，把握发展机遇，找准战略定位，着眼未来做出预判；第三要牢固树立普遍联系的观念，把握事物的内外、纵横联系，运用系统的观点解决问题。

3. **科学决策** 护理管理者首先既要有胆量魄力，敢于决断，勇于担当，又要有学识智慧，把握科学规律；其次要善于发动团队力量，注重调动每名护士的积极性和创造力，群策群力；第三要善于学以致用，既学习有关的理论知识，还要深入实践，理论联系实际。

4. **沟通协调** 护理管理者首先要大局为重，多做换位思考，平等协商，相互理解，相互支持；其次要求同存异，客观全面分析各方情况，找准共同点和关键点，有的放矢疏导平衡，力求共识；第三要刚柔相济，调节与制约并用，既以理服人，又以情动人；第四要提升沟通能力，既倾听对方的心声，也表明自己的立场。

5．明确目标，提高效率 护理管理者要能够找准执行目标，提供流程合理、方法可行的执行工具，打造高效率执行团队，建立执行保障和监督反馈机制，有效的奖罚激励机制，强化团队责任意识，注重建设护理组织的执行文化，把“执行”作为行为的最高准则和终极目标。

6．勇于突破创新 护理管理者首先要重视自身知识结构的更新，顺应护理学科的发展变化；其次要培养自己的创新思维，不断改进思维方式和工作思路；第三，注重实践中提高，要善于在实践中探索，把创新思想与创新实践相结合；第四，尊重护士的创新精神，充分调动护士的创新积极性，集思广益，博采众长；第五，要努力营造创新氛围，建立创新激励机制，将“宽容失败”的理念纳入护理组织文化建设中。

7．持之以恒，不断学习 护理管理者要培养个人的学习兴趣，设定合理的学习目标，遵循基本的学习原则，运用得当的学习方法，实现高效学习，持之以恒，努力学以致用，推动护理学科的不断发展。

○ 知识拓展 领导力法则

1. 盖子法则：领导力决定一个人的成效水平。
2. 影响力法则：衡量领导力的真正尺度是影响力。
3. 过程法则：领导力来自日积月累，而非一日之功。
4. 导航法则：谁都可以掌舵，唯有领导者才能设定航线。
5. 增值法则：领导者为他人提升价值。
6. 根基法则：信任乃是领导力的根基。
7. 尊重法则：人们通常愿意追随比自己强的领导。
8. 直觉法则：领导者善用领导直觉评估每件事务。
9. 吸引力法则：只能吸引和你相似的人，而无法吸引想要的人。
10. 亲和力法则：领导者深知，得人之前必先得其心。
11. 核心圈法则：一个领导者的潜力，由最接近他的人决定。
12. 授权法则：有安全感的领导者才会授权于人。
13. 镜像法则：看到别人怎么做，大家也会怎么做。
14. 接纳法则：人们先接纳领导者，然后接纳他的意愿。
15. 制胜法则：领导者为他的团队找出一条制胜之路。
16. 动势法则：动势是领导者最好的朋友。
17. 优先次序法则：领导者明白，忙碌不一定等于成效。
18. “舍得”法则：领导者必须先“舍”后“得”。
19. 时机法则：掌握时机与善用策略同样重要。
20. 爆炸性倍增法则：培养追随者，得到相加效果；培养领导者，得到倍增效果。
21. 传承法则：一个领导者的长久价值由其继承者决定。

第二节　领导理论

领导理论是管理学理论研究的热点之一。从20世纪40年代起，西方管理学家和管理心理学家对领导者的特征、领导的行为和领导环境因素等方面做了大量的研究，归纳概括形成了领导科学理论。按照理论的时间和逻辑顺序，传统的领导理论大致分成3种类型：特征领导理论、行为领导理论和权变领导理论。

一、特征领导理论

20世纪20～30年代，有关领导的研究主要针对能够把领导者和非领导者区分开来的个性特征。特征领导理论（trait theories of leadership）的出发点是：领导效率的高低取决于领导者的特质，找出好的领导者和差的领导者在个人特征方面有哪些差异，由此确定优秀的领导者应具备的特征。此类理论认为，只要找出成功领导者应具备的特征，再考察组织中的领导者是否具备这些特征，就能断定他是否为优秀的领导者。本节主要介绍较为经典的3个理论。

（一）领导个人因素论

美国管理学家斯托格笛尔（Ralph. M. Stogdill）考察了124项研究，查阅了5000多种有关领导素质的书籍和文章后，提出了领导个人因素论。该理论将领导者应具备的个人特征归纳为6类：①5种身体特征：精力、外貌、身高、年龄、体重等；②2种社会背景特征：社会经济地位和学历；③4种智力特征：果断性、说话流利、知识渊博、判断分析能力强；④16种个性特征：适应性、进取心、热心、自信、独立性、外向、机警、支配力、有主见、急性、慢性、见解独到、情绪稳定、作风民主、不随波逐流、智慧等。⑤6种与工作有关的特征：责任感、事业心、毅力、首创性、坚持、对人关心；⑥9种社交特征：能力、合作、声誉、人际关系、老练程度、正直、诚实、权力的需要、与人共事的技巧等。

（二）领导品质论

领导品质论由美国心理学家埃德温·吉塞利（Edwim. Ghiselli）提出。他对领导的研究历时20多年，通过对美国具有代表性的306位中级管理人员进行研究来确定领导者的素质特征，其研究结果是将领导特征分为个性特征（P）、能力特征（A）和激励特征（M），并按各种素质特征在管理中的重要性分值进行排序，见表7-1。

（三）领导条件品质论

美国的经济学家威廉·鲍莫尔（William. Jack. Baumol）提出的领导条件品质论认为，作为一名领导者应具备以下10项品质才是合格的：①合作精神：即愿意与他人共事，能赢得他人合作，对人不是压服而是感动和说服。②决策能力：能根据客观实际情况而不是凭主观臆断做出决策，具有高瞻远瞩的能力。③组织能力：能发掘下属的潜能，善于组织人、财、物等资源。④精于授权：能大权独揽，小权分散。⑤善于应变：机动灵活，积极进取，不墨守成规。⑥敢于求新：对新事物、新环境和新观念有敏锐的感受能力。⑦勇于负责：对上下级及整个社会抱有高度的责任心。⑧敢担风险：敢于承担组织发展不景气的风险，有努力开创新局面的雄心和信心。⑨尊重他人：能虚心听取他人的意见和建议，不盛气凌人。⑩品德高尚：被组织中和社会上的人所敬仰。

除了上述的经典理论外，还有一些类似的研究成果。进入20世纪中期，领导特征理论受到质疑，因为这一类型的理论忽视下属的需要，没有指出不同的品质和特征的相对重要性，缺乏对

表 7-1　领导者个人特征价值表

素质特征重要性	重要性分值	素质特征
非常重要	100	督察能力（A）
	76	对事业成就的需要（M）
	64	才智（A）
	63	自我实现的需要（M）
	62	自信心（P）
	61	决断能力（P）
	54	对工作稳定性的需要（M）
	47	与下属的关系亲近（P）
中等重要	34	首创精神（A）
	20	对物质金钱的需要（M）
	10	对地位权力的需要（M）
	5	成熟程度（P）
最不重要	0	性别（P）

因与果的区分，忽视了情境因素。尽管如此，领导特征理论仍然为管理者的培养、选择和考核提供了一定的参考依据。

二、行为领导理论

20 世纪 50 ~ 60 年代，行为科学家和心理学家将研究的重点转向了领导行为的研究，着重研究和分析领导者在工作过程中的行为表现及其对下属行为和绩效的影响，以确定最佳的领导行为。领导行为理论（behavioral theories of leadership）研究领导者的风格和领导方式，将领导者的行为划分为不同的类型，分析各类领导行为的特点与领导有效性的关系，并将各类领导行为、领导方式进行比较。以下介绍 3 种有代表性的理论。

（一）领导方式理论

美国著名心理学家库尔特・卢因（Kurt Lewin）和他的同事们进行了关于团体气氛和领导风格的研究。研究发现，团体的领导者并不是以同样的方式表现他们的领导角色，领导者们通常使用不同的领导风格，这些不同的领导风格对团体成员的工作绩效和工作满意度有着不同的影响。他们力图科学地识别出最有效的领导行为。研究最终提出了领导风格理论（average leadership style，ALS），确定出 3 种极端的领导风格：

1. **独裁型领导风格**　独裁型领导（autocratic leadership）也称专制型领导。领导者把一切权力集中于个人，靠权力和强制命令让人服从。其特点是：领导者倾向于集权管理，所有工作开展的步骤和技术都由领导者发布；独断专行，做决策时不与他人商量，下级没有任何参与决策的机会，只有服从；主要依靠行政命令、纪律约束、训斥和惩罚使人服从；领导者很少参加群体的社会活动，与下级保持较远的心理距离。这种领导行为，权力高度集中，管理的重心主要落在工作任务和技术方面。

2. **民主型领导风格**　民主型领导（democratic leadership）是指以理服人，权力定位于群体，靠鼓励和信任使下属积极主动工作，下属分工合作，各尽所能。其特点是：领导者倾向于分权管理，所有方针政策都由组织成员集体讨论决定，领导者采用鼓励和协助的态度；分配工作时尽量照顾个人能力、兴趣和爱好，不具体安排下属的工作，使其有选择性和灵活性；主要运用非权力性影响力使人服从，谈话时多用商量、建议和请求的口气；领导者积极参加团队活动，与下级无任何心理距离；领导者和下级有较为协调的双向沟通。领导者的工作重心在协调人际关系，认为下级只有在受到激励后才会主动工作并富有创造力。

3．放任型领导风格 放任型领导（laissez-faire leadership）是一种放任自流的领导行为，权力定位于组织中的每个成员，工作事先无布置，事后无检查，依靠充分授权让下属有最少的监控。其特点是：领导者极少运用权力，似俱乐部式的领导行为，给下属高度的独立性，由下属确定他们的工作目标以及实现目标的方法；领导者只为下属提供信息，充当群体和外部环境的联系人，以此帮助下属完成工作任务。

卢因等人的最初研究发现，民主型领导风格的工作效率最高，不仅可以完成工作目标，而且成员间关系融洽，工作积极主动，有创造性；独裁型领导风格虽然达到了工作目标，但成员没有责任感，士气低落，情绪消极；放任型领导风格工作效率最低，只达到社交目标而达不到工作目标。进一步的研究发现，3 种领导风格各具特色，适用于不同的环境。领导者需要根据所处的管理层次、工作性质和下属的条件等因素灵活选择主要的领导风格，并辅之其他领导风格。

（二）领导行为四分图理论

该理论由美国俄亥俄州立大学的领导行为研究者们在 1945 年提出。研究人员收集了大量的下属对领导行为的描述，罗列了 1000 多种刻画领导行为的因素，经过高度概括，最终将领导行为归纳为两类，一类是任务型领导，另一类是关心型领导。任务型领导以工作任务为中心，领导者通过设计组织结构、明确职权、相互关系和沟通渠道，确定工作目标与要求、制定工作程序、工作方法和制度，来引导和控制下属的行为表现。关心型领导则以人际关系为中心，关心和强调下属的需要，尊重下属意见，给下属较多的工作主动权，体贴下属，乐于同下属建立相互信任、相互尊重的关系。上述两种不同的领导行为，互相结合形成 4 种基本的领导风格，即高任务低关心人、高任务高关心人、低任务高关心人、低任务低关心人，称为领导行为四分图，也称二维构面理论（two dimension theory）（图 7-2）。许多研究发现，高任务高关心人的领导风格，相对于其他 3 种领导风格更能使员工在工作中取得高绩效并获得工作满足感。

（三）管理方格理论

在领导行为四分图理论的基础上，美国德克萨斯大学的管理心理学家罗伯特·布莱克

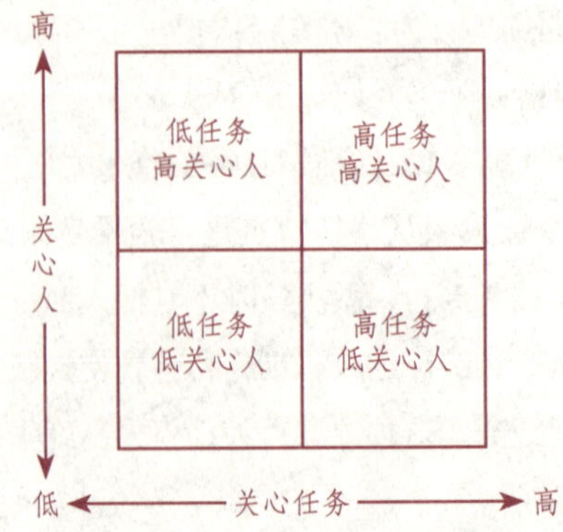

图 7-2　领导行为四分图

（Robert R. Blake）和简·莫顿（Jane S. Mouton）提出了管理方格理论（managerial grid theory），并构造了管理方格图（图 7-3）。横坐标表示领导者对生产的关心程度，纵坐标表示领导者对人的关心程度。将关心程度各划分为 9 个等份，纵横坐标共组成 81 个小方格，每一方格代表一种领导风格，其中有 5 种典型的领导风格：

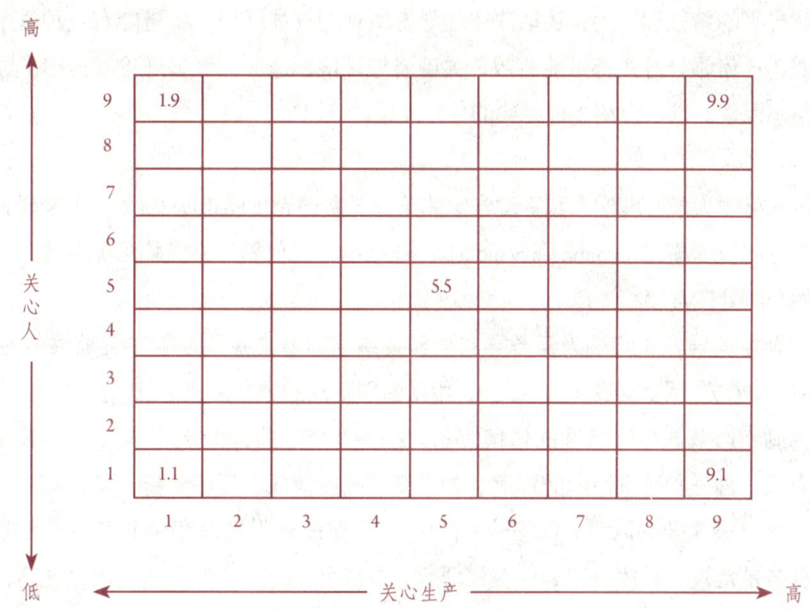

图 7-3 管理方格理论模型

1．**协作式管理** 即 9.9 型管理。领导者对生产和人都极为关心。这种管理方式的领导者能使组织目标和个人需求有效结合，既重视组织的各项工作任务，又能通过激励、沟通等手段，使成员在相互信任、相互尊重的基础上合作，使工作成为组织成员自觉自愿的行为，从而获得高的工作效率。布莱克和莫顿认为这是最理想有效的领导类型，但较难做到，应是领导者努力的方向。

2．**中庸式管理** 即 5.5 型管理。领导者对工作和人都有适度的关心，保持工作与满足人的需要之间的平衡，维持一定的工作效率与士气。这类领导者往往缺乏进取心，满足于维持现状。

3．**俱乐部式管理** 即 1.9 型管理。领导者对人高度关心，关心组织成员的需求是否得到满足，重视人际间关系，强调自己与同事和下级的感情，努力创造友好的组织气氛，但对生产很少关心，其理由是只要员工心情舒畅，自然会提高生产绩效。

4．**权威式管理** 即 9.1 型管理。领导者全力关注任务完成，很少注意下级的发展和士气，虽能达到一定的工作效率，但不注意人的因素，不关心人。

5．**贫乏式管理** 即 1.1 型管理。领导者对工作和人都不关心，只是以最小的努力来完成一些维持自己职务的工作，最低限度地完成组织工作和维系组织人际关系。

布莱克和莫顿认为，5 种典型的领导风格中，贫乏式管理效果最差，其次为俱乐部式管理，协作式管理效果最佳。中庸式管理和权威式管理在不同情境下效果不同，权威式管理在短期内工作效率较高，或在任务紧急和员工素质较低时可能优于中庸式管理，但不利于组织长期发展。管理方格理论为领导者正确评价自己的领导行为，培训发展管理人员，掌握最佳的领导方式提供了有效的指导。

行为领导理论虽然在特征理论的基础上有较大的发展，但忽视了环境因素对领导有效性的影响，因而研究者们开始探讨环境因素对领导有效性的影响，形成了权变领导理论。

三、权变领导理论

权变领导理论（contingency theories of leadership）认为，领导是动态的过程，领导的有效性不仅取决于领导者的特征和行为，还取决于领导者所处的具体环境。不可能有一种适用于任何环境的领导方式，任何领导方式都可能有效，关键要与环境相适应。许多理论家提出了影响领导有效性的关键情境因素。以下介绍 3 种经典的权变理论。

（一）权变理论

美国华盛顿大学心理学家和管理学家弗莱德·费德勒（Fred. Fiedler）在大量研究的基础上提出了有效领导的权变模式（contingency model）。他指出，任何领导方式均可能有效，其有效性完全取决于是否与所处的环境相适应。

费德勒将领导方式归纳为任务导向型和关系导向型，并开发了“最难共事者（least-preferred co-worker，LPC）”调查问卷（附录九），用以鉴别不同的领导方式。

费德勒将影响领导有效性的情境因素归纳为 3 个方面：①上下级关系：指下属对领导者的信任、尊重、喜爱和愿意追随的程度。如果双方高度信任、互相支持，属相互关系好，反之则属关系差，这是最重要的因素。②任务结构：指工作任务明确程度和下属对所承担职责的明确程度。当任务是常规、具体、明确、容易理解、有章可循时，属任务结构明确性高，反之，当任务复杂、无先例、没有标准程序时，则属任务结构明确性低或不明确，这是次重要因素。③领导者职权：指与领导者的职务相关联的正式权力，以及领导者在整个组织中从上到下所取得的支持程度。如果领导者对下属的工作任务分配、职位升降和奖罚等有决定权，则属职位权力强，反之，则属职位权力弱，这是最不重要的因素。

费德勒将 3 种情境因素组合成了 8 种环境类型，3 个条件都具备是最有利的环境，3 个条件都不具备是最不利的环境。不同的环境类型适合的领导方式不同，两者有良好匹配，才能取得有效的领导。当环境条件处于最有利和最不利两个极端时，都适宜采取任务导向型领导方式。而中间状态的环境，则适宜采取关系导向型领导方式（图 7-4）。

费德勒将领导方式认定为领导者的一种人格特质，具有持久性且不易改变的特征，因此，提高领导效率可通过两种途径来实现，一是选择领导者以适应环境，二是改变环境条件以适应领导者。

（二）领导生命周期理论

领导生命周期理论（life cycle theory of leadership），也称情境领导理论（situational leadership theory）。

对领导的有利性	有利			中间状态				不利
上下级关系	好	好	好	好	差	差	差	差
工作任务结构	明确	明确	不明确	不明确	明确	明确	不明确	不明确
领导者职权	强	弱	强	弱	强	弱	强	弱
领导方式	指令型			宽容型				指令型

图 7-4　费德勒权变理论模型

最初由俄亥俄州立大学心理学家科曼（A. Korman）于 1966 年提出，后由管理学家保罗·赫塞（Paul. Hersey）和肯尼斯·布兰查德（Kenneth H. Blanchard）发展完善。该理论的主要观点是：成功的领导要选择合适的领导方式，而领导方式选择的依据是下属的成熟度水平。

成熟度（maturity）是指个体对自己的直接行为负责任的能力和意愿的大小，包括工作成熟度和心理成熟度。工作成熟度（job maturity）是指一个人从事工作所具备的知识和技术水平。工作成熟度越高，在组织中完成任务的能力则越强，越不需要他人的指导。心理成熟度（psychology maturity）是指从事工作的动机和意愿。心理成熟度越高，工作的自觉性则越强，越不需要外力激励。根据工作成熟度和心理成熟度的水平，下属的成熟度划分为 4 个等级：①M_1（不成熟）：工作能力低，动机水平低。下属缺乏接受和承担任务的能力和意愿，既不能胜任又缺乏自信。②M_2（初步成熟）：工作能力低，动机水平高。下属初知业务，愿意承担任务，但缺乏足够的能力，有积极性但没有完成任务所需要的技能。③M_3（比较成熟）：工作能力高，动机水平低。下属具备了工作所需要的技术和经验，但没有足够的动机和意愿。④M_4（成熟）：工作能力高，动机水平高。下属不仅具备了独立工作的能力，而且愿意并具有充分的信心来主动完成任务并承担责任。

该理论将领导行为分为工作行为和关系行为两方面，又将这两方面分为高低两种情况，从而组合成了 4 种领导风格：①命令型（高工作—低关系）：强调直接指挥，与下属采取单向沟通的方式，明确规定工作目标和工作规程，告诉他们做什么，如何做，何时做，在何地做等。适用于不成熟（M_1 型）的下属。②说服型（高工作—高关系）：领导者除了向下属布置任务外，还与下属共同商讨工作如何进行，以双向沟通的方式对员工的意愿和热情加以支持，并向员工说明决定，通过解释和说服获得下属的认可和支持。适用于初步成熟（M_2 型）的下属。③参与型（低工作—高关系）：上级与下级共同决策，领导者给下属提供支持，加强交流，鼓励下属参与决策，对下属的工作尽量不做具体指导，促使其搞好内部的协调沟通。适用于比较成熟（M_3 型）的下属。④授权型（低工作—低关系）：领导者充分授权下属，鼓励下属自己做决定并承担责任。适用于成熟（M_4 型）的下属。下属成熟度和领导风格的匹配见图 7-5。

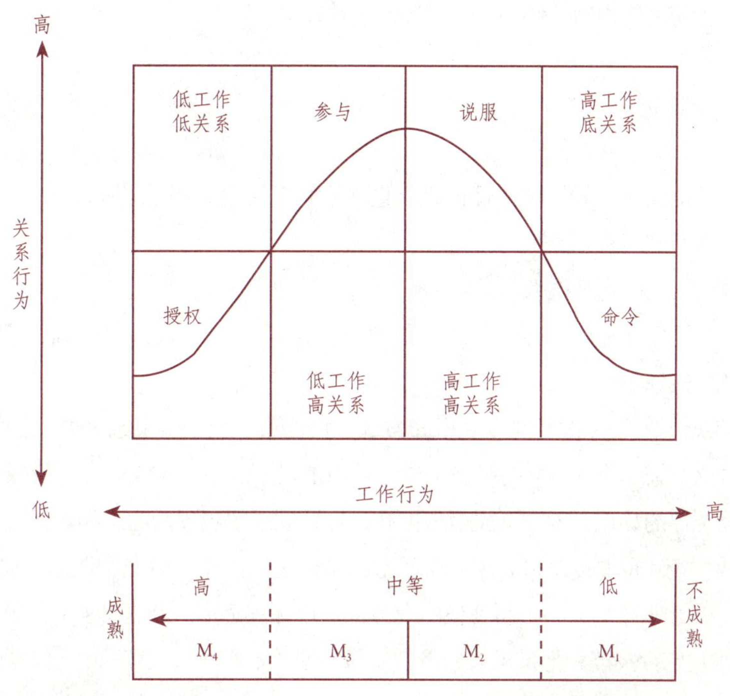

图 7-5　领导生命周期理论模型

领导生命周期理论主要强调对于不同成熟程度的员工，应采取不同的领导方式，才能做到最有效的领导。这就启发领导者必须创造条件帮助员工从不成熟逐渐向成熟转化，将使用人和培养人结合起来，注重人才开发。

（三）路径—目标理论

路径－目标理论（path-goal theory）是由加拿大多伦多大学教授马丁·埃文斯（M. Evans）首先提出，由其同事罗伯特·豪斯（Robert House）和华盛顿大学教授特伦斯·米切尔（Terence Mitchell）予以扩充和发展。该理论的前提是：某些领导行为之所以有效，是因为这种行为有助于下属人员达成和工作有关的目标。该理论认为：领导的主要职能是帮助下属达到他们的目标，并提供必要的指导和支持，以确保他们各自的目标与组织的总体目标相一致，包括建立目标方向和改善通向目标的路径两个方面。

该理论认为，有4种领导方式可供同一领导者在不同环境下选择使用：①指导型领导（directive leadership）：让下属明确任务的具体要求、工作方法、工作日程，领导者为下属制定出明确的工作目标，并将规章制度明确告知下属；②支持型领导（supportive leadership）：与下属友善相处，领导者平易近人，关注下属的福利和需要，公平待人，尊重下属地位，能在下属有需要时提供真诚帮助；③参与型领导（participative leadership）：与下属商量工作，征求下属的建议，允许下属参与决策；④成就导向型领导（achievement-oriented leadership）：对下属提出有挑战性的目标，要求下属有高水平的表现，鼓励下属并对下属的能力表示充分的信心。

路径－目标理论提出领导方式要适应情境因素，并提出影响领导方式选择的情境因素有2类：一是下属的个人特质，二是下属面对的环境特点。个人特质主要包括下属对自身能力的认识和控制轨迹，如受教育程度、对参与管理和承担责任的态度、对成就的需要、领悟能力、对独立性的需求程度等。如下属认为自己能力不强，则喜欢指导型领导方式；相信内因决定事情成败的人喜欢参与型领导方式，而相信外因决定事情成败的人则倾向指导型领导方式。环境特点主要包括任务结构、正式权力系统和工作群体的特点。当任务明确时，领导者应使用支持型领导方式，为下属提供缺少的“营养”。当任务不明确时，参与型领导效果最佳，因为参与活动可以澄清达到目标的路径，帮助下属明确目标和实现目标的路径。

四、领导理论的新进展

随着社会经济的发展，领导学的理论研究也在不断发展变化，近年来，一些学者从领导的不同角度提出了一些新的观点。

（一）“改革型”或“超凡魅力”的领导

20世纪80年代以来，一些管理学者提出了“改革型”（transformational）或“超凡魅力”（charismatic）的领导者概念。

美国管理学家伯纳德·M·巴斯（Bernard M. Bass）把领导者分为两类，即执行型和改革型。前者指导下属做什么、怎么做、有哪些要求，帮助下属树立信心并实现目标；后者则通过提高下属对工作价值及重要性的认识，激励下属追求更高目标，完成超越预期的工作。

理查德·博伊德（Richard Boyd）在巴斯理论的基础上，提出“改革型”领导者必须具备5种新的领导技能：①预见技能：对不断变化的内外部环境深谋远虑。②想象技能：用愿景诱导和激励下属。③价值观综合技能：把员工在经济、安全、心理、精神、美学和物质等方面的需求统合起来，以使人们有共同的动机、价值观和目标。④授权技能：乐意并且有效地与下属分享权力。

⑤自知或反省技能：既明白自己的需求与目标，也了解下属的需求与目标。博伊德的一个重要观点是，上述这些新的领导技能，并不是生来就具备的，而要在实践中锻炼、培养、学习和提高。

罗伯特·豪斯（Robert House）探讨了具有超凡魅力的领导。他认为，具有超凡魅力的领导者拥有非常大的权力、强烈的自信心、强大的支配力、信念和道德的坚定性、因有远大而富有想象力的目标而拥有追随者。大量的研究表明，具有超凡魅力的领导者与下属的高绩效和高满意度之间有着十分显著的关系。许多学者认为，超凡魅力不是天生的，而是后天形成的，可以通过培训使人们习得。

（二）基于价值观的领导理论

在20世纪90年代，豪斯和他的同事突破了原来的研究模式，在路径—目标理论的基础上，综合了领导特质理论、领导行为理论和权变理论的特点，以组织的愿景来替换并充实原来的“路径—目标”，围绕价值观这个核心概念，阐述了什么样的行为能有效地帮助领导者形成组织的共同价值观，以及这些行为的实施条件，提出了基于价值观的领导理论（value-based leadership，VBL）。

该理论认为：被领导者对领导者所信奉的、并已经融入到组织文化中的价值观的共享和认同程度越高，领导行为就越有效。也就是说，持有明确价值观的领导者，通过明确表达愿景，向组织注入自己的价值观，使之与被领导者所持有的价值观和情感发生共鸣，可以唤起被领导者对组织目标和愿景的认同，进而更好地提高领导行为的有效性。

该理论还认为，有一些行为对于形成组织的共同价值观非常有效，这些行为被称为以价值观为基础的领导行为。它包括：清楚地表达组织愿景；向员工展示自己的良好素质，自己对愿景的不懈追求和牺牲精神；传达对员工的高层次期望，表达对他人的高度信心；树立追求组织愿景的个人榜样；用智慧的手段将富有创造性的人团结在自己周围。

以价值观为基础的领导理论强调价值观念的感召作用，这种感召能够不断吸引有能力的人加入组织，并且会为了共同的价值而一起努力。大量的研究表明，领导者采用以价值观为基础的领导行为，将会对下属产生巨大的影响和积极的效果。当下属对领导者所信奉和倡导的价值观达到认同后，这种认同会逐渐内化成为自身价值的一部分，成为其为人处事的相关原则。

第三节　激　励

激励是一项重要的领导艺术，是领导者实施有效领导的常用方式。科学有效地运用激励艺术，激发下属的工作积极性、鼓励下属的正确行为、引导下属以组织目标为努力方向，对于提高工作效率和领导效能具有重要作用。

一、激励概述

（一）激励的概念

激励，指激发和鼓励，在《辞海》里的解释是“激动，鼓励，使振作”。现代管理学中的激励（motivation）是指利用外部诱因调动人的积极性和创造性，引发人的内在动力，朝向所期望的目标前进的心理过程。激励的出发点是满足组织成员的各种需要，贯穿于组织成员工作的全过程，激励的最终目的是达到组织目标和个人目标在客观上统一。从护理管理的角度来说，激励是护理管理者调动护士工作的积极性，以提高其工作绩效和达成组织目标的过程。

激励由以下5个要素组成：①激励主体，即施加激励的组织或个人；②激励客体，即激励的对象；③激励目标，即激励主体期望激励客体的行为成果；④激励因素，即那些能激发客体努力工作的事物；⑤激励环境，即激励过程所处的环境，它会影响激励效果。

（二）激励模式

激励的基本模式为：未满足的需要－心理紧张－动机－行为－目标－需要被满足或未被满足－新的需要或需要调整，通过反馈构成循环（图7-6）。未满足的需要是激励的起点与基础，当需要未被满足时，就会产生心理的紧张和不安，从而产生一种内在的驱动力，即动机，动机驱使人们开展寻求特定目标的行为。如果目标最终被实现，则需要得到满足，紧张和不安会消除，继而产生新的需要，并引发新的动机和行为。如果需要未得到满足，人们会继续寻求特定目标，直到目标得以实现。激励就是在分析人们需要的基础上，不断激发、引导员工发挥高水平的主观能动性，向着组织所希望的方向行动，以实现组织预期目标。

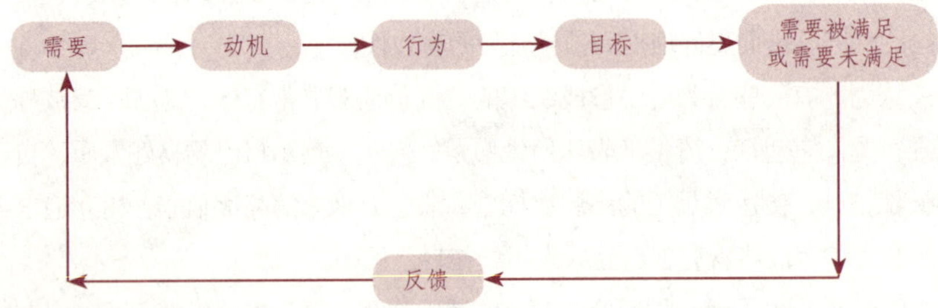

图7-6　激励的基本模式

（三）激励的作用

1．调动护士的工作积极性　激励的过程直接影响到护士的个人利益，一般来说，护士总是由一种动机或需求而激发自己的内在动力，努力去实现某一目标，当目标实现后，护士会衡量自己为实现目标所付出的努力是否值得。如果判断是值得的，则会巩固和强化自己的努力。因此，激励能够调动护士的工作积极性，并使这种积极性保持下去。

2．有利于发挥人的能动作用　激励最显著的特点就是内在驱动，它将人的需要作为基本作用力，不仅可以提高护士对工作的认识，还能激发对工作的热情和兴趣，挖掘工作潜能，将自己的全部精力投入到工作中。

3．有利于增强组织的凝聚力　通过运用多种激励方法，满足护士的多种心理需求，协调人际关系，进一步促进组织的整体协调统一，增强组织的凝聚力和向心力。

4．有利于形成良好的竞争氛围　科学的激励机制能够在组织中创建出良好的竞争氛围，进而形成良性的竞争机制。良好的竞争氛围会更加激发护士的工作积极性和主动性，对良好竞争环境的形成起到强化作用。

（四）激励原则

1．目标结合原则　在激励机制中，设置目标是一个关键环节。目标设置必须同时体现医院目标和护士需要，否则激励会偏离实现医院目标这个方向，也无法满足护士需要，达不到理想的激励效果。

2．物质、精神、信息激励相结合原则 人的行为动力主要有物质动力、精神动力和信息动力，有效的激励措施应当将三者有机结合。护理管理者可以采用薪酬激励，也可以采用荣誉激励，还可以采用提供学习机会的信息激励方式。要根据护士需要的不同，灵活采用多种激励方式达到激励效果。

3．引导性原则 引导性原则是激励过程的内在要求。激励措施产生的效果不仅取决于激励措施本身，还取决于被激励者对激励措施的认识和接受程度。因此，护理管理者要与激励对象进行有效沟通，将激励方案详细解读，使外部激励措施转化为被激励者的自觉意愿，才能达到激励效果。

4．合理性原则 激励是否合理主要从措施适度和奖惩公平两个方面评判。激励过大或过小都会影响激励效果。激励过大，会使护士产生过分满足感，感到轻而易举，会丧失上升的动力；激励过小，则会使护士产生失落感，丧失继续努力的动力。取得同等绩效的员工，要获得同等程度的奖励。

5．时效性原则 护理管理者要把握激励的时机，尽量做到“雪中送炭”，有效激发护士的工作激情，充分发挥其创造力。激励越及时，越有利于将人的激情推向高潮，使其创造力持续有效地发挥出来。

6．正负激励相结合原则 正激励是对护士符合医院护理目标的期望行为进行奖励，负激励是对护士违背医院护理目标的非期望行为进行惩罚。正负激励都是必要而有效的，不仅作用于当事人，还对周围其他人产生间接影响。

7．按需激励原则 激励的起点是满足护士需要，但护士的需要因人、因时而异，满足最迫切需要的措施激励效果最好。因此，护理管理者要充分考虑护士的群体特点和个性特征，不断了解护士需要层次和需要结构的变化趋势，有针对性地采取激励措施，才能收到实效。如对有理想有抱负的年轻护士给予晋升和赞美激励可能比物质激励效果更好，而对一些家庭负担过重的护士，帮助其解决后顾之忧则更为恰当。

8．明确公开直观原则 其含义包括：①明确：明确激励的目的是需要做什么和必须怎么做。②公开：对护士关注的问题公开，如奖金分配、职称晋升等敏感问题。③直观：直观表达实施激励的指标，总结和授予奖励和惩罚的方式，直观性与激励影响的心理效应成正比。

二、激励理论

自20世纪20～30年代以来，管理学家、心理学家和社会学家从不同的角度对激励问题进行了大量研究，提出诸多激励理论，按照研究层面的不同，激励理论可归纳为内容型、行为改造型和过程型激励理论。

（一）内容型激励理论

内容型激励理论（content motivation theories）着重针对激励的原因和起激励作用的因素，即激励内容进行论述。属于这一类型的理论包括需求层次理论、成就需要激励理论和双因素理论。

1．需求层次理论 美国心理学家亚伯拉罕·马斯洛（Abraham Maslow）提出的需求层次理论认为每个人都有5个层次的基本需求，由低到高依次为生理需求、安全需求、爱与归属需求、尊重与自尊需求和自我实现需求（图7-7）。5种需求之间是递进的，逐级上升，一般来说，某一层次的需求相对满足后，人就会追求更高一层次需求的满足，相应的，已获得基本满足的需求就不

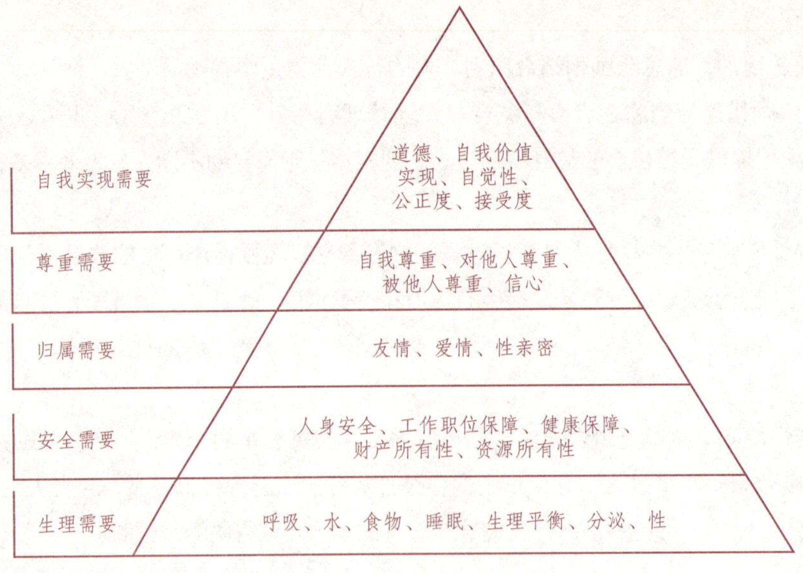

图 7-7　马斯洛的需求层次理论

再是一股激励力量，只有未满足的需求才具有激励作用。人的基本需求虽然多种多样，但在特定的时期，总有一种或几种相对而言需要优先得到满足的需求，即优势需求。优势需求是人们动机和行为的主要根源，最具有激励作用。该理论强调激励的中心问题是满足人的需求。

护理管理者要做到：①合理分析护士的需求，了解护士需求的多层次性、复杂性、动态性特征，充分考虑护士的文化背景、学历层次、年龄阶段、性格特征、健康状况等差异所致的不同需求，也要考虑同一护士在不同时间和不同情况下的不同需求。②努力使激励手段和方法与护士的需求层次相适应。对于低层次的需求多采用物质激励，如增加薪酬，改善劳动条件、给予更多的工间休息、提高福利待遇等。对于高层次的需求多采用精神与信息激励，如授予荣誉、派出学习培训等。③注意分析护士需求的序列性和潜在性。在科学分析的基础上，找出护士的优势需求，有针对性地进行激励。有学者认为，满足需求不一定先从最低层开始，有时从中间层或高层开始，有时护士会为了满足高层次需求而牺牲低层次的需求。

2．成就需要激励理论　美国心理学家麦克利兰（David McClelland）认为人除了生存需要外，还有三种重要的需要，即成就需要、亲和需要和权力需要。成就需要是指争取成功、追求优越、希望做得更好的需要；亲和需要是指建立友好亲密的人际关系、寻求被他人喜爱和接纳的需要；权力需要是指影响或控制他人且不受他人控制的需要。这三种需要在人们的需要结构中有主次之分，主需要得到满足后，往往会显示更大的满足感，也促使人追求更高层次的需要满足，也就是说拥有权力者更追求权力、拥有亲情者更追求亲情，而拥有成就者更追求成就。同时，他认为成就需要的高低对人的成长和发展起到特别重要的作用。在不同的个体身上，会体现出三种需要的不同强度组合，形成个体独特的需要结构。

护理管理者要做到：①营造满足三种需要的工作环境。对权力需要比较强的护士要适当授权，对亲和需要比较强的护士要积极营造良好的人际关系氛围，对成就需要比较强的护士，要让其承担具有挑战性的工作，及时给予反馈，认可其成就。②三种需要可以进行内部等级划分，如对权力、成就欲望较高的护士，护理管理者可以将成就带来的荣誉、权力分成等级，根据贡献大小，给予相应的荣誉与权力，以发挥激励作用。③重视三种需要共存的情况，护理管理者应考虑三种需要在个体身上不同的强度组合，分析出每位护士独特的需要结构，协调三种需要发挥更大的激励作用。

3．双因素理论 美国心理学家弗雷德里克·赫茨伯格（Frederick Herzberg）认为引起人们工作动机的因素主要有两类：保健因素和激励因素。保健因素又称为维持因素，是与工作条件有关的因素，属于外在因素，能使员工不满意或没有不满意，包括员工的薪酬、工作条件、人际关系、组织管理政策、稳定与保障等。良好的保健因素能安抚员工，消除员工的不满、怠工与对抗。激励因素是与工作任务有关的因素，属于内在因素，能使员工满意或没有满意，包括工作富有成就感、工作业绩得到认可、工作具有挑战性、负有较大责任、职业上能得到发展等。良好的激励因素能激励员工的工作热情，调动工作积极性。赫茨伯格认为"不满意"的对立面是"没有不满意"，而"满意"的对立面是"没有满意"。员工"没有不满意"并不代表员工"满意"，只有重视员工的成就感、责任感、对他们的工作进行认可才能真正使员工满意，激励他们的工作热情（图 7-8）。

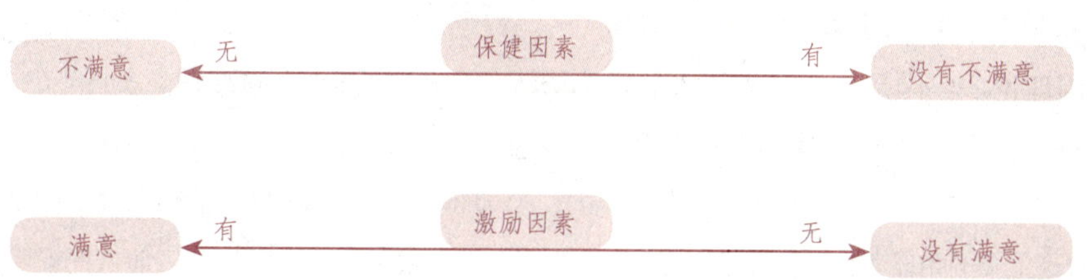

图 7-8 赫茨伯格的双因素理论

护理管理者要做到：①满足护士保健性需要。从人性化管理角度出发，尽力满足护士在保健因素方面的需求，使护士安心、安业。如建立良好的工作氛围、公平的分配制度等。②发挥激励因素的作用。要善于肯定护士的工作成绩，提供培训晋升的机会，进一步拓宽个人发展空间，使护士敬业、乐业。③重视保健因素和激励因素的转换。将保健因素转化为激励因素，如奖金分配与个人贡献大小挂钩，让护士感觉到奖金是对自己工作业绩的认可，此时奖金就不只是防止护士不满意的保健因素，而成为调动护士工作积极性的激励因素。

（二）行为改造型激励理论

行为改造型激励理论（behavior modification theories）着重从激励的目的，即调整和转化人的行为方式进行论述。属于这一类型的理论包括强化理论和归因理论。

1．强化理论 美国心理学家斯金纳（Burrhus Frederic Skinner）认为，个体为了达到某种目的，会采取一定的行为作用于环境，当这种行为的后果对他有利时，这种行为就会重复出现，不利时，这种行为就会减弱或消失，人们可以用强化方式来修正其行为。强化（reinforcement）是一种人为操纵，是指伴随于行为之后的、有助于该行为重复出现而进行的奖罚过程。在管理实践中，常用的强化手段有：①正强化（positive reinforcement），又称积极强化，指对某种行为予以肯定和奖励，使之巩固、保持和重复加强的过程。如护理部用奖金、休假、认可、表扬等方式肯定护士的安全护理操作行为，这会增强护士进一步遵守护理操作安全规程的行为。②负强化（negative reinforcement），又称消极强化，指在行为出现时把某种不愉快的刺激撤销或者减少，以增加该行为的频率。例如护理部规定，若护士在一个月内因服务态度不好被病人投诉超过 2 次，将被降低奖金系数，连续三个月未被投诉，则可恢复奖金系数，就是采用了负强化手段。③惩罚（punishment），是对不符合组织目标的行为给予否定或不良刺激，以期减少这种行为出现的可能性或消除该行为的方法。如护士擅自离岗将扣发当月奖金，杜绝此类行为的再次出现。④消退

（extinction），指某一行为出现后不给予任何形式的反馈，久而久之这种行为被判定为无价值而降低该行为的出现频率。例如对于经常向护士长打小报告、背后说人坏话的护士，护士长采取"冷处理"，达到"无为而治"的效果。

护理管理者要做到：①尽量使用正强化激励护士产生有利于组织目标实现的行为，因为负强化、惩罚和消退都属于消极的行为改变手段，容易使护士产生抵触情绪，长此以往不利于组织目标实现。②巧妙运用负强化和惩罚，在使用负强化和惩罚措施的同时，要让护士明白错在哪里，才有助于改正错误。运用惩罚时，要注意场合和技巧，比如当众斥责护士会使护士感到屈辱，产生强烈的抵触情绪，也可能引起其他护士的不满。③及时对护士的工作给予反馈，使护士明确哪些是组织期望的行为，哪些是不符合组织要求的行为。④针对不同对象采用不同的强化手段，不能简单化、绝对化。合理地、创造性地运用强化激励手段是领导艺术的体现，护理管理者要根据护士的年龄、性格、价值观、人生观以及需要的不同采用不同的强化手段，激励护士的工作动机，充分调动护士的工作积极性。

2. 归因理论 归因是对自己或他人的行为原因作出解释和推论的过程。美国心理学家海德（Fritz Heider）认为，人的行为原因可以分为内部原因和外部原因。内部原因是指存在于人自身的因素，包括人格、情绪、兴趣、态度、信念、能力、努力程度等；外部原因是指个体自身以外的、导致其行为表现的条件和影响因素，包括工作环境条件、工作难易度、情境特征、他人的影响等。行为原因若归于内部因素，行动者就要对其行为结果负责，若归于外部因素，行动者对其行为不负责任。

护理管理者要做到：①正确进行成功归因，护理管理者要引导护士将成功归因于个人努力与能力，可有助于护士提高自信心，调动护士工作的责任心和积极性。②正确引导失败归因，当护士工作失败时，护理管理者要帮助护士客观评价，指导护士用个人努力、提升能力等内部因素来弥补，同时，认真分析外部环境中是否存在条件缺失或干扰因素，避免失败带给护士过重的负面影响。③巧妙利用归因产生的情绪反应，护理管理者应该让护士体验到因努力而成功的愉快和自豪，不努力而失败的难过和羞愧。对于付出努力而实际工作效果不佳的护士，应给予积极的肯定和鼓励，并协助其查找原因，提高工作效率。

（三）过程型激励理论

过程型激励理论（process motivation theories）着重从动机的形成到采取行动的过程进行论述。属于这一类型的理论包括期望理论和公平理论。

1. 期望理论 期望是指个体对于特定活动可能导致特定结果的信念。美国心理学家弗鲁姆（Victor H. Vroom）认为，人们之所以采取某种行为，是因为他相信这种行为可以有把握地达到某种结果，并且这种结果对他有足够的价值。激励水平的高低取决于三个变量：①期望值（expectancy），指个体对自己行为和努力能否达到特定结果的主观概率。影响个人期望值的因素有个体过去的经历、自信心、对面临任务难易程度的估计等。②关联性（instrumentality），是工作绩效与所得报酬之间的联系。③效价（value），反映了奖励对一个人的吸引程度（图 7-9）。激励水平的高低可以由公式表达：

激励水平（M）= 期望值（E）× 关联性（I）× 效价（V）

从公式可以看出，只有当三者水平都高时，才能真正达到高激励水平。

护理管理者要做到：①重视期望目标的难度。要让目标带有挑战性，适当高于护士的个人能力。但要注意，目标过高会导致护士心理受挫，失去取胜的信心；目标过低，会使护士失去工作动力，起不到激励作用。②强调期望行为。护理管理者要让护士明确组织期望的行为表现，了解组织评价其行为的标准，以便护士自主调整自己的目标向组织目标靠拢。例如护理部要求参与本

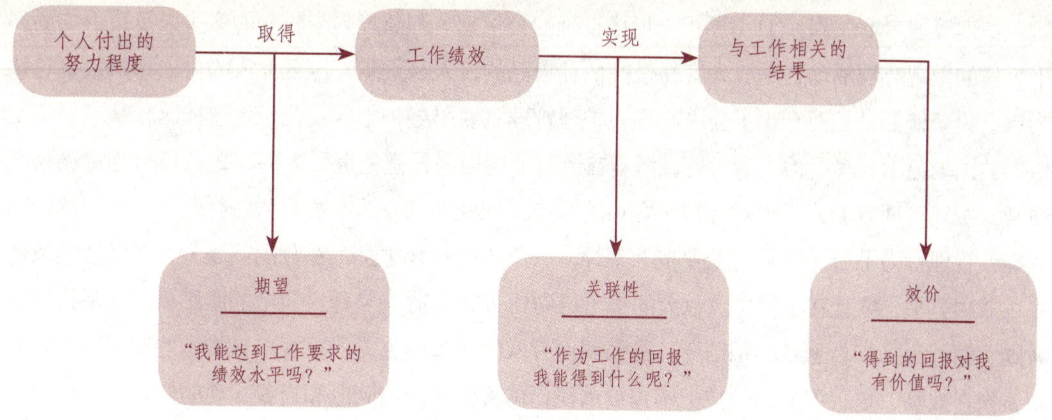

图 7-9 弗鲁姆的期望理论

科生教学的护士每年在国内核心期刊上至少发表一篇教学论文，作为教师选拔、考核的重要指标之一。③强调工作绩效与奖励的一致性。护理管理者要让护士清楚工作结果与得到奖励的匹配关系，使护士看到奖酬和自己工作绩效之间的密切联系，可促使护士自觉地将工作与绩效、奖励联系起来，以调动工作的积极性。④重视护士的个人效价。报酬在激励中起作用的价值是被激励者的主观感受价值，而不是管理者心目中的价值，也不是奖励的客观价值。因此奖励要从护士的角度来考虑，重视护士个人效价，提供多样化、个体化的奖励方式，以符合护士的需要，真正起到激励作用。

2. 公平理论 公平是指人们的贡献（投入）多少应与其所得报酬相当。美国心理学家亚当斯（J. Stacy Adams）认为，当个体所获得报酬与其所付出的努力成正比时，才能使个体感到满意和起到激励作用。报酬不仅指报酬的绝对量，也指报酬的相对量。个体要进行横向比较和纵向比较来确定自己所获得报酬是否合理。横向比较是将自己获得的"报酬"（包括金钱、工作安排、获得的赏识等）与自己的"投入"（包括教育程度、所作努力、用于工作的时间、精力和其他无形损耗等）的比值与组织内其他人进行比较。纵向比较是将自己目前投入的努力与目前所获得的报酬的比值，与自己以往投入的努力与以往获得的报酬的比值进行比较。比较的结果将直接影响工作的积极性（图 7-10）。

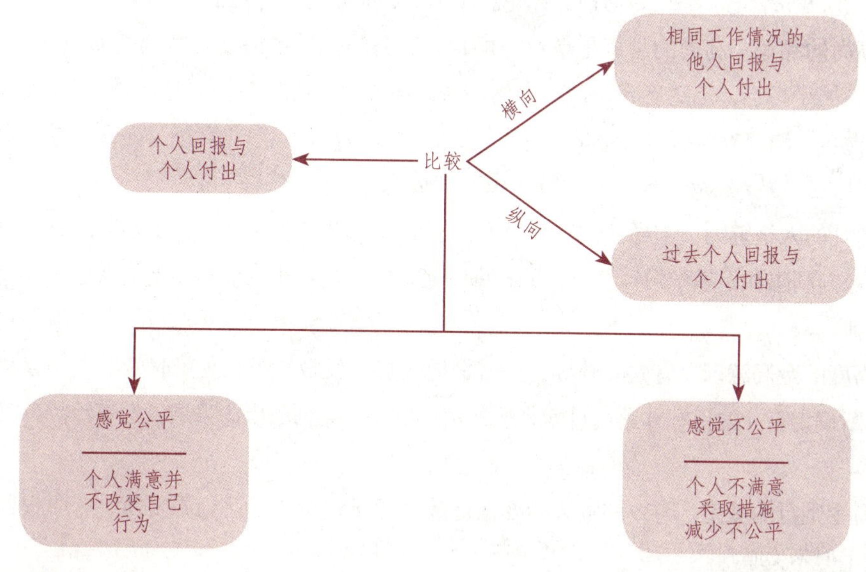

图 7-10 亚当斯的公平理论

护理管理者要做到：①引导护士形成正确的公平感。判断投入与收获的多少以及是否均衡属于个体的主观心理活动，一般人容易过高估计自己的投入和贡献，压低他人的付出和绩效，总认为自己收获偏低，从而产生不公平心理。护理管理者要引导护士客观公正地选择比较基准，确定恰当的比较范围，多看他人的长处，多看自己报酬的提高，避免盲目攀比。②管理行为遵循公正原则。护理管理者要公正地对待每一名员工，公正地处理每一件事情，依法行政，避免因感情因素导致管理行为不公。③注意公平的相对性。公平不是平均主义，在分配问题上，要坚持绩效优先、兼顾公平，要让在工作中贡献大的护士得到更多的奖励。④建立科学的激励机制。坚持物质激励、精神激励和信息激励相结合，在强调按劳取酬的基础上，应重视培养护士的奉献精神。采用表扬、鼓励、培训等方式使护士感到被重视，体验到成功的欣慰和自我实现的快乐，形成无私奉献的职业责任感。

第四节　领导艺术

领导艺术是领导者在运用领导的方式方法上表现出来的创造性和有效性，是领导者个人素质的综合反映，具有随机、非模式化的特征。领导者需注重提高个人的素质和才能，掌握常用的领导艺术，在实践中不断创新，才能提高领导工作的有效性。

一、有效领导者的特质

合格的领导者必须具备极高的素质和多方面的能力，才能成为组织的核心。多位学者就有效领导者的特质展开研究，除了前文提到的特征领导理论以外，有学者提出了“领导的6P特质”，即远见（purpose）、热情（passion）、自我定位（place）、优先顺序（priority）、人才经营（people）、领导权力（power）；也有学者提出领导特质的“五大（Big Five）因素”，即对稳定的需求、外向、开放、随和以及责任心。综合多方研究结论，本书认为有效的领导者应具备以下特质：

1．**高尚的品德**　高尚的品德是事业的根基，优秀的领导者需要具备崇高品德。以身作则，率先垂范，勇于担当，豁达宽容，诚实守信，谦逊谨慎，克己奉公，洁身自爱，堂堂正正做人、清清白白做官、踏踏实实做事。德是一种力量、一种震慑邪恶、净化环境、提升思维、积累才干的动力。

2．**超凡的人格魅力**　领导者需勤奋努力，积极进取；严于律己，身先士卒，努力做员工的榜样；虚心向同事和下属学习；尊重、关心每一名员工；面对压力保持稳定的情绪，外向、果断且精力充沛。

3．**高度的全局意识**　有效的领导者能够把握大势，放眼长远；决策时能够审时度势，纵观整体；不断确定奋斗的目标并进行科学分解，实现目标；能预测事态发展，遇事冷静，时刻保持危机意识。

4．**有令则行的威望**　有效的领导者要保证政令通畅，命令下达则不妥协，有职权但不滥用职权，民主但不失原则。

5．**勇于担当的责任意识**　有效的领导者须有强烈的责任感，做事有始有终，踏实认真，注重细节，在压力和失败面前主动担责，并主动培养下属的责任感。

6．追求卓越的创新意识 创新是组织保持旺盛生命力的基石。有效的领导者应当具有创新意识，面对问题和挑战积极探索，努力挖掘员工潜能，能够容忍失败，积极营造氛围，鼓励创新，保护创新，持续创新。

7．高效的执行力 执行力是推动工作、落实制度的前提，有效的领导者应当着眼于工作落实上。工作一旦明确则立即执行，绝不拖延，并且保证执行的质量；努力培养员工的执行力，因人而异下达指令，确保员工落实。

8．严密的制度意识 有效的领导者明确组织制度的意义，重视制度的建设和执行，制定符合工作实际和人性化的管理制度，且适时进行制度创新；纪律严明，赏罚分明，制度面前人人平等；积极帮助、引导、培训下属自我约束、自我管理；完善组织内的制度文化。

9．运用组织文化实施软性管理 有效的领导者应积极塑造良好的组织文化，宣传巩固组织文化的内涵，让组织文化激励人心、点燃激情。

二、常用领导艺术

领导艺术是凝聚人心的艺术。常用的领导艺术包括授权艺术、创新管理艺术、权力运用艺术、创建高效能团队艺术、提升领导执行力艺术以及用人、处事、协调、理财等领导艺术。

（一）授权艺术

1．授权的概念及意义 授权（delegation）是指在不影响个人原来工作责任的情形下，将某些特定的任务改派给另一个人，并给予执行过程中所需要的权力。授权者对被授权者有指挥权、监督权，被授权者对授权者有汇报情况及完成任务的责任。

护理管理者适当授权有助于将其从日常事务中解脱出来，专心处理重大问题；可以提高下属的工作积极性，增强其责任心，并增进工作效率；可以增长下属的才干，有利于后备管理人员的培养；可以充分发挥下属的专长，以弥补管理者自身才能的不足。

2．授权的原则

（1）明确目标：授权者需要向被授权者阐明所授任务需要达到的目标，使被授权者能够在清晰的目标指引下开展工作。没有明确目的的授权，会让被授权者无从下手，无所适从。

（2）合理授权：管理者要根据工作任务的性质、难度，兼顾下属的工作能力等条件，选择适当的任务进行授权，即选定合适的任务给合适的人。要充分了解下属的才能，避免用人不当造成的损失。

（3）以信为重：管理者授权是否有效，很大程度上取决于对下属的信任程度。要充分信任下属，放手让下属工作，避免想授权又不敢授，授权后又干涉下属行使权力，授权后又收回等，这些都是不信任的表现。

（4）量力授权：管理者向下属授权，应当依自己的权力范围和下属的能力而定。既不能超越自己的权力范围，又不能负荷过重或授权不足，更不能越级授权。管理者一旦授权不当，或造成大权旁落，或造成下级的权小责大，就会使组织的活动受到干扰，影响目标实现。

（5）带责授权：管理者授权并非卸责，将权力下授，并不能减轻管理者的责任。同时，也必须明确被授权者的责任，让其明确责任、目标、权力范围，即明白自己对哪些资源具有多大程度的管辖权和使用权，需要达到什么目标及自己的责任大小，要做到权责对等。这样不仅可以有力地保证被授权者积极主动地完成所承担的任务，而且可以避免上下推卸责任、争功诿过。

（6）授中有控：管理者授权不是完全放权，授权之后，必须进行控制。授权者必须能够有效地对被授权者实施指导、检查和监督，真正做到权力能放、能控、能收。

（7）宽容失败：管理者应当宽容下属的失败，不过分追究下属的责任，并同下属共同承担责任，分析原因，总结教训。需注意的是，宽容不是迁就，不能不讲原则，降低工作标准。

3．授权的过程

（1）确定授权对象：管理者必须考虑授权对象的能力和意愿，以保证授权对象有能力和动力做好所授予的工作。通常授权对象应具有高尚的职业道德，头脑敏锐，善于灵活机智地完成任务，精通业务，有创新能力及合作精神。

（2）明确授权内容：管理者必须明确授予的权力范围，通常根据任务的性质、环境条件和下级的状况而定。一般情况下，管理者应保留事关本部门的重大决策权力，直接下属和关键部门的人事任免权力，监督和协调下属工作的权力，对直接下属的奖惩权力。

（3）选择授权方式：常用的授权方式有：①模糊授权：管理者明确规定下属应达到的目标，但不规定实现目标的手段，被授权者在实现目标过程中有较大的自由空间和创造余地。如护理部主任让护士长全面负责病房的护理质量管理工作。②惰性授权：管理者因某些事务性工作简单琐碎，或不了解某岗位工作的细节，而将工作交给下属处理。如护士长将处置室的物品摆放交给处置室护士负责。③柔性授权：管理者对被授权者不做具体工作的指派，仅指示大纲或轮廓，被授权者有较大的余地动用有限资源做他们认为有必要做的事情。如科主任允许护士长动用一定数额范围的资金用于病房发展，而不过问资金的流向。

授权应该是一种法定合约行为，管理者和下属都应该了解和同意授权行为以及附带的条件。管理者赋予下属特定的权力后，要以书面通知的形式向其他相关人员说明该员工已获授权，可以运用必要的资源、接受必要的指示、实施必要的管理、提出必要的报告等。

4．授权的方法

（1）目标授权法：是管理者根据下属所要达到的目标而授予下属权力的一种方法。管理者将组织目标进行分解，由各层次各部门成员分别承担，并相应地授予权力和责任。这种授权可以避免授权的盲目性和授权失当，使下属齐心协力，共同努力。

（2）充分授权法：管理者将完成任务所必需的组织资源交给下属，并准许其自行决定行动方案。充分授权能极大地发挥下属的积极性、主动性和创造性，并能减轻主管的工作负担。通常用于工作重要性较低，工作完成效果对全局影响不大的任务的授权。

（3）不充分授权法：管理者要求下属就重要程度较高的工作，做深入细致的调查研究并提出解决问题的全部可能方案，或提出一整套完整的行动计划，经过上级选择审核后，批准执行，并将部分权力授予下属。采用不充分授权时，上下级需在方案执行前，统一认识，保证授权的有效性。

（4）弹性授权法：当工作任务复杂，管理者对下属的能力、水平没有把握，或环境条件多变时，适宜采用弹性授权法。管理者可根据实际需要，对授权的范围和时间予以变动。授权变动时，管理者要给予下属合理的解释，以取得理解。

（5）制约授权法：当管理者的管理跨度大，任务繁重，精力不足时，将某项任务的授权，分解成若干部分，分别授权不同的个人或部门，并使之互相制约，可以有效地防止工作中的疏漏。

（6）逐渐授权法：授权前应对下属严格考核，充分了解下属的品德和才能。当管理者对此不完全了解时，就可以逐步授权，先在小范围内授权，根据工作成效逐步扩大，避免不当授权造成较大的损失。

（7）引导授权法：管理者在授权时，要充分肯定下属行使权力的优点，充分激发其积极性，同时，也要指出他的不足，给予适当的引导，防止偏离目标。特别是当下属出现失误时，管理者更应当善于引导，提供支持，帮助纠正失误，尽可能减少损失。

5．授权的注意事项

（1）授权规范化：授权之前将下属需要的职、权、责、利规范化、制度化，既保持其相对稳定，也要根据形势的变化和工作需要适当调整，防止下级的越权和滥用职权。

（2）充分调动下属的积极性：授权后管理者要引导下属树立上下级共同对工作负责的观念，鼓励下属大胆用权，充分发挥自己的能动性，积极主动地工作，最大限度地发挥人才优势。

（3）保持沟通渠道畅通：授权后要及时监督、指导、反馈下属的工作状况，保证信息传递渠道通畅，使下属明确要求、责任和权力范围，上级能及时得到下属的意见和想法，使工作顺利开展。

（4）积极承担责任：授权不等于推卸责任，在充分信任下属的基础上勇于承担责任，解除下属的后顾之忧，才能让下属放心大胆工作。

（二）创新管理艺术

随着现代社会的科学技术与经济的发展，医疗护理行业面临着许多新的挑战，创新管理成为护理管理者必备的领导艺术之一。

1．创新及创新管理的概念 创新的概念由著名美籍奥地利经济学家熊彼特（Joseph A. Schumpeter）于1912年在其著作的《经济发展概论》中首次提出，后多位学者开展了相关研究。创新（innovation）是形成一种创造性思想并将其转换为有用的产品、服务或作业方法的过程，创新具有新颖性和适用性。创新包含两类情况：一类是在旧事物的基础上进行改良革新，另一类是通过创造灵感产生独特的新事物。创新管理（innovation management）是组织的管理者在完成观念和理论超前跨越的基础上，辅以组织结构和体制的创新，确保组织采用新技术、新设备、新物质、新方法成为可能，通过运用计划、组织、领导、控制等管理职能，为社会提供新产品和服务的管理活动。是社会组织为达到科技进步的目的，适应外部环境和内部条件的发展变化而实施的管理实践与行为。

2．创新的内容 组织在运行过程中的创新涉及许多方面，大致可以归纳为技术创新、制度创新、环境创新、管理创新和文化创新。①技术创新主要表现在要素创新（如材料、设备等）、要素组合方法的创新（如生产工艺、生产过程等）、产品创新（如品种、结构等）。②制度创新主要包括产权制度、经营制度和管理制度3方面。制度创新需要新旧制度和上下制度的协调。③环境创新是组织通过积极的创新活动改造环境，引导环境朝着有利于组织经营的方向发展。④管理创新是组织形成一种创造性思想并将其转换为有用的产品、服务或作业方法的过程。⑤文化创新是对构成组织文化的各种要素进行必要的创新，使之成为推动组织发展的重要力量。

3．创新的过程 创新有无规律可循的问题尽管存在争议，但就创新的一般过程而言，是遵循一定的程序完成的，总结众多组织的经验，成功的创新需要经历以下4个步骤：

（1）寻找机会：创新是从发现和利用原有秩序中出现的某种不协调开始的。这是一个积累的过程，需要密切注视、系统分析组织运行中出现的不协调，广泛地探索、研究与问题有关的一切事物，从中寻找创新契机。

（2）提出构想：要透过不协调现象探究其原因，并分析和预测这种不协调可能的积极和消极后果，将不利威胁转化为机会，提出多种解决问题、消除不协调的方案，将其发展为创新思想并进一步充实和完善，形成更高层次的创新构想。

（3）迅速行动：创新成功的秘诀主要在于迅速行动。构想可能并不十全十美，但只有付诸行动才有意义，避免追求完美而坐失良机。创新的构想只有在不断尝试中才能逐渐完善，只有迅速行动才能抓住“不协调”提供的机会。

（4）坚持不懈：构想需要经过尝试才能成熟，而尝试就意味着风险，有可能失败。创新过程是尝试－失败－提高的过程。因此，创新活动一旦开始，就要坚定不移地继续下去，不能半途而废。这就要求创新者要有足够的自信心、较强的忍耐力，正确对待失败并从失败中总结经验教训，以获得最终的成功。

在实践中，创新过程通常是一个不太规则的过程，各个阶段并非是截然分开、刻板的固定模式。有时酝酿期很长，可能在较长的时间中无明显进展。有时又会在不曾预料的时机突然出现飞跃。作为新时期的管理者，理解创新过程既有助于充分发挥自身的创造性，也有助于激励他人的创新能力。

4．护理管理者在创新中的角色功能

（1）正确理解和扮演“管理者”角色：护理管理者要充分理解创新的作用，自觉带头创新，努力为护士提供和创造有利于创新的环境，容忍创新中的失败，鼓励、支持和引导护士进行创新活动。

（2）创造促进创新的组织氛围：促进创新的最好方法是广泛宣传创新，激发创新，形成一种人人谈创新、时时想创新，无处不创新的组织氛围；引进创新人才，加强护士培训，组织创新队伍，使每位护士都努力进取，大胆尝试。

（3）制定有弹性的工作计划：创新意味着打破原有的秩序，意味着可能需要各类资源的计划外占用，因此，创新要求组织的计划必须有弹性，能够为勇于创新者提供资金、信息、时间、物质、试验场所等条件。

（4）正确对待失败：创新的过程是一个充满失败的过程，护理管理者要允许失败、宽容失败，帮助创新者从失败中汲取教训，为今后活动的开展奠定基础。

（5）建立合理的奖酬制度：创新的努力除了个人成就感的需要外，也需要组织或社会的认可，需要组织给予公正的评价和合理的奖酬，否则创新会失去动力。

（三）权力运用艺术

运用权力是护理管理者实施管理的基本条件。权力运用艺术是护理管理者在用权的方式、方法上所表现出来的创造性和有效性。

1．法定权的运用 为了减少下级的对抗，领导者在运用法定权力时应注意：①礼貌地提出要求；②以坚定的语气提出要求；③提出的要求简单明了，确保下属理解；④确定提出的要求在自己的权限范围内；⑤向下属解释提出这些要求的理由；⑥选择正确的下达指令渠道；⑦定期行使权威强化下属的服从意识；⑧坚持要求下属执行合法要求并跟踪要求的执行情况；⑨对下属的诉求做出回应。

2．奖酬权的运用 有条件的奖酬会让下属服从组织的规定或领导者的特定要求。许诺奖赏可以是明白告知，也可以隐约暗示。在下列情况下，行使奖酬权最可能使下属服从：①下属服从的行为表现能够被有效评估，能准确衡量工作绩效；②向下属提出要求时兼顾任务的性质及下属的技能、自信心以及提供的支持等，使下属感觉要求是可达到的；③奖赏要有吸引力；④奖赏要保证兑现；⑤工作要求合理合法。

3．强制权的运用 成功的领导者应尽量避免使用强制权，以免引起下属的反感，甚至攻击。在使用强制权时要注意以下几点：①告知下属工作要求和处罚规定，让下属知道违纪的严重后果；②行使处罚要迅速而一致；③在处罚前有足够的劝诫，最好采取逐步的方式，先口头提醒，再书面警告，最后才采取正式的处罚，除非是非常严重的违纪，领导者在警告的同时，应明确指出对下属的期望；④在处罚前充分调查了解事实真相；⑤调整情绪，从帮助下属的角度真诚地提出期望和建议；⑥维持处罚威信，有错必罚；⑦处罚程度必须与组织的规定、政策一致，要与违纪的严重性相匹配；⑧尽量避免公开处罚。

4．专家权的运用 建立和运用专家权时应注意：①建立专家形象：领导者应让下属、同事和上级了解自己的教育经历、相关工作经验和显著成就，以增加专家影响力。②维持形象：要精心维护专家形象，不随意评论不熟悉的事情。③果断而自信地处理危急事件：在危急时刻，领导者要能挺身而出，提出正确的处理意见，即使不确信能有效应对危急事件，也要冷静而自信地处理。④保证信息准确：领导者须掌握学科发展的相关信息，通过理性的说服而行使专家权。⑤重视下属感受：说服下属的过程中，要重视下属感受，避免伤害下属的自尊心，虚心听取下属意见并加以考虑。

5．参照权的运用 参照权来自下属对领导者的忠诚、敬仰和个人情怀，这种参照需要长时间培养。建立和使用参照权应采取以下方式：①关心下属：领导者应关心下属的需求和感受，公平对待每个人，做他们的代言人和利益维护者。②角色塑造：领导者应为下属树立适当的角色行为范例。领导者应机智地执行任务、聪明地履行职责，保持积极的工作态度，言而有信，使下属愿意追随。③适当采用个人名义：以个人名义向下属发出呼吁，请求下属的支持，告诉下属这项工作对自己非常重要。但这种请求不能频繁采用，否则会透支信用，降低领导者的影响力。

（四）创建高效能团队艺术

1．团队的定义 团队（team）是由两个或两个以上的人组成，通过彼此协调各自的活动最终实现共同的目标。团队是一种特殊的工作组合，通过其成员的共同努力产生积极协同作用，团队成员努力的结果使团队的绩效远远大于单个成员绩效的总和。团队强调集体的绩效、共同的责任、积极的合作和相互补充的技能。

2．高效能团队的定义 高效能团队（the high performance team）是指发展目标清晰、完成任务前后对比效果显著增加的团队，工作效率相对于一般团队更高。团队成员在有效的领导下相互信任、沟通良好、积极协同工作。

3．高效能团队的特征 一个高效能的团队需要具备以下特征：①目标明确：高效能团队成员都明确将要为团队完成哪些工作以及如何完成。②成员具有相关工作技能：高效能团队成员都具有实现目标所必需的技术和能力，并且在能力上优势互补，每位成员都能在团队中体现价值。③相互信任：团队成员对彼此的品行和能力深信不疑，这种信赖成为提高工作绩效和决策质量的心理基础。④高度忠诚：成员对团队具有认同感，表现出高度忠诚，愿意为团队的目标实现发挥自己最大的潜能。⑤沟通良好：团队成员通过畅通的渠道交流信息，获得心理支持。⑥化解冲突：团队成员以高超的技能克服和化解冲突，达到充分的理解和信任。⑦有效领导：拥有可以为团队提供指导和支持、为团队引进变革和激励、帮助团队度过艰难时期的优秀的领导者。⑧良好的支持环境：团队的内部环境具有合理的基础结构，包括适当的培训、公平的评估和奖励机制以及有效的人力资源系统。外部环境则能够提供完成工作所需要的各种资源。

4．创建高效能团队的工作步骤 创建高效能团队需要对现有的管理体制进行较大调整，通常需要以下步骤：①准备工作：管理者要明确团队的目标、任务、职权和性质，据此建立高效能团队。②创造条件：将创建团队所需要的组织内部环境条件、外部资源准备齐全。③形成团队：首先认真考量成员的年龄、经验、教育背景等因素，挑选合适的团队成员；其次向团队成员贯彻团队使命和目标，获得认同；最后公开团队职责和权力，确保团队的自主管理，实现高效。④提供持续支持：团队运行需要各种条件的配合，管理者要提供持续性支持。

5．创建高效能团队的工作要领 要建设有效团队，需掌握以下要领：①科学地设定目标：这是团队建设的首要任务。团队目标既是团队建设的起点与归宿，又是凝聚团队成员、合作协调的纽带。②打造团队文化：共同的团队文化是团队建设的灵魂。要通过多种文化建设手段建设团队所需要的特有的团队文化。③促进跨部门整合与技能互补：团队需要多部门、多技能人才的整合，要注意各成员的技能优势，实现互补，以形成团队整合优势。④维持最佳团队规模：高效能团队一般规模较小，经验认为应控制在12人以内。规模过大、人数过多会对团队需要的建设性沟通形成障碍，很难达成一致意见，难以形成凝聚力和相互信任，成员参与管理和决策的程度会降低。⑤重新设计信息系统：信息沟通系统的工作效率与团队绩效密切相关，没有有效的沟通，就没有团队的合作与协调。因此，要根据团队建设要求设计与完善新的信息系统，实现团队内有效沟通。⑥重新设计奖酬制度：打破传统的奖酬理念和机制，以员工的知识和技能为决定奖酬多少的主要依据，把团队绩效与团队整体奖酬联结，实现团队利益与风险共担，成为真正的利益共同体。

（五）提升领导执行力艺术

执行往往是领导工作最艰苦的环节，需要能力、信心、忍耐，更需要解决问题的艺术。执行力是衡量领导力水平的一个标尺，护理管理者要了解有效执行的规律，掌握有效执行的科学方法，提高领导的执行力。

1．领导执行力的定义 领导执行力（executive ability）是指领导者带领被领导者在实现组织目标的行为过程中，借助组织自有的运行机制，实现有效整合多方力量之间的积极因素，化解多方力量之间的消极因素，最大限度实现组织目标的能力。领导执行力是以组织的执行机制为基础的，离开了组织的执行机制，领导的执行力就无从表现；领导者的执行活动就是围绕组织目标整合积极因素，化解消极因素，促成组织的有效执行程序；领导执行力与有效执行之间相互促进。

2．提高领导执行力的措施

（1）明确目标：在领导实践中，并不是所有的决策都能指明一个确切的目标，需要领导者努力解决多重目标间的冲突，明确并坚持执行目标。建议管理者采用以下方法：首先，将所执行的项目确定的目标记录下来，并以此为基础写出一份详细陈述，内容包括本项目的重点是什么？为什么开展这个项目？怎么实现项目目标？其次，把陈述交给参与的人员或公众讨论，列举出可能出现的与预期不一致的结果，并评价这些可能的结果会带来哪些消极影响。再次，把项目预期目标与讨论结果进行价值比较和评判，通过比较完成对目标的分解，将大项目分解为小项目，以使目标更清晰。

（2）有效整合资源：执行中的资源短缺问题始终摆在领导者面前，领导者需要集思广益、多方寻求，动员组织内外一切可能的资源参与其中，尽可能降低资源缺乏或不均衡带来的执行风险。

（3）消除制度缺陷：制度执行的过程是一种履行契约的过程，因此要保证制度的权威性、一致性和合理性，可以通过树立民主法制意识、健全民主集中制、广泛推行目标责任制、建立科学的执行评价标准来消除制度缺陷。

（4）提高领导者素质：领导者的文化水平、道德意志、个性爱好等都对领导执行力有着深刻的影响。领导者个人的执行力取决于其本人是否有良好的工作方式和习惯，是否熟练掌握管理人和事的相关工具，是否有正确的工作思路和方法，是否具有促进执行力提高的领导风格与性格特质等。

（5）形成执行文化：领导者首先要认识到“执行”涉及到每一层级，要从自身做起，对自己决定的事要坚决执行，严格执行组织规定，对一些规定之外的工作，要按照组织的文化和价值观，以组织利益最大化为目标开展工作，并对任务负责的同时也对结果负责。除此而外，领导者还要训练出一批一流的执行人才，给予下属指导，提供锻炼机会，为下属的进步喝彩。

（六）其他领导艺术

1．用人艺术 人力资源是组织中最重要的资源，用人的艺术主要体现在如何用人、激励人和治理人。①科学用人艺术：领导者要把适当的人放在适当的位置上，需要掌握用人的技巧，主要表现在要以德选人，知人善用，用人所长。量才适用，帮助员工找到最适合的岗位。用人不疑，放手使用，合理授权。用人适时，不单纯以年龄为依据。②有效激励艺术：了解员工需要，知人所爱、帮人所爱、成人所爱。③适度治人的艺术：领导者在帮助人克服错误行为的过程中，要掌握事实真相，选择恰当的批评时机和场合，讲究批评态度，运用正确的批评方式，以达到治理目的。

□ **管理故事**

尺有所短寸有所长

在一次工商界聚会中，几位老板谈起自己的经营心得，其中一位说：“我有3个不成才的员工，准备找机会将他们炒掉。一个整天嫌这嫌那，专门吹毛求疵；一个杞人忧天，总是害怕工厂出事儿；还有一个经常不上班，在外面闲逛”。另一位老板听后想了想说：“既然这样，你就把这3个人让给我吧！”

这3个人第二天到了新公司报到，新的老板开始分配工作：喜欢吹毛求疵的人负责管理产品质量；害怕出事的人负责安全保卫即保安系统管理；喜欢闲逛的人负责商品宣传。3个人一听工作和自己的个性相符，大为兴奋，兴冲冲地走马上任。过了一段时间，因为这3个人的努力工作，居然使工厂的营运业绩有所上升，生意蒸蒸日上。

2．处事艺术 领导者处事的艺术关键在于坚持合理的工作次序，建议领导者做到：①做自己该做的事。这是提高工作效率的首要措施。领导者往往会面临三类事情：一是想做、擅长做、必须要做的事；二是想做、必须做，但不擅长做的事；三是不想做、不擅长做、不一定要做的事。领导者必须时时记住自己的工作职责，不让精力和时间作不必要的消耗。②多做最为重要的事。当处理工作时，问问自己该项工作能否取消？能否与其他工作合并？能否用更简便的工作替代？③不断总结经验教训。善于从工作实践中总结经验教训，从实践中学习。

3．协调艺术 领导者需要做好组织内部协调、上下级间的协调和与相关组织的协调。协调工作需要遵循整体目标原则、适当授权原则、预先计划原则、动态平衡原则。主要的协调方法有：通过组织目标协调；通过制度协调；通过组织结构协调；通过会议协调；通过文件、书信协调；通过人际关系协调。要做到对上级主动请示汇报，对下级积极解释说明，对相关部门要争让有度。

4．理财艺术 经费不足是当前各医院普遍存在的一个主要问题，领导者要提高理财艺术。①了解筹钱渠道。筹钱就是要学会“开源”，也就是要利用各种可行的途径去广开财路，增加收入。比如，要经常开动脑筋到省、市、县有关部门去争取各种项目和资金，千万不要将“开源”

的希望寄托在乱收费上。②熟知管钱规则。严格执行有关的经费管理规定，对一些主要经费开支，要定期进行审核，评估有无违规违纪的情况，有无浪费经费的事情。③掌握用钱原则。每投入一笔资金，都要考虑其效益产出。将资金用在有利于组织机构的发展、有利于组织经济效益和社会效益的提升上。

其他如决策的艺术、激励的艺术、时间管理艺术、沟通的艺术等参见本教材相关章节。

第五节　压力管理

压力是当前护士和护理组织都面临的突出问题，压力给护士个人和护理组织带来的损失日益凸显，压力管理已成为了护理管理中的一个重要问题，也是现代社会中护士应具备的生存技能。

一、压力管理概述

（一）压力管理的相关概念

1．压力　压力也称为应激。美国应激理论的代表人物之一理查德·拉扎勒斯（Richard Lazarus）认为，压力是由于事件和责任超出个人应对能力范围时所产生的焦虑状态。作为心理学概念的压力（stress），是指主观感受到周围环境对自己身心的影响过程，它可能对人的身心健康产生积极或消极的影响。适度的压力能激发护士的工作潜能和工作积极性，进而提高护理组织的绩效。但压力过大，会造成护士的心不在焉、积极性下降、工作效率降低甚至离职。

2．压力源　压力源（stressor）是指任何能够被个体感知并引起人的心理行为变化和适应的事件或内外环境刺激。有工作中的压力源，如工作负荷过重、组织中的角色、组织内的人际关系等，也有生活中的压力源，如创伤性事件、角色冲突、失去工作、失去亲人等，生活中的压力源对工作也会产生一定影响。

3．压力感　压力感（pressure sense）是人因压力而产生的失望、失败、挫折、抑郁、焦虑等负性情绪体验。压力感是一种主观评估，同一事件发生在不同时期或不同的人身上会产生不同的感受。

4．工作压力　工作压力（work stress）是人们在工作过程中，应对那些自己认为无法应对的情况或威胁时，所产生的情绪上和身体上的异常反应。它来源于人与环境的相互作用，是机体的一种内部状态，能够处理好工作压力带来的问题对于每位员工和整个组织绩效都有重大影响。

5．压力管理　压力管理（stress management）是指通过一定的理论知识、操作过程，降低压力源对个体身心影响的过程。压力管理是适应压力的过程，一方面处理造成压力的问题本身，另一方面则去应对压力所造成的身心反应，是主动、有效应对压力的方式。

（二）压力管理的意义

压力管理的意义，对护士而言，有利于维持个人的身心平衡，提高工作效率，改善生活质量；对组织而言，主动策划和设计压力应对策略，理性地采取压力应对的方式，把压力控制在恰当的程度，能够激发护士的进取心和挑战意识，使护士能更好地履行责任，促使组织积极改进，提高工作效率。

（三）压力管理的基本原则

1. 适度原则 进行压力管理需要兼顾组织利益和护士利益，不能一味地减轻护士压力，求得护士的最大满意度，而是要适度。

2. 个体化原则 压力在很大程度上是主观感受，不同部门、不同岗位、不同个体面临的工作压力不同、表现不同、压力应对的方式也不同，应根据对象的不同特点有针对性地进行压力管理。

3. 引导原则 压力产生是不可避免的，压力管理就要引导压力向积极的方向发展，对于一些不可控的因素，如工作任务难度大，护理管理者要引导护士将压力转变为动力，激发更大的工作热情，努力提升工作能力。

4. 区别对待原则 压力管理首先要分析压力的来源并区别对待，不同的压力需采取不同的应对策略。针对可以避免的压力，如护士之间不团结、分工不合理等造成的压力，可通过行政管理手段消除压力来源；而针对那些不可避免的压力，如社会地位、工作风险等，只能通过提高工作能力和心理承受力来积极应对。

二、护士面临的工作压力

1. 来自专业发展的压力 专业发展要求护士必须快速提升个人的专业能力，既要做好当下的临床护理工作，又要努力学习提高，做好储备；既要注重实践能力，又要注重护理研究。许多健康问题的处理涉及伦理、情感、法律等，所学知识不足以应对复杂的问题；个人专业提升压力大，晋升难度大，学习培训机会少。

2. 来自社会环境中的压力 护理工作社会地位低，不被尊重，薪酬待遇低，工作中独立性少，工作繁重，付出与回报不平衡。

3. 来自组织内部的压力 工作风险高，责任重；分工不明确，非护理工作占据了部分工作时间；人员配置偏少导致的工作负荷过重；工作环境条件差，工作所需的仪器设备不足；面临各种职业暴露的威胁；工作的连续性导致作息不规律；面临护患、医护、护护、上下级之间等复杂人际关系，护理管理者提供的支持不足，上下级和同事关系紧张，考核过多等。

4. 来自病人的压力 护理工作的贡献得不到病人及家属的认可，病人的不合作，病人及其家属的不尊重，受到病人的轻视、刁难，甚至辱骂、殴打。

5. 来自个人生活中的压力 结婚、生育、生病、婚姻纠纷、父母健康问题、子女健康问题等个人生活中的事件也会给护士造成压力。

三、护士工作压力管理

压力管理需要从全社会层面、组织层面和管理者个体层面出发，社会层面主要从社会政策方面进行，组织层面主要从组织内部，如工作任务再设计、制度完善等方面进行，需要组织整体的努力，个人层面主要是个体的自我管理。

（一）识别工作压力

明确工作压力主要来源于工作的内在因素、组织的作用、组织特征、工作发展需求、组织内部关系等。评估护理组织中是否存在增加护士工作压力的因素，如工作难度太大、组织气氛不够融洽等，并指出它对组织和个人工作绩效的影响。当工作压力过大时，员工可能出现改变个性、工作习惯或行为方式等，通常表现为工作拖延，工作量减少，缺勤增加，决策困难，粗心出错的次数增加，忽视职位的要求，难以与他人融洽相处，过于关注个人的错误和失败等。

（二）组织层面的压力管理方法

1．改善工作环境和条件 护理管理者力求创造高效率的工作环境，如光线、噪声、通风、装饰等，确保护士拥有做好护理工作的良好设备用物，力求护士与工作环境和工作条件相适应，提高护士的安全感和舒适感。

2．强化管理手段 完善工作制度建设，制定合理的工作程序，在人力资源招聘中注意选拔符合护理工作要求的人员，合理配置人力，明确岗位职责和任务，从而减轻因角色模糊、角色冲突引起的心理压力。此外，护理管理者还应帮助护士做好职业生涯规划，及时反馈绩效评估结果，与护士加强沟通，及时帮助解决生活中的困难，提供完善的保障制度。

3．加强组织文化建设 从护理文化内涵建设中，强调员工关爱，突出维护心理健康的重要性。可以通过设立员工关爱计划等专有项目，举办讲座、报告会、为护士订阅心理健康的期刊，开设宣传栏等，倡导员工关爱，提供压力管理的资讯，普及护士的心理健康知识，帮助护士提高应对压力的能力。

4．提供保健或健康项目 为护士提供保健或健康项目，鼓励护士建立健康生活方式，有条件的医院为护士提供各种锻炼、放松设备，设计专门的锻炼计划，帮助护士释放和宣泄压力。聘请专门的心理咨询师，为护士提供心理咨询，帮助其提高社会适应能力，缓解心理压力，保持心理健康。

（三）个体层面的压力管理方法

1．正确认知压力 对压力认知的偏差，往往会使护理管理者的压力管理走入误区，或者过于忧虑，或者轻视那些长期持续存在的微小压力，或者认为所有的压力都必须消除掉。而实际上，管理者的压力大体分为三类：①有必要消除的压力，如因为工作无计划、拖沓所带来的压力。②没有必要消除的压力，如追求成功、力求创新的压力。③很难消除或者不可消除的压力，如社会偏见、职业风险带来的压力。管理者要正确认知压力，合理进行压力管理。

2．有效利用资源 护理管理者往往需要承担来自上层管理者和基层护理工作的双重压力，护理管理者要充分利用所带领团队的力量，适当授权，让下属为自己分担部分压力，避免事必躬亲。护士要积极寻求技术支持、心理安慰等帮助。

3．建立良好的支持系统 倾诉是简单而有效的减压方法。有压力管理专家的研究发现，与管理者有关系的所有人中，最重要的减压支持资源是直接上级和自己的配偶，上级可以帮助自己控制压力源，配偶则可以提供情感上的理解和安抚。寻求倾诉对象，获取他人支持对管理者减压具有非常重要的作用。

4．掌握自我减压技巧 常用的减压技巧有：①冥想放松：取舒适坐姿，冥想中从指尖开始放松身体的每一部分，每天坚持10分钟。②深呼吸减压：站、坐、平卧均可，保持脊柱直立，身体舒适；闭目放松，两手分别放于胸部和腹部；缓慢深吸气，使腹部隆起；缓慢呼气，尽可能将气体排出；每次持续10分钟，每天1～2次。③运动减压：适当运动可以消除疲劳，激发活力，调节大脑功能。适用的运动方式有游泳、有氧慢跑、跳绳、跳操、散步等，每天半小时左右。④其他：还可以通过瑜伽、静坐、催眠、想象训练等方式减轻压力。

5．调动工作 必要时放弃这份工作，谋求更适合自己的岗位。

● 导入案例分析

对本章的导入案例进行分析，李某是新护士长，组建了新科室，带领的新护士。一个领导者要想带好一个团队，需要提高自己的影响力。根据影响力的构成因素，影响力由权力性影响力和非权力性影响力构成。李某首先需要从个人品格、知识水平、工作能力、对护士关心关爱方面提升自己，还要在权力运用方面下功夫。因此，要注意个人修养，以身作则；努力学习，提升业务水平；了解护士需求，恰当运用激励艺术；对病房的人、财、物、技术、时间等资源了如指掌，科学合理地组织安排。

（王艳梅）

✧ 思考题

1. 你认为怎样成为一名优秀的领导者？
2. 从所学的领导理论中，你得到了哪些启示？
3. 如何才能在护理管理过程中做到有效激励？

☆ 案例分析题

李某五年前大学毕业后应聘到某三级甲等医院工作。工作中她认真努力，表现出色。在近期医院组织的护士长竞聘中脱颖而出，担任了肿瘤外科的护士长。上任后，欣喜之余也感到了工作的压力与困惑。肿瘤外科成立只有一年，护士来自不同的科室，资历也不同，既有刚刚参加工作的新人，也有在普外科工作10年以上的护士。前任护士长被调离时因为闹情绪没有很好地与她交接班。她觉得自己应该从团结护士、激励护士做起，于是她整天和科室里的护士们有说有笑，打成一片，即使发现了某些护士的错误也只是提醒一下，生怕影响了护士和自己的关系。当她知道许多护士抱怨工作累，奖金低，工作积极性不够高时，她便本着有抱怨即改造的原则，提高奖金，改进分配方案，但是奖金提高之后，她发现有些护士的抱怨依然存在，并且她们的工作积极性依然不是很高。

【问题】

（1）请结合李某的困惑，阐述如何提升领导者影响力？

（2）李某要想成为一名有效的护理领导者需要具备哪些特质？

（3）你认为李某如何才能有效激励护士的工作积极性？

【案例分析提示】

案例分析思考要点：①结合领导者影响力包括权力性和非权力性影响力，以及各自的构成因素，权力性和非权力性影响力的关系等内容，阐述提升李娟的领导者影响力的措施。②结合有效领导者的特质的相关内容，分析李娟应具备的特质。③结合所学的激励理论，谈谈自己认为有效的激励措施。

第八章 管理沟通与冲突

学习目标

识记

1. 能描述管理沟通概念及原则。
2. 能陈述管理沟通的类型。
3. 能概括冲突的概念及分类。

理解

1. 能理解管理沟通的目标及作用。
2. 能解释影响沟通的因素。
3. 能阐述冲突的基本过程。
4. 能理解冲突处理策略及方法。

运用

1. 能结合临床实际工作正确使用管理沟通方法及技巧。
2. 能掌握护理管理冲突的类型并能在临床护理工作中正确地处理各种类型冲突。

章前导言

管理沟通渗透于组织管理活动的各个方面。组织中存在的大量问题，往往是由于沟通不畅造成的。美国普林斯顿大学对10 000 份人事档案进行分析后发现，一个人的成功 25% 靠智慧、专业水平和经验，75% 取决于沟通。良好的沟通决定管理质量、员工士气和组织绩效，在组织生存发展中起到重要的作用。

08章

➢ 导入案例与思考 孤岛求救

有一条船在海上遇难，留下3位幸存者。这3位幸存者分别游到3个相隔很远的孤岛上。第一个人没有无线电，他只有高声呼救，但在他周围两里以内都没有人。第二个人有无线电，但已受潮，一架从他头上飞过的飞机虽能听到声音，却无法听清他的呼救内容。第三个人有一架完好的无线电，他通过无线电向外报告自己受难的情况和目前所处的方位，救援飞机收到他发出的呼救信号后迅速前往救他。虽然3个人都在呼救，都在向外联系，但由于各自联络的手段不同，效果截然不同。

一个有效的沟通需要具备哪些基础条件？怎样才能达到沟通的目的呢？

第一节 管理沟通

一、概 述

（一）基本概念

1．**沟通**（communication） 是指信息在两个或两个以上人群中传递和理解的过程。信息发送者凭借一定的媒介将信息发送给既定的对象即接收者，并寻求反馈以达到相互理解的目的。沟通既可以是单纯的信息交流，也可以是思想、情感、态度的综合交流。理想的沟通是经过信息传递之后，信息发送者发出的信息与接收者得到的信息在意义上是相同一致的，能达成共识。

2．**管理沟通**（management communication） 是指为了达到管理目的而进行的沟通，即管理者通过某种沟通方式将信息传递至组织内部成员、外部公众或社会组织，并根据信息接收者的反馈调整或者修正管理者行为的过程。管理沟通作为组织的信息交流行为，是管理的实质和核心内容，它广泛存在于组织的所有成员当中。

◇ 管理箴言

巴纳德曾说："管理者的最基本功能是发展和维系一个畅通的沟通管道"。通用电气公司总裁杰克·韦尔奇曾说："管理就是沟通、沟通、再沟通"。管理和被管理者之间的有效沟通是任何管理艺术的精髓。

（二）管理沟通的要素

管理沟通包括7个要素：信息、信息源、编码、沟通渠道、解码、接收者、反馈，这7个要素共同作用构成一个完整的过程（图8-1）。完整的管理沟通过程首先是信息的发出者（信息源）产生管理沟通的意图或想法，这个意图或想法在这里称之为信息，对这个信息进行编码，然后将信息通过沟通渠道，即传递信息的媒介物传递给接收者。接收者接收信息后，对信息进行转译（解码），将信息变为可以理解的内容，并对信息做出反应，反馈给信息发出者，使其了解沟通是否准确。其中，信息的编码、解码和沟通渠道是管理沟通过程取得成效的关键环节。

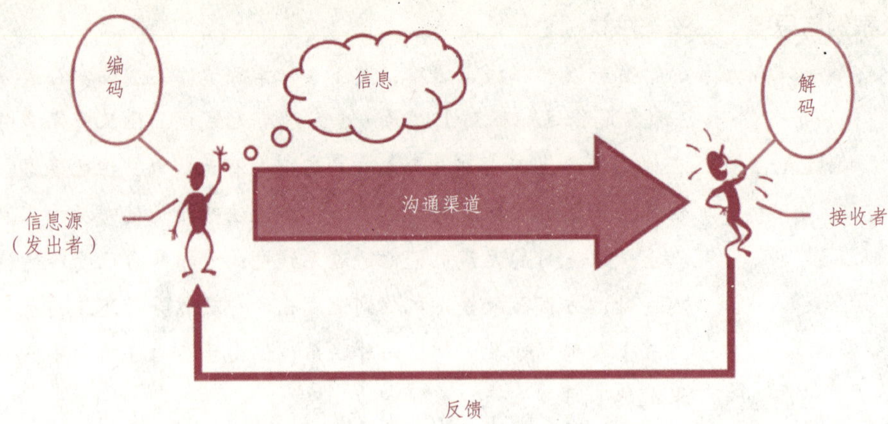

图 8-1　管理沟通的 7 要素

（三）管理沟通的特征

管理沟通除具备一般沟通的特性外，还具有一些其他特征。主要表现在：

1. **过程与范围的一致性**　沟通的行为和过程发生在管理的过程和职能范围内，与管理的过程和范围基本相同或相似。

2. **目的与目标的一致性**　管理沟通是特殊的沟通形式，其沟通的目的或目标是为了达到特定的管理目的或目标。

3. **职能与任务的一致性**　管理职能的实施，有赖于沟通的有效进行。管理沟通是为了执行管理功能、职能而进行的，其职能与具体任务，与管理的职能与具体任务相同或相似。

4. **内容与层次的相对一致性**　管理沟通的内容根据重要性可划分为日常沟通、团队沟通、部门沟通、决策沟通等。这与沟通基本发生在个人之间、团队之间、部门之间、组织内部以及组织外部等不同层次相似。

二、管理沟通的目的和作用

（一）管理沟通的目的

1. **收集资料**　通过与组织内部、外部的信息沟通，获得内部环境与外部环境变化的信息，如了解卫生政策的变化、护理专业的发展状况、掌握病人对护理工作的满意度、护士的需要、工作的士气、各部门的关系、管理效能等，为制定决策提供依据。

2. **分享信息**　组织必须保证每名员工都能够理解组织的使命和目标，并转化和落实到日常工作中，保证组织内部的所有行动和活动与组织的使命和目标保持一致。员工对组织目标了解得越清楚，就越能够采取正确的行动，这离不开组织内外畅通的沟通和信息分享。

3. **改变行为**　当组织需要推行一种政策或开展某项工作时，管理者将知识、经验、意见等信息传递给员工，影响员工的知觉、思想及态度，进而改变其行为。例如护士长将护理部关于护理质量的标准及本病房护理质量总结传达给全体护士，提高护士对护理质量重要性的认识，促进护士采取行为改善护理质量。

（二）管理沟通的作用

1. **促进正确决策**　管理者需要根据汇总的信息做出决策，良好的沟通能够帮助管理者及时、有效、全面、真实地获取信息来做出正确决策。因此，成功的沟通是管理者进行正确决策的前提和基础。

2．改善人际关系 沟通可以使个人思想和情感得以表达，增进彼此之间的了解，减少人与人之间的冲突，从而建立良好的组织工作气氛，还可满足组织成员的社会心理需求。

3．激发工作积极性 一个管理者必须通过沟通将自己的意图和要求告诉下属，并通过沟通了解下属的想法和需求，从而采取有效的策略进行指导、协调和激励。畅通无阻的上下沟通，有助于激发员工的工作积极性、提高工作效率。

三、管理沟通的原则

1．准确性原则 准确性原则指信息沟通所用的语言和传递方式能被接收者准确理解，是管理沟通的基本原则。准确性原则要求信息发出者应有较强的语言表达能力，语言文字准确；了解信息接收者的教育程度和语言习惯，使用其所能接受的语言，减少沟通障碍；所传递的信息要尽量言简意赅，避免含混不清。

2．及时性原则 任何管理沟通都有时间期限。例如一个组织的年度考核目标必须在年初甚至前一年年末传达至各相关部门，否则将可能影响组织目标的实现。及时的沟通可使下属更好地理解组织的意图，支持组织工作，同时也可帮助上级及时掌握其下属的动态，加强管理。但是在特殊情况下，如精简人员时，应对信息传递时间予以控制，给予下属足够的时间做好心理准备。

3．完整性原则 完整性原则强调的是沟通过程的完整无缺。组织在设计管理沟通模式时必须保证使每一个沟通行为过程要素齐全，既要有明确的信息发送者和接收者，还要有具体的沟通渠道和方式，尤其是不能缺少必要的反馈过程。管理沟通过程不完整，就会使原本设想好的管理沟通受阻，不利于组织的管理。

4．灵活性原则 组织内的沟通形式应该是灵活多变的，有些沟通可以是非正式的。事实上，在实际工作中大量的沟通是非正式的，因为有些信息并不适合用正式渠道来传递，例如护士长的任职消息在未正式发文之前不宜用正式渠道传递。管理者要结合使用正式和非正式的沟通渠道，才会产生最佳的沟通效果。

5．互动性原则 管理沟通是双向的交流过程，沟通双方处于平等交流地位。不是一方强迫另一方接收自己的信息，或人为地拒绝接收对方的信息，而是双方均应对沟通给予适当、及时、同步的反应，互相理解，充分把握对方所传递信息的意义，这样才能保证沟通顺利完成。

6．连续性原则 大多数管理沟通行为过程，尤其是例行的日常管理沟通活动，并非一次沟通就能完成沟通任务，而是要通过反复多次的沟通，才能较好地履行和完成沟通工作。因此，在管理沟通过程中要注意保持沟通时间、沟通模式、沟通内容上的连续性。

四、管理沟通的类型

管理沟通可按方式、方向或组织系统等不同而分成不同的类型。

（一）按沟通的方式分类

按沟通的方式分类管理沟通可以分为口头沟通、书面沟通、非语言沟通和电子媒介沟通。

1．口头沟通 口头沟通是指借助于口头语言实现的信息交流，是日常生活中最常采用的沟通方式，主要包括面对面交谈、口头汇报、会谈、讲座、演讲、讨论、电话等。口头沟通的优点是迅速，信息发出者能立即得到反馈，了解所发出的信息是否被正确理解，这是一种双向沟通；

缺点是缺乏书面沟通的准确性与清晰性，存在较大的失真可能性。

2．**书面沟通** 书面沟通是通过图表、文字的表达形式进行沟通，包括文件、报告、信件、书面合同等。此沟通方式的优点是具有清晰性和准确性，信息不容易在传递过程中被歪曲，接收者可根据自己的时间和速度详细阅读，理解信息，可长期保存并作为法律依据等；缺点是信息发出者不能及时得到信息接收者的反馈。

3．**非语言沟通** 非语言沟通是指通过身体动作、体态、语气语调、空间距离等方式交流信息、进行沟通的过程。非语言沟通容易被人忽略，但其往往能够反映人的真实思想感情。研究表明，人们的沟通至少有2/3是非语言沟通。

4．**电子媒介沟通** 电子媒介沟通是借助现代电子通信技术进行的沟通，目前已成为现代组织进行管理沟通的重要方式。先进的通信技术在工作中扮演着重要角色，它可以远距离、快速、大容量地传递信息，且可同时传递多人。目前常用的电子媒介沟通方式有：电子邮件、手机短信、即时电视会议和电话会议等。其中电子邮件是发展最快的电子媒介沟通方式。

（二）按沟通的方向分类

按沟通的方向分类可以分为上行沟通、下行沟通、平行沟通和斜向沟通四类。

1．**上行沟通** 上行沟通是指下级向上级进行的信息传递，如下级向上级请示工作、汇报进展、反映意见等。上行沟通是领导了解实际工作情况的重要途径，但下级因地位、职务的不同，在进行上行沟通时往往存在一定的心理障碍，不愿反映真实情况。因此，领导应鼓励上行沟通，例如护理部主任可以每月设立一个接待日鼓励护士进行上行沟通。

2．**下行沟通** 下行沟通是指上级向下级进行的信息传递，如护理部将工作计划、规章制度等向护士长传达。下行沟通是组织中最重要的沟通形式，通常是为了达到控制、指导、激励和评价等目的。下行沟通的主要弊端在于：信息在从上到下的传递过程中可能被层层过滤，从而影响信息的准确性，可通过健全组织的反馈系统进行弥补。

3．**平行沟通** 平行沟通是指组织结构中同一层次的人员或部门之间所进行的信息传递和交流，包括群体内部同事之间进行的沟通，如同病房责任护士之间的沟通；与其他群体（或部门）同等职位的人员进行沟通，如病房护士长之间的沟通。平行沟通在规模较大、层次较多的组织中尤为重要，有利于及时协调各部门之间的工作，减少矛盾，提高工作效率。

4．**斜向沟通** 斜向沟通是指组织内部既不属于同一隶属关系，又不属于同一层级之间的信息沟通，如大学护理学院教师与附属医院病房护士长之间的沟通，或护士长与总务部门就购物、维修等进行的沟通。斜向沟通的目的类似于平行沟通，是为了促进相互之间必要的通报、支持和合作。这种沟通往往具有协商性和主动性。

（三）按沟通的组织系统分类

按照沟通的组织系统分类可以分为正式沟通与非正式沟通。

1．**正式沟通** 正式沟通是一种通过正式的组织程序和组织所规定的正式渠道进行的沟通，是组织沟通的一种主要形式，如组织内的文件传达、定期召开的会议、上下级之间的定期汇报以及组织间的公函来往等。正式沟通的优点是：沟通效果好，沟通信息具有权威性，约束力强。重要的消息和文件，组织的决策等一般都采取这种方式进行传递。然而，正式沟通需要依靠组织程序层层传递，沟通速度慢，也存在着信息失真或扭曲的可能。

在正式沟通的渠道中存在5种典型的沟通网络，即链式、轮式、Y式、圆周式和全通道式（图8-2），这些沟通网络对组织效率有不同的影响，适用于不同的情况。每种沟通网络均有优缺点，护理管理者应根据组织结构及各种沟通网络的特点，均衡利弊，选择或综合使用各种沟通网络。

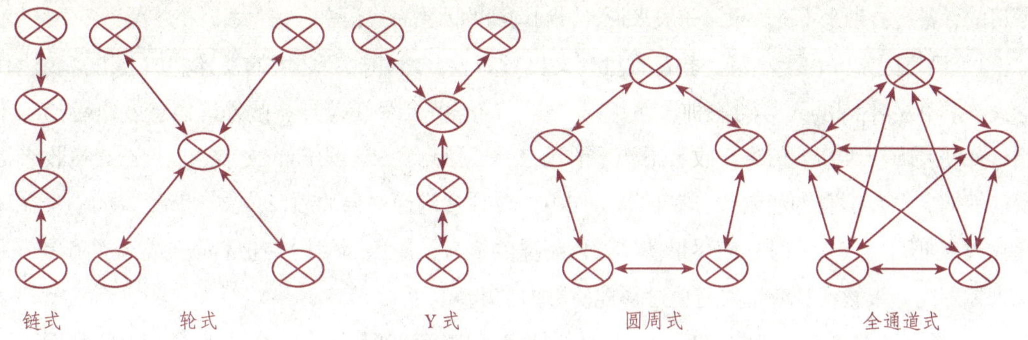

图 8-2 正式沟通渠道 5 种典型的沟通网络

（1）链式沟通：是一种单一途径的垂直沟通，反映了组织内管理层次职权的从属关系。链式沟通中，每个成员的沟通面较窄，彼此沟通内容较分散，尤其是网络两端的人难以沟通，难以形成共同的群体意见。这种沟通形式适用于组织系统庞大，需要分层授权的管理机构。

（2）轮式沟通：又称星式沟通，是一位主管与其他多人之间的沟通，沟通方向通常是垂直沟通。其最大的特点是有中心人物，其他成员都给这一中心人物提供信息，以便其了解、汇总全局情况，并能迅速地把自己的意见和决定反馈出去。轮式沟通是加强组织控制的有效方法，在组织接受了紧急任务，且需要严格控制时，轮式沟通效果较好。

（3）Y 式沟通：也属于垂直沟通的网络，有一名成员位于沟通网络的中心，充当沟通的媒介。这一网络大体相当于组织领导到秘书班子再到下级主管人员或一般成员之间的纵向关系，此时，秘书班子充当了沟通媒介。Y 式沟通适用于领导的工作任务繁重，需要有人对信息进行过滤选择，提供决策依据，但又要对组织实行有效控制的情况。

（4）圆周式沟通：又称环式沟通，其沟通的形式与链式沟通相似，只是首尾相连。在这个沟通网络中，成员之间地位平等，不能明确谁是主管，组织集中化程度低，且沟通渠道少，信息传递较慢。但该沟通网络中的成员间有较高的满意度和工作热情，适用于需要通过激发员工热情来实现组织目标的情况。

（5）全通道式沟通：指全体成员之间穷尽所有沟通渠道的全方位沟通。这是一种不具层次结构的开放式沟通模式，民主气氛浓，群体成员满意度高，士气足，能高效地完成复杂任务。但是，由于网络渠道多，容易造成沟通混乱，尤其在任务简单时，沟通时间较长，影响组织工作效率。

2．非正式沟通 非正式沟通是在正式沟通渠道之外进行的信息交流和传达方式。非正式沟通是基于组织成员的感情和动机上的需要而形成的。与正式沟通不同，非正式沟通的沟通对象、时间及内容等各方面，都是未经计划和不确定的。非正式沟通形式灵活，直接明了，速度快，省略许多繁琐的程序，容易及时了解到正式沟通难以提供的内幕消息，但其传递的信息容易失真、不确切、难以控制，并有可能形成小集团和小圈子，影响员工关系的稳定和组织的凝聚力。非正式沟通是客观存在的，管理人员在充分利用其传递信息优势的同时，还应采取措施避免或减少不必要的负面影响。

五、管理沟通的影响因素

在沟通过程中，任何一个环节出问题都可能造成信息的扭曲、偏差、失误，使沟通达不到预期目的，甚至会带来不良后果。一般来说，影响沟通的因素有：语言、信息、时机、渠道、情绪等。

1．**语言因素** 由于年龄、教育程度、文化背景、自然和社会环境的差异，加上语言表达和含义多样化，不同的人对同一种语言，同一信息的理解会存在差异。此外，信息发出者措辞不当，如使用晦涩难懂或信息接收者不熟悉的语言，或信息含义不明确的文字等也可造成接收者错误的解码，导致信息沟通无效。在护理工作中，应注意沟通对象的教育或文化背景，如护士在与文化程度低的病人交流时，应尽量使用通俗易懂的语言，避免因使用专业术语造成沟通障碍，为病人编写的健康教育材料也要避免过多地使用医学术语。

2．**信息过滤**（information filtering） 是指信息发出者为达到某种目的，有意、无意增删、选择或丢弃信息，造成信息歪曲。如向上级反映情况时报喜不报忧，只汇报领导想要听到的情况。沟通中的过滤器包括语言文化、智力水平、重视程度、记忆损耗等。组织的纵向层次越多，信息被过滤的机会就越多，信息失真的可能性和程度也就越大。

3．**选择性知觉**（selective perception） 是指人们在某一具体时刻只以对象的部分特征作为知觉的内容，即人们知觉反映的不是客观事物的全部，而是经过选择的部分内容。信息接收者也会根据自己的需要、动机、经验、背景及其他个人因素有选择地看、听信息。例如开会时，大家对自己感兴趣的、与自己利益相关的信息，如调整工资、晋升等相关内容听得很仔细，给予特别的关注，而容易忽略其他内容。选择性知觉会影响信息接收者对信息的接收和处理。

4．**信息传递不适时** 信息发出者忽视了信息沟通中时间的作用，信息传递过早或过晚，均会影响沟通效果。如会议时间通知过早，容易忘记；安排护士加班或调班的通知过晚，会使护士缺乏准备而使工作难以进行。

5．**沟通渠道因素** 包括：①信息发出者选择的沟通媒介不合适。例如有些重要的事情用口头传达，导致口头传达的内容与文件不符，造成沟通不良。②沟通渠道过长，中间环节多，信息在传递过程中减损甚至改变。③沟通组织系统的影响。正式沟通渠道可以保证信息的准确性和权威性，但沟通速度慢，也存在着信息失真或扭曲的可能；而非正式沟通渠道则在组织各部门之间建立了一个开放的信息交流平台，交流的形式和深度可以自由掌控，程序简便，但其传递的信息容易失真、不确切、难以控制。

6．**情绪因素** 交流包括信息和情感的交流，情绪本身也是信息的重要组成部分。在信息传递中，情绪往往会影响信息发出者及接收者对信息内容的编码和解码。同一个人在不同情绪状态下，对同样一条信息的理解并不相同，从而引发不同的反应和处理方式。极端的情绪，如狂喜或抑郁，可以使人判断出现偏差，影响沟通的准确性。因此管理者最好避免在情绪波动的时候做决策。

7．**其他因素** 其他如个人因素、环境因素等均可影响信息沟通的准确性。如护士对护士长的业务水平、管理能力等不信服，就会用怀疑的态度理解护士长传递的信息；而环境是沟通发生的背景，会对有效沟通产生重大影响，如病房陪伴人员多，环境嘈杂，会影响护士与病人之间的信息沟通。

□ **管理故事**

秀才与卖柴人

有一个秀才去买柴，他对卖柴人说："荷薪者过来！"卖柴的人听不懂"荷薪者"（担柴的人）三个字，但是听得懂"过来"两个字，于是把柴担到秀才面前。秀才问他"其价如何？"卖柴的人听不懂这句话，但是听懂了"价"这个字，于是就告诉了秀才价钱。秀才接着说"外实而内虚，烟多而焰少，请损之（你的木柴外表是干的，里头却是湿的，燃烧起来，会浓烟多而火焰少，请减些价钱吧）”。卖柴人实在听不懂秀才的“鸟语”，只好担着柴走了。

护士和病人沟通时，尤其是做健康教育的时候，能否也少一点“鸟语”（专业术语），尽量使用通俗易懂，简洁明确的语言，让病人能真正明白和掌握呢？

六、护理管理中的沟通方法与技巧

在护理管理中，每天有大量的沟通活动，如发布指令、各种会议、护理交班、护理查房、护士长与护士个别谈话，也包括交班记录、护理记录等护理文件书写等。在沟通过程中，护理管理者应注意沟通方法的使用及技巧。

（一）发布指令

护理管理者在指导下属工作时，发布指令是最重要的、最有效的领导方式。指令内容应与实现护理工作目标密切关联。指令带有强制性，隐含有自上而下的管理层次关系，要求下属在一定环境下执行或停止某项任务。指令可有一般或具体，书面或口头，正式和非正式等类型。

1. 指令发布前的技巧 为确保指令执行的效果，在指令发布前必须明确以下几个方面：①在发布指令前应广泛听取各方面的意见，避免指令不恰当。②指令必须简洁、清晰、明了，便于下属理解。③确定发布对象。由于每个人的特征、能力不同，能够承担的工作也有所不同，因此应明确指令发布的合适对象。例如，完成科研任务的指令要发布给学历高、科研能力强的护士完成。④如果是新的指令，应考虑是否需要培训，以切实落实指令。

2. 确保指令有效传达的技巧 指令发布后必须确认指令是否有效传达，可通过：①让下属复述指令，确定下属理解指令。②如果有需要，在发布指令时向下属做出示范。例如，病区护士长想规范某护理操作流程，可先在病区做示范以便护士们了解掌握。③把握指令传达的关键环节，经常检查是否有遗漏和误解，使管理工作处在一个最佳状态。

3. 下属对指令的不同态度的应对技巧 指令发布后，由于对指令的理解和看法不同，下属可能表现出不同的态度，管理者应采取不同的方式进行有效应对：①认同：当下属认同指令时，可以适当授权，激励其工作积极性。②不关心：当下属对指令持无所谓态度时，不要责备，了解下属关注的利益重心，引导下属将个人的利益和组织的目标相结合。③反对：当下属反对指令时，应积极沟通或对其进行训导，若无法改变其反对态度，可以考虑将工作分配给他人。护理管理者要尽量避免重新分派工作的情况出现，否则日后的指令可能会失去作用，管理者的地位和权威将难以维持。

（二）组织会议

在护理管理中，组织会议是进行组织沟通的一种重要方法，也是与会者在组织中的身份、影响和地位的表现。护理工作中的重大决策离不开会议这种沟通形式，通过会议可传递信息、集思广益，达成共识。组织者在召开会议之前、与会者在出席会议之前都要充分准备，以免流于形式。根据交流目的不同，会议可分为自上而下指导性的会议、汇报性质的会议和以商讨为主的会议。会议组织者应根据会议性质的不同选择沟通的具体策略。

1. 会议前准备的技巧 为使会议顺利进行并取得成效，会前应该做好充分的准备：①明确会议目的、时间、地点、主持人、参会人员、讨论内容、议程、预测可能出现的问题及对策等。②提前通知参会人员会议的主要议题或将相关资料分发给参会人员，使其做好充分的参会准备。

③会议组织方应提前准备好会议讨论稿或相关材料，以便参会人员开会时能进行高效讨论。④准备好必要的仪器设备，如电脑、投影仪等，并做好与本次会议相关的信息收集等。

2．组织会议的技巧 ①主持人应使用参与型领导方式，创造民主的气氛，调动参会者的积极性，鼓励大家发表意见，允许有不同意见的人表达自己的想法。②连续性的讨论会议应回顾上次会议情况，保持会议连贯性。③控制会议中出现的干扰因素，应围绕会议主题，集中解决主要问题，避免会议讨论偏离主题。例如，讨论如何激励护士的会议会偏离主题讨论到护士地位、护患冲突等问题，组织者应及时将讨论拉回到主题。④会议结束时，应尽量达成结论性的意见。对不能立即做出结论的问题，应明确再次讨论的时间和拟解决的办法。⑤会议应做好记录并妥善保存，以便后期查阅。

（三）个别谈话

个别谈话是指护理管理者通过正式或非正式的方式在组织内同下属或同级交谈，是管理沟通中的一个主要形式。护理管理工作中的许多具体问题，都适宜通过个人谈话加以解决。这种交流形式大都建立在相互信任的基础上，双方表露真实的思想，提出不便在其他公开场合提出的问题，有利于增进双方的信任感和亲切感，有利于统一思想、认清目标、体会各自的责任和义务。个别谈话的类型包括指示性、汇报性、讨论性、请示性等。

1．个别谈话前准备的技巧 ①选择适宜的谈话环境。个别谈话应选择安静不被打扰的场所，例如护士长办公室，创造对谈话有利、适宜、易于敞开心扉的气氛。②选择合适的谈话方式。谈话方式多种多样，应根据具体情境进行选择。如可以专门约好时间谈话，也可以在工作间隙交谈；可以开门见山地谈，也可以无的放矢地谈。③选择适当的谈话时机。个别谈话要根据谈话的目的、问题性质、迫切程度、谈话对象的心理素质、思想觉悟等选择适当的时机。如某护士在工作中出现差错，应及时与之谈话，防止其再次发生同样的错误；但是对于护士间矛盾等问题，则应该进行冷处理，待双方情绪稳定后，再进行教育帮助。

2．个别谈话的技巧 个别谈话具有很强的感情色彩，需要讲究艺术性，在谈话过程中应注意做到：①积极倾听。在陈述自己的观点和说服对方之前，先让对方畅所欲言并认真聆听是解决问题的前提。②激发谈话愿望。管理者需要注意谈话的态度、语气，给予对方信任和尊重，耐心听取谈话内容，鼓励对方交谈并表达真实想法。③抓住主要问题。礼节性地谈话之后，应逐渐转入正题，要注意把谈话中的公事与私事分开，不谈私事或将私事限制在最小限度内。④适时反馈。谈话中管理者可用表情、姿势、插语等对谈话内容表示感兴趣，通过及时、积极、适当的反馈，使谈话更融洽、深入。⑤善于把握沉默。谈话中的沉默传递着很多有用的信息，如反对、忧虑、犹豫、好奇等，要了解沉默的原因和性质，并妥善应对。如果对方是一时紧张出现思考盲点，不必立刻打破僵局，稍加耐心等待即可；如果对方有所顾虑或对某些问题一时不愿回答，应注意耐心引导和鼓励；如果对方出现明显地对抗性沉默，则应尝试继续沟通的可能性，如无可能，则暂时友好地结束沟通。⑥保持良好、冷静的情绪。谈话过程中，管理者应学会克制自己的情绪，冷静、清醒地听取对方的讲话，并本着实事求是的原则，谨慎地表达个人意见。例如，某护士向护士长反映近期大家对护理管理工作的不满情绪，护士长须保持冷静客观的心态，不要急于发表意见，妥善解决问题。

（四）护理查房

护理查房是临床护理工作中为了提高护理质量及临床教学水平而采取的一种管理沟通方式，是病房开展业务学习、沟通病人病情和检查护理质量的主要方式。通过护理查房，可以提高护士的理论及技能水平，同时也可以发现护理工作中存在的问题。

1．护理查房前准备的技巧 ①明确本次查房的目的、时间、地点、参加人员、主讲人、病人、记录人员、查房程序等。②应选择合适的病人，并得到病人的允许和配合，必要时请家属参加。③查房前主讲人做好充分的准备（病历、相关疾病及护理知识），并为参加查房者推荐有关参考资料。

2．护理查房的技巧 ①查房内容应以病人为中心。②床边查房时间不宜过长，要避免在床前对病人进行过多的评论及不必要的检查。③需要对病人回避的内容，应选择合适的地点进行。④参加查房人员不宜过多，人员多少应根据查房目的决定，可以灵活掌握。⑤查房过程中，主讲人进行护理报告，主持人应引导讨论方向，调动参加者参与讨论的积极性，并在查房结束时做出总结与评价。⑥护理查房应做记录并妥善保存。

其他如书面报告、报表、口头或书面调查、访问等方法也均可应用于护理沟通中，有利于领导了解下属工作情况及其对现行制度、政策的意见。

★ **案例分析**

陈主任错在哪里?

作为某医院的护理部主任，陈主任管理着500名护士。今天是周一，陈主任像往常一样7:30来到医院。当护士们看到她走来时，没有像以往一样热情地打招呼，而是代之以冰冷的注视和沉默。

陈主任回到自己的办公室，护理部副主任郭某就直言不讳地说："陈主任，上周您发出的那些邮件对大家的打击太大了，每个人都心烦意乱"。陈主任说："上周的中层干部会上大家都一致同意向医院的每个人通报医院财务预算的困难以及裁员的可能性。我所做的只不过是执行这项决策而已"。郭某失望地说："您执行这个决策没错，但我以为您会直接找护士们谈话，告诉她们目前的困难，谨慎地透露这个坏消息，并允许她们提问。而您却给每个人都发了邮件，天哪，周五她们接到邮件后，整个周末都处于极度焦虑之中。她们打电话告诉自己的朋友和同事，各种揣测，各种传言，护士们也无心工作，我从没见过护士的士气如此低落"。

听了郭某的话，陈主任意识到自己犯了一个极大的错误。

【问题】

（1）请阐述这个案例中陈主任错在哪里？她运用了哪种沟通方式？为什么她选择了这种沟通方式？

（2）请结合本案例，分析陈主任用哪种沟通方式能达到最佳效果？在本案例中采用该沟通方法能起到什么作用？

【案例分析提示】

案例分析思考要点：①陈主任寄出的邮件未能成功地向员工们传递她的意图。②这个案例中选择邮件作为媒体来传递信息是否合适？为什么她不选择口头沟通传达？她存在哪些顾虑？③请分析在本案例口头沟通中能起到怎样的效果和作用？

第二节 冲 突

管理冲突毫无疑问是管理者必须掌握的重要技能。美国管理协会进行的一项调查表明，管理者平均花费 20% 的工作时间处理冲突。在管理技能重要性的排名中，冲突管理位于决策、领导和沟通技能之前。在一项有关管理成功与 25 项技能和人格因素的关系研究中，唯有处理冲突的能力与管理的成功成正相关。这些都充分表明了冲突处理在日常管理工作中的重要性，必须引起足够的重视。冲突可能影响组织团结、危害组织工作绩效，但并不是所有的冲突都是坏事，也有积极的冲突。处理冲突的能力是护理管理者需要掌握的重要技能之一。

一、概 述

（一）冲突的概念

冲突（conflict）是指组织中的成员因为各种原因出现的意见分歧、争论或对抗，使彼此的关系出现紧张状态。冲突是普遍存在的，它可能发生在人与人之间，人与群体之间，群体与群体之间。冲突可源于目标不一致、认识不相同、情绪与情感上的差异等多个原因。冲突的表现形式可以从轻微的抵触到激烈的罢工、骚乱和战争。

（二）对冲突的认识发展

1．冲突的传统观点（20 世纪 30—40 年代） 认为冲突对组织有害无益，会给组织造成不利影响，常与暴乱、破坏混为一谈。因此，传统观点主张尽可能地避免冲突，管理者有责任在组织中消除冲突。

2．冲突的人际关系观点（20 世纪 40—70 年代） 认为冲突是所有组织中不可避免的自然现象，但是冲突不一定给组织带来不利影响，有可能对组织工作绩效产生积极影响。因此应该接受冲突的存在，承认冲突在组织中存在的必然性和合理性。

3．冲突的相互作用观点（20 世纪 70 年代—至今） 这种观点代表当代主流思想，认为冲突可以成为组织内部工作的积极动力，是推动组织发展必不可少的因素。过于融洽、平和的工作氛围容易忽视变革的需要，使组织安于现状，而适当的冲突能使组织保持活力并利于组织创新。这种观点不仅接受冲突的存在，而且鼓励有益冲突的出现。

○ 知识拓展

鲶鱼效应

挪威人捕获沙丁鱼，抵港时如果鱼还活着，卖价会高出很多，所以渔民千方百计想法让鱼能够活着返港。但种种努力都归于失败，只有一艘渔船却总能带着活鱼进港。人们费尽心机想要知道秘诀，而答案却只是一条鲶鱼。鲶鱼的加入迫使沙丁鱼十分紧张，四处游动，反而使更多的沙丁鱼能够活着回到港口。

二、冲突的分类

根据不同的分类方法，冲突可以分为多种类型。

（一）按照冲突对组织绩效的影响分类

在管理过程中，最主要的是根据冲突对组织工作绩效的影响分为建设性冲突和破坏性冲突。

1．建设性冲突（constructive conflict） 建设性冲突是指冲突各方目标一致，实现目标的途径手段不同而产生的冲突。建设性冲突可以充分暴露组织中存在的问题，防止事态的进一步演化，促进不同意见的交流和对自身弱点的检讨，有利于促进良性竞争。

（1）建设性冲突的特点：①冲突双方有共同目标，有解决现有问题的意愿，争论的目的是为了寻求较好的方法解决问题。②冲突是以问题为中心，冲突双方愿意了解对方的观点。③在争论过程中不断增加彼此的信息交流。

（2）建设性冲突的积极作用：①可以帮助组织或小组内部发现存在的问题，采取措施及时纠正。②可以促进组织内部与小组间公平竞争，提高组织工作效率。③可防止思想僵化，提高组织的决策质量。④可以激发组织内员工的创造力，使组织适应不断变化的外界环境。

2．破坏性冲突（destructive conflict） 是指由于认识不一致，组织资源和利益分配不均，导致员工之间发生相互抵触、争执甚至攻击等行为，造成组织工作效率下降，最终影响组织发展的冲突。破坏性冲突对组织绩效具有一定的破坏性。

（1）破坏性冲突的特点：①争论不再围绕解决问题展开，人身攻击的现象时常发生，双方极为关注自己的观点是否取胜。②双方不愿听取对方意见，千方百计陈述自己的理由。③互相交换意见的情况不断减少，以至于完全停止。

（2）破坏性冲突的消极作用：破坏性冲突造成组织内成员的心理紧张、焦虑，导致人与人之间相互排斥、对立，涣散士气，破坏组织的协调统一，最终削弱组织战斗力，阻碍组织目标实现。

在实际工作中，我们要提倡建设性冲突，控制和减少破坏性冲突。区别建设性和破坏性冲突的标准是组织的工作绩效。组织存在的目的是达到或实现工作目标，因此，判断冲突性质的依据是冲突是否促进组织目标的实现。尽管有些冲突对个人来说是破坏性的，但只要对组织实现工作目标有利，这种冲突就是建设性的。需要注意的是，即使对于建设性冲突，也要适当控制，疏密有度，太少则死水一潭，组织缺乏活力和进步；太多则将危及组织的正常工作和生存。

（二）按照冲突发生的层次分类

在组织活动中，按照冲突发生的层次来划分，冲突可以分为：

1．个人内心的冲突 一般发生于组织中个人面临多种选择难以决策时，个人会表现得犹豫不决，茫然不知所措。如一些年轻的护士就面临着继续升学和怀孕生子的冲突。

2．人际关系冲突 是指组织中两个或两个以上的个人感觉到他们的态度、行为或目标的对立而发生的冲突。有研究显示，在临床护理工作中，护士长和护士由于排班、晋升、奖金分配、任务分派等原因较常发生冲突。

3．团队间的冲突 是组织内团队之间由于各种原因而发生的对立情形。它可能是同一团队内部成员间的冲突，导致成员分化成两个或更多个小团队，从而把团队内的冲突转化为团队间的冲突；也可能是分别处于两个团队内的成员间个人冲突逐渐升级而成。

4．组织层次的冲突 是指组织在与其生存环境中的其他组织发生关系时，由于目标、利益的不一致而发生的冲突。如企业和它的竞争对手之间所发生的冲突。

三、冲突的基本过程

冲突形成的过程包括5个阶段：潜在对立阶段、认知和个人介入阶段、冲突意向阶段、冲突行为阶段、冲突结果阶段。

（一）潜在对立阶段

潜在对立阶段是冲突产生前的酝酿阶段。这一阶段，冲突产生的条件已经具备，这些条件是冲突发生的必要条件和引起冲突的原因，但并不一定导致冲突的发生，主要包括以下 3 个因素：

1．由沟通因素引起的冲突 沟通不良引起的冲突在我们日常生活和工作中随处可见。语言表达困难，语言使用不当等引起的误解，沟通过程中的干扰等均可造成沟通失败，成为冲突的潜在条件。此外，沟通过多或过少也会增加冲突的可能性。沟通增加在一定程度上可增进了解，但是过度沟通则会增加冲突的可能性。另外，沟通渠道不当也是冲突产生的原因之一，例如护士有可能未听清医生的口头医嘱引起冲突，因此非紧急情况下医生应尽量采用书面医嘱。信息在传递过程中往往被过滤，使信息内容发生偏差，为冲突的产生提供了潜在可能性。

2．由结构因素引起的冲突 结构因素包含多层含义，包括组织的规模、员工工作的专门化程度、工作职权的明确程度、组织成员目标的一致性、领导风格、组织奖惩制度等。研究表明，组织规模越大，工作专门化程度越高，发生冲突的可能性就越大。在成员年轻化以及人员流动性大的组织中，发生冲突的潜在可能性较大。组织中各部门职权范围界定不明，目标多样，领导风格苛刻独裁，均可加大组织的内部分歧，增加发生冲突的可能性。另外，奖励方法不公平，惩罚不一视同仁等，也必然会引起冲突。

3．由个人因素引起的冲突 个人因素包括个性特征以及价值系统，它们构成了一个人的风格。有证据表明，具有高权威性，过于武断和缺乏自尊的人容易引发冲突。另外，由于价值观和人生观的不同也会引起冲突。

（二）认知和个人介入阶段

在认知和个人介入阶段，各种潜在的冲突条件进一步发展，引发个人的情绪反应并被人知觉，致使冲突产生。这时强调知觉的必要性，即冲突双方至少有一方知觉到冲突的存在。另外，只是知觉并不表示个人已介入冲突中，还需有情绪的卷入，即人们确实体验到焦虑、紧张或挫折感。比如护士与护士长一起讨论护理差错问题，言谈中双方出现了意见上的分歧，但这并不意味着护士与护士长必然会发生冲突，只有双方感觉到紧张和焦虑的情绪时，冲突就产生了。在这个阶段，冲突变得明朗化了。双方如何看待彼此的冲突非常重要，这在很大程度上决定了冲突的性质，而双方感知的冲突的性质又极大影响了冲突的解决方法。

（三）冲突意向阶段

在冲突意向阶段，感知到冲突的一方或者双方将会就如何应对冲突有所思考，这就是冲突的行为意向。如果冲突双方积极地看待冲突，有可能共同寻求双赢的解决方法；反之，如果冲突双方消极地看待冲突，就可能决定采取较为激烈的方式解决冲突。很多冲突之所以不断升级，原因就在于冲突一方对另一方进行了错误归因。处理冲突的意向策略包括：竞争，合作，妥协，迁就，回避。

（四）冲突行为阶段

在冲突行为阶段，冲突双方开始有所行动，此时，冲突表现为外显的对抗形式，表现为不同的激烈程度，如语言对抗、直接的攻击、抗争或暴力等。例如护士通过罢工行为要求增加工资，夫妻之间由于孩子教育问题发生争吵等是冲突的外显形式。大多数情况下，过于激烈的冲突行为常常有损组织的绩效。冲突行为阶段往往也是开始出现处理冲突方式的时候。一般而言，一旦冲突表面化，双方会寻找各种方法处理冲突。

（五）冲突结果阶段

在冲突结果阶段，冲突行为的结果显现出来。这些结果可能是积极的，也可能是消极的。如果这种冲突提高了决策的质量，激发了革新与创造，调动了群体成员的兴趣与好奇，促进了组织或小组目标的实现，那么这种冲突就具有建设性。如果冲突带来了沟通的迟滞，组织凝聚力的降低，阻碍组织或小组目标的实现，降低了组织的绩效，那么这种冲突就是非建设性或破坏性的，在极端的情况下会威胁到组织的生存。

四、冲突处理策略及方法

建设性冲突和破坏性冲突的划分不是绝对的，如果处理不当，建设性冲突也可以转化为破坏性冲突。如何正确地认识和理解冲突，合理解决组织或小组内的破坏性冲突，保持组织内一定水平的建设性冲突，从而提高管理的有效性是管理人员的责任。冲突处理策略的形成是和冲突处理的内容、方法结合在一起的，即冲突处理的策略包含了冲突处理的方法，而冲突处理的方法是策略的重要组成部分，对冲突处理策略的实施起着支持作用。

（一）处理冲突的策略

目前常用的冲突处理策略包括回避、妥协、迁就、强迫和合作 5 种。护理管理者采取的冲突处理策略可直接影响护士的服务质量、对护理职业的忠诚度以及病人对护理工作的满意度。

1．回避（avoiding） 回避是指冲突发生时，采取漠不关心的态度，对双方的争执或对抗的行为采取冷处理的方式。当发生的冲突没有严重到损害组织运行时，管理者可以采取这种方式处理冲突。此外，当管理者的实际权力不足以处理冲突，或各部门自主性较大时，选择回避态度较为明智。例如护士长面对护理部主任之间的冲突时宜选择回避的方式。回避可以避免问题扩大化，但常常会因为忽略了某种重要的意见、看法，使对方受挫，易遭对手非议，长期使用效果不佳。

2．妥协（compromising） 妥协是指冲突双方互相让步，以达成协议的局面。冲突双方都放弃部分利益，在一定程度上满足对方的部分需要。妥协实际上是谈判的一个组成部分。妥协的特性是双方都必须付出某些代价，同时也有些许获益。与合作策略相比，妥协策略只是部分地满足双方的要求。妥协策略是最常用的，也是被人们广泛接受的一种处理冲突的策略，因为它提供了一种切实解决问题的方法。

3．迁就（accommodation） 迁就是指一方放弃自己的利益来满足另一方的利益和需要，以维持双方关系的方法。当争端的问题不太重要或为长远利益考虑时，选择这种方法很有价值。迁就是最受对手欢迎的，但容易被对手认为是软弱或是屈服的表示。一味地迁就和牺牲自身利益也为大多数冲突解决者所拒绝。

4．强迫（competition） 强迫是指利用权力，迫使他人遵从管理者的决定。在一般情况下，强迫的方式只能使冲突的一方满意，如在处理和下属的冲突时，使用诸如调离、降级、解雇、扣发奖金等威胁手段来处理。经常采用这种冲突处理策略往往会导致负面的效果。但是在紧急情况或为了组织长期的生存与发展，必须采取某些临时性的非常规措施的情况下，使用这种方式具有一定的作用。

5．合作（collaboration） 当冲突双方都愿意了解冲突的内在原因，分享信息，在满足自己利益的同时也满足对方的需要，便会协商寻求对双方都有利的解决方法。合作被认为是处理冲突的最佳方式，它代表了冲突解决中的“双赢”局面，但是合作方式的采用与否受组织文化和领导风格的影响较大，一般来讲，组织中实施参与式管理的管理者比采用集权式的管理者易于采用合作的方式。

（二）处理冲突的方法

处理组织内冲突的方法一般可选择结构法、对抗法、促进法。

1．**结构法** 管理人员通常运用以下3种方法来处理冲突，包括裁决法、隔离法、缓冲法。

（1）裁决法：管理者可通过发出指示，在职权范围内解决冲突。这种方法的明显之处是简单、省力。例如，两位护理部副主任分别提出了不同的护理质量改进方案，护理部主任则应该行使权力来确定执行哪种方案。

（2）隔离法：管理人员可以直接通过组织设计来减少部门之间的依赖性。将组织内各部门的资源和获取途径尽可能分开，从而使其各自独立，以减少各部门之间发生正面冲突的可能性。不过，由于隔离需要花费精力和设备，该方法可能会增加成本。

（3）缓冲法：具体可分为以储备作缓冲、以联络员作缓冲和以调解部门作缓冲3种形式：①以储备作缓冲：是指管理者可以通过在组织内部设计适当的储备部门，以缓冲各部门之间的冲突。如某些病房的静脉输液泵等无法在全院周转，得不到合理配备，有时甚至引发科室之间的矛盾。因此，医院管理者通过建立相关部门，统一储备、管理、调配这些设备，既能保证各病房的需求，又能缓解矛盾。②以联络员作缓冲：是指当两个部门之间存在冲突时，组织可以安排一些了解各部门工作情况的联络员，通过联系活动来协调各部门工作，从而处理部门之间的矛盾。如各科科护士长往往充当联络员的角色，负责处理有矛盾的两个病区之间的协作问题。③以调解部门作缓冲：是指对于比较大的组织，有专门的协调部门负责对部门间的冲突进行协调。例如很多医院的院长办公室就承担着调解部门的角色。

2．**对抗法** 冲突管理中的对抗不是指敌对性的相互行动，而是用来描述一种处理冲突的建设性方法。在这种意义上，对抗是冲突双方直接交锋、公开地交换相关信息、力图消除双方分歧，从而达到一个双方都满意的结果的过程。对抗法实际上是一种双赢的局面。对抗法的主要形式有谈判和咨询第三方。

（1）谈判：当双方对某事意见不一致而又希望达到一致时，他们可能进行谈判。谈判开始前，需要对谈判双方的情况进行详尽地评估，评估冲突的性质、冲突发生的原因、冲突双方对冲突的理解、谈判的目标、抵触点，并制订谈判计划。谈判过程中应注意以下几点：①以积极主动、灵活应变的态度谈判。②建构开放和谐的谈判气氛。③针对问题，而不针对个人，避免攻击对方。④寻求使双方均满意的解决方法。⑤必要的情况下寻求第三方协调。

（2）咨询第三方：大多数对抗都采取双方谈判的形式，但是，第三方能提供建议，能促进双方解决冲突。第三方在策略上所起的作用包括：①保证每一方都有解决冲突的动机和积极性。②维持双方力量平衡，如果双方力量过于悬殊，就很难建立相互信任。③保持公开的沟通渠道，促进对话中的坦率气氛。

3．**促进法** 在决策过程中，建设性冲突能够帮助组织成员拓宽思路，激发创造性，避免小团体思想，因此促进可能的建设性冲突是处理冲突的一种有效且实际的方法。在实际工作中，可以通过征集多种行动方案或者组织针对活动方案的讨论来获取不同的意见进行实现。

五、护理管理中的冲突与处理

（一）护士与护士之间的冲突

护士与护士之间的冲突，包括护士与护士之间的各种不和谐的、对抗性的相互关系。冲突使护士陷入不安，产生焦虑，影响护士的身心健康和工作满意度，增加了护士的旷工率和离职率。

同时，增加差错发生的几率，影响护士的职业选择及护理队伍的稳定性。因此，正确识别并及时处理护士之间的冲突具有重要的意义。

1．护士与护士之间冲突形成的原因 护士之间冲突发生的根源，首先可能是医疗保健及护理队伍中存在一定层次等级结构的结果。如正式编制的护士较合同护士，年资较长的护士较新护士都具有一定的优越感，容易造成一些权力的滥用或分配不均，引起内部的不满、敌意等。其次，在工作中感知到不被信任、不被尊重和缺乏交流也易引起冲突。护士工作压力大，如果没有一个互相信任，互相尊重，沟通顺畅的和谐工作环境，就容易产生不满和冲突。此外，由于护士之间常常有一些利益上的冲突，如奖酬分配、晋升、学习机会等，也容易引发矛盾。

2．护士与护士之间的冲突管理 作为护理管理者，应意识到护士的冲突普遍存在，并注意关心下属。在解决冲突时应综合考虑冲突产生的原因，及时处理破坏性性冲突，积极引导建设性冲突，并注意团队及团队文化的建设。护理管理者在处理本单位冲突时应注意以下几点：

（1）充分认识冲突在组织内部的不可避免性，同时要认识到不是所有的冲突都是破坏性的，要允许在自己团队中存在一定程度的分歧。

（2）确认在本单位内长期抱怨、经常与人发生冲突的人，找出令其不满的原因并着手解决。因为长期抱怨的行为会造成组织内工作气氛的不和谐，涣散士气，引发冲突，降低组织的工作效率。

（3）护士之间发生冲突，护理管理者应设法让当事者站在对方的角度看待问题，增强同理心，加强彼此的沟通和理解，帮助她们自行处理冲突。同时，要让护士们知道护理管理者相信她们有能力解决分歧。

（4）在处理护士之间发生的冲突时，要坚持两个原则：一是信任，二是公正。首先要创造一个信任的解决问题的气氛。在倾听当事人陈述时，把自己看做是一个客观的观察者，而不是一个家长或仲裁者。在整个过程中不要批评或否认人的正常感情，如生气、激动、害怕等。其次，要注意解决问题的公平公正。在陈述自己的看法时，注意确认自己没有偏向任何一边，公平公正地进行解决处理。

（二）护士与病人之间的冲突

护士与病人之间的冲突是指护患双方在护患关系的基础上形成不协调的矛盾状态，是护患双方的因素共同造成的。为病人提供优质的健康服务是护理工作的核心内容，但是由于护患双方期望值不同，护患双方个人因素等原因，护士与病人之间的冲突常常发生。

1．护士与病人之间冲突形成的原因 有研究表明，在护士与病人之间的冲突中，病人原因占 38.89%。这与病人对医疗护理期望值过高，对护理工作的不理解有关。病人常将疗效不满意认为是因为护理服务不到位造成的，甚至会把疾病所造成的苦痛迁怒于护士，就容易发生正面冲突。其次，有研究显示，38.02% 的护患冲突是由于沟通不良（包括护士态度不合理）引起，加之部分护士的技术操作水平欠缺，临床经验不足，增加了病人的痛苦而导致冲突。另外，由于医院规章制度不完善，人员配备不足以及护士承担着一些容易引起冲突的非护理工作，如催费等，也加剧了护患冲突的可能。

2．护士与病人之间的冲突管理 护士是临床工作中与病人接触最多的医务人员，护士与病人之间的冲突在一定程度上不可避免。护士与病人之间冲突的出现，说明病人在接受治疗、护理服务过程中有不满意的地方，向医院提出意见和建议，这是病人的权利，也是对医院工作的一种客观评价和有效监督。处理护患冲突是每位护理管理者常遇到的问题，我们并不赞成护理管理者在解决冲突时一味的迁就忍让，但是要在解决冲突时做到有礼有节，客观公正，避免矛盾的进一步激化。护理管理者在处理护士与病人的冲突时应注意以下几点：

（1）做好调解工作，避免矛盾升级：护理管理者发现护士与病人发生冲突或接到病人投诉后，要以积极的态度接待，绝不可推诿回避；不能因事情不大而敷衍或搪塞病人，要用亲切的语气获得病人的信任。护理管理者，尤其是基层护理管理者，如病区护士长或护理组长，要第一时间做好调解工作，避免矛盾的进一步升级。

（2）深入调查，尊重事实：在做调解工作的同时，需要到发生冲突的科室并对当事人进行深入调查。如查明确实是护士的责任，应尽快向病人道歉，取得病人的谅解；如果不是院方责任，护士长也应真诚地与病人做好沟通，尽快解决冲突。

（3）强化服务意识，规范服务行为：在护士的日常工作中应强化以病人为中心的服务意识，不断规范服务行为，有效地减少护患冲突的发生。护理管理者应采取有效措施提升护士的沟通能力和水平，提高护士的服务意识和技术操作水平，建立多种沟通渠道，尽量解决病人的困难，加强护患间的相互理解和配合，形成良好的护患关系。

（4）加强安全意识教育，及时采取防范措施：护士应总结分析易引起护患冲突的原因，不断总结经验，减少冲突发生的可能性；加强护士的安全意识教育，探索维护医护人员安全的管理机制；提高护患冲突的综合管理水平，及时采取有效的防范措施化解冲突。

（三）护士与其他医务人员之间的冲突

护士在临床工作中经常需要和其他医务人员打交道，而护士与医生是医院中人数最多的两大群体，在临床工作中也接触最多，因此，此处所说的护士与其他医务人员的冲突主要是指护士和医生之间的冲突。医护的密切合作对改善病人健康状况，保障医疗质量具有重要作用，但是由于角色期望的不同，医护之间矛盾也时常发生。

1．护士与医生之间冲突形成的原因 由于医护双方各自所处的地位、环境、利益、工作性质和内容、受教育程度及道德修养的不同，在治疗护理病人的活动中，对一些问题和行为的看法和要求有所不同，从而导致双方在一些问题上产生冲突，造成医护关系的不和谐，影响医疗护理质量。例如，有危重病人或病人周转快时，医生按自己的时间表去安排工作，经常会打乱护理工作的程序，护士感到自己的工作被打乱，而医生则感到危重病人的监护及管理达不到其期望，此时如果双方不能很好地沟通，便会产生冲突。

2．护士与医生之间的冲突管理 随着现代护理学科的发展，医护关系的模式已逐步转变为“交流、协作、互补”型，即医护之间是高度协作、相互独立、分工合作的关系。护理管理者在处理护士与医生之间的冲突时，应注意与科主任共同合作，鼓励医护人员加强沟通、理解、尊重、支持、信任对方，尽可能满足彼此的角色期待，营造科室内良好的团队氛围。在排班时注意综合考虑护士与医生的个性特征，合理进行人员搭配，避免冲突的发生，促进团队的和谐共建。

● 导入案例分析

对本章的导入案例进行分析，虽然3个人都在呼救，都在向外联系，但由于各自的沟通方法不同，效果截然不同。第一个人未能采用合适的沟通渠道联络信息接收者；第二个人虽然采用了合适的沟通渠道进行了联络，但发出的信息不清楚，对方无法辨认；只有第三个人才真正实现了沟通。

（张俊娥）

✧ 思考题

1. 你认为沟通重要吗？为什么？
2. 你认为怎样才能做到有效的沟通？
3. 如何正确看待护理管理中的冲突？
4. 如何正确区分冲突的性质？
5. 在护理管理中，如何恰当地运用各种冲突处理策略及方法？

☆ 案例分析题

小林本科毕业于某大学护理学院，毕业后在一家综合性医院成为了一名新护士。她本以为可以和其他同事成为好朋友，共同合作把护理工作做好，但是工作一段时间后，她发现表面上和和气气的科室，人际关系并不和谐，自己也融不进“老员工”群体里。她经常被“老员工”安排做她们不愿做的事情，由于她性格内向，平时不爱说话，沉默寡言，“老员工”就认为她是在表达自己的不满。小林做事很细致，但不够快，有时就不能帮“老员工”干活。有的老资格护士就故意说她的风凉话：“现在的年轻人哪，我们刚进来时那些老资格护士说一我们不敢做二，自己的事情做完了就帮她们做，所以她们就会乐意教我们一些工作经验。哪像现在的年轻人，不爱干活，仗着自己学历高，一副自以为是的样子”。有一次护士长安排小林参加一个培训，就有护士暗示小林抢了某个老资格护士的培训机会。两年后，本来就性格内向的小林因为长期人际关系不和谐感到压抑苦闷，不得不向护士长递交了辞职信。护士长看了辞职报告才了解到小林的境况，后悔没有及早处理冲突，导致人才的流失。

【问题】

（1）请分析本案例中所描述的冲突的性质。

（2）请结合本案例分析小林和“老员工”冲突形成的原因有哪些？小林和“老员工”应该怎样做更好？

（3）请结合本案例分析，如果你是护士长，你该如何及早发现问题，并帮助小林融入群体？

【案例分析提示】

案例分析思考要点：①案例中小林和“老员工”发生冲突，她们各自应如何改进才能促进人际关系的和谐？②作为护理管理者，护士长应及时发现科室存在的问题，该如何发现？③结合教材中所阐述的冲突处理方法及策略，寻求护士长帮助小林解决困境的恰当方法。

第九章 控 制

学习目标

识记

1. 能定义控制的相关概念。
2. 能阐述控制的功能和基本原则。
3. 能概括有效控制系统的特征。
4. 能简述控制的过程及重要性。

理解

1. 能比较三种不同类型的控制的优缺点。
2. 能分析护士安全管理策略。
3. 能解释控制护理人力成本的方法。

运用

1. 能根据护理工作的特点，确定护理管理控制的关键点。
2. 能结合护理临床管理实践，简述患者安全管理的主要策略。

章前导言

控制职能是管理活动的五大基本职能环节中最后的一环，是一个管理周期的结束，同时又是另一个管理周期的开始。有效的控制能够使得整个管理过程顺利运转，循环往复。控制范围十分广泛，它涉及组织目标实现过程中的方方面面，关系到组织每一个层级的人员，也体现在组织活动过程的每一个环节。良好的控制能够保证医院护理管理各环节的工作顺利进行，组织目标顺利实现。本章将重点围绕控制的基本概念和方法进行讨论，主要介绍护理成本管理和护理安全管理。

➤ 导入案例与思考

新职工小张轮转重症监护病房，她发现这里的病人大多存在意识障碍，身上连接着各种管道和仪器，部分病人还有保护性约束。第一天，她的带教老师详细介绍了工作环境、工作程序和特点。在接下来的轮转过程中，小张的带教老师指导小张结合临床病例掌握了重危病人的病情观察、专业的护理技术操作、重症病人并发症防治等内容。这天，护士长查房，提出了几个问题与大家一同讨论：重症监护病房病人存在哪些安全问题？如何进行管理？

请思考：如果你是小张的老师，你会如何引导小张回答呢？

第一节　概　述

一、控制的概念及意义

（一）控制的概念

控制（control）是指按照既定的目标和标准，对组织活动进行衡量、监督、检查和评价，发现偏差，采取纠正措施，使工作按原定的计划进行，或适当地调整计划，使组织目标得以实现的活动过程。

这一概念包括了三个方面的含义：①控制是一个过程，在这一过程中，几乎包括了管理人员为保证实际工作与计划和目标一致所采取的一切活动；②控制是通过“衡量、监督、检查和评价”和“纠正偏差”来实现的；③控制有很强的目的性，即控制就是确保预期目标和计划得以实现。一个有效的控制系统可以保证各项计划的落实，保证各项工作朝着既定的目标前进。

（二）控制的意义及在管理中的作用

在护理管理活动中，控制就是指护理管理者对下属的工作进行监督和检查，衡量是否按照既定的标准、计划、目标和方向运行。如果发生偏差就要分析其原因，提出指导，进行改进；或采取纠偏措施，使实际工作符合原来的计划和目标；或调整目标和计划等，以确保护理组织计划和目标的实现。一个护理组织的控制系统越是完善，这个组织实现目标的可能性也就越大。

控制在管理活动中的作用可以从以下两个方面来理解。一方面是对执行计划的保障作用。在管理实践中，即使在制定目标和计划时，已经进行了全面而细致的预测，但由于目标和计划的制定与实现之间需要一段时间，在这段时间里，组织内部和周围环境可能会发生许多变化，使得执行计划出现偏差，从而影响目标和计划的实现。因此，为了防止偏差的累积，保证目标和计划的顺利实施，组织必须建立健全控制系统，进行有效的管理控制。另一方面是在管理各项职能中的关键作用。控制工作通过纠正偏差的行动与计划、组织、领导、协调等职能紧密结合在一起，使管理过程形成一个相对封闭的系统。首先，在这个系统中，科学的计划有赖于管理者对整个组织各方面信息的全面掌握，而这些信息的绝大部分是通过控制过程获得的。其次，要进行有效的控制，还必须制订计划，有自身的组织机构，并给予正确的指导和领导。最后，有效的控制系统可以向管理者提供下属工作绩效的信息和反馈，是实现授权的前提。由此可见，控制工作存在于管理活动的全过程中，发挥着至关重要的作用。

□ **管理故事** 扁鹊的医术

扁鹊三兄弟从医，魏文侯问扁鹊："你们家兄弟三人，都精于医术，到底哪一位最好呢？"扁鹊答："长兄最好，中兄次之，我最差。"文侯说："为什么这么说？"扁鹊说："我长兄是治病于病情发作之前。一般人不知道他事先能铲除病因，所以名气无法传出去，只有我们家的人才知道。我中兄是治病于病情初起之时。一般人以为他只能治轻微的小病，所以他的名气只及于本乡里。而我治病于病情严重之时，一般人都看到我在经脉上穿针管来放血、在皮肤上敷药等大手术，所以都以为我的医术最高明。"从医术上来说，事后控制不如过程控制，过程控制不如预防控制。在护理管理过程中，发现小的隐患及时排除，发现小的偏差迅速纠正，认真做好前馈控制，把风险和事故消灭在萌芽状态是最高明的管理策略。

二、控制的类型

控制工作按照不同的标准，可以划分为不同的类型：按照控制点位置，可以分为前馈控制、过程控制和反馈控制；按照控制活动的性质，可以分为预防性控制和更正性控制；按照控制手段，可以分为直接控制和间接控制；按照控制的方式，可以分为正式组织控制、群体控制和自我控制；按照实施控制的来源，可以分为内部控制和外部控制。

这些分类方法不是孤立的，有时一个控制活动可能同时属于几种类型。例如，新护士长选拔过程中的考核和群众评议等工作，既属于预防性控制，也属于前馈控制。护理管理工作中，制订各种规章制度、护理常规、护理技术操作规范、工作流程、各班职责等来约束护士的行为，属于间接控制；这些制度、常规、流程、规范和职责等能发挥预防性控制的作用；护士具有良好的职业道德和慎独精神，认真执行和遵守这些制度、常规、流程、规范和职责等，这就是有意识的个人自我控制；护士长对照这些制度、常规、流程、规范和职责等，检查护士的工作，既属于直接控制，也属于过程控制。

下面重点介绍按控制点位置的不同而划分的前馈控制、过程控制和反馈控制，这三者的关系，见图 9-1。

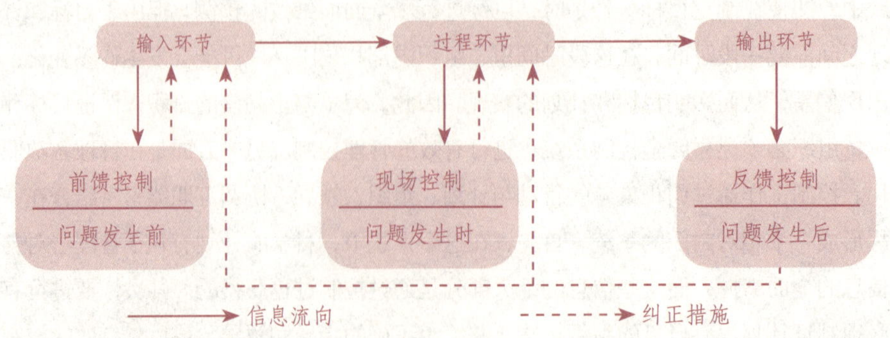

图 9-1 前馈、现场、反馈控制示意图

（一）前馈控制

前馈控制（feedforward control）又称预防控制、基础质量控制，是在实际工作开始之前，对输入环节所实施的控制。前馈控制面向未来，其重点是预先对组织的人、财、物、信息等合理地配置，使他们符合预期标准，强调“防患于未然”，将偏差消灭在萌芽状态；且由于其不针对具体的工作人员，一般不会造成对立面的冲突，是一种比较理想、有效和经济的控制。实施前馈控制，管理者必须对整个运行系统有一个全面、深刻的认识，掌握大量有关未来的各种信息，充分估计各种因素对计划的影响，才能对这些因素进行预防性控制来防止偏差的发生。

在护理管理中，前馈控制的实例很多，如为保证护理服务的基础质量，对急救物品、医疗器械、环境、护士素质的要求、规章制度、服务流程、护理计划等所进行的控制；为保证护士选拔录用的效果，对应聘者进行的材料审核、面试、体检、试用期考察等，都属于前馈控制。

（二）过程控制

过程控制（process control）又称同步控制、现场控制或环节质量控制，是在计划执行的过程当中对过程环节所实施的控制。过程控制具有指导和监督两项职能。指导是指针对工作中出现的问题，管理者根据自己的知识和经验，对下属所进行的技术性指导，或与下属共商纠偏措施，帮助下属正确地完成任务。监督是指对照标准检查正在进行的工作，以确保工作任务的完成。例如护理部主任查房时，发现治疗室内清洁区和污染区划分不清；护士长巡视病房时，发现护士违反操作规程，都有责任立即予以纠正，并提出改进措施。

过程控制因管理者的技术指导而兼有培训员工的作用，能够提高员工的工作能力和自我控制能力。但由于其会受到时间、精力、业务水平等的限制，管理者很难事事亲临现场，所以，过程控制主要由基层管理人员执行。又由于其是针对具体人员的特定行为，所以比较容易形成控制者和被控制者之间的心理对立。例如，对护士不良行为的纠正效果就与护士长的行为和态度密切相关。因此，要做好“言传身教”，确保控制的有效性，管理人员必须加强自身学习，努力提高自身素质，不断提升管理艺术。

（三）反馈控制

反馈控制（feedback control）又称事后控制、后馈控制，是在行动结束之后，对输出环节所进行的控制。这类控制是历史最悠久的控制类型，主要通过对行动结果进行测量、分析、比较和评价，对已经发生的偏差采取相应的措施，其目的不是要改进本次行动，而是纠正下一次的行动，防止偏差再度发生或继续发展，力求做到“吃一堑，长一智”。尽管反馈控制对于已经发生的偏差、已经造成的损失几乎于事无补，但由于受到各方面条件的限制，这一控制方法仍然被广泛地使用，正可谓“亡羊补牢，未为晚矣”。反馈控制，不仅能够达到“惩前毖后”的目的，还能帮助我们更好把握行动规律，为更好地实现组织目标创造条件。

在护理质量控制中，“住院病人跌倒发生率”、“院内压疮发生率”、“插管病人非计划拔管发生率”、“住院病人身体约束率”等护理敏感质量指标都属于反馈控制指标。这些指标的分析能够为护理管理者提升各项护理质量以及做好各级人员绩效考评提供科学的依据。

○ 知识拓展

蝴蝶效应

蝴蝶效应是美国麻省理工学院气象学家洛伦兹（Lorenz）在1963年提出来的。为了预报天气，他用计算机求解仿真地球大气方程式，意图利用计算机的高速运算来提高长期天气预报的准确性。一次试验中，他把一个中间解取出，提高精度再送回。而当他喝了杯咖啡以后回来再看时竟大吃一惊：本来很小的差异，结果却偏离了十万八千里！洛伦兹发现，由于误差会以指数形式增长，在这种情况下，一个微小的误差随着不断推移造成了巨大的后果。此后，他在一次讲演中提出：一只蝴蝶在巴西扇动翅膀，有可能会在美国的德克萨斯引起一场龙卷风。

蝴蝶效应说明，在混沌系统中，初始条件的极小偏差，将会引起结果的极大差异。它告诉我们初始条件十分微小的变化经过不断放大，对其未来状态会造成极其巨大的差别。

三、控制的功能

（一）限制偏差积累

一般来说，小的偏差和失误并不会立即给组织带来严重的损害，但如果长此以往，不予纠正，小的偏差就会积累和放大，变得十分严重。这如同下棋、打台球等活动，往往“差之毫厘，失之千里”、“一招不慎，满盘皆输”。护理工作中出现偏差在很大程度上是不可避免的，但如果管理者不能及时地获取偏差信息，及时地采取有效的纠偏措施，减少偏差的积累，就会带来严重的后果。例如，我们在护理安全管理过程中，如果忽视护士的培训和一些关键环节的控制，就会给病人生命造成不可挽回的损失。只有关注细节，防微杜渐，注重关联，控制全局，才能确保病人安全。

（二）适应环境变化

任何一个组织都不是静止的，其内部条件和外部环境都在随时随地变化着。如果建立目标和实现目标是同时的，就不需要进行控制。但现实工作中，这两者之间总是有一段时间。在这段时间中，组织内外部环境都会发生许多变化：政府可能会制定新的政策和法规或对原有的进行修订，突发性公共卫生事件的发生，疾病谱的变化，服务对象新的需要，组织机构的重新调整，组织内部人员的变动等，这些都会对组织的目标实现产生影响。因此，需要建立有效的控制系统帮助管理者预测和识别这些变化，并对由此带来的机会和威胁做出反应。这种监测越有效，持续时间越长，组织对环境变化的适应能力就越强，组织在激烈变化的环境中生存和发展的可能性就越大。

四、控制的原则

（一）与计划一致的原则

控制是对实施计划的活动进行衡量、测量和评价，看其是否按既定的计划、标准和方向运行，如果有偏差，及时采取纠偏措施，以保证实际活动与计划活动相一致，顺利实现组织目标。在这样的一个过程中，计划始终是实施控制工作的依据，所以，控制系统和控制方法都要能够反映所拟定计划的要求。不同的计划有不同的特点，其控制所需要的信息也不相同。例如，检查临床护理服务质量和检查护理教学计划落实以及检查护理科研计划的执行情况，所需要的信息是不相同的。因此，在设计控制系统、运用控制技术、确立控制方法等进行控制活动之前，必须分别制定不同的临床护理服务、护理教学和科研计划，而且，控制系统要与计划相适应。例如，临床护理服务质量的控制标准与方法要反映临床护理工作特点和要求；护理教学的计划与落实要依据教学质量标准和要求予以设计和控制；护理科研则要根据不同层次的科研计划与要求设计其控制系统。总之，控制工作越是考虑到各种计划的特点，也就越能更好地发挥作用。

（二）组织机构健全的原则

要实现有效的控制，必须有健全的、强有力的组织机构作保证。其原因首先是组织机构健全是信息沟通渠道畅通的保障。由于信息是实施控制工作的基础，健全的组织机构能够保持信息沟通渠道的畅通，保证真实情况的工作信息或纠偏指令能够迅速的上传下达，有效避免控制过程中的时滞现象，提高控制活动的效率。其次，组织结构健全是明确计划执行职权和产生偏差职责的依据。由于控制工作是一种带有强制性的管理活动，组织机构如果没有权力，就无法进行控制；但在赋予权力的同时，还要明确规定机构中岗位的责任，即健全的组织机构要求职、责、权三者统一。例如，在护理质量控制过程中，全院成立护理部—总护士长—护士长三级质量控制体系，院级护理质量控制组主要由护理部成员、各学科带头人和总护士长组成，每月或每季进行质量考评，对全院各项护理质量负责；总护士长级的护理质量控制组主要由总护士长和病房护士长组成，每周或每月进行质量考评，对总护士长所辖区域内的各项护理质量负责；护士长级的护理质量控制组主要由护士长和其他质量控制员组成，每天或每周进行质量考评，对护士长所辖区域的各项护理质量负责。这些护理质量控制组织拥有不同层次内的监督、指导和奖惩等权力。只有这样，才能确保每一个单位、每一个岗位和每一个人都能切实负起自己的责任。否则，在执行过程中出现了问题或差错，就无法找到问题的责任者和差错的环节，偏差就难以纠正，控制就难以实现。

（三）控制关键问题的原则

在控制工作中，尽管管理人员都希望对自己所管辖的人员和活动进行全面的了解和控制，但由于受到时间、精力和财力等的限制，不可能、也不应该对组织中每个部门、每个环节的每个人在每一分钟的每一个细节都予以控制。有效的控制应该是对影响计划实施、影响目标实现的关键问题进行控制。坚持控制关键问题的原则，不仅可以扩大管理的幅度，降低管理成本，还可以改善信息沟通的效果，提高管理工作的效率。护理工作项目繁多、错综复杂、涉及面广，护理管理控制工作也不可能面面俱到，而应着重于那些对计划完成有着举足轻重作用的关键问题，及时发现与计划不相符合的重要偏差，并给予及时的纠正。例如，基础护理、特一级护理、危重病人的病情观察、消毒隔离管理、护理安全管理、护理文件书写、护士职责、制度和常规的落实等都是护理组织中的关键问题，控制了这些关键问题，也就控制了护理工作的全局。

（四）例外情况的原则

例外情况原则是指控制工作应着重于计划实施中的例外情况。客观环境每时每刻都在发生着变化，然而计划和实行控制常常是以环境变化不大为前提的，虽然预防措施可以针对一些可能出现的变化，但只是一些可以估计得到的问题，因而，对那些突发性事件、环境中的巨大变化或者是计划执行过程中的重大偏差，管理者要格外关注。否则，很可能错过最好时机，给组织造成重大损失。管理者要集中精力管理影响组织发展的关键大事，对在组织的条例、规章和制度中已经明确规定的事情，则由职能部门和下属部门照章执行即可。这样，不仅可以提高管理的效能，取得较好的控制效果，还可以增强下属的独立工作能力和责任感。但需要指出的是，在实际管理过程中，仅控制例外情况是不够的，还必须将例外情况原则与控制关键问题的原则相结合。因为控制关键问题的原则强调的是需要控制的点，而例外情况原则强调的是这些控制点上发生偏差的大小。有时候，关键点上的小偏差可能要比其他方面较大的偏差影响更大。只有密切注意关键点上的例外情况，才能产生事半功倍的效果。

（五）控制趋势的原则

对控制全局的管理者来说，重要的是现状所预示的趋势，而不是现状本身。控制变化的趋势比仅仅是改变现状要重要得多，也困难得多。一般来说，趋势是多种复杂因素综合作用的结果，是在一段较长的时期内逐渐形成的，并对管理工作成效起着长期的制约作用。趋势往往容易被现象所掩盖，控制趋势的关键在于从现状中揭示倾向，特别是在趋势刚显露苗头时就觉察，并给予有效的控制。

（六）灵活控制的原则

控制的灵活性是指控制系统本身能适应主客观条件的变化，持续地发挥作用。任何组织都处在一个不断变化的环境之中，灵活控制不仅要求在设计控制系统时，要有一定的灵活性，还要求控制工作依据的标准、衡量工作所用的方法等，要能够随着情况的变化而变化。如果发现原来的计划是错误的，或者环境发生了巨大的变化，而使得计划目标无法实现，此时还机械、僵化地理解控制，要求下属不折不扣地执行原本错误和不适用的计划，那将会在错误的道路上越走越远。作为一名管理者，要灵活实行控制要求，如在管理计划失常时，要及时上报失常的真实情况，以便采取积极的纠正措施，进行计划的修正；在遇到突发事件时，要果断采取特殊应对措施，保证对运行过程的管理和控制。

（七）经济控制的原则

控制的经济性是指控制活动应该以较少的费用支出来获得较多的收益。只有当控制所产生的结果大于控制所需要的消耗时，才有控制的价值。提高控制工作的经济性要从以下两个方面努力。一是适度控制。控制活动是需要费用的，且不说过度控制会对受控对象造成什么影响，单从经济这一角度来看，也并不一定是所有的控制力度越大越好，所有的控制系统、控制技术越复杂越好，要考虑整个控制系统的成本，考虑时间、精力和资金等资源的占用，要根据组织规模的大小，控制问题的重要程度，对进行控制活动而支出的费用和由控制而增加的收益进行分析。二是纠偏方案的双重优化。第一重优化是指纠偏的成本要小于偏差可能造成的损失；第二重优化是基于第一重优化，对各种纠偏方案进行比较，从中选择成本效益好的来组织实施。

第二节　控制方法

一、控制对象

（一）人员

管理者主要是通过他人的工作来实现组织目标。要实现组织的目标，管理者就必须依靠下属，使他们按照所期望的方式去工作。也就是说，要做到这一点，就必须对人员进行控制，把握他们的工作方向和效率。对人员进行控制最常见、最简明的方法有直接巡视和评估员工的表现，发现问题马上进行纠正。如护士长发现一位护士在给病人进行静脉输液时，没有认真核查病人的个人信息，就应该指明正确的操作方法，并告诉护士在今后工作中按正确的流程操作。另一种方法是对员工进行系统化的评估。通过评估，对绩效好的给予奖励，如评先或增加工资等，以维持和增进其良好的表现。对绩效差的，管理者应该采取相应的措施，如进行业务培训，根据偏差的程度给予不同的处分。

对人员的控制可以分为硬控制和软控制。职务设计、岗位管理、直接监督、绩效评估、劳务报酬等属于硬管理控制方法；而职业培训、继续教育、组织文化建设等属于软管理控制。

（二）财务

要保证医院各项工作的正常运作，必须进行财务控制，主要包括审核各期的财务报表和进行常用财务指标的计算，找出与目标之间的差距，分析形成差距的具体原因，以降低成本，保证各项资产都得到有效的利用等。这部分职能主要由财务部门完成，对护理管理者来说，主要的工作是进行护理预算和护理成本控制。

（三）作业

所谓作业，就是指从劳动力、原材料等物质资源到最终产品和服务等的转化过程。相当于人员控制，作业控制的对象是“事”。对护理工作而言，作业就是指护士为病人提供各项护理服务的过程。作业就是通过对护理服务过程的控制，来评价并提供提高护理服务的效率和效果，从而提高医疗服务质量。护理工作中常用的作业控制有：护理技术控制、护理质量控制、医疗护理所用材料及药品购买控制、库存控制等。

（四）信息

管理者通过信息来完成控制工作，信息的数量、质量、来源和时效性直接关系整个控制工作的成效。因此对信息本身的控制十分重要。对信息的控制就是建立一个良好的管理信息系统，使它能在正确的时间，以正确的数量，为正确的人提供正确的数据。护理信息系统包括护理业务管理、行政管理、科研教学三个信息系统。护理业务管理系统又分为病人信息系统、医嘱管理系统和护理病例管理系统等。

（五）组织的总体绩效

组织绩效是指组织在某一时期内任务完成的数量、质量、效率及盈利情况。把整个组织绩效作为控制的对象是比较全面的，这是上层管理者的控制对象。一个组织的整体绩效很难用一个指标来衡量。组织绩效实现应在个人绩效实现的基础上，但是个人绩效的实现并不一定保证组织是有绩效的。如果组织的绩效按一定的逻辑关系被层层分解到每一个工作岗位以及每一个人的时候，只要每一个人达成了组织的要求，组织的绩效就实现了。

○ 知识拓展

二八原理

“二八原理”，是意大利经济学家帕累托（Pareto）在19世纪末提出来的。他在从事经济学研究时，偶然注意到19世纪英国人财富和收益模式的调查取样中，大部分所得和财富流向了少数人手里。他发现这种不平衡的模式会重复出现，而且有数学上的准确度，大体是2∶8。由此他提出了所谓“二八原理”，即“重要的少数与琐碎的多数原理”，大意是：在任何特定的群体中，重要的因子通常只占少数，而不重要的因子则占多数。

“二八原理”指出我们的世界上充满了不平衡关系，如20%的人口拥有80%的财富，20%的员工创造了80%的价值，80%的收入来自20%的商品，80%的利润来自20%的顾客等。因此，在工作中要学会抓住关键的20%的问题，只要控制重要的少数，即能控制全局。

二、控制过程

控制过程（control processes）也称“控制基本程序”，指由一系列管理活动组成的一个完整的监测过程。包括建立控制标准、衡量偏差信息和评价并纠正偏差三个关键步骤，它们相互关联，缺一不可。建立控制标准是控制工作的前提，没有标准，控制就没有依据；衡量偏差信息是控制工作的重要环节，不掌握偏差信息，控制就无法继续开展；评价并纠正偏差是控制工作的关键，矫正措施是根据偏差信息，做出调整决策，并付诸实施。

（一）建立控制标准

标准就是衡量实际工作绩效或预期工作成果的尺度，是预定的工作标准和计划标准，是控制工作的依据。如果没有了标准，检查和衡量实际工作就失去了依据，控制就成了无目的的行动，就不会产生任何效果。

1．**确立控制对象** 确立控制对象，明确“控制什么”是决定控制标准的前提。控制的最终目的是确保实现组织的目标，因此，凡是影响组织目标实现的因素都应该是控制的对象。然而，在实际管理工作中，影响组织目标实现的因素很多，想要对它们都进行一一控制是不可能的，也是不现实的。因此，还要分析这些因素对目标实现的影响程度，从中挑选出具有重要影响的因素，并把它们作为控制的对象。护理管理的重点控制对象主要是护理工作者、服务对象、时间、护理行为、岗位职责和规章制度、工作环境和物质设备等。

2．**选择控制关键点** 重点控制对象确定后，还需要选择控制的关键点，以确保整个工作按计划执行。一般来说，控制标准作为一种规范，来自于计划，但它不等同于计划，它是从一个完整计划程序中挑选出来的，是对计划目标的完成具有重要意义的关键点。目标、计划、标准和控制的关系见图 9-2。管理者只需根据二八原则，对这些 20% 的关键点进行有效的控制，就可了解整个工作的进展，而无需事必躬亲。

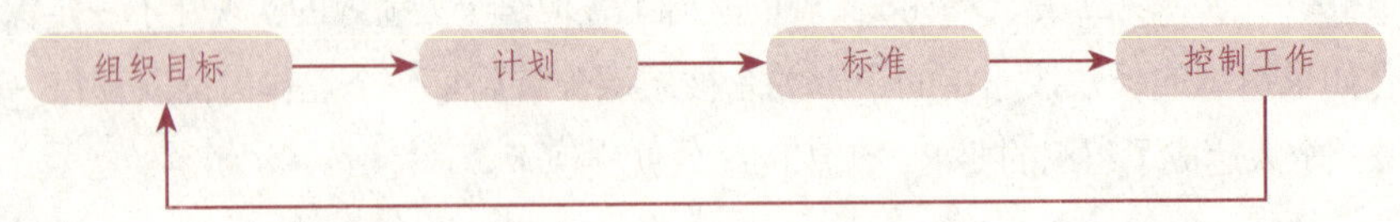

图 9-2 目标、计划、标准和控制的关系

按照控制点位置的不同，选择控制的关键点也不同。前馈控制的关键点在于输入，如检查医疗护理材料的质量、实施护士资格准入等；过程控制的关键点在于不间断的过程，如护理质量的临床督察，护士的自我控制等；反馈控制的关键点在于输出，如病人满意度调查、护士的绩效考核等。

在选择控制的关键点时，一般要考虑以下 3 个方面的因素：①影响整个工作运行过程的重要操作和事项；②能够在重大损失出现之前显示出差异的事项；③能够让管理者对组织总体状况有一个比较全面了解，能够反映组织主要绩效水平的时间和空间分布均衡的控制点。

护理管理控制的关键点有：①关键制度：查对制度、消毒隔离制度、交接班制度和危重病人抢救制度等；②高危护士：新上岗的护士、实习护士、进修护士以及近期遭受重大生活事件的护士等；③高危病人：疑难重症病人、新入院病人、大手术后病人、接受特殊检查和治疗的病人、有自杀倾向的病人以及年老和婴幼儿病患等；④高危设备和药品：特殊耗材、急救器材和药品、重症监护仪器设备、剧毒药品、麻醉药品、高渗药品以及高腐蚀性药品等；⑤高危科室：急诊科、手术室、供应室、监护室、新生儿病房、血液透析室、产房、高压氧治疗中心等；⑥高危时间：交接班时间、节假日、中夜班、工作繁忙时等；⑦高危环节：病人转运环节等。

3．确定控制标准 在找到控制关键点后，最理想的就是以这些关键点直接作为控制标准，但在实际工作中通常不可行。往往需要将这些关键点进一步分解为一系列的控制标准，再区分哪些是定量标准或是定性标准，前者是控制标准的主要形式，后者主要是有关服务质量、组织形象等难以量化的标准。因为确立标准不仅要抓住关键点，还要使标准便于考核，具有可操作性。因此，将这些对计划目标的完成具有重要意义的关键点分解成一系列具体可操作的控制标准是确立控制标准的关键环节。定性标准具有非定量性，在实际工作中也尽量采用可度量的方法予以量化处理。例如，在病人对护理工作满意度的调查中，可以了解护士的接待是否热情、护士回应床头铃是否及时、护士静脉穿刺是否一次成功、护士是否进行饮食宣教等。

（二）衡量偏差信息

衡量偏差信息是控制过程的衡量阶段，是用确定的标准衡量实际成效，确定计划执行的进度和出现偏差的过程。它是控制过程的一个十分重要的环节，通过实际工作情况或结果与控制标准或计划要求之间的比较和分析，了解和掌握偏差信息，这不仅关系到控制工作是否能够继续开展，而且直接关系到管理目标能否实现。做好这一阶段的工作，要求对受控系统的运行效果进行客观公正的分析和评价，而不能主观臆断。对照标准衡量实际工作绩效需要注意以下两个方面。

1．确定适宜的衡量方式 在进行绩效衡量之前，应对衡量项目、衡量方法、衡量的频度和衡量的主体做出合理的安排。管理者需要根据能够反映实际工作好坏的重要特征来确定衡量项目，不能只衡量那些易于衡量的项目。衡量工作绩效的方法有很多，护理管理工作中常用的有观察法、报表和报告、抽样调查、召开会议等。有效的控制要求确定适宜的衡量频次。检查次数过多，不仅会增加成本，还会引起有关人员的不满和不信任感，从而影响他们工作的积极性；检查次数过少，有可能导致许多严重的偏差不能被发现，无法采取及时的补救措施，从而影响组织目标的实现。衡量的频次一般取决于控制对象的重要性和复杂性，对于长期的标准，可以采用年度控制；而对于短期、基础性的标准，则要采用比较频繁的控制。例如，对护士长管理工作绩效的控制常常以季、年为单位，而对护理质量的控制则需要以日、周、月为单位。控制的主体包括工作者本人、下级、同事、上级或职能部门的人员等，衡量的主体不同，控制的类型就不同，对控制效果和控制方法产生的影响也不同。

2．建立有效的信息反馈系统 以适宜的衡量方式对实际工作情况进行衡量，能为主管部门正确抉择、制定纠偏措施提供依据。但由于并不是所有的控制都是由主管部门直接进行，更何况衡量绩效、制定纠偏措施和执行纠偏措施通常是由不同人员完成，因此，为了保障主管部门能够掌握大量实际工作状况的信息，必须建立有效的信息反馈系统，使实际工作情况的信息能够迅速收集上来，实时上传到恰当的主管部门，并且能够将纠偏措施的指令迅速下达到有关执行部门。

管理者可以从以下几个方面获得大量的真实的控制信息：

（1）实地考察：管理者深入临床工作的第一线，能够获得其他来源所疏漏的隐情以及有关实际工作的未经他人过滤的第一手资料，并能亲临现场指挥，及时发现问题、解决问题。亲自观察不仅能够提高管理的效率，还能够促进上下级之间的思想交流和感情联系，提高员工的士气，以保证组织目标准确无误的实现。例如，护士长对护士仪表、操作和服务态度以及病区环境的观察等。

（2）建立工作汇报制度：以口头、书面汇报的形式，或是召开会议，或是采用网络新媒体、手机新媒体等形式，让各部门管理者或下属汇报各自的工作状况和遇到的困难，使上级管理者迅速、及时了解下属工作的执行情况，从而进行有效的控制。例如，建立护理质量QQ群或微信群；护理部每周一次的科护士长碰头会、病房每天护士的晨间交班等。

（3）建立监督检查机构：管理者的亲自观察会受到个人时间、精力和偏见的影响，下属的汇报又会由于下属素质以及他们自身利益的作用而有失偏颇，因此建立监督检查机构，进行定期或不定期的监督检查，能够让管理者及时了解到大量真实而全面的信息。例如，成立院级、科级和病区护理质量监督控制小组，定期或随机地对各病区的护理质量进行全面或抽样的督促检查，可以使管理者随时发现护理质量管理过程中的问题，采取有效的改进措施。

（4）应用现代化信息系统：开发应用现代化护理管理信息系统，可以让管理者进行实时动态的监督和控制。如通过网上各病房动态直报，护理部主任可以随时掌握各个病区编制床位数、实际收治病人数、一级护理病人数、重危病人数、手术病人数、护士在岗人数、各种高危风险的病人数等，以便于进行科学的护士人员的调配，高危病人的风险控制等。

□ **管理故事**

袋鼠与笼子的启示

一天动物园管理员发现袋鼠从笼子里跑出来了，于是开会讨论，一致认为是笼子的高度过低。所以他们决定将笼子的高度由原来的10米加高到20米。结果第二天他们发现袋鼠还是跑到外面来，所以他们又决定再将高度加高到30米。没想到隔天居然又看到袋鼠全跑到外面，于是管理员们大为紧张，决定一不做二不休，将笼子的高度加高到100米。一天长颈鹿和几只袋鼠们在闲聊，“你们看，这些人会不会再继续加高你们的笼子？”长颈鹿问。“很难说。”袋鼠说：“如果他们再继续忘记关门的话！”

袋鼠从笼子里跑出来，应该到现场去看一看，采用观察法掌握实际情况，而不是在会议室里主观推断。数据收集错误，问题诊断不对，纠偏措施也就不会有任何效果。

3．检验标准的客观性和有效性　一般来说，在控制标准确立后，主管部门应将标准以指令的方式，传递给下属参照执行。对执行结果进行控制不仅是衡量成效的过程，同时也是检验标准客观性和有效性的过程。对实际工作进行衡量所获取反馈信息与标准进行比较的结果有两种。一种是没有偏差：此时，虽然不需要采取任何纠偏措施，但要分析成功控制的原因，从而积累管理经验，向下属及时反馈信息，适时奖励，以便激发下属的工作热情。另一种是存在偏差：出现偏差有两种可能，一是执行中出现问题，需要进行纠正；二是标准本身存在问题，需要纠正或更新标准。

（三）评价并纠正偏差

纠正偏差是控制过程中的最终实现环节，也是控制工作的关键。纠正偏差，使系统重新进入正常的轨道，从而实现组织预定的目标，这不仅体现了控制职能的目的，而且还把控制和其他管理职能紧密结合在一起。然而要采取适当的纠正措施，必须对偏差做出正确的评价，找出偏差的原因，明确纠偏的对象。

1．评价偏差及其严重程度　偏差是控制系统中绩效标准与实际结果的差距。并非所有的偏差都会影响组织目标的实现，有些偏差可能是由于计划本身或执行过程中的问题所造成，有些则是由于一些非关键的、偶然的局部因素引起，不一定会对目标的实现造成严重的影响。对偏差严重程度的判断，不能仅凭统计概率，而要看偏差是否足以构成对组织活动效率的威胁、是否立即采取纠正措施。例如急救物品完好率99%与健康教育知晓率90%比较，前者1%的偏差会比后者

10% 的偏差对医院造成更大的危害。

2．找出偏差产生的主要原因 解决问题首先要明确问题的性质，找出产生差距的原因，然后再采取措施矫正偏差。由于引起偏差的原因多种多样，管理者可以从以下三个方面入手：

（1）从控制系统内部找原因：如目标是否切合实际、组织工作是否合理、人员是否称职、设备和技术条件是否完备、管理是否到位等。

（2）从控制系统外部环境找原因：如外部环境和预想的条件是否发生变化以及变化的程度，这些变化对内部因素的影响等。

（3）在分析内外部因素的基础上找主要原因：在实践中，管理者出于各方面的原因，对控制的偏差只采取一些临时性的纠正措施，而不去分析偏差产生的真正原因，这样或许会产生一时效果，但从长远来看，反而会带来许多不良的影响。因此，管理者必须把精力集中在寻找引起偏差的真正原因上，才能求得治标治本之策。

3．明确纠偏措施的实施对象 纠偏措施的实施对象可能是实际的工作，也可能是衡量的标准或计划本身。标准或计划的调整一般取决于两个方面的原因：①标准或计划本身不科学，过高或过低，使得绝大多数员工不能达到或大幅度超过标准。②标准或计划本身没有问题，而是环境发生了不可预料的变化，使原本适用的计划或标准变得不切实际。以上两个方面的原因都不是实际工作的问题，都需要重新调整计划或标准。

4．选择适当的纠偏措施 如果衡量的结果表明，引起偏差的原因是由于工作失误而造成的，那么，管理者就应根据分析的结果，加强管理、监督，确保工作与目标的接近或吻合。根据行动效果的不同，此类纠偏行动又分为两种：①立即执行临时性应急措施。即针对那些迅速、直接影响组织正常活动的急迫问题，要求以最快的速度纠正偏差，避免造成更大的损失。②采取永久性的根治措施。即通过对引起偏差问题的深入分析，挖掘问题的真正原因，力求从根本上永久性地解决问题，消除偏差。现实中，有些管理者常常只满足于充当临时“救火员”的角色，没能认真探究“失火”的原因，最终导致更加严重的后果。在护理管理控制过程中，管理者要根据具体问题，灵活地综合运用这两种方法，如先立即采取临时性应急措施，将损失降低到最小，待危机缓解以后，再转向永久的根治措施，消除偏差产生的根源和隐患，杜绝偏差的再度发生。如果偏差是由于计划或标准的不切实际，或者是组织运行环境发生了重大的变化，使计划失去了客观的依据，那么，控制工作主要是按实际情况修改计划或标准，或者启用备用计划。

在纠偏的过程中，要比较纠偏工作的成本和偏差可能带来的损失，比较各种纠偏方案之间的成本，选择投入少、成本低、效果好的方案组织实施。再者，如果纠偏工作涉及到对原先计划进行部分或者全部的调整时，管理者要充分考虑计划已经实施的部分对资源的消耗、环境的影响以及人员思想观点的转变。最后，由于纠偏措施会不同程度涉及到组织成员的利益，因此，在纠偏过程中，管理者要避免人为的障碍，注重消除执行者的疑虑，争取组织成员对纠偏措施的理解和支持，使得纠偏工作能够得以顺利实施。

三、控制技术

控制技术（control technology）指管理者为了保证组织目标的实现，对下属工作人员的实际工作进行测量、衡量和评价所采取的相应措施来纠正各种偏差的手段。可分为硬技术和软技术。控制硬技术是指实施控制所采用的技术设备、装置和仪器；控制软技术是指控制方法。管理实践中控制方法比较多，下面主要介绍护理管理中常用的控制方法。

（一）目标控制

目标控制是管理活动中最基本的控制方法之一，就是将总目标分解成不同层次的分目标，形成一个目标体系，并由此确定目标考核体系，将受控系统的执行情况与之进行对比，发现问题，及时采取纠正措施。在目标控制中，受控系统的行动方案可以由自己根据系统当前所处的状态来决定，并可根据环境的变化不断进行调整，因而，目标控制比计划控制具有更大的环境适应性。比起计划控制只能通过上级的控制机制改变程序来更改行动方案，目标控制也更显灵活。在护理管理控制工作中，目标控制方法只需向护士输入目标信息，让他们明白自己努力的方向，而对具体的行动方案，护士则有相当大的弹性，他们可以根据工作中的具体情况来决定，能够充分发挥主观能动性。首次提出目标管理概念的管理学大师德鲁克认为，目标管理所起的最大作用就是以自我控制的管理方式取代上级统一支配的管理方式。由于护士人人可参与目标的设立，并且可以对照目标考核体系，自我评价计划的执行情况，自我控制目标的完成情况，变“要我干”为“我要干”，因而，可以形成强大的动力，极大激发广大护士的潜能。

（二）质量控制

质量是产品、过程或服务满足规定要求的优劣程度。质量标准就是对产品、过程或服务质量特性的规定要求，它是检查和衡量质量的依据。质量控制则是指为达到所规定的质量要求所采取的技术和活动。例如，各类护理工作质量管理标准、各种护理技术操作规范、各项规章制度以及各项质量检查标准等都是属于护理质量标准的范畴。护理质量控制就是让各项护理工作达到这些质量规定的标准，以满足广大服务对象的健康需求。由于护理质量的好坏直接关系到人的生命与健康，护理质量控制要始终坚持以下几点：①以“预防为主”的方针；②贯穿在护理工作基础质量、环节质量和终末质量形成的全过程；③全员参与；④前馈控制、现场控制和反馈控制有机结合；⑤实施从护理服务质量到护理工作质量的全方位综合性控制。

（三）人事管理控制

人事管理控制的核心是对组织内部人力资源的管理，一般可分为人事比率控制和人事管理控制。人事比率控制就是分析组织内各种人员的比率，如分析医护比率、正式职工与临时工的比率、管理人员与全院职工的比率、护士与全院卫生技术人员的比率等是否维持在一个合理的水平之上，以便采取调控措施。人事管理控制是对组织成员，包括管理者在工作中的德、能、勤、绩等进行客观公正的考核和评价。例如，对护士的管理控制最常用的方法是直接巡视和系统的、周期性的考核评估。对绩效好的护士进行奖励，使其好的行为继续保持和发扬，并发挥榜样的激励作用。对绩效差的护士，采取一定的措施，以纠正其行为上的偏差。

（四）组织文化与团体控制

组织文化是一个组织在长期发展过程中所形成的价值观、群体意识、道德规范、行为准则、特色、管理风格以及传统习惯的总和。团体控制是通过分享价值观、规范、行为标准、共同愿景和其他与组织文化相关的因素，对组织内个人和群体施加控制。组织文化和团体控制不是通过外部强制发挥作用的约束系统，而是通过护士内化价值观和规范，进而由这些价值观和规范约束指导他们的行为。例如护士之歌；服务用语；院训；对新护士进行授帽、宣誓等仪式均属于此种控制。

（五）预算控制

预算不仅仅是一种数字化的计划，还是一种控制技术。预算控制是组织中使用最为广泛和有效的控制手段，它通过制定各项工作的财务支出标准，对照该定量标准进行比较和衡量，并纠正偏差，以确保经营财务目标的实现。预算控制的优点表现在：能够把整个组织内所有部门的活动用可以考核的数量化的方式表现出来，非常方便衡量、检查、考核和评价；能够帮助管理者对组织的各项活动进行统筹安排，有效地协调各种资源。预算控制的不足则表现在：过多地根据预算数字来苛求计划会导致控制缺乏灵活性；过于详细的费用支出预算，可能会使管理者失去管理其部门所需的自由；有可能造成管理者仅忙于编制、分析，忽视非量化的信息。

（六）审计控制

审计一词本身就包含了审查和监督的含义，在管理过程中的审计控制是对组织中的经营活动和财务记录的准确性和有效性进行检查、检测和审核的方法。审计按照其审计的主体的不同可分为外部审计和内部审计。

1. 外部审计 主要是指组织外部的专门审计人员和机构对组织财务程序和财务往来账目等进行有目的的综合审查，以监督其各项活动的合法性和真实性。外部审计对于控制过程的作用是间接的，而且是有局限的。

2. 内部审计 主要是由组织内部的专门审计人员，或者高层经理和财务人员对组织各种业务活动及其相应管理控制系统进行的独立评价，以确定各项政策和标准是否贯彻，资源是否有效利用，组织目标是否达到等。由此可见，内部审计实质是为内部控制提供一种手段，其主要职责是审查评核其他各项控制的效能，是对其他控制形式的总控制。随着审计的发展，审计控制已经广泛应用到医疗卫生服务行业的专业技术质量的评价和控制之中。

四、有效控制系统的特点

控制系统（control systems）是指组织中具有目的、监督和行为调节功能的管理体系，包括受控和施控两个子系统。护理管理的受控系统，也就是控制的对象，一般分为人、财、物、作业、信息和组织的总体绩效等。护理管理的施控系统，也就是控制的主体，通常在医院内部有两种常见的类型：一是三级医院大多采取的院、科、病区（护理部—总护士长—护士长）三级护理管理组织形式；二是二级医院一般采用的院、病区（护理部或总护士长—护士长）二级护理管理组织形式。事实上，各级护士既是受控的客体，又是对下一级护士和进行自我控制的主体。有效的控制系统具有以下特征。

（一）目的性

目的性是有效控制系统的一个实质性标志。控制作为一种管理职能，并不是管理者的主观任意行为，它总是受一定目标的指引，为一定的目标服务。缺乏目的性，控制工作将陷入一团混乱。然而不同的组织、不同的层次、不同的工作性质和不同的对象，控制的目的可能会不同，甚至还可能相互矛盾，但作为一名管理者，应该能够在众多的目标中，挑选出一个或几个最关键、最能够反映工作本质和需求的目标，并加以控制，以确保其实现。例如在护理管理中，护理安全、护士的技术水平和服务态度是影响护理质量的最主要问题，因此护理质量控制的关键目标是在确保护理安全的基础上，不断提高护士的技术水平和改善服务态度。如果这个关键的目标实现了，即便有些次要的目标没有完成也无碍大局。

（二）及时性

有效控制系统应该具有及时性。从某种角度上来说，控制就是一个获取信息、加工信息和使用信息的过程。在这样的一个过程中，信息是控制的基础。能否获得实时信息，能否及时发现计划执行中的问题，采取应对措施进行纠正，不仅关系到控制的效率，关系到整个管理的效率，更关系到计划目标能否实现。如果重要的信息得不到及时的收集和传递，信息的处理时间又过长，失误没有及时地采取纠正措施，甚至是实际情况已发生了变化才采取纠正措施，这些往往都可能造成严重的损失。例如，急救仪器损坏没有及时发现，对病人病情观察不及时等，都能使病人错过了最佳的抢救时机等。

（三）客观性

有效控制系统必须注意客观性。客观性要求在控制工作中要实事求是，对组织实际情况及变化进行客观的了解和评价，而不是仅凭主观直觉办事。在控制过程中，最容易受主观因素影响的是对人的绩效评价。晕轮效应、首因效应和近因效应等心理效应常常会影响我们为控制系统提供准确、客观的信息，从而使控制工作达不到目的，甚至还可能导致严重的后果。一个人或者一个病区的某一点的好与坏，并不能代表其全部行为或质量的好与坏；一个人或者一个病区某一阶段工作的好与坏，也只能说明那一个阶段的绩效情况，而不能以此来代替今后的绩效情况。在控制工作中，管理者要特别注意防止这些心理效应对评价工作的负面影响，避免个人偏见和成见，从组织目标的角度来观察问题，全面了解、正确分析、客观评价。不仅如此，客观的控制，还要尽可能建立客观的计量方法，将定性的内容具体化，使得整个控制过程中所采取的技术方法和手段能够正确反映组织运行的真实状况。

（四）预防性

有效控制系统还应具有预防性。在制定计划和控制标准时，要以未来的发展为导向，要能够预测未来，预见计划执行过程中可能出现的问题，针对可能出现的偏差，预先采取防范措施，而不是等到问题出现，再去被动寻求解决方法。例如，在医院消防安全的检查中，发现部分护士不会使用灭火器和指导病人逃生，这预示护士可能不会处理紧急风险情况，所以医院应制定护理风险紧急预案，并组织各级护士加强学习、培训和考核，而不是等情况失控后，再采取补救措施。又如，加强急救物品的管理，使它们处在常备的应急状态，以此来保证危重病人的抢救质量；在护理管理过程中，制定完善的护理规章制度和护理技术操作规范，并督促护士要时时遵守等。这些控制都能够很好地体现控制的预防性，通过对人力、物力、财力、时间、信息和技术等基础条件的控制，将偏差消灭在产生之前。

（五）促进自我控制

有效地控制系统应该是员工认同的系统，并能够促进员工进行自我控制。一项控制活动或是一项纠偏措施，如果得不到组织成员（包括受控者和施控者）的信任、理解和支持，注定是会失败的。因此，重视控制系统对人心理和行为的作用，努力克服他人控制的消极影响，促使员工主动自愿地控制自已的工作活动，是实施控制的最好办法，它不仅可以激发组织成员的聪明才智，还可以减少控制费用，提高控制的及时性和准确性。

第三节　护理成本控制

在护理管理中，对护理绩效、护理成本和护理安全等的全方位控制十分重要。由于护理绩效管理在人力资源管理章节中详细介绍了，本节先介绍控制在护理成本管理中的应用。

一、护理成本控制的概念

1．**成本（cost）** 是生产过程中所消耗的物化劳动和活劳动价值的货币表现。在医疗卫生领域成本是指在提供医疗服务过程中所消耗的直接成本（材料费、人工费和设备费）和间接成本（管理费、教育训练经费和其他护理费用）的总和。

2．**护理成本（nursing cost）** 是指在给病人提供诊疗、监护、防治、基础护理技术及服务的过程中的物化劳动和活劳动消耗。其中物化劳动是指物质资料的消耗；活劳动是指护士脑力和体力劳动的消耗。

3．**成本管理（cost management）** 是以降低成本，提高经济效益，增加社会财富为目标而进行各项管理工作的总称。在医疗卫生领域成本管理包括对医疗服务成本投入的计划、实施、反馈、评价、调整和控制等各环节和全过程。成本管理对医院经济效益起决定性的作用。

4．**成本控制（cost control）** 是根据一定时期预先建立的成本管理目标，由成本控制主体在其职权范围内，在生产耗费发生以前和成本控制过程中，对各种影响成本的因素和条件采取的一系列预防和调节措施，以保证成本管理目标实现的管理行为。在医疗卫生领域成本控制过程是对医院运营过程中发生的各种耗费进行计算、调节和监督的过程，也是一个发现薄弱环节，挖掘内部潜力，寻找一切可能降低成本途径的过程。

5．**护理成本控制（nursing cost control）** 是按照既定的成本目标，对构成护理成本的一切耗费进行严格的计算、考核和监督，及时揭示偏差，并采取有效措施，纠正偏差，使成本被限制在预定的目标范围之内的管理行为。

二、护理成本控制的方法

开展成本控制的目的就是防止资源的浪费，使成本降低到尽可能低的水平，并保持成本低水平运营。成本控制应用在保证质量的基础之上，科学地组织实施，使医院在市场竞争的环境中生存，并不断发展和壮大，不能以牺牲质量为代价进行成本过度控制。护理成本控制是按照成本控制流程，对护理成本构成和护理活动进行分析和财务管理的过程。因此，明确成本控制的程序，了解护理成本构成是掌握护理成本控制方法的基础。

（一）成本控制的程序

1．**确定控制标准** 成本标准是对各项费用开支和资源消耗规定的数量界限，是评定工作绩效的尺度，也是成本控制和成本考核的依据。

2．**衡量偏差信息** 对成本的形成过程进行计算和监督，即通过管理信息系统采集实际工作的数据，与已制定的控制标准中所对应的要素进行比较，了解和掌握工作的实际情况，核算实际消耗脱离成本指标的差异。在这一过程中，要特别注意获取信息的质量问题，做到信息的准确性、及时性、可靠性、适用性。

3．**评价衡量的结果** 即将实际工作结果与标准进行对照，分析成本发生差异的程度和性质，确定造成差异的原因和责任归属，为进一步采取管理行动作好准备。

4．**纠正偏差** 纠正偏差的方法有两种：一是降低护理成本，改进护理工作绩效；二是修订成本标准。

（二）护理成本构成分析

1．**工资** 医院的人力资源成本中，工资通常占 40% ~ 50%，而护士分布在医院 3/4 以上的科室，占医院卫生技术人员的50%以上，故而是人力成本控制的重点。大量研究表明护理人力不足是导致护理不安全的重要因素，且专科护士及有经验的护士能够提供高品质的照护，减少住院天数，降低病人再住院率、并发症及死亡率，有效降低成本。因此，控制人力成本并不能以裁减护士或是聘用低薪资浅的护士，更不能雇用无执照的护士。在实际工作中常常采用以下几种方法来控制护理人力成本。

（1）成立支援护士库：在护理部层面，培养全科护士队伍，建立支援护士库，使其能够应对各种临床护理情景，在某些科室出现大量季节性疾病病人、有突发的公共卫生事件、开展新技术和新业务等情况下发挥重要的应急作用。在科室层面，促进人员的合理流动和相互增援，以缓解相同专科之间的护理人力不足问题。

（2）实施兼职制或部分工时制：多岗兼职或部分工时制能够整合已有的护理人力资源，其工作时间可以根据病房的需要实行弹性排班，来缓解护理人力资源不足的问题。

（3）聘用辅助人员：聘用辅助人员，经过培训考核合格后，承担部分病人日常生活照顾，如病人日常生活活动、翻身、沐浴等，或者承担送标本、送病人检查、送物以及文书工作等。

（4）应用病人分类系统：应用病人分类系统，实施病人分类管理，根据病人自理状况和病情严重程度，计算护理工作量、护理时数、工作绩效和护理费用等，也以此作为排班、分析与调派护理人力的依据，从而改善护理人力配置及护理服务品质。

（5）简化工作，优化流程：可以从三个方面入手：一是引入现代化手段，应用计算机信息管理系统，节省人工工作的时间及人力成本；二是改进医院建设及设施，让更高效的医疗护理设备，更便捷的医疗环境能够方便护士开展相关工作，如医院物流传输系统的使用；三是调整工作流程和操作程序，提高工作效率。

2．仪器与设备 护理服务工作的开展和推进，有赖于良好的医疗设备、设施和仪器，做好医疗设备、设施和仪器的维修、保养和管理，不仅可以确保它们正常运转并处于完好状态，为治疗、抢救病人提供物质保证，还可以延长它们的使用寿命，减少资源浪费，节约成本。因此，对仪器和设备等固定资产，需要着重从以下几个方面加强管理。

（1）实施仪器设备分类管理，使用人员应认真填写仪器设备使用情况记录，遵守仪器设备的更新年限。

（2）建立仪器设备档案，记载机器的购进、安装时间，使用年限，故障及维修保养情况等。

（3）制定仪器设备操作程序卡，将其悬挂在仪器设备上。使用时，必须先进行相关培训，了解器械的性能，熟悉故障的排除，严格遵守操作规程；使用后，及时进行清洁、消毒，妥善保管。

（4）制定仪器设备维护保养卡，将其悬挂在仪器设备上，由专人负责进行日常自我检查、维护与保养，各级管理人员定期抽查是否落实。

（5）检修和维护仪器设备性能，器材科或产商根据仪器设备的性能定期检查、保养、维修，保持性能良好。

（6）建立仪器设备清点登记本，对仪器设备做到专管共用，借出物品必须办理登记手续。

3．供应物品 供应物品指各护理单元从设备处、总务处或供应室领出的所有消耗性物品，如床单、被套、输液器和注射器等。护理管理者应实施信息化管理，记录所有领用耗材的量，核查领取和使用是否相符；每月清库，对所有耗材的使用做到心中有数，防止丢失；减少库存成本，提高库存周转效率，杜绝供应物品的过期和浪费。

4．其他人力成本 有些成本既非经常支出性成本（如耗材），也非资本性成本，而是预期发生的支出成本，如奖金、在职进修培训费用、护理学术交流费用、健康保险、慰问金等。虽然这类成本不完全是由护理管理者来制定的，但护理管理者应该了解它们的支付方式，这样有利于有效调派人员，培养护理专业人员，促进护理学术交流，降低护士的离职率。

（三）护理成本控制方法

护理成本控制包括编制护理预算，将有限的资源适当地分配给预期的或计划中的各项活动；开展护理服务的成本核算；进行护理成本分析，实施实时动态监测和管理，利用有限资源提高护理服务质量。成本预算是计划，也是前馈控制，是成本控制的最常用的方法；成本核算是过程控制，即对医疗护理服务过程中所花费的各种开支，依照计划进行严格的控制和监督，并正确计算实际的成本；成本分析是反馈控制，即通过实际成本和计划成本的比较，检查成本计划的落实情况并提出改进措施。

1．编制护理预算 实现成本控制的起点是预算，它既是成本控制的目标，又是成本分析与考核的依据，对挖掘减低成本的潜力，提高成本控制能力和财务管理水平都具有重要意义。编制护理预算需要管理者超前计划并建立明确的目标和期望值。编制预算的过程可包括以下程序：

（1）收集信息：包括环境评估，目标、任务评估，项目的优先性等。

（2）进行各部分预算：包括营业预算（operating budget）、资本预算（capital budget）、现金预算（cash budget）。目前，护理的预算主要是护理人力资源的预算、护理培训经费的预算、护理学术交流经费的预算、护理奖励经费的预算、护理仪器设备购置的预算等。

（3）协商和修订。

（4）评估：包括反馈并进行差异分析，通过反馈，可将某一项目中的实际表现与预期预算的正或负的差异进行长远分析，以得到消除差异的结果。

2．进行成本核算 成本核算是对生产过程中各种费用进行汇集、计算、分配和控制的过程，并为未来的成本预测、编制下期成本计划提供可靠资料。护理成本核算是对护理服务过程的人力、物力和财力进行控制，有效配置有限护理资源的过程。护理服务实行成本核算的目的是实现护理服务社会效益和经济效益最大化，为大众提供优质、高效、低耗的护理服务产品。护理成本核算方法包括以下几种：

（1）项目法（fee-for-service）：是以护理项目为对象，归集与分配费用来核算成本的方法。

（2）床日成本核算（per day service method）：是护理费用的核算包含在平均的床日成本中，护理成本与住院时间直接相关的一种护理成本核算方法。

（3）相对严重度测算法（relative intensity measures）：是将病人的病情严重程度与护理资源的利用情况相联系的成本核算方法。

（4）病人分类法（patient classification systems）：是以病人分类系统为基础测算护理需求或工作量的成本核算方法，根据病人的病情程度判定护理需要，计算护理点数及护理时数，确定护理成本和收费标准。

（5）病种分类法（diagnosis-related group）：是以病种为成本计算对象，归集与分配费用，计算出每一病种所需护理照顾成本的方法。

（6）综合法：综合法是指结合病人分类法及病种分类法，应用计算机技术建立相应护理需求的标准并实施护理，来决定病人的护理成本，也称计算机辅助法。

3．开展成本分析 成本分析是成本控制反馈的主要内容和关键步骤，通过成本分析，可以为下一期的成本预测和决策提供必需的资料。成本分析任务是依据成本核算资料，对照成本计划和历史同期成本指标，了解成本计划的完成情况和成本变动趋势，查找影响成本变动的原因，测定其影响程度，为改进成本管理工作、降低成本提供依据和建议。

（1）成本与收费的比较分析：成本与收费的比较研究可以为评价医院护理服务的效益、制订合理收费标准、理顺护理补偿机制提供可靠的依据。

（2）实际成本与标准成本的比较分析：通过标准成本与实际成本的比较研究，一方面可以帮助护理管理人员找出差距，提高管理水平；另一方面，由于实际成本其实是包含了部分资源浪费（或不足）的成本，标准成本较之更具有合理性。

（3）成本内部构成分析：可以将成本按不同的方法分解成不同的组成部分。分析成本内部各组成部分的特点、比例及其对总成本的影响等。

（4）量本利分析：服务量、成本与收益之间存在着一定的内在联系，运用经济学方法，可以分析既定产量下的最低成本组合、既定成本曲线下的保本服务量和最佳服务量。

（5）护理成本的效益分析：目前常用的指标包括贴现率、内部收益率、成本效率比率等。其特点是用货币表示护理干预的效果，以完成护理资源配置经济效益、护理技术经济效益、护理管理经济效益的分析。

（6）护理成本的效果分析：一般用于评价不宜用货币来表示的护理服务结果，其评价指标包括三种：中间健康问题临床效果指标；最终健康问题临床效果指标；生命数量指标。

（7）护理成本的效用分析：目前常用的指标有质量调整生命年和失能调整生命年。其特点是选用人工指标评价护理效用，不仅重视生命时间的延长，更重视生命质量的效果。

当实际支出超过预算支出时，叫负差异，反之叫正差异。当差异发生时，首先要明确哪些项目偏离了预算和计划；其次要找出哪些是连续性正差异或是连续性负差异。如果长期呈负差异倾向，表明可能存在经常性的浪费，如水费增加，很可能是存在长流水和管理不善的问题；或者可能是原标准不切实际。对正负差异超过限额都应警惕，不能仅仅关注负差异，正差异有时揭示本该支出的没有支出，如设备仪器的维修保养费，如果平时不做维修保养，会加速仪器设备的损坏，造成护理过程的不安全因素。检查差异，进行深入分析，找出真正的原因所在，才能对症下药，药到病除。

4．进行成本监督和管理　成本监督是指对支出的监督，即知道钱花在何时、何处、何缘由。成本管理就是要明确成本控制的主体，建立成本控制的组织机构，进行成本预测、成本计划、成本核算、成本控制、成本分析、成本考核等内容。护理成本监督和管理可采用多种方法。

（1）厉行节约，从小事做起，例如胶布、注射器、棉签、纱布等，看似极小、极普通的用物，日积月累的浪费会造成很大的损失。

（2）灵活机动调整护理人力，做到科学编配、合理排班。

（3）建立耗材的请领、定期清点、使用登记、交接制度，减少其库存，每月或每周进行评价。

（4）对仪器设备做到专管共用，定期检查、维修。

（5）鼓励护士提出节约成本的建议。

（6）实行零缺陷管理，提倡一次把事情做对、做好，减少护理缺陷、差错、事故的发生，防范护理纠纷，减少意外赔偿费用。

○ 知识拓展

我国护理成本控制中存在的问题

1．护理成本核算组织管理体系尚未形成　目前我国大多数医院仍执行等级护理收费标准，许多护理服务内容还没有进行成本核算；再加上护理管理体系中没有专门负责成本核算的人员，护理成本核算组织管理体系不健全，因此，缺乏合理的护理价格和收费标准，使护理服务价值难以得到真正体现，从而影响护理人力资源的配置。

2. 核算内容体系尚未完善 护理成本管理不仅要重视物化成本，还要重视劳动成本，不仅要重视技术成本，还要重视预防、观察的护理成本等。国外已进行护理成本综合内容研究，而我国护理成本研究仍局限在单一护理人力成本、基础护理等项目，造成护理服务常常收不抵支。因此，国内护理成本内容指标体系还需要进一步分类，并进行成本项目及执行人员管理水平的研究，使护理成本内容系统、综合、完善。

3. 护理成本核算综合方法体系尚未形成 发达国家借助较为先进的护理干预系统和计算机软件，能够实现较为全面的护理成本核算。而国内相关研究机构和相关研究人员较为缺乏，护理成本核算方法的研究还停留在初始阶段，护理成本核算方法单一，缺乏对护理成本核算方法的综合研究。

第四节 护理安全管理

一、护理安全相关概念

1. **安全**（safety） 是指不受威胁、没有危险、危害、损失。人类的整体与生存环境资源的和谐相处，互相不伤害，不存在危险、危害的隐患，是免除了不可接受的损害风险的状态。

2. **护理安全**（nursing safety） 是指在实施护理服务全过程中，不发生法律和法定的规章制度允许范围以外的心理、机体结构或功能上的损害、障碍、缺陷或死亡。它包括护理主体的安全和护理对象的安全。前者是指护理活动过程中护士的安全，后者是指护理活动过程中病人的安全。

3. **护士安全**（nurse safety） 是指将护士遭受不幸或损失的可能性最小化的过程，属于医疗机构职业健康与安全的范畴，主要涉及护理工作场所中的各类安全问题。

4. **患者安全**（client safety） 是指病人避免遭受事故性损伤，规避、预防和改善健康服务导致病人不良结果或损伤的过程。

5. **护理安全管理**（nursing safety management） 是指以创建安全的工作场所为目的，主动实施一系列与安全相关以及职业健康的各种行动措施与工作程序。它包括患者安全管理和护士职业防护，是护理质量管理的重要内容，也是医院安全管理的一个重要内容。

二、患者安全管理

患者安全源于希波克拉底的箴言“最重要的是不要带来伤害”，是医院管理永恒的主题，也是一个备受全球关注的大众健康议题。患者安全管理的目标就是要通过构建一种能使临床失误发生率最小、临床失误拦截率最大的健康服务系统，可在最大程度上规避、预防和改善健康服务导致的病人不良结果或损伤。从国际患者安全运动的最新经验和医疗机构的管理实践来看，患者安全已经不仅仅局限于具体医疗机构组织范围内，而是一个国家层面的管理问题。患者安全概念的外延广泛，可涉及护理工作中的患者安全、医疗工作中的患者安全和医院管理中的病人安全。本节仅讨论护理工作中的患者安全。

（一）病人的常见安全问题

1．**医院感染控制问题** 医院感染在广义上来讲，是指病人在入院时和入院前不存在，而在住院期间遭受病原体侵袭引起的感染或是出院后出现的症状，是病人安全的严重威胁。在医院内，最易感染的部位分别为消化道、呼吸道、切口感染、泌尿道。

2．**环境安全问题** 环境安全是保障病人健康与康复的基础。环境安全包括病人床单位的安全，安全用水、用气、用电，消防安全，医院内病人的活动安全，医院内公共设施安全，医院辐射环境安全，不可控突发事件如地震等。环境安全问题需要管理者用标准化程序应对，也需要临床护士在其工作中的维护。

3．**用药安全问题** 合理规范用药、正确实施给药、关注药物配伍禁忌、药品质量及效期管理、用药观察等各个环节都与患者安全密切相关。作为临床用药的主要实施者，临床护士和护理管理者应高度重视用药安全的管理工作。

4．**设备器具的安全问题** 作为直接为病人进行检查和治疗的医疗设备，如果其使用安全发生了任何问题，轻者导致财产损失，重者可能会威胁病人生命，将会导致严重的医疗纠纷。常见的设备器具的安全问题有质量问题、违法违规重复使用、缺乏有效监管、人为恣意扩大使用的适应症、医疗设备缺乏维护和定期保养等。

5．**违背法律和护理规程问题** 医疗护理的相关法律法规、护理技术规范和操作流程以及医院内的各项规章制度都是每一位护士开展护理服务的标准和指南，必须不折不扣严格执行。恣意、人为地更改、超越或违背临床护理诊疗技术规范；违反《护理条例》，无执照从事护理工作等都是非法行护的行为。

（二）患者安全管理的策略

1．**营造患者安全文化** 患者安全的管理不仅是一个管理方法和形式，而且应该是一种意识，是深入人心的一种用来指导工作实践的思维模式和工作态度。因此，它不仅仅涉及护士和护理管理者，还涉及医院中所有的部门，包括最高管理层。通过领导的重视和支持，各个部门共同的努力以及长期的灌输和培养，患者安全才能成为一种自觉和主动的文化意识。

营造患者安全的文化需要管理者转变安全管理的理念，从责备犯错误的个体到把错误作为促进安全的机会。作为护理管理者，要不断提高自己科学分析问题和解决问题的能力，从学习和责任两个系统来分析，其中，学习系统主要针对事件而言，关注发生什么、发生原因以及如何防范；责任系统则针对个人，关注这些人是否关注系统的安全问题，能否胜任安全工作，能够通过系统分析，寻求护理安全管理的改进，如增加人员配置、改变排班方式、加强护理安全关键点的控制、悬挂警示牌等。

2．**健全护理安全管理体系** 对一切不安全事件如护理差错事故、护理投诉事件、护理意外事件、并发症等进行分析、评估和预警，对护理服务全过程的动态监测，对纠偏措施的制定、落实和跟进等，这一过程涉及信息收集、信息报告、信息公示、预警信息发布等一系列环节和方面，需要有健全的护理安全管理体系做保障。

健全护理安全管理体系，首先需要成立护理部—科护士长—护士长三级护理质量安全管理结构：护理部成立护理质量安全管理委员会，负责全院患者安全管理及质量标准的制定、实施和监督，负责各个部门之间的协调和沟通等；科护士长成立分管片区内的护理质量安全控制小组；各病区成立科内护理质量安全控制小组。明确制定“部—科—区”的职责和工作标准：护理部每季度组织护理质量控制和安全护理不良事件分析讨论会，利用根本原因分析法对护理不良事件进行深入分析，剖析产生不良事件的个人原因及系统原因，并进行有效改进；科护士长每月组织护士长对所分管科室的护理质量和安全进行分析、评估，制定防范措施；病区每周对护理质量进行自我控制，组织护理风险分析会，对本科内的风险进行分析、评估，查看各项质量标准落实情况。其次，各级管理者需要采取科学的质量管理方法，如PDCA循环、质量管理圈活动等，从而持续改善病人的质量安全问题。最后，还要建立和完善医护团队的沟通机制，加强护患沟通管理，严格落实各项患者安全的规章制度，使患者安全管理工作落到实处。

3．进行护理风险预警评估 护理活动犹如一把双刃剑，为病人治疗疾病，改善健康状况的同时，也可能遭受各种损伤。患者安全管理就是将护理行为导致病人遭受不幸或损伤的可能性，即护理风险降低到最小。而识别风险是这一管理工作的前提和基础，即采用系统化的方法，对人员、设备、材料、药品、环境、流程、规章和制度等因素进行判断、归类，鉴定，掌握护理工作各个环节的风险所在。护理风险识别的主要方法：①呈报护理风险事件，正确收集相关的信息；②积累临床护理资料，全面掌握风险控制规律；③分析护理工作流程，科学预测护理风险防范。由于护理服务过程中病人流动、设备运转和疾病护理等都是一个动态的过程，所以识别护理风险的实质是对护理风险的一个动态监测过程。

护理风险明确后，各级管理者从各自的角度、各自的职责任务出发，对人员、物品、器械、环境、制度流程等各方面的风险进行具体分析，评估其风险的严重程度和发生频率，确定风险级别，做好预警，并制定有效地防范措施，如建立护理规章制度和护理质量标准，组织护士相关学习和培训，制定风险应急预案及演练，进行护理巡查和督导，加强信息沟通交流等。此外，管理者还要对风险防范措施的执行情况进行检查，对高风险项目定期进行结果分析，评价和改进护理风险防范措施。这样才能使护理安全管理模式逐渐向预警防范与积极干预的前馈控制管理模式转变。

4．加强安全教育和培训 护理安全管理的对象是护理风险，而护理风险作为一种职业风险，意味着任何护士在工作中都可能会遇到，因此护理安全管理是一个持续不断地教育和干预过程。除了护士的学习和培训外，我们还需要针对病人及家属开展不同形式的安全教育，鼓励他们也参与安全管理。护士教育和培训的重点除了安全意识、敬业精神、制度规范、法律法规等外，还应该将重点放在以下四个方面（又称4C）。

（1）同情（compassion）：护士必须对病人、对同事乃至对自己都具有同情之心。对病人持同情之心有利于建立良好的护患关系。

（2）沟通（communication）：除了与病人及家属沟通外，护士还应与医生及其他有关人员进行充分沟通，良好的沟通机制是确保患者安全的重要因素。

（3）能力（competence）：过硬的护理业务能力和沟通交流能力能够赢得病人及其他相关人员的尊重和信赖；风险的预知能力和应对能力能够防范风险和减少损失。

（4）表格化（charting）：护理记录是病人病案的重要组成部分，许多医疗纠纷都与缺乏适宜的护理记录有关。护理记录主要反映病人的病情和生命体征变化以及护理措施落实等情况，为了记录的规范、完整和省时，应提倡记录的表格化。

5．应用患者安全技术 患者安全技术是指用来帮助医护人员减少临床失误和增进患者安全的各类技术的总称。目前，护理工作中应用的最多的患者安全技术包括：

（1）个人数字化辅助设备：如PDA移动护士工作站、医师移动查房等，实现床边生命体征录入、护理评估和护理记录等。

（2）条形码系统：如二维条码腕带识别系统、口服药、输液、检验、治疗等二维码扫描系统、检验条形码管理系统等。

（3）全自动口服药品摆药机：实现口服药自动摆药、自动分装、独立包装、自动打印及二维条码识别等综合功能于一体。

（4）计算机医生工作站和护士工作站：实现医嘱的开具、转抄、打印、执行、核对、校正等功能综合电子处理化；医疗及护理病历实时电子化书写，并实现与影像、检验系统的联网操作。

（5）各类报警技术：如检验危急值在医生、护士工作站实时报警；护理病历生命体征预警报警技术。

（6）病人监护系统：电子监护系统的集束化管理、全智能电子监护系统的管理等，可随时接收每个病人的生理信号，如脉搏、体温、血压、心电图等，定时记录病人情况构成病人日志。

6．进行护理安全事件分析 护理安全事件分析的目的是预防或杜绝类似错误问题的再次发生。常用的方法如下。

（1）根本原因分析：根本原因分析（root cause analysis，RCA）是指由多学科的专业人员，针对选定的安全事件进行详尽地回溯性调查的一种分析技术，以揭示患者安全事故或严重的临床接近失误的深层原因，并提出改进和防范措施。RCA 的工作要点主要包括：①问题（发生了什么）：按照时间顺序排列护理过程中的各种活动和现象，通过还原现场，识别发生了什么事、事件发生的过程等；②原因（为什么发生）：针对已发生的事件，运用科学的方法识别为什么会发生患者安全事故，通过分析造成问题的可能原因，直至确定根本原因；③措施（什么办法能阻止再次发生）：多学科的专业人员从不同的专业角度提出意见和建议，识别什么方法能够阻止问题再次发生，什么经验教训可以吸取，或者一旦发生医疗机构可以做什么。

（2）重大事件稽查：重大事件稽查（significant event audit，SEA）是指医疗团队中的人员定期对不良/优良的医疗或护理事件进行系统的、详细的分析，以寻求改进和提高的过程。SEA 和 RCA 之间不是一种相互排斥的关系，SEA 的结果可能提示存在于组织水平上的安全隐患，然后决定是否进行 RCA。SEA 的工作要点主要包括：①确定将要稽查的重大医疗或护理事件，并收集相关信息；②举行 SEA 事件讨论会，讨论并作出相关事件的决定；③系统化记录事件的前因后果和发生发展过程；④采取措施。

7．实施《患者安全目标》 为了加强风险管理，确保病人医疗护理安全，中国医院协会长期致力于推动医疗质量和患者安全体系的建设，并积极响应世卫组织世界患者安全联盟工作，从 2006 年开始连续发布《患者安全目标》。在《患者安全目标（2014—2015）》的编制过程中，协会参考了 WHO 的《患者安全行动》、美国 JCI《国际病人安全标准》、国家卫生计生委的《医院管理评价指南》、台湾医策会《病人安全年度目标》以及我国患者安全现状等相关标准与内容；广泛征询了包括 WHO 患者安全专家、中国医院协会专家委员会委员、台湾医院管理者在内的众多医院管理者、医务工作者、卫生行政部门领导及专家的意见和建议，调研 400 多家医院，工作历时半年。该标准不仅有十大患者安全目标，还包括逐条的细化要求。护理管理者应将其与医院护理管理实践相结合，内化到医院护理管理的各个层面，并作为日常管理和自我评价的重中之中，要求各级护士严格遵照执行。《中国医院协会患者安全目标（2017 版）》的详细内容见附录十。

★ 案例分析

某护士在为病人张某准备输液，错拿了王某的治疗单，加药时因其他病人请求帮助而离开，在旁边观看治疗的实习生为尽快帮助老师完成工作，将药液配好后给张某输上。约10分钟后，病人发现所输药液不是自己的，立即要求拔针。

【问题】

（1）认真分析导致输错药物的主要原因，帮助该病区护士长发现护理安全隐患。

（2）从管理者角度，你对该病区护理安全有何意见和建议？

【案例分析提示】

案例分析思考要点：①分析本输错药事件的主要原因——查对制度落实不够、实习生的培训和管理欠缺、实习生不可独立进行治疗性护理工作等；②采用系统化的方法，从病区环境、人员配置及培训、工作流程、实习生的管理等方面提出安全管理的改进意见及建议。

三、护士安全管理

护士安全属于医疗机构职业健康与安全范畴，主要涉及到护理工作场所中的各类安全问题。近十年来，由于社会发展过程中逐步积累起来的各种矛盾和医疗环境中的各种困难，导致医患关系过度紧张，医疗纠纷事件屡有发生。加之护士每天需做大量的护理和治疗操作、时常暴露在各种传播疾病的风险中，且大量高密度高强度的护理工作对护士身心健康也造成一定损害，因此我国护理界在护士安全管理方面作了大量的研究和探索。

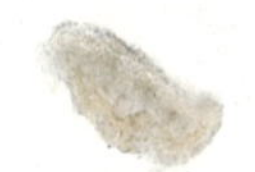

（一）护士安全的威胁因素

1．**生物危险因素** 如接触各种耐药菌、病毒。

2．**化学危险因素** 如抗癌药物的配制过程中液体渗漏。

3．**物理危险因素** 如针刺伤和各种锐器刺伤。

4．**环境与设备危险因素** 如医院暴力、设备对人体的放射性损伤。

5．**身心危险因素** 如工作量大导致压力过大、作息紊乱等。

护士安全和患者安全两者密切相关，相互影响。例如，护士编制不足，导致护士身心疲惫，造成护士不安全，很容易引起护理失误，进而威胁患者安全；反之，如果发生了护理不安全事件使患者安全受损，极易导致病人对护士不信任，对护患关系的存疑，从而威胁护士安全。

（二）护士安全管理的策略

1．**营造以人为本的医院文化** 护士由于其职业的特殊性，每天不得不暴露于各种各样的高危因素之中。各级管理者必须明确人是护理管理中最重要的资源，明确护士和病人安全之间的关系，牢固树立以人为本的思想，正确处理成本控制与护士职业安全防护的关系，合理配置护士，积极采取各种有效的预防措施，努力提供符合职业安全要求的设备、器材和工作环境，使护士健康安全地工作，只有这样才能为病人提供优质、高效、安全的护理服务。

2．**建立护士安全健康指引** 建立护士安全健康指引，如预防呼吸道感染指引、预防消化道感染指引、预防血液和体液感染指引、预防化学药物损伤和锐器伤安全指引和处理流程（附录十一）、医疗废物处理安全指引和处理流程等，指导护士减少不安全职业暴露，进行职业安全防护和科学应对。职业健康和安全是医护人员的个人权利，医护人员也肩负着增进职业健康和安全的个人责任。每一位护士在临床工作中不能图工作方便而置职业安全与健康不顾，要严格落实各项安全健康指引。

3．加强职业安全防护相关培训 随着护理工作范围不断拓展，护理工作的风险相应增加，通过对各级护理人员的相关培训，既可以使其充分认识职业暴露防范的重要性，提升职业暴露防范意识；又可以加强其对专业知识的掌握，使其善于利用各种防护器具对自身进行职业防护；还可以使其学习医院暴力自我保护方法，提升自身应对压力和处理风险事件的能力。

4．建立护理职业防护管理机制 把职业防护作为护理管理的一项重要内容，建立职业防范管理制度，通过护理部、科室和病区的三级管理结构，从护理工作规划、资源供给、实施、监督检查和评价等各个环节入手，建立护理职业防护管理机制，保护护士的职业安全。

● 导入案例分析

对本章的导入案例进行分析，带教老师引导小张充分认识护理安全管理的重要性，应用本章节所学内容。根据小张所观察可知重症监护病房病人病情危重，常伴有意识障碍，身体连接着各种管道和仪器，存在许多护理安全风险，如跌倒/坠床、压疮、非计划性拔管、医源性感染等。重症监护病房安全管理的重点有：人——加强重症监护病房护士、新职工、护理实习学生的培训与教育，熟练掌握各种规章制度与流程；机——做好急救设备、仪器的规范化管理，做好消毒与灭菌工作，保证性能良好，处于备用状态；料——加强药品管理，常备药品、急救药品定品种，定基数，定期清点、整理、登记；法——建立护理安全管理的核心制度、工作流程和护理常规等；环——加强环境监测与特殊感染病例的追踪；测——建立完善的质量督查体系，定期组织自查，发现问题及时改进。

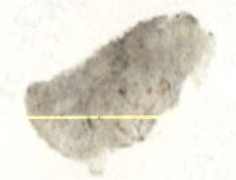

（曾铁英）

✧ 思考题

1. 控制的过程有哪些基本步骤？
2. 前馈控制、过程控制和反馈控制之间有什么区别和联系？
3. 有效控制系统具备哪些特征？
4. 控制的功能是什么？
5. 控制有哪些基本原则？

☆ 案例分析题

为创建优质护理服务示范病房，消化内科的朱护士长实行分层责任包干，并将责任护士的劳务费与护理质量和病人的满意度挂钩；增加连班和中夜班的护士人数，确保薄弱环节患者的安全；梳理各项流程和规章制度等，便于护士们参考学习；经常参与危重病人的责任包干，了解、检查和指导低年护士各项工作的完成情况。两年后，消化内科病房被光荣地评为“全国优质护理服务优秀病房”。

【问题】

你能分清朱护士长所采取的措施都属于哪种控制方法吗?

如果你是朱护士长，你认为病区管理的控制关键要点是什么?

【案例分析提示】

案例分析思考要点：①分析朱护士长所应用的控制方法，如前馈控制，过程控制；②根据2/8原则，寻找病区管理控制的关键要点：低年护士的指导和培训，特殊时间性的弹性排班等。

第十章 护理质量管理

学习目标

识记

1. 能陈述质量的概念及其含义。
2. 能陈述护理质量管理的概念。
3. 能列举护理质量评价方法。

理解

1. 能理解质量观演变的四个不同阶段。
2. 能理解护理质量管理的基本标准。
3. 能解释护理服务对象的心理特点和服务需求。
4. 能概括护理质量管理过程。

运用

1. 能运用护理服务对象满意度测评及投诉处理方法。
2. 能运用 PDCA 循环制定护理质量管理方案。
3. 能运用护理质量结果分析方法。

章前导言

护理质量是医院质量的重要组成部分，在确保医疗服务效果、满足病人需求、保障病人安全方面具有不可替代的作用。护理质量管理是应用质量管理的基本原理和方法，对构成护理质量的各要素进行计划、组织、控制与持续改进，以保证护理工作达到规定的标准，满足并超越服务对象需要的过程。护理质量管理既是护理管理的核心内容，也是护理管理的永恒主题。

10章

> **导入案例与思考** 如何解决老年住院病人口服药物不良问题？
>
> 某医院心内科常见疾病为冠心病、高血压等，口服药物是该类病人的主要治疗手段之一。近一个月来，病区护士长向护理部报告了多起口服药物相关的护理不良事件，即：病人忘记服用口服药、服错药、药品遗失、未按规定时间服用等。经护理部了解，该科收治病人中60岁以上老年人占50%以上，常有老年病人出现口服药物相关的不良问题，且该类现象在内分泌、神经内科等老年病人较多、口服药物治疗多的科室普遍存在。
>
> 请思考：如何采用护理质量管理方法，规范住院老年病人口服用药？

第一节　质量管理概述

一、质量管理的相关概念

1．**质量**（quality） 又称为“品质”。这个词常用于两个不同范畴：一方面是指“度量物体惯性大小的物理质量”或“物体中所含物质的量”；另一方面是指产品或服务的优劣程度，管理学中是指第二种含义。国际标准化组织对质量的定义是：“反映实体满足明确和隐含需要的能力的特性总和”。

质量一般包含3层含义：规定质量、要求质量和魅力质量。规定质量是指产品或服务达到了预定的标准；要求质量是指产品或服务的特性满足了顾客的要求；魅力质量是指产品或服务的特性超出了顾客的期望。

2．**质量管理**（quality managemen） 是组织为使产品、过程或服务满足质量要求，达到顾客满意而开展的策划、组织、实施、控制、检查、审核及改进等有关活动的总和。质量管理的核心是制订、实施和实现质量方针与目标，质量管理的主要形式是质量策划、质量控制、质量保证和质量改进。它是全面质量管理的一个中心环节。

3．**质量体系**（quality system） 指为保证产品、过程或服务质量满足规定（或潜在）的要求，由组织机构、职责、程序、活动、能力和资源等构成的有机整体。按体系目的可分为质量管理体系和质量保证体系两类。

4．**质量控制**（quality control） 是对影响服务质量的各环节、各因素制订相应的监控计划和程序，对发现的问题和不合格情况进行及时处理，并采取有效纠正措施的过程。质量控制强调满足质量要求，着眼消除偶发性问题，使服务体系保持在既定的质量水平。

5．**质量改进**（quality improvement） 是为了向本组织及其顾客提供增值效益，在组织范围内采取措施提高质量效果和效率的活动过程。质量改进的目的是对某一特定的质量水平进行变革，使其在更高水平下处于相对平衡的状态。如护理质量持续改进，其目的就是使护理质量不断提高和改进。

二、质量观的演变

质量观（quality concept）是人们对质量的认识与看法。人们对质量的认知是一个发展变化的过程，它经历了四个不同的阶段。

（一）“符合性质量”阶段

该理念始于20世纪40年代，其基本观点是：质量以符合现行标准的程度作为衡量依据。“符合标准”就是合格的产品，符合的程度反映了产品质量的水平。当确定的产品规格标准可以被有效地检查时，才能确定其产品的符合度；因此，使用“符合性质量”概念更适合于描述产品的标准化程度。

（二）“适用性质量”阶段

该理念始于20世纪60年代，其基本观点是：质量应该以适合顾客需要的程度作为衡量的依据，就是从使用产品的角度来定义产品质量。从“符合性”到“适用性”，反映了人们在对质量的认识过程中，已经开始把顾客需求放在首要位置。两者根本的区别是：前者是以明确的规格作为生产过程中的检查标准；而后者则认为衡量产品最终的质量标准不仅是产品的规格，还应该包括客户“隐含”的期望。

（三）“满意性质量”阶段

该理念产生于20世纪80年代。这一时期提出的“全面顾客满意”概念将质量管理带入一个新的阶段，即全面质量管理（total quality management）阶段。全面质量管理的理念是组织应该以“全面顾客满意”为核心，它涉及组织运行的全部过程，组织的全体员工都应具有质量的责任。全面顾客满意不仅体现在产品整个生命周期中所有用户的满意，还应包括组织本身的满意，以及与自然、社会环境相适应。

某种程度上，质量管理已经不再局限于质量职能领域，而演变为一套以质量为中心，综合的、全面的管理方式和理念。全面质量管理活动的兴起使质量管理更加完善，并成为一种新的科学化管理技术，目前举世瞩目的ISO 9000族质量管理标准、美国波多里奇奖、日本戴明奖等各种质量奖等，都是以全面质量管理的理论和方法为基础的。

（四）“卓越性质量”阶段

“卓越性质量”的核心是“零缺陷”。“零缺陷”管理的主旨是采取预防控制和过程控制，通过流程设计、优化与持续改进，达到零缺陷生产、降低成本、提高生产率和市场占有率以及顾客满意度和忠诚度的目的。六西格玛管理是“零缺陷”质量管理思想在实践中的具体应用。20世纪90年代，摩托罗拉、通用电气等世界顶级企业相继推行六西格玛（6Sigma）管理，逐步确立了全新的卓越性质量观念。六西格玛的质量标准中，它的合格率达到99.999 66%，即每100万次操作或服务机会中仅有3.4次错误，这几乎趋近到人类能够达到的最为完美的境界，因此称为卓越质量。

纵观人类质量观的演变史，如果说“符合性质量”和“适用性质量”是为了防止顾客不满意，那么“满意性质量”和“卓越性质量”则是为了创造顾客的满意度和忠诚度。

第二节　护理质量管理概述

护理质量管理是护理管理的核心，也是护理管理的重要职能，直接反映护理工作的内涵和特点。护理质量不仅取决于护士的综合素质和技术水平，而且与护理管理方法和管理水平密切相关。科学、有效、严谨、完善的管理不仅是促进护理质量不断提高的重要保证，更是为病人提供安全护理的重要保障。因此，如何为病人提供全面、系统、高质量的护理服务，满足他们的需求，是护理管理者面临的主要任务。

一、护理质量管理的概念

护理质量管理（management of nursing quality）是指按照护理质量形成的过程和规律，对构成护理质量的各要素进行计划、组织、协调和控制，以保证护理工作达到规定的标准和满足服务对象需要的活动过程。开展护理质量管理，应注意以下要点：第一，必须建立完善的护理质量管理体系，并使之有效运行；第二，要制定合理的护理质量标准，使得管理有据可循；第三，要对护理过程中构成护理质量的各要素，按标准进行质量控制；第四，在护理质量管理过程中，各个环节相互制约、相互促进、不断循环、周而复始，质量逐步提高，形成一套质量管理体系和技术方法。

二、护理质量管理基本原则

1．**以病人为中心原则** 病人是医疗护理服务的中心，是医院赖以存在和发展的基础。以病人为中心的原则强调：无论是临床护理工作流程设计、优化，护理标准制定，还是日常服务活动的评价等管理活动中都必须打破以工作为中心的模式，建立以尊重病人人格，满足病人需求，提供专业化服务，保障患者安全为核心的文化与制度。

2．**预防为主原则** 在护理质量管理中树立“第一次把事情做对（Do things right at the first time）”的观念，对形成护理质量的要素、过程和结果的风险进行识别，建立应急预案，采取预防措施，降低护理质量缺陷的发生。应尽量采用事前控制的方式，防微杜渐，要知道质量是做出来的而不是检查出来的。

3．**全员参与原则** 护理服务的每个环节和每个过程都是护士辛勤劳动的结果，各级护理管理者和临床一线护士的态度和行为直接影响着护理质量。因此，护理管理者必须重视人的作用，对护士进行培训和引导，增强护士的质量意识，使每一位护士能自觉参与护理质量管理工作，充分发挥全体护士的主观能动性和创造性，不断提高护理质量。如品管圈管理，就是发挥全体护士，特别是临床一线护士的积极性，进行质量管理。

4．**基于事实的决策方法原则** 有效的决策必须以充分的数据和真实的信息为基础。护理管理者要运用统计技术，对护理质量要素、过程及结果进行测量和监控，分析各种数据和信息之间的逻辑关系，寻找内在规律，比较不同质量控制方案优劣，结合过去的经验和直觉判断，做出质量管理决策并采取行动，这是避免决策失误的重要原则。近年来，护理管理者通过不良事件的采集、分析，获得护理质量管理的基本数据，并针对性的提出解决方案，就是基于事实的决策方法。

5．**持续改进原则** 持续改进是指在现有服务水平上不断提高服务质量及管理体系有效性和效率的循环活动。护理质量没有最好，只有更好，要强化各层次护士，特别是管理层护士追求卓越的质量意识，以追求更高的过程效率和有效性为目标，主动寻求改进机会，确定改进项目，而不是等出现了问题再考虑改进。

三、护理质量管理基本标准

（一）标准及标准化的概念

1．**标准**（standard） 是指为在一定范围内获得最佳秩序，对活动或其结果规定共同的和重复使用的规则、导则或特性的文件。它以科学技术和实践经验为基础，经有关方面协商同意，由公认的机构批准，以特定的形式发布，具有一定的权威性。我国的标准分国家标准、行业标准、地方标准和企业标准 4 级。

2．**标准化**（standardization） 是为在一定范围内获得最佳秩序，对实际的或潜在的问题制定共同和重复使用规则的活动，包括制定、发布、实施和改进标准的过程。标准化过程不是一次完结，而是不断循环螺旋式上升的；每完成一次循环，标准水平就提高一步。标准化的基本形式包括：简化、统一化、系列化、通用化和组合化。

（二）护理质量标准的概念及分类

1．**护理质量标准**（nursing quality standards） 是依据护理工作内容、特点、流程、管理要求、护士及服务对象的需求和特点制订的护士应遵守的准则、规定、程序和方法。护理质量标准由一系列具体标准组成，如在医院工作中，各种条例、制度、岗位职责、医疗护理技术操作常规均属于广义的标准。《中华人民共和国护士条例》、《病历书写规范》、《综合医院分级护理指导原则》、《常用临床护理技术服务规范》等，均是正式颁布的国家标准。

2．**护理质量标准分类** 护理质量标准目前没有固定的分类方法。依据使用范围分为护理业务质量标准、护理管理质量标准；根据使用目的分为方法性标准和衡量性标准，其中方法性标准包括质量计划标准（如工作计划、技术发展规划）、质量控制标准（如病人满意率、不良事件上报率）、工作实施标准（如护士工作职责、技术操作规范），衡量性标准即质量检查评价标准（如病区管理标准、基础护理合格标准）；根据管理过程结构分为要素质量标准、过程质量标准和终末质量标准。要素质量、环节质量和终末质量标准是不可分割的标准体系，下面具体阐述：

（1）要素质量标准：要素质量是指构成护理工作质量的基本元素。要素质量标准既可以是护理技术操作的要素质量标准，也可以是管理的要素质量标准，每一项要素质量标准都应有具体的要求。如原卫生部三级综合医院评审标准中对临床护理质量管理与改进的具体要求是：根据分级护理的原则和要求建立分级护理制度质量控制流程，落实岗位责任制，明确临床护理内涵及工作规范；有护理质量评价标准和考核指标，建立质量可追溯机制等。

（2）过程质量标准：过程质量是各种要素通过组织管理所形成的各项工作能力、服务项目及其工作程序或工序质量，它们是一环套一环的，所以又称为环节质量。在过程质量中强调协调的护理服务体系能保障提供高效、连贯的护理服务。在临床护理工作中，入出院流程、检查流程、手术病人交接、诊断与治疗的衔接，甚至是某项具体的护理技术操作，都涉及过程质量标准的建立。

（3）结果质量标准：护理工作的终末质量是指病人所得到护理效果的综合质量。它是通过某种质量评价方法形成的质量指标体系。例如住院病人是以重返率（再住院与再手术）、死亡率（住院死亡与术后死亡）、安全指标（并发症与患者安全）三个结果质量为重点。这类指标还包括病人及社会对医疗护理工作满意率等。

（三）护理质量标准化管理

护理质量标准化管理，就是制定护理质量标准，执行护理质量标准，并不断进行护理标准化建设的工作过程。

1．制定护理质量标准的原则

（1）客观性原则：没有数据就没有质量的概念，因此在制定护理质量标准时要用数据来表达，对一些定性标准也尽量将其转化为可计量的指标。

（2）科学性原则：制定护理质量标准既要符合法律法规和规章制度要求，又要满足病人的需要；护理工作对象是人，任何疏忽、失误或处理不当，都会给病人造成不良影响或严重后果。因此，要以科学证据为准绳，在循证的基础上按照质量标准形成的规律结合护理工作特点制定标准。

（3）可行性原则：从临床护理实践出发，掌握医院目前护理质量水平与国内外护理质量水平的差距，根据现有的护士、技术、设备、物资、时间、任务等条件，制定切实可行的护理质量标准和具体指标。制定标准值时应基于事实又略高于事实，即标准应是经过努力才能达到的。

（4）严肃性和相对稳定性原则：在制定各项护理质量标准时要有科学的依据和群众基础，一经审定，必须严肃认真地执行。凡强制性、指令性标准应真正成为质量管理的法规；其他规范性标准，也应发挥其规范指导作用。因此，需要保持各项标准的相对稳定性，不可朝令夕改。

2．制定护理质量标准的方法和过程　制定护理标准的方法和过程可以分为四个步骤：

（1）调查研究，收集资料：调查内容包括国内外有关护理质量标准资料、相关科研成果、实践经验、技术数据的统计资料及有关方面的意见和要求等。调查方法要实行收集资料与现场考察相结合，典型调查与普查相结合，本单位与外单位相结合。

（2）拟定标准，进行验证：在调查研究的基础上，对各类资料、数据进行深入分析、归纳和总结，然后初步形成护理质量管理标准。初稿完成后应与护理质量管理专家及临床一线护士进行讨论，征求意见、建议，论证其科学性及可行性等，形成试行稿。然后在小范围内进行试验，进行护理质量标准的可操作性测试，测试后根据结果再次修订，形成最终的质量标准。

（3）审定、公布、实行：根据不同质量标准的类别，对拟定的护理质量标准报相关卫生行政主管部门或医院进行审批，公布后在一定范围内实行。

（4）标准的修订：随着护理质量管理实践的不断发展，原有的标准不能适应新形势的要求，此时就应该对原有质量标准进行修订或废止，制定新的标准，以保证护理质量的不断提升。护理管理人员应定期开展对标准的复审及修订工作。

总之，护理质量标准是护理管理的重要依据，它不仅是衡量护理工作优劣的准则，也是护士工作的指南。建立系统的、科学的和先进的护理质量标准与评价体系，有利于提高临床护理质量，保证病人安全。

四、护理质量管理过程

（一）建立质量管理体系

健全的质量管理体系是保证护理质量持续改进的前提和关键。护理质量管理体系是医院质量管理体系的一部分，应与医院质量管理体系同步建立。一般来说，根据医院规模和护理部的管理模式，应建立护理部－科护士长－护士长三级护理质量管理体系或护理部－护士长两级护理质量管理体系，并根据需求设立护理质量管理办公室负责日常工作，明确规定每一位护士在质量工作中的具体任务、职责和权限，充分发挥各级护理管理人员的职能。只有这样，才能有效地实施护理管理活动，保证服务质量的不断提高。

（二）制定质量标准

护理质量标准是规范护士行为和评价护理质量的依据。护理管理者的一个重要任务就是建立护理质量标准，并根据实际情况的变化不断更新护理质量标准。应以病人需求为导向，以科学发展观为指导，依据国家、部门或行业标准，结合各医院的实际情况制定一系列护理质量标准。制定标准的原则和步骤上文已陈述，但需注意：单位、地区标准要服从于国家和行业标准，可以高于但不能低于国家和行业标准。

（三）进行质量教育

护士的质量意识和观念将直接影响护理行为活动及结果，因此，要做好护理质量管理工作，关键在于提高护士的质量意识。护理管理人员要在各个层面加强质量教育：一方面，要不断增强全体护士的质量意识，使护士的质量观念与医学模式的发展相适应，认识到自己在提高质量中的责任，明确提高质量对整个社会和医院的重要作用；另一方面，要有步骤地开展护理质量标准和质量管理方法的教育，提升护士对质量标准的执行能力，促使护士掌握和运用质量管理的方法和技术，并帮助她们应用于临床实践，不断地提高护理工作质量。

（四）实施全面质量管理

通过质量教育环节，各级护理管理者和护士已经认真学习并充分了解了质量标准的内容，掌握了质量标准的要求，就应实施全面护理质量管理。首先，要促使大家自觉执行标准，保证质量标准的落实；其次，建立质量可追溯机制，利用标签、标识、记录等对服务进行唯一标识，以防物质误用和出现问题时能追查原因，如灭菌物品的追溯系统；再次，建立监督检查机制，各级护理管理者应按质量标准要求进行监控，随时纠正偏差，可采用定期与不定期检查相结合的方式；最后，对于质量管理的方法和技术难题、临床突发事件等，开展质量管理的指导工作。

（五）评价与持续改进

评价是不断改进护理质量管理，增强管理效果的重要途径。评价一般指衡量所定标准或目标是否实现或实现的程度如何，即对一项工作成效大小、工作好坏、进度快慢、对策正确与否等方面做出判断的过程。评价贯穿工作的全过程，不应仅在工作结束之后。质量评价结果要通过向上反馈、平行反馈、向下反馈等形式告知相关的单位、部门和个人，有利于质量工作的改进，也为护理质量持续改进奠定基础。

五、护理服务与质量管理

◇ 管理箴言

服务这个名词，一般地说，不过是指这种劳动所提供的特殊使用价值，就像其他一切商品也提供自己的特殊使用价值一样；但是，这种劳动的特殊使用价值在这里取得了“服务”这个特殊名称，是因为劳动不是作为物，而是作为活动提供服务的。

——马克思

马克思阐明了服务是作为商品提供的劳动本身，而劳动本身与支付报酬者关系的直接性，则是服务使用价值的真实体现；因此，服务质量比产品质量与消费者联系的更紧密，服务质量管理也尤为重要。

（一）护理服务概述

护理服务（nursing service）是指护士借助各种资源向护理服务对象提供的各种服务。其目标是在确保患者安全的前提下，提供及时、有效、让病人满意的服务。根据护理工作范围，护理服务可分为门诊护理服务和住院护理服务；根据服务的迫切程度，护理服务可分为维护生命的护理服务、一般性护理服务、预防和保健性护理服务。

随着护理服务理念从“以疾病为中心”转变为“以病人为中心”，护理服务意识不断增强，护理服务呈现出以下发展趋势：①从生理服务转向综合服务；②从被动服务转向主动服务；③从粗放式服务转向精细化服务；④从普遍化服务转向个性化服务等。护士在临床实践中不断创新服务理念和服务方式，为病人提供人性化服务、温馨服务、便捷服务等。

护理质量是在护理服务活动过程中逐步形成的，要使护理服务过程中影响质量的因素都处于受控状态，必须进行护理质量管理；要使护理服务对象的需求得到满足，提供优质护理服务，也必须进行护理质量管理，并针对性地开展满意度测评、投诉处理等。

（二）护理服务对象分析

“病人”是对医疗护理服务对象的传统称谓，但就医人群不仅指病人，还包括健康人群；因此，“就诊者”、“就医顾客”的概念正在逐渐取代传统认识。这些转变也带来了护士角色心理、服务职能的转变，如护士由心理上位转变为心理等位，以更加尊敬和平等的心态对待病人。

护理服务对象的心理特点及需求一般包括：

1．求愈心理 是对恢复健康的心理渴求，因此预防和治疗疾病的良好效果是其对医疗护理质量的核心需求。

2．求快心理 时间意味着痛苦和成本，希望药到病除是就诊者的普遍心理特点，其需求延伸为检查、治疗、护理服务的便利、快捷。

3．求廉心理 所有就诊者都希望物美价廉，即享受优质护理服务的同时支付的费用低、透明度高。

4．求名、求新心理 是追求名院、名医及新业务、新技术的心理，因此就诊者在医疗护理服务中有对知名医院、优势学科等的品牌需求。

除此之外，就诊者还具有熟人心理、求优心理、求安全心理等特点，深入地分析和了解其心理特点和相应的服务需求，有助于针对性的制定改进护理服务的措施，提供就诊者满意的护理服务。

（三）满意度测评

1．满意度的概念 满意是一种心理状态。是否满意取决于地点、时间、事件、个人价值观和期望值等。顾客在接受服务的过程中，其满意心理反应见图10-1，当现实情况与期望一致时，产生满意的心理反应，表现为忠诚于该组织和服务；当现实情况小于期望值时，则产生不满意心理，表现为抱怨甚至投诉。如果抱怨没有得到及时有效的处理，顾客就会放弃该组织和服务，组织也就失掉了顾客；如果大部分顾客产生不满意心理，则组织就会失掉市场。

满意度是服务达到顾客期望值的程度。医疗服务的满意度包括就诊者满意度、员工满意度和社会满意度三个方面，三者互相联系、互相影响。通常情况下，护理服务满意度主要指就诊者对护理服务的满意度，即护理服务对象满意度。

2．护理服务对象满意度测评 护理服务对象满意度测评主要分满意度调查、满意度分析、改进服务三部分进行。

（1）满意度调查：包括确定调查内容，选择调查指标，设计调查表，运用适当的调查方法，实施调查。满意度调查可采用定期调查与不定期抽查的形式，一般医疗机构都是按月进行调查。

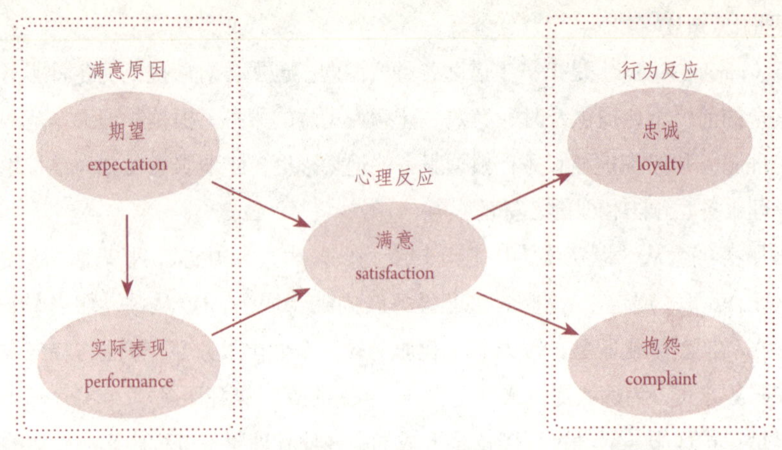

图 10-1　顾客满意心理示意图

根据满意度调查对象的范围，一般分为住院病人、门诊病人、社区满意度调查等。针对不同的调查对象，应设计相应的调查表。调查表的形式、内容繁多，各类满意度调查表从不同程度满足调查内容的要求，但设计时应注意以下几点：①引言要充分表达对护理服务质量改进的愿望，取得填写者的配合；②就诊者群体文化参差不齐，文字描述要简单明了，不宜有专业术语；③条目应有针对性，不宜过多；④预留就诊者表达主观意愿的空间，便于填写条目中未提及内容；⑤一般情况下，满意度应进行匿名调查。表 10-1 是某三级甲等综合医院的护理服务对象满意度调查表。

如表 10-1 所示，满意度测量的等级可以直接用文字描述，也可以采用 11 等级评分表（图 10-2）。

表 10-1　住院病人满意度调查表

调查内容	病人满意度				
	非常满意	满意	基本满意	不满意	非常不满意
入院后护士向您或您的家人介绍住院须知、主管医生、责任护士及病区环境等，您是否满意？					
您对护士的服务态度是否满意？					
您对护士的操作技术是否满意？					
护士主动向您介绍用药、输液、饮食、检查和疾病的相关知识方面，您是否满意？					
您对护士及时巡回病房，为您解决问题方面，是否满意？					
……					

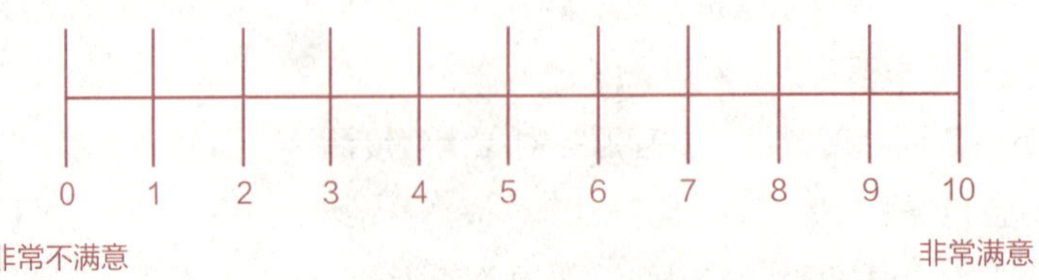

图 10-2　11 等级评分表

（四）投诉处理

随着人们对医疗护理服务认识的深入，越来越多的病人开始注重保护自身权益，投诉也随之增多，有些医院甚至专门成立了投诉接待部门，处理病人及家属的投诉。事实上，正确对待及处理客户投诉，增加病人的客户价值，将不满的病人变成忠诚的病人，也有助于提升护理服务水平，提升医院的形象。

处理投诉的具体步骤如下：

1．用心倾听抱怨 用心倾听有助于了解投诉者的真正需求，获得处理投诉的重要信息。在倾听时应注意：保持足够的耐心，并对他们的感受表示理解，但不要急于辩解甚至反驳，否则只会让投诉者更加坚持自己的观点，使事情更加难以处理。

2．允许投诉者发泄情绪 当投诉者发泄不满情绪时，不宜中途打断；只要没有过激行为，就应该让他们把要说的话以及要表达的情绪都充分地发泄出来。不良情绪发泄后，投诉者心情会逐渐平静，利于事情的处理。

3．确认问题 倾听过程中认真了解事情的所有细节，确认问题的症结所在，并做好记录。必要时引导投诉者说出问题的关键点，但应注意不使对方产生被质问的感觉，而是以关心和解决问题的角度请对方提供情况。

4．真诚的道歉 如果发现护理服务存在问题，应真诚地向投诉者道歉。护理投诉多见于服务态度问题或者沟通问题，有些投诉没有得到良好的解决，主要在于护士漠不关心或者据理力争，从而导致矛盾愈演愈烈，适时的道歉往往能取得病人的谅解。

5．切实解决问题 解决问题是最关键的一步。问题解决得好，病人感到满意，不仅为医院培养了忠诚的客户，还可以提升医院护理队伍的整体形象。一般来说，应主动了解投诉者的诉求，尽量提出让其满意的解决方案，并积极落实。解决问题时要注意把握尺度，不能超越基本原则，但应让投诉者感受到护理管理者一直在积极主动地解决问题。

6．礼貌的结束 投诉的问题解决以后，还应询问投诉者是否满意？是否还有别的问题？最后，应真诚地对其表示感谢。

在投诉的处理过程中，还应注意以下几点：第一，护理管理者应积极的对待投诉，意识到投诉对提升护理服务的意义；第二，任何护士都有接待、处理投诉的义务，不应推诿病人，如自身不具备处理投诉的能力，也应在第一时间转至护士长或护理部处理；第三，及时发现服务缺陷和病人的潜在抱怨情绪，应注意加强沟通、避免投诉的发生；第四，应建立投诉处理制度和流程，投诉反映的问题要及时解决，强化投诉处理的科学管理。

第三节　护理质量管理方法

常用的护理质量管理方法有 PDCA 循环、追踪法、六西格玛和临床路径等。其中 PDCA 循环是护理质量管理最基本的方法之一。

一、PDCA 循环

（一）PDCA 循环的概念

PDCA 循环（PDCA cycle）由美国质量管理专家爱德华·戴明（W. Edwards Deming）于 1954 年提出，又称"戴明环"（Deming cycle），包含 4 个阶段，即计划（plan）—实施（do）—检查（check）—处理（action），是一种程序化、标准化、科学化的管理方式。由于 PDCA 循环发现问题和解决问题的本质，其作为质量管理的基本方法，已经广泛应用于医疗和护理领域的各项工作中。

（二）PDCA 循环的步骤

每一次 PDCA 循环都要经过 4 个阶段，8 个步骤（图 10-3）。

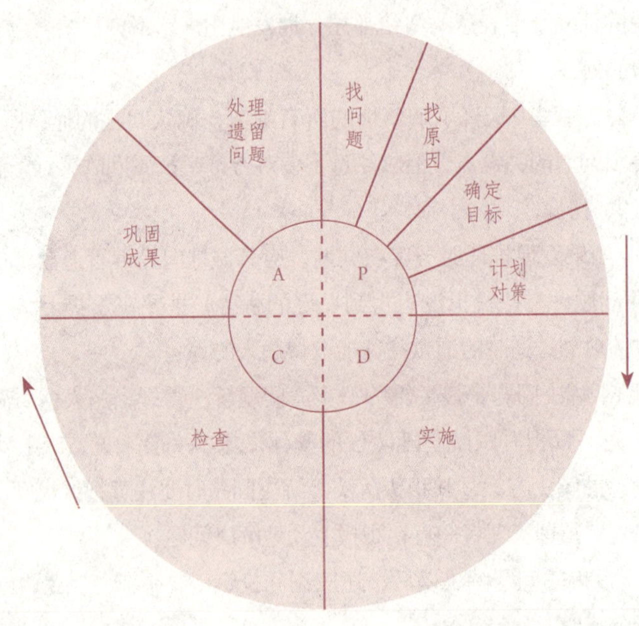

图 10-3 PDCA 循环的 8 个步骤

1. 计划阶段 第一步，分析质量现状，找出存在的质量问题；第二步，分析产生质量问题的原因或影响因素；第三步，找出影响质量的主要因素；第四步，针对影响质量的主要原因研究对策，制订相应的管理或技术措施，提出改进的行动计划，并预测实际效果。解决问题的措施应具体而明确，回答 5W1H 内容，即原因（why）、事件（what）、地点（where）、时间（when）、人员（who）、方法（how）等六个方面。

2. 实施阶段 按照预定的质量计划、目标、措施及分工要求付诸实际行动。此为 PDCA 循环的第五步。

3. 检查阶段 根据计划要求，对实际执行情况进行检查，将实际效果与预计目标进行对比分析，寻找和发现计划执行中的问题并进行改进。此为 PDCA 循环的第六步。

4. 处置阶段 对检查结果进行分析、评价和总结。具体分为两个步骤进行：第七步，把成果和经验纳入有关标准和规范之中，巩固已取得的成绩，防止不良结果再次发生；第八步，把没有解决的质量问题或新发现的质量问题转入下一个 PDCA 循环，为制定下一轮循环计划提供资料。

以上四个阶段不是运行一次就结束，而是周而复始的进行，阶梯式的上升。原有的质量问题解决了，又会产生新的问题，问题不断产生又不断被解决，PDCA循环不停地运转，这就是护理质量持续改进的过程。

（三）PDCA循环的特点

1. 系统性 PDCA循环作为科学的工作程序，从结构看循环的4个阶段是一个有机的整体，缺少任何一个环节都不可能取得预期效果，比如计划不周，会给实施造成困难；有工作布置无后续检查，结果可能会不了了之；不注意将未解决的问题转入下一个PDCA循环，工作质量就难以提高。

2. 关联性 PDCA循环作为一种科学的管理方法，适应于各项管理工作和管理的各个环节。从循环过程看，各个循环彼此关联，相互作用。护理质量管理是医院质量管理循环中的一个子循环，与医疗、医技、行政、后勤等部门质量管理子循环共同组成医院质量管理大循环。而各护理单元又是护理质量管理体系中的子循环。整个医院运转的绩效，取决于各部门、各环节的工作质量，而各部门、各环节必须围绕医院的方针目标协调行动。因此，大循环是小循环的依据，小循环是大循环的基础。通过PDCA循环把医院的各项工作有机地组织起来，达到彼此促进，持续提高的目的（图10-4）。

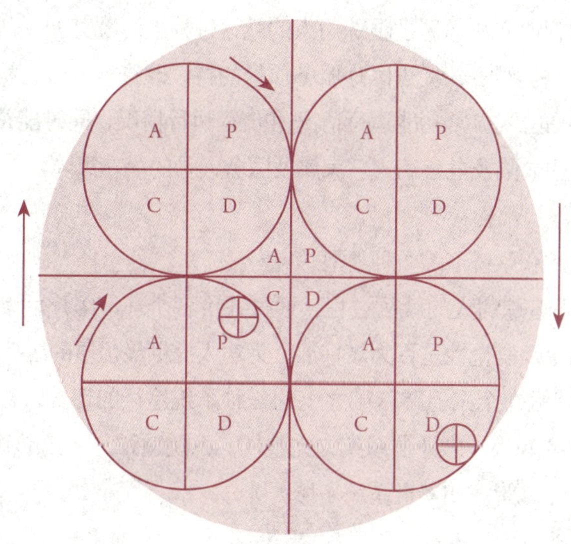

图10-4 PDCA循环关联性示意图

3. 递进性 PDCA循环作为一个持续改进模型，从结果看是阶梯式上升的。PDCA循环不是一种简单的周而复始，也不是同一水平上的循环。每次循环，都要有新的目标，都能解决一些问题，就会使质量提高一步，接着又制订新的计划，开始在较高基础上的新循环。这种螺旋式的逐步提高，使管理工作从前一个水平上升到更高一个水平（图10-5）。

二、追踪法

（一）追踪法的概念

追踪法（tracer methodology），又翻译为追踪检查法、追踪方法学，是美国医院认证联合委员会国际部（Joint Commission International，JCI）在医院质量论证中常用的一种方法。尽管追踪学最初主要用于第三方评审机构对医疗机构进行评审，但是近年来越来越多的医院管理者借鉴追踪检查的

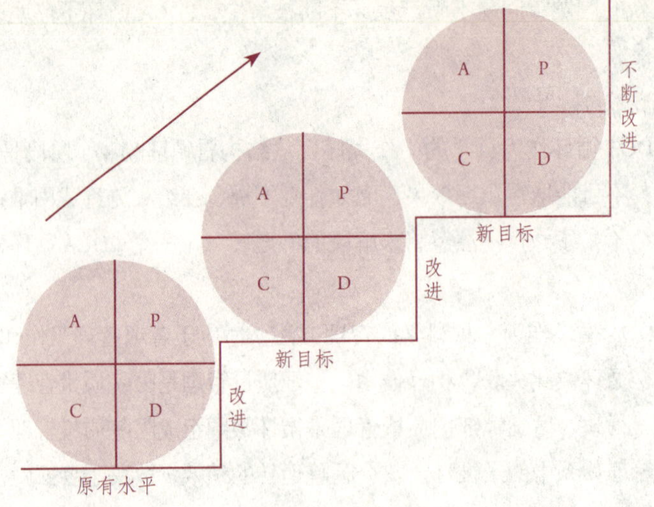

图 10-5 PDCA 循环递进性示意图

方法进行医院管理与质量持续改进。

追踪法是一种过程管理方法，通过跟踪病人的就诊过程或医院某一系统的运行轨迹，评价医院管理系统及考核医院整体服务，促进医疗服务质量的持续改进。与传统检查方法相比，追踪法能使检查者更客观地评估医院日常功能运行情况和流程执行情况，同时能帮助检查者识别服务流程中影响医疗服务质量的缺陷及危害病人、家属及医务人员的潜在风险。

（二）追踪法的分类

追踪法包括个案追踪和系统追踪 2 种类型。

1．**个案追踪** 是指追踪病人的就医过程，通过评价各个环节医疗活动是否满足了病人就医需要，各个环节服务质量及安全性是否为高标准，为病人提供最优质的医疗护理服务。

2．**系统追踪** 是建立在个案追踪基础之上的一种系统途径的评估方法，它通过整个医院的服务流程追踪一定数量的病人，来评估系统的完整性。系统追踪分为药品管理、感染控制、改进患者安全与医疗质量、设施管理和安全系统 4 类。

（三）追踪法的实施

1．**追踪法的步骤实施** 追踪法的基本步骤包括三个方面：首先，检查者以面谈及查阅文件的方式，了解医院是否开展和如何进行系统性的风险管理；其次，以病人个体和个案追踪的方式，实地访查第一线工作人员以及医院各部门的医疗服务质量，了解医疗服务流程的落实程度；最后，检查者以会议形式讨论和交换检查结果，并根据发现问题进行系统追踪，提出改进意见。

2．**追踪目标病人的选择** 追踪法的核心是“以病人为中心”，强调病人安全及医疗服务质量持续改进；无论个案追踪还是系统追踪，都涉及追踪病人的就医过程，因此，追踪目标病人的选择是实施追踪法的前提和基础，一般应根据以下标准选择：①医疗机构诊治的前五大类病人（如某三级甲等医院前五类病人为顺产、胆囊结石、老年性白内障、尿石症、胃癌）；②跨越多个服务项目的病人（如转科病人、手术病人、需随访者等）；③转院病人；④当天或第二天即将出院的病人；⑤如进行系统追踪，则选择与该系统相关的病人。

3．**追踪检查的主要内容**

（1）个案追踪：是观察病人的整个诊疗过程，按照事先设计的表格，认真记录每个环节的衔接和对病人的处置，然后评价各个工作环节及衔接是否规范合理，包括资料数据使用、病人移动、治疗护理过程及院内感染控制等。

个案追踪的主要内容包括但不限于：①病人相关记录，包括病历、护理记录、个人信息等；②直接观察病人治疗计划的制订过程、治疗过程、用药过程；③观察感染预防和控制；④观察环境对安全的影响及员工在降低风险方面的作用；⑤观察急诊管理和病人流程问题，其他辅助科室的流程问题；⑥与病人或家属交谈，核实相关问题；⑦与员工面谈；⑧必要时审核会议纪要和程序。

为了便于追踪，可设计个案追踪地图，检查组根据图示的内容和流程进行追踪。如图 10-6 所示：

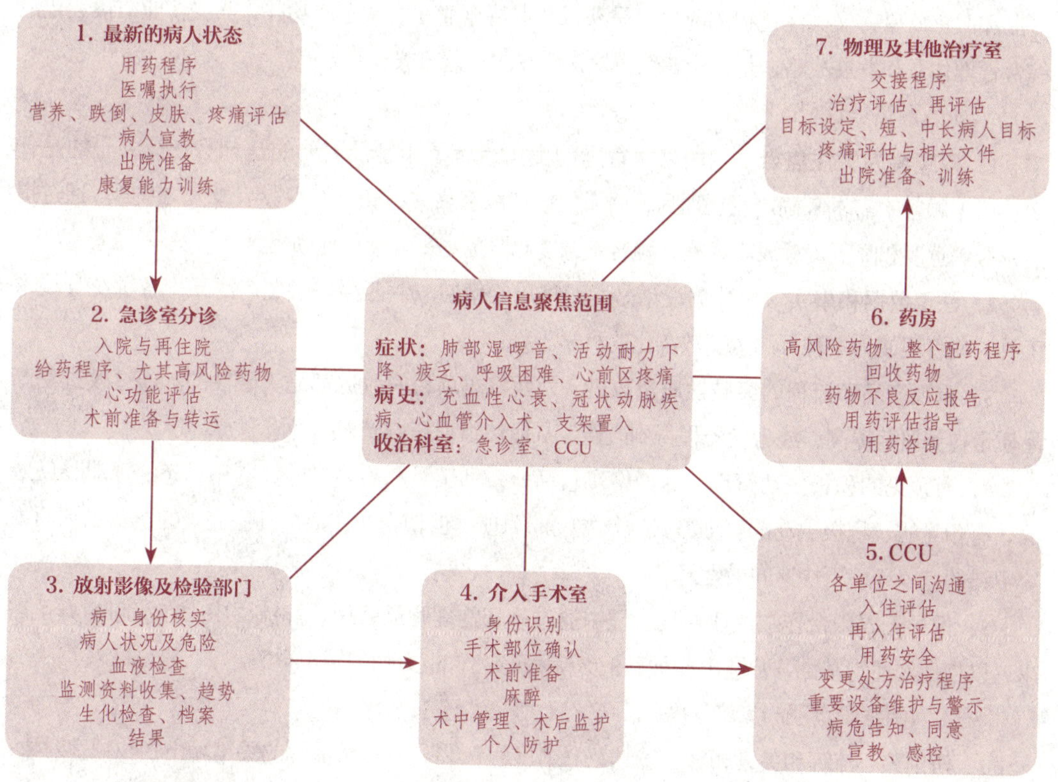

图 10-6 病人个案追踪地图

（2）系统追踪：系统追踪集中考察医院的某个系统、功能模块甚至具体环节，其主要内容包括但不限于：①评价有关环节的表现，特别是相关环节的整合与协调；②评价各职能部门和科室之间的沟通；③发现相关环节中潜在的问题；④与追踪环节相关人员的讨论，获取信息。例如：检验标本分析前质量控制包括医生开申请单、病人准备、护士标本采集、标本运送等多个环节，质量控制难度大；可采用系统追踪法对分析前阶段的各个环节进行追踪检查，找出关键因素和不合理环节，改进和优化流程，提升分析前质量控制水平。

三、六西格玛

（一）六西格玛的内涵及管理

1. 六西格玛的内涵 西格玛（σ）是希腊文的字母，在统计学中称为标准差，用来表示数据的分散程度，以此描述总体中的个体离均值的偏离程度。西格玛表示了诸如单位缺陷、百万缺陷或错误的概率性，西格玛值越大，缺陷或错误就越少。一般企业的瑕疵率大约是 3 到 4 个西格玛，以 4 西格玛而言，相当于每一百万个机会里，有 6210 次误差。而六西格玛是一个目标，这个质量水平意味着每做 100 万件事情，其中只有 3.4 件是有缺陷的，这几乎趋近到人类能够达到的最为完美的境界。

2．六西格玛管理（6 sigma management）六西格码是帮助企业集中于开发和提供近乎完美产品和服务的一个高度规范化的过程，它通过“测量”一个过程有多少个缺陷，并系统地分析出怎样消除它们并尽可能地接近“零缺陷”，进行质量管理。其核心是追求零缺陷生产、防范产品责任风险、降低成本、提高生产率和市场占有率、提高顾客满意度和忠诚度。六西格玛管理既着眼于产品和服务质量，又关注过程的改进，是获得和保持企业在经营上成功并将其经营业绩最大化的综合管理体系和发展战略，是使企业获得快速增长的经营方式。

（二）六西格玛管理的特征

1．以顾客为关注焦点　六西格玛管理的出发点就是顾客最需要的是什么？最关心的是什么？根据顾客的需求来确定管理项目，将重点放在顾客最关心和对组织影响最大的方面。通过提高顾客满意度和降低资源成本，提升顾客满意度和服务水平，促使业绩提升。

2．注重数据和事实　用数据说话是六西格玛的精髓。六西格玛管理广泛采用各种统计技术工具，使管理成为一种可测量、数字化的科学。

3．重视产品和流程的突破性质量改进　六西格玛项目的改进都是突破性的。通过改进使产品质量得到显著提高，或者使流程得到改造，从而使组织获得显著的经济利益。

4．有预见的积极主动管理　六西格玛包括一系列工具和实践经验，它用动态的、即时反应的、有预见的、积极主动的管理方式取代被动的习惯，促使企业在追求几乎完美的质量水平而不容出错的竞争环境下快速向前发展。

5．倡导无界限合作　六西格玛管理中通过确切的理解最终用户和流程中工作流向的真正需求，以广泛沟通为基础，营造出一种真正支持团队合作的管理结构和环境。

（三）六西格玛管理的实施程序

1．辨别核心流程和关键顾客　①辨别核心流程；②界定业务流程的关键输出物和顾客对象；③绘制核心流程图。

2．定义顾客需求　①收集顾客数据，制定顾客反馈战略；②制定绩效指标及需求说明；③分析顾客各种不同的需求并对其进行排序。

3．针对顾客需求评估当前行为绩效　①选择评估指标；②对评估指标进行可操作性的界定，以避免产生误解；③确定评估指标的资料来源；④准备收集资料；⑤实施绩效评估，并检测评估结果的准确性和价值所在；⑥通过对评估结果所反映出来的误差进行数量和原因方面分析，识别可能的改进机会。

4．辨别优先次序，实施流程改进　六西格玛管理模式是系统地解决问题的方法和工具。它主要包含一个流程改进模式，即 DMAIC 模式，该流程用于每一个环节的不断改善，使控制目标达到“零缺陷”水平。具体解释如下：

（1）界定（define）：陈述问题，确定改进目标及其进度，制订进度计划，是六西格玛项目的起点也是至关重要的第一步。

（2）测量（measure）：识别并量化顾客的关键要求，收集数据，了解现有质量水平。

（3）分析（analyze）：分析数据探究误差发生的根本原因，利用统计学工具对整个系统进行分析，找到影响质量的关键因素。

（4）改进（improve）：针对关键因素确立最佳改进方案，在分析的基础上提出并验证措施，并将措施标准化。这个步骤需不断测试以检测改善后的方案是否有效。

（5）控制（control）：确保所做的改善能够持续下去，避免错误再度发生，采取有效措施以维持改进的结果。控制是六西格玛能长期改善品质与成本的关键。

5．扩展、整合西格玛管理系统 ①提供连续的评估以支持改进。②定义流程负责人及其相应的管理责任。③实施闭环管理，不断向6西格玛绩效水平推进。

（四）六西格玛管理的优点

1．提升组织管理能力 六西格玛管理以数据和事实为驱动器，提升组织的管理能力。管理大师韦尔奇在通用电气公司2000年年报中所指出："六西格玛管理所创造的高品质，已经奇迹般地降低了通用电气公司在过去复杂管理流程中的浪费，简化了管理流程，降低了材料成本"。

2．节约组织运营成本 对于企业而言，所有的残次品要么被废弃，要么需要重新返工，要么需要在客户现场维修、调换，这些都需要花费企业成本。质量缺陷的发生率下降将有效节约组织的运行成本。

3．增加顾客价值 六西格玛管理促使组织从了解并满足顾客需求到实现最大利润之间的各个环节实现良性循环：首先了解和掌握顾客的需求，然后采用六西格玛管理减少随意性和降低差错率，从而提高了顾客满意度，增加了顾客价值。通用电气的医疗设备部门在导入六西格玛管理之后创造了一种新的技术，以往病人需要3分钟做一次全身检查，现在却只需要1分钟了，因而出现了令公司、医院、病人三方面都满意的结果。

4．改进服务水平 六西格玛管理不但可以用来改善产品品质，而且可以用来改善服务流程，因此对顾客服务的水平也得以提高。

5．营造积极向上的组织文化 通过实施六西格玛管理，员工十分重视产品、服务质量以及顾客的要求，并力求做到最好，由此形成每个人努力保证质量，不断提高效率的工作氛围，营造出积极向上的组织文化。

四、临床路径

（一）临床路径概念

临床路径（clinical pathway）是由临床医师、护士及支持临床医疗服务的各专业技术人员共同合作为服务对象制定的标准化诊疗护理工作模式，同时也是一种新的医疗护理质量管理方法。

（二）临床路径的发展

20世纪80年代初，美国人均医疗费用由60年代的80美元上涨到1710美元，增加了20多倍。美国政府为了遏止医疗费用不断上涨的趋势和提高卫生资源的利用率，以法律的形式实行了以耶鲁大学研究者提出的诊断相关分类为付款基础的定额预付款制（DRGs—PPS）。这一改革给医院带来了经济风险，如果医院提供的实际服务费用低于DRGs—PPS的标准费用，医院才能盈利，否则医院就会出现亏损。在这种情况下，医院为了生存，开始探索和研究低于DRGs—PPS标准费用的服务方法与模式，以保证医疗质量的持续改进和成本的有效控制。1990年，美国波士顿新英格兰医疗中心医院选择了DRGs中的某些病种，在住院期间按照预定的诊疗计划开展诊疗工作，既可缩短平均住院天数和节约费用，又可达到预期的治疗效果。此种模式提出后受到了美国医学界的高度重视，逐步得到应用和推广。后来人们将这种模式称为临床路径。

目前美国已有60%以上的医疗机构相继采用临床路径。英国、澳大利亚、日本、新加坡及我国台湾地区的应用也逐渐增加。我国大陆自1998年一些城市的大医院相继引入这一新的管理模式，并开展了部分研究和临床路径试点工作。2009年卫生部制定了《临床路径管理指导原则》，在50家医院开展临床路径管理试点工作，目前已制定了呼吸内科、消化内科等22个专业700多个病种的临床路径。

（三）临床路径的实施

临床路径的实施过程是按照PDCA循环模式进行的，包括以下几个阶段：

1．**前期准备** 成立临床路径实施小组；收集基础信息；分析和确定实施临床路径的病种或手术，选入原则为常见病、多发病和费用多、手术或处置方式差异小，诊断明确且需住院治疗的病种。

2．**制定临床路径** 制定临床路径方法主要为专家制定法、循证法和数据分析法。制定过程中需要确定流程图、纳入标准、排除标准、临床监控指标与评估指标、变异分析等相关的标准，最终形成临床路径医生、护士和病人版本。各版本内容基本相同，但各有侧重，详略程度和使用范围有所不同，这也可以增进医护人员与病人的沟通，有利于病人参与监控，保证临床路径措施的落实。

3．**实施临床路径** 按照既定路径在临床医疗护理实践中落实相关措施。

4．**测评与持续改进** 评估指标可分为以下5种：年度评估指标（平均住院天数及费用等）、质量评估指标（合并症与并发症、死亡率等）、差异度评估指标（医疗资源运用情况等）、临床成果评估指标（降低平均住院天数，降低每人次的住院费用，降低资源利用率等）及病人满意度评估指标（对医生护士的诊疗技术、等待时间、诊疗环境等）。根据PDCA循环的原理，定期对实施过程中遇到的问题以及国内外最新进展，结合本医院的实际，及时对临床路径加以修改、补充和完善（附录十二、附录十三）。

（四）临床路径的变异处理

临床路径的变异是指按纳入标准进入路径的个别病人，偏离临床路径的情况或在沿着标准临床路径接受医疗护理的过程中，出现偏差的现象。根据不同标准可将变异分为不同类别。按照造成变异的原因，可以分为疾病转归造成的变异、医务人员造成的变异、医院系统造成的变异、病人需求造成的变异四种类型；按照变异管理的难易程度，可以分为可控变异与不可控变异。按照变异发生的性质，变异有正负之分，根据变异的性质，正变异是指计划好的活动或结果提前进行或完成；负变异是指计划好的活动或结果推迟进行或完成。

对变异的管理是临床路径管理的重点，对变异记录和分析的过程就是为临床管理、制定医疗护理计划以及改进路径表单等工作提供信息反馈的过程。通过对变异的分析有助于发现临床管理中存在的问题，也可以明确诊疗流程中瓶颈所在；反之，也只有对变异进行有效的管理，才能使临床路径真正起到缩短住院天数、降低医疗费用、提高医疗护理质量的作用。总之，临床路径变异是在某个范围内，对照医护流程加以标准化，一旦发现病人有个别的治疗护理需求，与预设的治疗护理项目有差异时，仍会提供适当、个别性的治疗及护理。

（五）临床路径与护理

临床路径护理版是针对特定的病人群体，以时间为横轴，以各护理措施为纵轴的日程计划表；是有预见性地进行工作的依据。

在执行临床路径过程中，护理活动可归纳为监测评估、检验、给药、治疗、活动、饮食、排泄护理、健康教育、护理指导、出院计划、评价等项目。同时，在临床路径管理模式下，医护关系发生了根本的变化，由从属配合关系变为平等合作关系，护士成为执行临床路径团队的核心成员之一。因此，护理在临床路径中的作用与地位是不容忽视的。

第四节　护理质量评价与持续改进

护理质量评价是护理质量管理的重要手段，贯穿于护理过程的始终，是一项系统工程。护理质量评价可以客观地反映护理质量和效果，分析发生问题的原因，寻找改进的机会，进行持续改进，不断提高护理质量。

评价一般指衡量所定标准或目标是否实现或实现的程度如何，即对一项工作成效大小、工作好坏、进展快慢、对策正确与否等方面做出判断的过程。评价的主体是内部评价和外部评价，评价的客体是护理结构、过程和结果。根据评价时间分定期评价和不定期评价，前者按月、季度、半年或一年进行，后者根据需要进行；根据内容分为综合性和目标性专题评价；根据评价主体分为：医院外部评价、上级评价、同级评价、自我评价和服务对象评价。

一、护理质量评价方法

（一）以要素质量为导向的评价

以要素质量为导向的评价是以构成护理服务要素质量基本内容的各个方面为导向所进行的评价。护理质量评价的基本内容包括与护理活动相关的组织结构、物质设施、资源和仪器设备及护士的素质等。

具体表现为：①环境，病房结构布局是否合理，病人所处环境的质量是否安全、清洁、舒适，温度、湿度等情况；②护士的工作安排、人员素质和业务技术水平是否合乎标准，是否选择恰当的护理工作方法，管理者的组织协调是否合理等；③与护理工作相关的器械、设备的使用和维护，器械、设备是否处于正常的工作状态，包括药品、物品基数及保持情况；④病人情况，护士是否掌握病人的病情，制定的护理计划和采取的护理措施是否有效，病人的生理、心理、社会的健康是否得到照顾；⑤护理文书是否完整，医院规章制度是否落实，后勤保障工作是否到位等。

以要素质量为导向的评价方法有现场检查、考核，问卷调查，查阅资料等。

（二）以过程质量为导向的评价

以过程质量为导向的评价，本质就是以护理流程的设计、实施和改进为导向对护理质量进行评价。护理流程优化是对现有护理工作流程的梳理、完善和改进的一项策略，不仅仅要求护士做正确的事，还包括正确地做事。护理流程优化内容涉及管理优化、服务优化、成本优化、技术优化、质量优化、效率优化等优化指标。医院护理单元正是通过不断发展、完善、优化护理流程，最终提高护理质量。

具体表现为：①护理管理方面，护士配置是否可以发挥最大价值的护理工作效益；排班是否既能满足病人的需求，又有利于护士的健康和护理工作的安全有效执行；护理操作流程是否简化且使得病人、护士、部门和医院均受益。②护理服务方面，接待病人是否热情；病人安置是否妥当及时；入院及出院介绍是否详细；住院过程中是否能做到主动沟通。③护理技术方面，急救流程、操作流程、药品配制流程、健康教育流程等是否合理。④成本方面，病房固定物资耗损情况、水电消耗、一次性物品等护理耗材使用情况等。

以过程质量为导向的评价方法主要为现场检查、考核和资料分析。包括定性的评价内容和各种用于定量分析的相关经济指标、护理管理过程评测指标及其指标值。

（三）以结果质量为导向的评价

以结果质量为导向的评价是对病人最终的护理效果的评价，主要是从病人角度进行评价。以结果质量为导向的评价常采用以下指标：健康教育普及率、静脉输液穿刺成功率、护理不良事件发生数、抢救成功率、病人对护理工作满意度、病人投诉数、护患纠纷发生次数等。其中，绝大部分评价属于事后评价或后馈控制，由护理管理部门进行评价；而病人满意度指标，则是对护理质量最直接的，也是较为客观的评价。满意度评价的内容可以包括：护士医德医风、工作态度、服务态度、技术水平、护患沟通、满足病人生活需要、健康教育（即入院宣教、检查和手术前后宣教、疾病知识、药物知识宣教、出院指导）、病区环境管理、护士长管理水平等各方面。上文已经对满意度测评做了阐述，此处不再赘述。

以结果质量为导向的评价方法主要为现场检查、考核、问卷调查和资料分析；也可以通过医院信息系统（hospital information system，HIS）系统、新媒体形式提取相关数据。

二、护理质量评价结果分析

护理质量评价结果的直接表现形式主要是各种数据，但这些数据必须经过统计分析后，才能用于护理质量评价结果的判断。护理质量评价结果分析方法较多，可根据收集数据的特性采用不同的方法进行分析。常用的方法有定性分析法和定量分析法两种。定性分析法包括调查表法、分层法、水平对比法、流程图法、亲和图法、头脑风暴法、因果分析图法、树图法和对策图法等。定量分析法包括排列图法、直方图法和散点图的相关分析等。

1．调查表法 是用于系统收集、整理分析数据的统计表。通常有检查表、数据表和统计分析表等。表 10-2 是本章导入案例中的老年病人口服药物不良问题的检查表。表 10-3 则是统计表。

2．排列图法 又称主次因素分析法、帕洛特图（Pareto charts）法。它是找出影响产品质量主要因素的一种简单而有效的图表方法。排列图是根据“关键的少数和次要的多数”的原理而制作的，也就是将影响产品质量的众多影响因素按其对质量影响程度的大小，用直方图形顺序排列，从而找出主要因素。

其结构是由两个纵坐标和一个横坐标，若干个直方形和一条曲线构成。左侧纵坐标表示不合格项目出现的频数，右侧纵坐标表示不合格项目出现的百分比，横坐标表示影响质量的各种因

表 10-2　老年病人口服药物不良问题检查表

检查日期 / 检查项目	1/11	2/11	3/11	4/11	5/11	6/11	合计
漏服药							
未按时服药							
错服药							
药品遗失							
擅自服药							
合计							

素，按影响大小顺序排列，直方形高度表示相应的因素的影响程度，曲线表示累计频率（也称帕洛特曲线 Pareto graphs）。

排列图的作用：①确定影响质量的主要因素。通常按累计百分比将影响因素分为3类：累计百分比在80%以内为A类因素，即主要因素；累计百分比在80%～90%为B类因素，即次要因素；累计百分比在90%～100%为C类因素，即一般因素。由于A类因素已包含80%存在的问题，此问题解决了，大部分质量问题就得到了解决。②确定采取措施的顺序。③动态排列图可评价采取措施的效果。例：导入案例中对某综合医院心内科老年病人口服药不良问题进行的统计（表10-3）。

表10-3　老年病人口服药不良问题统计表

不良问题项目	频数	百分比 %	累计百分比 %
漏服药	13	59.09	59.09
未按时服药	5	22.73	81.82
错服药	2	9.09	90.91
药品遗失	1	4.55	95.46
擅自服药	1	4.55	100.01
合计	22	100.01	—

根据表10-3中的数据，制作了排列图（图10-7）。

从排列图可以看出，漏服药及未按时服药是老年病人口服药不良问题的主要方面，此两项累计的百分比达81.82%，属于A类因素，故一旦这些问题得到解决，大部分口服药规范服用问题即可解决。

3．**因果图法**　是分析和表示某一结果（或现象）与其原因之间关系的一种工具。通过分层次列出各种可能的原因，帮助人们识别与某种结果有关的真正原因，特别是关键原因，进而寻找解决问题的措施。

因果图因其形状像鱼刺，故又称鱼骨图，包括“原因”和“结果”两个部分，原因部分又根

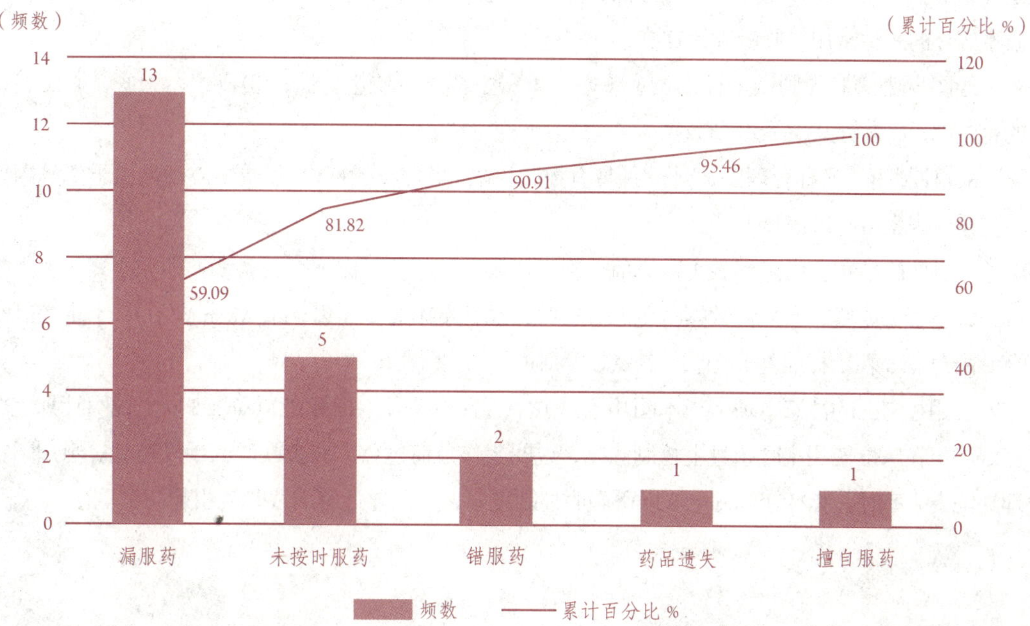

图10-7　老年病人口服药不良问题排列图

据对质量问题造成影响的大小分大原因、中原因、小原因。

其制作步骤是：①明确要解决的质量问题；②召开专家及有关人员的质量分析会，针对要解决的问题找出各种影响因素；③管理人员将影响质量的因素按大、中、小分类，依次用大小箭头标出；④判断真正影响质量的主要原因。

仍以预习案例中口服药物不良问题中的漏服药为例，找出各种原因，做出因果图（图 10-8）。

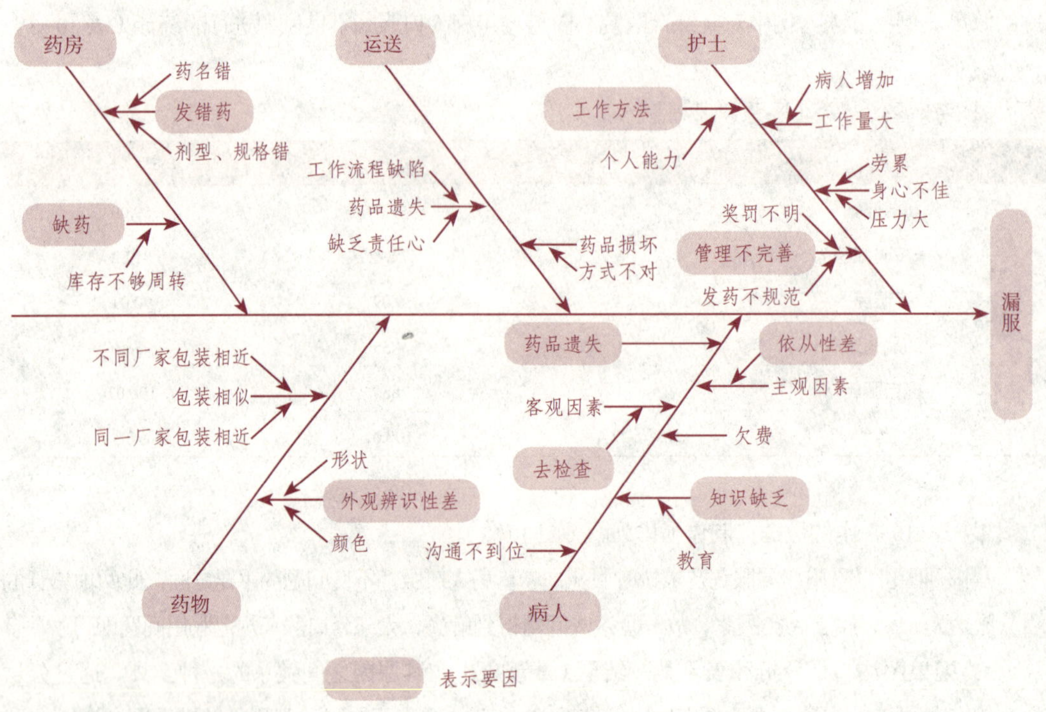

图 10-8 老年病人漏服药因果图

4．直方图 又称频数直方图，是用来整理数据，将质量管理中收集的一大部分数据，按一定要求进行处理，逐一构成一个直方图，然后对其排列，从中找出质量变化规律，直方图是预测质量好坏的一种常用的质量统计方法。

绘图步骤：①先画纵坐标，表示频率；②横坐标表示质量特性；③以组距为底，画出各组的直方图；④标上图名及必要数据。

5．控制图 又称管理图，是一种带有控制界限的图表，用于区分质量波动是由于偶然因素还是系统因素引起的统计工具。

控制图的结构，纵坐标表示目标值，横坐标表示时间，画出三至五条线，即中心线、上下控制线，上下警戒线。当质量数据呈正态分布时，统计量中心线（以均值 Mean 表示）、上下控制线（Mean ± 2S，S 表示标准差），上下警戒线（Mean ± S），见图 10-9。

应用控制图的注意事项：当本图用于治愈率、合格率时，指标在 Mean ± S 以上说明计划完成良好，但在床位使用率时超过上控制线时，说明工作负荷过重，应查找原因予以控制。当用于护理缺陷发生率时，指标在 Mean ± S 以下表明控制良好，一旦靠近警戒线时应引起高度重视。

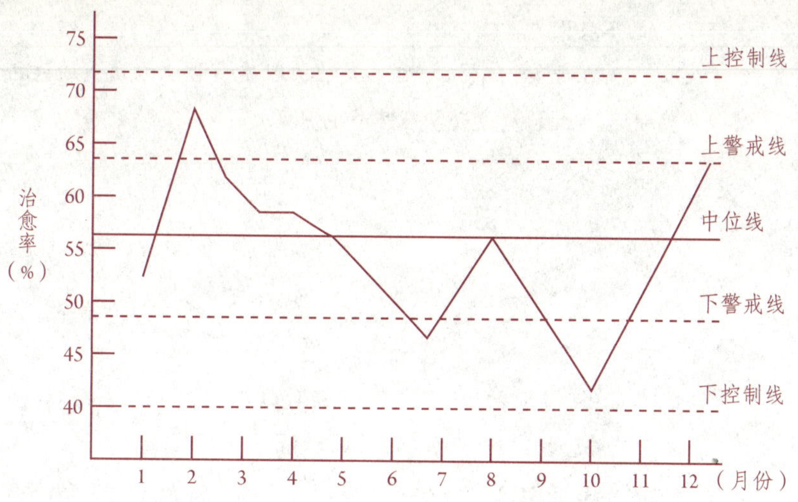

图 10-9　治愈率控制图

三、护理质量持续改进

护理质量评价的目的是为了确定问题发生的原因，寻找改进的机会，不断提高护理质量。护理质量改进包括寻找机会和对象，确定质量改进项目和方法，制定改进目标、质量计划、质量改进措施，实施改进活动，检查改进效果和不断总结提高。

护理质量改进机会，主要包含两个层面：一是出现护理质量问题后的改进，是及时针对护理服务过程进行检查，体系审核，收集顾客投诉中呈现出来的问题，组织力量分析原因予以改进；二是没有发现质量问题时的改进，主要是指针对护理服务过程主动寻求改进机会，主动识别顾客新的期望和要求，在与国内外同行比较中明确方向和目标，寻求改进措施并予以落实。

导入案例分析

对本章的导入案例进行分析，60 岁以上的老年病人口服药物是最常规的治疗方法之一。当所患病种多、病情复杂时，使用药物相应增多，但老年人听力、视力、记忆力、理解力均有不同程度的下降，知识缺乏，出现错服、漏服、擅自乱服药物等问题。因此，针对规范住院老年病人的口服用药是护理质量管理的重要内容之一。针对此问题，本章在护理质量结果评价部分讲述了如何使用检查表、统计表和排列图找到病人口服药的主要不良问题为漏服药和未按时服药。又以漏服药为例，从病人、护士、运送、药房、药物 5 个角度，绘制了因果分析图进行原因解析，找出主要原因。

针对漏服药问题，提出了改进措施，包括：①科室申请一定数量备用口服药；②及时掌握所负责病人的检查情况，并做相应处理，需要空腹检查的项目在检查结束后按医嘱及时补服；③对于无须空腹检查的项目，确认病人及时服药；④每日告知病人帐户余额情况，费用不足时及时缴费，尽早解决由于欠费产生未按时服药问题。以上措施，按照 PDCA 循环有效执行，减少老年住院病人在口服药物过程中发生的不良问题。

在该案例中，应用了多种护理质量管理方法，通过科学的方法应用，达到持续改进护理质量的目的。

（韩 琳）

✧ 思考题

1. 质量的概念及其含义是什么？
2. 护理质量管理的原则有哪些？
3. PDCA循环模式的方法与步骤有哪些？
4. 护理质量结果分析方法有哪些？

☆ 案例分析题

某三级甲等医院护理部在护理管理中发现产科新生儿脐部感染率较高，脐残端愈合率偏低。针对该情况，护理部立即召集该科护士长及护理质量控制小组成员会议，就新生儿脐部感染的可能原因进行分析。经过分析大家认为可能导致新生儿脐部感染的原因包括：①母婴同室，消毒隔离制度不严，可引起交叉感染；②新生儿沐浴时脐残端浸泡在非无菌水中，可能引起脐部感染；③分娩过程中断脐器械可能被污染，脐残端接触被污染的手或敷料，可引起脐部感染；④脐残端留置过长、拆脐圈不及时可造成细菌感染；⑤脐部护理未按常规操作规范进行；⑥产前宫腔内感染。

结合产科护理工作的实际情况，大家又从中找出了①、②、③是引起新生儿脐部感染的主要原因。针对主要原因，护理部与质控小组制定了改进质量的计划措施：①加强产程管理，增强无菌观念，严密监测供应室消毒情况；②脐周围及靠近脐轮的脐带应严格消毒后再断脐，残端采用高锰酸钾溶液彻底消毒处理，污染的手及敷料不可触及脐残端；③新生儿沐浴前，要用负压球罩住脐部，浴后要严格用消毒液进行脐残端消毒。待干后再将诺氟沙星粉末均匀地撒在脐部；④护理新生儿之前护士应消毒双手；⑤病室空气每日消毒与通风。

实施上述改进计划措施后，护理质量小组对计划措施落实情况采用不定期的抽样检查。一个月后护士长对检查结果进行分析、总结，其分析结果显示，新生儿脐部感染率明显下降；脐残端5天愈合率达88%。至此该轮质量管理完成并总结经验，又针对新的质量问题进入下一轮的质量管理。

【问题】

1. 请问以上案例用的是什么质量管理方法？
2. 该方法分几个阶段几个步骤，具体内容是什么？

【案例分析提示】

案例分析思考要点：①护士长采用哪种方法解决新生儿脐部感染问题；②综合教材所学知识，寻求护士长解决护理质量管理问题的正确方法。

第十一章 护理信息管理

学习目标

识记

1. 能阐述信息、信息管理和信息系统的相关概念。
2. 能阐述医院信息系统的组成。
3. 能描述护理信息的特点和种类。
4. 能简述护理信息系统的内容及应用。

理解

1. 能理解信息的种类和特征。
2. 能理解医院信息安全管理的意义。
3. 能解释医院信息系统的作用。

运用

1. 能评估医院信息系统的应用现状。
2. 能分析护理信息系统的发展趋势。

章前导言

随着信息化时代的到来，人们的生活方式、服务模式发生着翻天覆地的变化。借助现代信息技术，构建新型健康服务体系，推动医疗信息化持续发展是提高医院服务水平和核心竞争力的重要途径。护理信息是医院信息的重要组成部分，是实现科学管理必不可少的因素。作为护理管理者应认识信息的价值，重视信息的收集，做好信息安全管理，加强信息系统的建设，发挥护理信息管理在提升服务质量、降低医疗成本及提高病人安全性等方面的作用。

11章

➢ 导入案例与思考 手机APP挂号改变传统就医方式

某医科大学附属医院，日门诊量近万人，“挂号难”成为困扰很多病人的问题。为缓解这一局面，该院在原有自助挂号机、电话预约、微信挂号的基础上，新开辟了手机APP挂号方式。个人通过下载医院官方APP，就可以在手机上完成预约挂号等服务。通过手机预约挂号病人不仅可以选择就诊时间，还可以提前进行症状分诊，选择科室和医生，此外，APP还提供查阅检查报告、支付诊疗费用等功能。该院自采用多种挂号方式以来，提高了病人就诊的便捷性，改善了病人的就医体验，体现了“以病人为中心”的服务宗旨。

请思考：建设医院信息系统的意义是什么？为提高护理质量你认为应如何改进护理信息系统？

第一节 信息概述

一、概 念

1．**信息**（information） 信息的概念有广义和狭义之分。广义的信息泛指客观世界中反映事物特征及变化的语言、文字、符号、声像、图形和数据等，以适合于通信、存储或处理的形式来表示的知识或消息。信息不是事物本身，但它反映了事物的特征。事物不断地发生变化，因而信息也在不断产生。狭义的信息是指经过加工、整理后，对接受者有某种使用价值的数据、消息、情报的总称。不同的人对同一个数据会有不同的解释，得到不同的信息，对各自的决策起着不同的影响。理解信息的概念，应抓住以下几个要点：①信息是客观事物变化和特征的最新反映；②信息是与外界相互交换，相互作用的内容；③信息是减少或消除事物不确定性的东西；④人们获得信息后，经过加工和处理，获得新的信息。

2．**信息管理**（information management） 是指信息资源的管理，包括微观上对信息内容的管理，即信息的收集、组织、检索、加工、储存、控制、传递和利用的过程以及宏观上对信息机构和信息系统的管理。信息管理的实质就是对信息获取到利用全过程各信息要素与信息活动的组织与管理。随着信息作为个人、组织和社会生存与发展的战略资源地位的提升，各国政府和组织都把信息管理视为管理活动的重要内容。从一定意义上说，信息管理的进步与发展推动着整个人类社会不断向前。

3．**信息系统**（information system） 是指利用计算机、通信、网络、数据库等现代信息技术，对组织中的数据和信息进行输入、处理与输出，并具有反馈与控制功能，为组织活动服务的综合性人工系统。

二、信息的特征

所谓信息的特征，是指信息区别于其他事物的本质属性。各种信息的具体内容尽管不同，但基本特征有共同之处。信息的一般特征包括：

1．**真实性** 信息必须是对客观事物存在及其特征的正确反映。不符合事实的信息是失真的信息，不仅没有价值，而且会对管理决策产生危害。因此，在管理中，要充分重视信息的真实性。要检查、核实信息的真实性，避免虚假信息的产生。

2．**时效性** 信息的价值随着时间的变化而变化，信息价值的时效周期分为升值期、峰值期、减值期和负值期4个阶段，信息在不同的阶段呈现不同的价值，这就是信息的时效性。从某种意义上说，信息的时效性表现为滞后性，因为信息作为客观事实的反映，是对事物的运动状态和变化的历史记录，总是先有事实后产生信息，因此，只有加快传输，才能减少滞留时间。

3．**依附性** 信息本身是无形的，信息的传递交流和信息价值的实现要求信息必须依附于一定的物质形式——信息载体（information carrier）。其载体有文字、图像、声波、光波等。人类通过视、听、嗅等感官感知、识别、利用信息。没有载体，信息就不会被人们感知，信息也就不存在，因此信息离不开载体。

4．**共享性** 信息与其他资源相比，具有在使用过程中不会消耗的属性。这种属性决定了它的可共享性。信息的共享性主要表现在同一内容的信息可以在同一时间由两个或两个以上的用户使用，大大提高了信息的使用率和人们的工作效率，进而推动了人类社会的发展。

三、信息的种类

信息现象的复杂性、信息存在和信息内涵的广泛性，决定了信息种类的多样性。用不同的标准对信息进行分类，可以把信息划分为以下类型。

1．**按照产生信息的来源分类** 可分为自然信息、生物信息和社会信息。自然信息是指自然界中各种非生命物体传播出来的种种信息，如天气变化、地壳运动和天体变化等；生物信息是指自然界中具有生长、发育和繁殖能力的各种动物、植物和微生物之间相互传递的种种信息；社会信息是指人与人之间交流的信息，既包括通过手势、身体、眼神所传达的非语义信息，也包括用语言、文字、图表等语义信息所传达的一切对人类社会运动变化状态的描述。按照人类活动领域，社会信息又可分为科技信息、经济信息、政治信息、军事信息、卫生信息和文化信息等。

2．**按照信息的表现形式分类** 可分为文本信息、声音信息、图像信息和数据信息等。文本信息是指用文字来记载和传达的信息，是信息的主要存在形态；声音信息是指人们用耳朵听到的信息，无线电、电话、录音机等都是人们用来处理声音信息的工具；图像信息是指人们用眼睛看到的信息；数据信息是指计算机能够生成和处理的所有事实、数字、文字和符号等。随着科技的发展，数据信息变得越来越重要。

3．**按照信息的传播范围分类** 可分为公开信息、内部信息、机密信息。公开信息是指传递和使用的范围没有限制，可在国内外公开发表的信息；内部信息是指传递范围没有限制，只供内部掌握和使用的信息；机密信息是指必须严格限定使用范围的信息，可进一步划分为秘密信息、机密信息和绝密信息等类型。

第二节　医院信息管理

一、概　述

信息技术和网络技术的快速发展，使信息化已融入到医院发展的各个方面。医疗行业对信息的需求越来越强，对病人的诊断、治疗与护理均离不开信息管理，医院的信息化建设水平已经成为衡量其是否具有良好社会形象和先进管理水平的重要标志。各家医院通过开发各种程序或信息系统加强对医疗信息的掌握与控制，全面提升了医院医疗、教学、科研以及管理的水平，极大地提高了医院的运行效率和医疗质量。

（一）概念

1．**医院信息**（hospital information）　是指在医院运作和管理过程中，产生和收集到的各种医疗、科研、教学、后勤等信息的总和。

2．**医院信息管理**（hospital information management）　是指在医院活动中围绕医疗服务而开展的医院信息的收集、处理、反馈和管理的活动，即通过信息为管理服务，把管理决策建立在信息的充分利用基础上。医院信息管理遵循信息获取、加工、存储、传输、应用和反馈这样一种信息处理的一般过程，通过信息的管理为管理决策和临床决策服务。医院信息管理具有双重含义，即“医院信息的管理”和“医院的信息管理”，前者指对医院信息进行的管理，包括信息的收集、处理、存储、传输、反馈等；后者指一种管理模式，指有别于传统经验管理的一种基于信息利用的管理模式。前者是后者的基础，后者是前者的目的和应用。

3．**医院信息系统**（hospital information system，HIS）　是指利用电子计算机和通讯设备，为医院所属各部门提供病人诊疗信息和行政管理信息的收集、存储、处理、提取和数据交换的能力，并满足所有授权用户的功能需求。

（二）医院信息安全管理

数字化医疗建设的发展和应用，医院信息系统已成为全面支持医疗、管理、科研、教学以及为大众健康服务的开放性网络。系统承载着医疗卫生机构最重要的数据资源，任何形式的数据丢失、出错都将给医疗卫生机构带来无法估量的损失。计算机软硬件以及网络故障、病毒攻击、人为操作故障、资源不足引起的系统灾难都会给医疗卫生机构的关键数据带来极大的威胁和隐患。信息安全（information security）是指保证信息的完整性、可用性、保密性、可靠性和可控性，其实质就是要保证信息系统及信息网络中的信息资源不因自然或人为的因素而遭到破坏、更改、泄露和非法占用。加强医院信息安全管理，尤其要注意保护病人医疗健康信息的安全，即保护病人隐私不被滥用、修改和窃取，是当前医院信息化建设中的重中之重。威胁信息安全的因素主要包括系统实现存在的漏洞、系统安全体系的缺陷、使用人员的安全意识薄弱和管理制度的薄弱等环节。针对这些因素，医院信息安全管理应从以下方面加强管理：

1．**内部安全管理**　包括建立内部安全管理制度，如机房管理制度、设备管理制度、安全系统管理制度、病毒防范制度、操作安全管理制度、安全事件应急制度等，并采取切实有效的措施保证制度的执行。

2．**网络安全管理**　通过网管、防火墙、安全检测等管理工具来保证医院信息系统的安全，确保网络系统安全运行，提供有效的网络服务。

3．**应用安全管理**　是在物理、网络、系统等层面安全的支持下，实现用户安全需求所确定的安全目标。由于医院各个应用系统的安全机制不一样，因此需要通过建立统一的应用安全平台来管理，包括建立统一的用户库、统一维护资源目录及统一授权等方式。

4．数据安全管理 数据安全是指信息的保密性、真实性和完整性的保持，作为医院信息系统，其重点是保护病人隐私。实现数据安全需要在进行医疗研究及医疗保险服务时，注意保护病人数据和隐私信息的安全。对数据库进行加密，创建和更改数据时，要进行数字签名。根据角色级别、用户类型及其对医疗信息系统的重要性选择身份认证和访问控制。

○ 知识拓展

“互联网＋”医疗健康及其应用

“互联网＋”医疗健康是以互联网为载体，借助云计算、大数据、物联网和移动互联网等新兴技术手段，与传统医疗健康服务深度融合而形成的一种新型医疗健康服务业态。“互联网＋”医疗健康是在线医疗健康新模式的构建，具体表现为：

1. 就医流程高效便捷 利用移动医疗等技术，通过网站、微信、手机APP等多种方式，完成在线预约诊疗、候诊提醒、划价缴费、诊疗报告查询、药品配送等服务，使就医流程更加高效便捷。

2. 健康信息互联互通 随着区域卫生信息化的发展、个人健康档案的全面激活和持续完善、个人就医卡的全面统一，居民的健康档案将实现医疗机构、地域之间的全面打通，使得任何地点的任何医疗机构都能调阅到完整的健康档案，避免重复检查、重复用药，方便就诊。

3. 实现个性化健康管理 利用可穿戴设备、健康管理类的APP，进行病人的个体化管理，增加医疗护理服务的延续性，将精准医疗健康服务的实施变为可能。

4. 跨时空配置优质医疗资源 借助在线问诊、远程医疗等形式，对病人信息进行远程监控与管理，让偏远地区人群享受到优质医疗护理服务资源，使有限资源跨时空配置，缓解医疗资源匮乏现状。

二、医院信息系统

医院信息系统受医院自身目标、任务和性质的影响，被认为是当前所有企业级信息系统中最为复杂的一类。其不仅要追踪随人、财、物而产生的信息流，保障医院的运行效率，而且还需要支持以医疗记录为中心的整个医疗、教学、科研活动。医院信息系统不仅仅是一个计算机软件，更是一个通过信息管理医院的系统工程。医院信息系统并不能提供任何医疗服务或直接产生效益，医院信息系统所带来的是间接效益，即通过提高医院工作效率和质量，从而间接地为医院创造效益。

（一）医院信息系统的发展史

医院信息系统于20世纪50年代起源于美国，伴随着信息技术、网络技术、计算机技术的进步，计算机开始在医院的各个方面得到了广泛应用，并逐渐形成当前完善的医院信息系统。目前，美国、日本、欧洲等国家在医院信息系统的建设与发展均走在前列。医院信息系统在我国起步较晚，但发展很快。特别是近几年，随着医疗体制改革的不断深入，医院之间竞争意识的进一步增强，促使各医疗机构将建设以病人为中心、提高医院管理水平和服务质量的HIS作为医院管理的重要工作。智慧医疗以及“互联网+”时代的到来，我国医院的信息化建设逐步向智能化转变。

医院信息系统的发展过程，从其内容、方式和规模上大体可分为4个阶段：单机单任务阶段、部门信息管理阶段、集成医院信息系统阶段和大规模一体化的医院信息系统阶段。现阶段我国医疗卫生信息化的发展热点是实现区域卫生信息化，其目标是通过建立跨医院的信息交换平台，开发实验检查结果共享、远程医疗、双向转诊、分级医疗协同、医保互通、人才培养、信息发布等应用，实现在一定区域内医疗机构间医疗信息的交换和共享。

（二）医院信息系统的作用

1．优化工作流程，提高工作效率 医院信息系统的应用，改变了医院原有的手工作业方式，加快了医院内部的信息流动，提高了信息资源的利用率，减轻了医护人员的劳动强度，同时信息的正确性、完整性、连续性、共享性和传输速度都能得到很大的提高。例如住院病人的一般信息在其住院、出院、付费时，可以及时通过网络传输至各相关部门。

2．科学经营管理，提高经济效益 医院信息系统的应用，改变了医院过去在经营管理中由于各类信息不完善、不准确和不及时造成的病人费用漏、跑、错等现象和药品、物资的积压浪费现象，从而降低医疗成本，节约和充分利用卫生资源，提高医院的经济效益。

3．加强过程控制，提高医疗护理质量 医院信息系统的应用，可以使医院管理者及时发现医疗护理过程中各环节的问题，及时采取相应的管理措施，将事后管理变成事前管理；同时医务人员由于医疗护理过程中及时准确地掌握了诊疗信息，可以及时避免和处理可能引起的疏漏，并能有效地优化工作安排，提高医疗护理质量。

4．增加医院透明度，提高医院信誉 医院信息系统的应用，一方面可以保证医院按标准收费，避免漏收、错收，同时也使医疗服务项目收费公开化、透明化，病人能及时、便捷、全面地进行费用查询，维护了病人的合法权益，增强了病人对医院的信任，提高了医院的信誉。

5．实现卫生资源共享，提高信息利用水平 数据共享是国家信息化的一条根本原则和重要目标，也是信息资源的重要特征，只有共享才能发展。医院信息系统的统一开发，可以避免重复建设，提高经济效益，可以增强网络数据的客观性和可比性，可以提高整体信息网络的功能，从而提高医院信息的利用水平，更好地为医院决策者服务。区域卫生信息平台的建设，将使未来的医院，不仅可实现院内各系统的联通和数字化，与外部机构特别是与本区域卫生信息平台及相关上、下级医疗机构的互联互通也将成为现实，真正实现卫生资源共享。

□ 管理故事

谷歌流感趋势

2009年，在H1N1型流感暴发几周前，谷歌公司的工程师们在《Nature》上发表论文介绍了“谷歌流感趋势”，他们成功的预测了H1N1型流感在全美范围具体到地区和州的传播，这令公共卫生官员们和计算机科学家们倍感震惊。而美国疾病预防控制中心一般要在流感暴发一两周之后才能给出官方统计数据，“谷歌流感趋势”却提前9个星期预测到了流感趋势。

“谷歌流感趋势”的原理是：在流感暴发季节，人们会通过Google等搜索工具了解流感的一些措施，在这段时间内某些与流感相关的关键词，如流感、咳嗽、喉咙痛、流感疫苗等高频率出现。“谷歌流感趋势”工具通过汇总这些搜索数据，可以近乎实时地对全球当前的流感疫情进行估测。

（三）医院信息系统的内容

医院信息系统是一个十分庞杂的业务功能体系，其组成从信息处理角度可分为临床信息系统、医院管理信息系统和外部接口三大部分。

1．临床信息系统（clinical information system，CIS） 临床信息系统的主要目标是为临床医护人员和医技科室医生服务，以病人为中心，支持医护人员的临床活动，收集和处理病人的临床医疗信息，丰富和积累临床知识，并提供临床咨询、辅助诊疗、辅助临床决策，提高医护人员的工作效率，为病人提供更多、更快、更好的服务。临床信息系统可以细分为非护理现场临床信息系统（non-point-care CIS，NPC-CIS）和护理现场临床信息系统（point-care CIS，PC-CIS）。

（1）非护理现场临床信息系统：主要指相关检查科室的临床信息系统，如临床检验信息系统（laboratory information system，LIS）、医学影像档案管理和通信系统（picture archiving and communication system，PACS）、放射信息系统（radiology information system，RIS）等。

（2）护理现场临床信息系统：主要指信息的产生和应用都在护理现场（病人床边）的系统，包括各种临床科室的临床信息系统，如医生工作站、护士工作站、手术麻醉信息管理系统（anesthesia information management system，AIMS）、临床决策支持系统（clinical decision support system，CDSS）、电子病历系统（electronic medical record system，EMRS）等。下面仅对临床决策支持系统和电子病历系统作简要介绍。

临床决策支持系统是通过医学知识库、模型库、方法库和数据库，利用数据挖掘技术和联机分析技术对临床数据进行综合分析处理，进而输出决策结果。该系统可通过监测病人的临床信息（如病人的检查、检验结果等）进行逻辑判断，主动发出提醒，并对病人状况进行推理，给出建议，供医护人员参考。通过CDSS进行临床决策及管理医疗行为，可以有效地减少医疗错误，提高医疗护理质量，为医院节省大量成本。电子病历系统是支持电子病历的一套软、硬件系统，用于电子病历信息的创建、加工、存储、传输和服务，覆盖了病人就医的各个环节，为医疗科研、教学和医院管理提供数据源。电子病历是以电子化方式管理的有关个人终生健康状态和医疗保健行为的信息，它可在医疗中作为主要的信息源取代纸质病历，提供超越纸质病历的服务，满足所有的医疗、法律和管理要求。作为病人信息的基本平台，电子病历可集合病人的其他数据信息，共同为病人的全面诊疗提供参考。“互联网+”医疗时代的到来，借助信息手段，创新思维模式，推进电子病历智能化的研究与临床应用，对提高临床工作效率、提升工作质量具有重要意义。

2．医院管理信息系统 医院管理信息系统（hospital management information system，HMIS）的主要目标是支持医院的行政管理与事务处理业务，减轻事务处理人员的劳动强度，辅助医院管理层决策，提高医院的工作效率，从而使医院能够以较少的投入获得更好的社会效益和经济效益。HMIS包括财务管理系统、药品管理系统、物资管理系统、人力资源管理系统及科研教育管理系统等。

3．外部接口 外部接口的主要目标是实现与其他医疗相关信息系统的集成，实现与外部信息系统的数据交换，包括医疗保险系统接口、远程医疗系统接口、社区卫生服务系统接口、上级卫生行政管理部门接口等。

第三节 护理信息管理

一、概 述

护理信息管理是医院信息管理的重要组成部分，建立一套完整的护理信息系统，有助于提高护理工作效率，减少医疗差错，让护士有更多的时间投入到对病人的直接护理中。

（一）概念

1．**护理信息**（nursing information） 是指在护理活动中产生的各种情报、消息、数据、指令、报告等，是护理管理中最活跃的因素。

2．**护理信息管理**（nursing information management） 是为了有效地开发和利用信息资源，以现代信息技术为手段，对医疗及护理信息资源的利用进行计划、组织、领导、控制和管理的实践活动。简单地说，护理信息管理就是对护理信息资源和信息活动的管理。

3．**护理信息系统**（nursing information system，NIS） 是指一个由护士和计算机组成，能对护理管理和临床业务技术信息进行收集、存储和处理的系统，是医院信息系统的重要组成部分。

（二）护理信息的特点

护理信息来源于临床护理实践，因此，除具有信息的一般特点外，还有其专业本身的特点。

1．**生物医学属性** 护理信息主要是与人的健康和疾病相关，因此具有生物医学属性的特点。在人体这个复杂的系统中，由于健康和疾病处于动态变化状态下，护理信息又具有动态性和连续性。如脉搏就汇集着大量的信息，既反映人体心脏的功能，血管的弹性，还反映血液的血容量等信息。

2．**相关性** 护理信息就其使用来讲，大多是若干单个含义的信息相互关联，互为参照来表征一种状态。如外科术后病人术后引流管的血性引流液多不能完全说明病人是术后出血，只有同时观察病人的临床表现，并参考血常规检查等信息，才能较为全面、真实地反映病人目前是否为术后出血。这种多个信息相互关联、共同表征一种状态的特点就是相关性。

3．**不完备性** 不完备性是指使用中所需信息的不完整、不全面。护理信息来自于病人，受获取信息的手段和时间限制，医护人员不可能像拆机器一样，将病人“打开”查看病情。另外病情不容延缓，特别是危重病人的抢救更要争分夺秒，不可能等所有的病情资料齐全后再进行治疗护理。了解这一特点，就要求护士不仅要准确地观察和判断病人的病情，同时要充分认识疾病的复杂性，在思考和判断时要留有余地，事先预计到可能出现的多种情况，以避免给病人造成不可挽回的损失。

4．**准确性** 护理信息中的一部分可以用客观数据来表达，如病人出入院人数、护士出勤率、病人的血压及脉搏的变化、病人的平均住院日等，但另一部分则来自护士的主观判断，如病人的神志和意识情况、心理状态等。它们直读性差，需要护士能准确地观察、敏锐地判断和综合地分析信息。否则，在病人病情危重，病情突变危及生命时，信息判断和处理失误，会造成不可挽回的损失。

5．**复杂性** 护理信息涉及面广，信息量大，种类繁多，有来自临床的护理信息，来自护理管理的信息，来自医生医疗文件的信息；有数据信息、图像信息、声音信息、有形和无形信息等；同时护理信息的收集和传递需要许多部门和人员的配合，使信息的呈现变得复杂。对这些信息正确的判断和处理，直接关系到护理工作的质量和管理效率的提高。

（三）护理信息的分类

医院的护理信息种类繁多，主要分为护理业务信息、护理科技信息、护理教育信息和护理管理信息。

1．**护理科技信息** 包括国内外护理新进展、新技术、护理科研成果、论文、著作、译文、学术活动情报、护理专业考察报告、护理专利、新仪器、新设备、各种疾病的护理常规、卫生宣教资料等。同时还包括院内护理科研计划、成果、论文、著作、译文、学术活动、护士的技术档案资料、护理技术资料、开展新业务新技术情况等。

2．**护理业务信息** 主要是来源于护理临床业务活动中的一些信息，这些信息与护理服务对象直接相关，如入院信息、转科信息、出院信息、病人一般信息、医嘱信息、护理文件书写资料信息等。

3．**护理教育信息** 主要包括教学计划、实习安排、教学会议记录、进修生管理资料、继续教育计划、培训内容、业务学习资料、历次各级护士考试成绩及标准卷等。

4．**护理管理信息** 护理管理信息是指在护理行政管理中产生的一些信息，这些信息往往与护士直接相关，如护士基本情况、护士配备情况、排班情况、出勤情况、考核评价情况、奖惩情况、护理管理制度、护理工作计划、护理会议记录、护理质量检验结果等。

（四）护理信息收集和处理的基本方法

1．**人工处理** 人工处理是指信息的收集、加工、传递、存贮都是以人工书写、口头传递等方法进行。

（1）口头方式：抢救病人时的口头医嘱和晨交班等都是以口头方式传递信息，是较常用的护理信息传递方式。它的特点是简单易行。口头传递信息虽然快，但容易发生错误，且错误的责任有时难以追查。

（2）文书传递：文书传递是护理信息最常用的传递方式。如交班报告、护理记录、规章制度等，这是比较传统的方式。优点是保留时间长，有据可查；缺点是信息的保存和查阅有诸多不便，资料重复收集和资料浪费现象普遍。

（3）简单的计算工具：利用计算器作为护理信息中数据的处理，常用作统计工作量、计算质量评价成绩等。其局限在于无法将结果进行科学的分析，因此它已滞后于现代护理管理的发展。

2．**计算机处理** 利用计算机处理信息，运算速度快，计算精确度高，且有大容量记忆功能和逻辑判断能力，已逐渐成为护理信息管理的主要方式。利用计算机进行信息管理可显著地节省护士人力并减轻护理工作负荷，改变以往护士手工抄写、处理文书的繁琐方法，使工作效率和护理工作质量有显著的提高。随着护理信息系统的广泛应用，使护理工作中每一个上传到网络的数据都将被自动记录。当数据的积累量足够大的时候，也就是大数据到来时，信息系统将从简单的数据交流和信息传递上升到基于海量数据的整合分析。大数据通过海量数据进行整合分析，得出非因果关系的相关性，反馈到护士，从中提取大数据的反馈结果，进而将其运用到临床护理中。

二、护理信息系统

（一）护理信息系统的内容

护理信息系统是医院信息系统应用最广泛的部分，可分为临床护理信息系统和护理管理信息系统。

1. 临床护理信息系统 该系统覆盖了护士日常工作中所涉及的所有信息处理的内容，可进行医嘱处理、收集护理观察记录、制定护理计划、实施病人监控等。国内的护理信息系统智能化程度仍较低，护士如何执行还是凭自己的知识和经验，缺乏完整的知识库支持，且对执行过程中存在的问题也缺乏有效的纠错与提醒功能。

（1）住院病人信息管理系统：该系统主要功能是病人基本信息和出入院信息管理。住院病人管理是医院管理的重要组成部分，耗用医院大量的人、财、物资源。应用该系统病人办理住院手续后，病人信息在护士工作站电脑终端显示，有利于及时准备床单位，病人到病区后即可休息；同时病人信息卡刷卡后可打印病人一览表卡、床头卡等相关信息，医嘱录入后，随着医嘱自动更改护理级别、饮食等，替代以前手写的床头卡，并与药房、收费处、病案室、统计室等相应部门共享，既强化了病人的动态管理，又节约了护士的间接护理工作时间。

（2）住院病人医嘱处理系统：医嘱系统（computerized physician order entry，CPOE）是医院应用较早，普及程度较高的临床信息系统。该系统由医生在电脑终端录入医嘱，护士通过工作站核实医生下达的医嘱，无疑问后确认即可产生各种执行积累单及当日医嘱变更单、医嘱明细表等；确认领取当日、明日药后，病区药房、总药房自动产生请领总表及单个病人明细表；药费自动划价后与收费处联网入账；住院费及部分治疗项目按医嘱自动收费。该系统由医生录入医嘱，充分体现出医嘱的严肃性及法律效应性。

（3）住院病人药物管理系统：本系统在病区电脑终端设有借药及退药功能，在病人转科、出院、死亡及医嘱更改时可及时退药，并根据病人用药情况设有退药控制程序，避免人为因素造成误退药、滥退药现象。

（4）住院病人费用管理系统：医嘱及其执行既是临床诊疗的依据，也是医疗收费的依据。该系统根据录入的医嘱、诊疗、手术情况，在病人住院的整个过程中可以随时统计病人、病区费用的管理信息，如病人的费用使用情况，科室在某一时间段的入、出院情况，各项收入比例，有利于调整费用的结构，达到科学管理。

（5）手术病人信息管理系统：该系统利用信息集成共享和广谱设备集成共享作为两大支撑平台。它覆盖了从病人入院、术前、术中和术后的手术过程，直至病人出院。通过与床边监护设备的集成、数据自动采集，对手术麻醉全过程进行动态跟踪，达到麻醉信息电子化，使手术病人管理模式更具科学性，并能与全院信息系统的医疗信息数据共享。

护理信息系统在计算机人员和护理人员的共同努力下，将不断开发新的护理信息处理系统软件，使护士在护理信息处理中更方便，更科学，更完善。

2. 护理管理信息系统 包括护理人力资源管理系统、护理质量管理系统及护理成本管理系统等。

（1）护理人力资源管理系统：护理人力资源管理系统主要应用于护理人力资源配置、护士培训与考核、护士岗位管理及护士科研管理等方面。例如通过该系统，护理部、护士长可实时了解护士的上岗情况，根据不同护理单元的实际工作量进行电脑设置，实现全院护士网上排班，及时进行人员调配与补充，统筹安排护士的轮值与休假。同时可通过统计护理工作量、工作质量、岗位风险程度、病人满意度及教学科研情况等综合指标进行护士的绩效考核，实现护理人力资源的科学管理。

（2）护理质量管理系统：护理质量管理系统主要包括护理单元质量管理、护理风险动态评估、护理不良事件管理、护理文书书写质量监控、护理接近失误管理、病人满意度调查等部分。各医院结合实际情况将护理质量的关键要素制定出护理质量考核与评价标准，建立数据库，护理部、护士长、质控组长等将检查结果及时、准确录入计算机，由计算机完成对这些信息的存储、分析和评价。由于信息反馈快，管理者可及时得知各护理单元的护理质量状况，从而很快发现和纠正问题，突出了环节质量控制，将终末质量管理变为环节质量控制，减少护理差错事故的发生率，有效改进护理工作质量。此外，应用该系统可量化考评信息，减少人为主观性，使考评结果更具客观性。

（3）护理成本核算系统：随着医院成本化意识的不断增强，越来越多的管理者认识到护理是基本的成本中心。如何降低护理成本，实现护理资源的优化配置，成为管理者关注的课题。护理成本核算系统是将过去手工统计工作量的方法改为利用计算机输入数据。例如使用NIS系统测定和录入病人生命体征，不仅节省人力成本的费用，降低劳动强度，还可大大提高统计工作的质量和速度，消除人为因素，减少管理成本。

（二）护理信息系统的应用

1．护理电子病历 护理电子病历是将计算机信息技术应用于临床护理记录，并以此建立的以提高效率、改进质量为目的的信息系统，是电子病历的重要组成部分，是能够协助护士对病人进行病情观察和实施护理措施的原始记载。护理电子病历包括体温单、生命体征记录单、出入量记录单、入院评估单、日常评估、护理评估、护理措施、护理记录、护理健康宣教表、病区护理交班记录等项目，能够根据相应记录生成各类图表。可与HIS、各监护仪器无缝链接，使用掌上电脑、无线移动推车、蓝牙技术等进行信息的自动读取和传输。

护理电子病历属于护理文书，具有举证作用，故严格权限与安全控制尤其重要。除采用用户名和密码登录外，护士只能修改自己的记录；护士长、护理组长可以修改所管辖护士的护理记录；护理电子病历软件对电子病历的书写时限、书写质量进行事前提醒、事中监督、事后评价的全过程实时监控，为护理病历质量控制提供方便、快捷、安全、有效的管理途径。

2．条码与射频识别技术 条形码是一种可供电子仪器自动识别的标准符号，由一组黑白相间、粗细不同的条、空符号按一定编码规则排列组成的标记。它能够表示一定的信息。条形码技术已深入到医院的各部门中，主要用于物资管理、临床化验室、放射科、病案管理、财务管理等方面。护理信息系统主要集中在配液系统（输液贴）、消毒物品跟踪管理系统（消毒物品条码）、病区内医用耗材管理系统（耗材条码）。无线射频识别技术（radio frequency identification，RFID）是一种非接触式自动识别技术。在医院的应用主要集中在医院血液管理、供应室RFID管理、母婴RFID管理、医院移动资产管理、病床消毒RFID管理和医疗垃圾RFID管理等方面。

3．移动护士工作站 移动护士工作站（point-of-care information system）是以医院信息系统为支撑平台，采用无线网络、移动计算、条码及自动识别等技术，充分利用HIS的数据资源，将临床护理信息系统从固定的护士工作站延伸至病人床旁。移动护士工作站具有护理计划综合浏览、综合病人腕带标识、病人体征床旁采集、医嘱执行管理、检验标本采集校对及给药管理等功能。常用的移动设备包括移动电脑（笔记本电脑、平板电脑或移动推车电脑等）、终端掌控电脑（personal digital assistant，PDA）和智能手机。借助这些设备，访问病人的检查、检验报告，采集与上传护理数据、查看与执行医嘱，将过去基于纸质和电脑的病历通过移动端查询和传递。移动护士工作站改变了护士的工作模式，在确保病人能够得到及时恰当处理的同时，有效降低了医疗事故率，对于提升病人医疗安全，推动医院信息数字化建设起到了重要的作用。

4．重症监护护理管理系统 该系统采用计算机通信技术，利用计算机自动采集方式实现对监护仪、呼吸机、输液泵等设备输出数据的自动采集，并根据采集结果，综合病人其他数据，自动生成重症监护单、护理记录和治疗措施等各种医疗文书。该系统主要是为医院重症监护病房（ICU/CCU）的临床护士设计，覆盖了重症监护相关的各个临床工作环节，能够将ICU/CCU的日常工作标准化、流程化和自动化，极大地降低了医护人员的工作负担，提高了整个工作流程的效率。

5．智能护理呼叫系统 智能护理呼叫系统是病人请求医护人员进行紧急处理或咨询的工具，可将病人的请求快速传送给值班医生或护士，并在监控中心计算机上留下准确完整的记录。其基本功能是通过一种简便的途径使病人与医护人员迅速达成沟通。该系统已实现与其他物联网设备进行数据交换，实现感知和数据传输，如坠床、输液泵数据采集与传输、心电监护设备数据采集与传输等。此外还可收集病人对医院服务的评价，为医院服务改进提供辅助数据。

6．预约挂号及辅诊系统 该系统具有为初诊病人进行分诊和专科预约、接受手机APP和微信平台的预约挂号、对候诊病人进行常见检查检验的辅助指导等功能。借助该系统可提高病人就诊效率，缩短就医等待时间，同时有利于降低护理人力资源配置。

（三）护理信息系统的发展趋势

1．推动护理信息标准化进程 大数据时代的带来，在所有医疗场所，采用标准的护理信息表达方式、标准的护理病历格式是当前护理电子病历和护理决策支持系统开发中亟需解决的问题，也是护理信息共享的保障。护理信息标准化包括护理术语标准化、护理工作流程标准化、护理数据标准化等。其中术语标准化是学科发展的基础，它对标准化工作的开展具有至关重要的作用。护理术语标准化的过程就是指尽可能将护士对病人的描述和临床观察用标准表达方式表示。

国际护理学会（International Council of Nurses，ICN）发展的国际护理实践分类系统（International Classification for Nursing Practice，ICNP）是目前表达全面，应用范围广，适用性强，研究最多的一种国际通用的护理实践术语系统。国内尚缺乏与国际接轨的统一的标准化临床护理语言来反映临床护理实践，限制了与其他国家或地区的护理交流，影响了我国护理信息与护理专业的发展。因此，加紧对ICNP的相关研究，建立适合我国国情的标准化护理信息系统已迫在眉睫。

2．拓宽远程护理发展空间 “互联网+”医疗健康服务模式加快了远程医疗的发展。作为远程医疗的重要组成部分，远程护理是指护士通过可穿戴设备或移动工具，随时监控慢性病、普通术后、心血管疾病、精神病等病人的指标，借助电话、电子邮件、视频等电子通讯方式对病人进行护理保健并指导护理实践。信息通讯技术的迅猛发展，远程护理的应用除慢病管理外，还将在个体化健康管理、老年人群智能照护等方面发挥积极作用，必将拓宽护理工作领域，让病人获得更加方便、快捷的医疗服务。

3．推进循证护理实践深入发展 循证护理实践强调护理活动应以客观的科学研究结果作为决策依据，寻找最佳证据是循证护理实践的重要步骤之一，但大量繁重的临床工作使护士缺少时间和精力去广泛检索和阅读大量文献。信息网络技术的迅猛发展以及物联网的广泛应用，护理工作流程中产生的大量数据，被护理信息系统收集和存储，方便护士及时获取最佳证据。大数据时代的到来，以及不间断采集医疗数据的可穿戴设备出现，样本数据的稀缺等问题将逐渐消失；伴随大数据出现的云计算将提高证据分析与处理的效率；自动整理大数据的数据融合技术以及自动提取证据并建立决策模型的深度学习技术，将大大提高证据提取及护理方案决策分析的效率。这些都为循证护理的快速发展提供坚实的数据基础，为循证护理实践的深入开展创造有利条件。

4．促进决策支持系统广泛应用 在护理领域已利用临床决策支持系统协助护士制定护理计划、辅助护士进行护理诊断及评价护理决策质量。系统还能将数据转化为知识，辅助护士进行科学决策，从而有效减少决策失误、控制医疗费用不合理增长、合理配置医疗资源及提高医疗服务质量。例如护士通过系统菜单选择压疮位置、深度、性质及颜色等，系统即会根据预设标准进行评估，准确进行压疮分期，提高压疮分期评估的准确性。此外，在辅助护士制定护理计划、判断护理措施合理性并给与警示等方面CDSS也发挥出积极作用。人工智能、数据挖掘及知识管理等技术的成熟，系统也逐步走向智能化和集成化。新型的护理信息系统将为临床护理提供更多决策支持，解决护理实践问题，真正提高临床护理实践质量。

5．实现临床护理路径信息化 临床路径作为新的医疗服务工作模式，已在全国各地医院迅速推广实施。但目前国内许多医院的临床路径管理还处于手工化、纸质化阶段。利用信息化手段，将临床路径管理贯通入医院实际工作流程中，实现临床信息共享、医护患之间的互通及治疗护理流程的电子化支持，是医院信息管理的必然趋势。临床护理路径作为临床路径在护理中的应用，不仅能减少护理工作差错、保障病人安全，同时能节约医疗资源，降低就医成本，提高护理质量。随着护理信息系统建设的深入，将临床路径管理嵌入电子病历系统，与临床护理工作相结合，实现临床护理路径信息化。

● 导入案例分析

对本章的导入案例进行分析，医院信息系统建设应搭建全面的服务平台，通过智能化的病人服务体系实现病人诊前、诊中和诊后的全程精细化和人性化服务，让病人有良好的就医体验，提高病人的满意度。完整的护理信息系统应有助于提高护理工作效率、减少工作差错，让护士有更多的时间投入对病人的直接护理中。未来的护理信息系统建设应围绕高度整合多个子系统、统一管理护理数据、全程监控护理环节及智能提醒护理操作等展开实践。

（孔繁莹）

✧ 思考题

1. 医院信息系统的作用是什么？
2. 护理信息的分类有哪些？
3. 护理信息系统的内容是什么？
4. 举例说明护理信息系统的临床应用有哪些？
5. 结合护理信息系统的发展趋势，对护理工作你有哪些建议？

☆ 案例分析题

某市级三级甲等综合医院，开放床位1200张，设临床科室36个，护士620名，年平均住院数35 000—40 000例。为保障病人安全，有效监控不良事件，降低不良事件发生率，医院改进护理信息系统加强安全管理。运用新系统后，医院护理安全事件的年平均发生率由0.67%降低至0.28%，缩短了护理安全数据收集和整理的时间，强化了护士的安全意识，有效提高了工作效率和管理水平。

【问题】

1. 为实现管理目的，改进后的护理信息系统应具备哪些功能？监控哪些环节？收集哪些信息？

2. 结合案例分析应用信息系统进行护理安全管理的优势。

【案例分析提示】

案例分析思考要点：①系统应具备评估、预警、执行、监督、统计等功能。系统应提供评价工具对病人进行风险评估及预警；提供护理指南、相关知识库作为实施护理的参考；护士、管理者等不同人员能对护理过程随时进行监督；能将相关数据汇总、分析并上报等。系统应监控导致护理安全事件（包括病人身份识别差错、给药差错、压疮、跌倒、坠床、非计划拔管等）发生的相关环节。系统应实时收集和动态监控各病区病人信息、疾病信息及进行风险评估的相关因素等。②系统的优势体现在可进行实时评估和预警护理风险，保证护理安全；可优化工作流程，提高护理效率；便于管理者随时监控，实现全程全面管理。

第十二章 护理管理与医疗卫生法律法规

学习目标

识记 能正确解释卫生法、医政法、护理法、药品不良反应、医疗事故等相关概念。

理解 1. 能理解与护理管理相关的法律、法规和政策。
2. 能理解护士的权利和义务。

运用 能将与护理管理相关的法律法规与临床护理管理中具体案例、问题相结合，做到依法执业和安全执业。

章前导言

法是国家制定和颁布的公民必须遵守的行为规则。依法办事是每一个公民的责任和义务，尤其是党的十八大以来，全面推进依法治国、依法执政；各行各业法律法规的出台为推进社会主义法治建设提供了基本法则和行动指南；医疗卫生法律法规是医疗卫生行业依法执业的准绳，是保证我国卫生事业健康发展的关键。护士执业活动与人的健康和生命直接相关，认真贯彻执行护理管理相关法律法规，是护理从业人员的首要条件，是护理管理者必须遵守的基本原则。

导入案例与思考

李某，男，50岁，因病毒性脑炎入住离家较近的某医院进行治疗，医院给予李某病毒性脑炎的相关检查及治疗，内科一级护理，家属陪伴一人。经积极治疗后病情逐渐稳定，可仍时常出现神志恍惚等症状。某日15:00时许，陪护人员其妻孙某离开病房回家取物品，返回后李某不在病房，孙某寻找无果，请求主治医生及医院领导派人协助寻找，因诸多原因医院未能派人。当日21:00时，值班护士及医生按常规巡查病房时，李某仍未返回病房，至次日上午家人多方寻找仍未果，该医院向辖区派出所报了案，后经孙某家人及亲属反复寻找，直到距李某走失后的第六天，才发现李某已溺亡在该市郊区附近一水沟内，其妻孙某遂提起诉讼，要求该医院承担各项损失计20万元。

请思考：病人在医院住院治疗期间走失死亡，医院是否承担法律责任？

第一节　与护理管理相关的法律法规

一、卫生法体系与护理法

（一）我国的卫生法体系

卫生法（health law）是指由国家制定或认可的，并有国家强制力作保证，用以调整人们在医疗卫生活动中，各种社会关系的行为规范总和，是我国法律体系的重要组成部分。立法的目的在于维护国家安全，维护卫生事业的公益性地位，及时有效地控制突发性公共卫生事件，维护卫生事业健康有序地发展。

目前我国还没有一部统一、完整的卫生法典，只是有以公共卫生与疾病防治法、医政、药政法、妇幼卫生法、优生与计划生育法等单个法律法规构成的一个相对完整的卫生法体系。

医政法（medical law）是指国家制定的用以规范国家医政活动和社会医事活动，调整因医政活动而产生的各种社会关系的法律法规的总称。医政法有四大特点：①以保护公民的生命健康权为根本宗旨；②跨越卫生法和行政法两大法律体系；③社会管理功能显著；④技术规范多。目前，我国还没有颁布医政法，只有医政和药理相关的法律、行政法规、规章等法规以及规范性文件所形成的医政管理法规体系。

（二）护理法

护理法（nursing legislation）是由国家制定的，用以规范护理活动（如护理教育、护士注册和护理服务）及调整这些活动而产生的各种社会关系的法律规范的总称。护理立法始于20世纪初，1919年英国率先颁布了本国的护理法——《英国护理法》；1921年荷兰颁布了护理法；1947年国际护士委员会发表了一系列有关护理立法的专著；1953年世界卫生组织发表了第一份有关护理立法的研究报告；1968年国际护士委员会特别成立了一个专家委员会，制定了护理立法史上划时代的文件——《系统制定护理法规的参考指导大纲》，为各国护理法必须涉及的内容提供了权威性的指导。1984年WHO调查报告，欧洲18国、西太平洋地区12国、中东20国、东亚10国及非洲16国均已制定了护理法规。目前我国尚未颁布护理法，正在执行的是《中华人民共和国护士管理条例》以及与护理工作相关的法规、规章及规范性文件。

二、我国与护理管理相关的法律、法规和政策

（一）《中华人民共和国护士管理条例》

《中华人民共和国护士管理条例》（以下简称《条例》），经2008年1月23日国务院第206次常务会议通过，2008年1月31日国务院令第五百一十七号公布，2008年5月12日起施行。《条例》共六章三十五条，重点强调了护士的执业注册、执业权利和义务、医疗卫生机构的职责、法律责任等。

我国首部保护护士劳动权益的法规—《护士条例》的出台，为保障护士的合法权益筑起了强有力的法律保证，使护士执业活动中维权做到有法可依。它突显了六大特点：①政府在护理管理中要加强宏观监督管理；②医疗机构要配备一定数量的护士，保障护士的工资、福利待遇等具体要求；③维护护士的合法权益；④明确了护士的权利和义务；⑤强调护士执业规则及护士执业活动中必须遵循的行为规范；⑥规定了卫生行政机关、医疗卫生机构和他人侵犯护士权益等应负的法律责任。

护士的法律责任：护士在执业活动中有下列情形之一的，由县级以上地方人民政府卫生主管部门依据职责分工责令改正，给予警告；情节严重的，暂停其6个月以上1年以下执业活动，直至由原发证部门吊销其护士执业证书：①发现病人病情危急未立即通知医师的；②发现医嘱违反法律、法规、规章或者诊疗技术规范的规定，未依照本条例第十七条的规定提出或者报告的；③泄露病人隐私的。④发生自然灾害、公共卫生事件等严重威胁公众生命健康的突发事件，不服从安排参加医疗救护的。护士在执业活动中造成医疗事故的，依照医疗事故处理的有关规定承担法律责任。

（二）《护士执业注册管理办法》

《护士执业注册管理办法》于2008年5月4日经卫生部部务会议讨论通过，2008年5月6日卫生部令第五十九号发布，自2008年5月12日起施行，共二十四条。它在《护士条例》基础上进一步规范了护士执业注册管理，明确了护士执业注册应具备的条件及延续注册、变更注册的规定等。

护士执业注册，应当具备的条件：①具有完全民事行为能力；②在中等职业学校、高等学校完成教育部和卫生部规定的普通全日制3年以上的护理、助产专业课程学习，包括在教学、综合医院完成8个月以上护理临床实习，并取得相应学历证书；③通过卫生部组织的护士执业资格考试；④符合下列健康标准：无精神病史；无色盲、色弱、双耳听力障碍；无影响履行护理职责的疾病、残疾或者功能障碍者。

护士执业注册应提交的材料：①护士执业注册申请审核表；②申请人身份证明；③申请人学历证书及专业学习中的临床实习证明；④护士执业资格考试成绩合格证明；⑤省、自治区、直辖市人民政府卫生行政部门指定的医疗机构出具的申请人6个月内健康体检证明；⑥医疗卫生机构拟聘用的相关材料。护士执业注册有效期为5年。

护士延续注册：护士执业注册有效期届满需要继续执业的，应当在有效期届满前30日，向原注册部门申请延续注册。护士申请延续注册，应当提交下列材料：①护士延续注册申请审核

表；②申请人的《护士执业证书》；③省、自治区、直辖市人民政府卫生行政部门指定的医疗机构出具的申请人6个月内健康体检证明。医疗卫生机构可以为本机构聘用的护士集体申请办理护士执业注册和延续注册。

重新申请注册：有下列情形之一的拟在医疗卫生机构执业时，应当重新申请注册：①注册有效期届满未延续注册的；②受吊销《护士执业证书》处罚，自吊销之日起满2年的。重新申请注册应按照规定提交材料，中断护理执业活动超过3年的，还应当提交在省、自治区、直辖市人民政府卫生行政部门规定的教学、综合医院接受3个月临床护理培训并考核合格的证明。

变更执业注册：护士在其执业注册有效期内变更执业地点的，应当向拟执业地注册主管部门报告，并提交下列材料：①护士变更注册申请审核表；②申请人的《护士执业证书》。

（三）《中华人民共和国传染病防治法》

《中华人民共和国传染病防治法》于1989年2月21日由第七届全国人民代表大会常务委员会第六次会议通过，期间经过两次修订：第一次是于2004年8月28日，由第十届全国人民代表大会常务委员会第十一次会议进行了修订；第二次是于2013年6月29日，由中华人民共和国第十二届全国人民代表大会常务委员会第三次会议进行了修订。中华人民共和国主席令第五号2013年6月29日公布，自公布之日起施行。新修订的《中华人民共和国传染病防治法》共九章八十条，分别就传染病预防、疫情报告、通报和公布、疫情控制、医疗救治监督管理等做了修订和说明。

传染病分类：本法规定的传染病分为三类：①甲类传染病包括鼠疫、霍乱；②乙类传染病包括传染性非典型肺炎、艾滋病、病毒性肝炎、脊髓灰质炎、人感染高致病性禽流感、麻疹、流行性出血热、狂犬病、流行性乙型脑炎、登革热、炭疽、细菌性和阿米巴性痢疾、肺结核、伤寒和副伤寒、流行性脑脊髓膜炎、百日咳、白喉、新生儿破伤风、猩红热、布鲁氏菌病、淋病、梅毒、钩端螺旋体病、血吸虫病、疟疾；③丙类传染病包括流行性感冒、流行性腮腺炎、风疹、急性出血性结膜炎、麻风病、流行性和地方性斑疹伤寒、黑热病、包虫病、丝虫病，除霍乱、细菌性和阿米巴性痢疾、伤寒和副伤寒以外的感染性腹泻病；④国务院卫生行政部门根据传染病暴发、流行情况和危害程度，可以决定增加、减少或者调整乙类、丙类传染病病种并予以公布；⑤对乙类传染病中传染性非典型肺炎、炭疽中的肺炭疽和人感染高致病性禽流感，采取本法所称甲类传染病的预防、控制措施；⑥其他乙类传染病和突发原因不明的传染病需要采取本法所称甲类传染病的预防、控制措施的，由国务院卫生行政部门及时报经国务院批准后予以公布、实施。省、自治区、直辖市人民政府对本行政区域内常见、多发的其他地方性传染病，可以根据情况决定按照乙类或者丙类传染病管理并予以公布，报国务院卫生行政部门备案。

传染病预防、控制预案包括：①传染病预防控制指挥部的组成和相关部门的职责；②传染病的监测、信息收集、分析、报告、通报制度；③疾病预防控制机构、医疗机构在发生传染病疫情时的任务与职责；④传染病暴发、流行情况的分级以及相应的应急工作方案；⑤传染病预防、疫点疫区现场控制，应急设施、设备、救治药品、医疗器械以及其他物资和技术的储备与调用。

传染病救治：医疗机构应当对传染病病人、或者疑似传染病病人提供医疗救护、现场救援和接诊治疗；书写病历记录以及其他有关资料，并妥善保管；实行传染病预检、分诊制度；对传染病病人、疑似传染病病人，应当引导至相对隔离的分诊点进行初诊；不具备相应救治能力的，应当将病人及其病历记录复印件一并转至具备相应救治能力的医疗机构，具体办法由国务院卫生行政部门规定。

医疗机构疫情控制的职责范围：①发现甲类传染病时应当采取的措施：对病人、病原携带者，予以隔离治疗，隔离期限根据医学检查结果确定；对疑似病人，确诊前在指定场所单独隔离治疗；对医疗机构内的病人、病原携带者、疑似病人的密切接触者，在指定场所进行医学观察和采取其他必要的预防措施；拒绝隔离治疗或者隔离期未满擅自脱离隔离治疗的，可以由公安机关协助医疗机构采取强制隔离治疗措施。②医疗机构发现乙类或者丙类传染病病人，应当根据病情采取必要的治疗和控制传播措施。③医疗机构对本单位内被传染病病原体污染的场所、物品以及医疗废物，必须依照法律、法规的规定实施消毒和无害化处置。

传染病疫情报告：①疾病预防控制机构、医疗机构和采供血机构及其执行职务的人员发现本法规定的传染病疫情或者发现其他传染病暴发、流行以及突发原因不明的传染病时，应当遵循疫情报告属地管理原则，按照国务院规定的或者国务院卫生行政部门规定的内容、程序、方式和时限报告；②任何单位和个人发现传染病病人或者疑似传染病病人时，应当及时向附近的疾病预防控制机构或者医疗机构报告；③地方各级人民政府未依照本法的规定履行报告职责，或者隐瞒、谎报、缓报传染病疫情，或者在传染病暴发、流行时，未及时组织救治、采取控制措施的，由上级人民政府责令改正，通报批评，造成传染病传播、流行或者其他严重后果的，对负有责任的主管人员，依法给予行政处分，构成犯罪的，依法追究刑事责任。

（四）《中华人民共和国侵权责任法》

《中华人民共和国侵权责任法》于2009年12月26日由中华人民共和国第十一届全国人民代表大会常务委员会第十二次会议通过，中华人民共和国主席令第二十一号公布，自2010年7月1日起施行，共十二章九十二条对各种类型的侵权法律责任进行了界定。

医疗损害的责任界定：①病人在诊疗活动中受到损害，医疗机构及其医务人员有过错的，由医疗机构承担赔偿责任。②医务人员在诊疗活动中应当向病人说明病情和医疗措施，需要实施手术、特殊检查、特殊治疗的，医务人员应当及时向病人说明医疗风险、替代医疗方案等情况，并取得其书面同意，不宜向病人说明的，应当向病人的近亲属说明，并取得其书面同意，医务人员未尽到前款义务，造成病人损害的，医疗机构应当承担赔偿责任。③因抢救生命垂危的病人等紧急情况，不能取得病人或者其近亲属意见的，经医疗机构负责人或者授权的负责人批准，可以立即实施相应的医疗措施。④医务人员在诊疗活动中未尽到与当时的医疗水平相应的诊疗义务，造成病人损害的，医疗机构应当承担赔偿责任。⑤病人有损害，因下列情形之一的，应界定医疗机构有过错：违反法律、行政法规、规章以及其他有关诊疗规范的行为；隐匿或者拒绝提供与纠纷有关的病历资料；伪造、篡改或者销毁病历资料。⑥因药品、消毒药剂、医疗器械的缺陷，或者输入不合格的血液造成病人损害的，病人可以向生产者或者血液提供机构请求赔偿，也可以向医疗机构请求赔偿；病人向医疗机构请求赔偿的，医疗机构赔偿后，有权向负有责任的生产者或者血液提供机构追偿。⑦病人有损害，因下列情形之一的，医疗机构不承担赔偿责任：病人或者其近亲属不配合医疗机构进行符合诊疗规范的诊疗；医务人员在抢救生命垂危的病人等紧急情况下已经尽到合理诊疗义务；限于当时的医疗水平难以诊疗。⑧医疗机构及其医务人员应当按照规定填写并妥善保管住院志、医嘱单、检验报告、手术及麻醉记录、病理资料、护理记录、医疗费用等病历资料；病人要求查阅、复制前款规定的病历资料的，医疗机构应当提供。⑨医疗机构及其医务人员应当对病人的隐私保密；泄露病人隐私或者未经病人同意公开其病历资料，造成病人损害的，应当承担侵权责任。⑩医疗机构及其医务人员不得违反诊疗规范实施不必要的检查。⑪医疗机构及其医务人员的合法权益受法律保护；干扰医疗秩序，妨碍医务人员工作、生活的，应当依法承担法律责任。

（五）《医疗事故处理条例》

《医疗事故处理条例》于2002年2月20日由国务院第55次常务会议通过，2002年4月4日国务院令第三百五十一号公布，自2002年9月1日起施行，共七章六十三条，该条例分别就医疗事故的预防与处置、医疗事故的技术鉴定、医疗事故的行政处理与监督、医疗事故的赔偿等进行了说明，为正确处理医疗事故，保护病人和医疗机构及其医务人员的合法权益，维护医疗秩序，保障医疗安全，促进医学科学的发展打下了坚实基础。

医疗事故（medical negligence）是指医疗机构及其医务人员在医疗活动中，违反医疗卫生管理法律、行政法规、部门规章和诊疗护理规范、常规，过失造成病人人身损害的事故。根据对病人人身造成的损害程度分为四级：一级医疗事故是指造成病人死亡、重度残疾的；二级医疗事故是造成病人中度残疾、器官组织损伤导致严重功能障碍的；三级医疗事故是造成病人轻度残疾、器官组织损伤导致一般功能障碍的；四级医疗事故是造成病人明显人身损害的其他后果的。

医疗事故的预防与处置：①医疗机构及其医务人员在医疗活动中，必须严格遵守医疗卫生管理法律、行政法规、部门规章和诊疗护理规范、常规，恪守医疗服务职业道德。②医疗机构应当对其医务人员进行医疗卫生管理法律、行政法规、部门规章、诊疗护理规范、常规的培训和医疗服务职业道德的行业培训。③医疗机构应当设置医疗服务质量监控部门或者配备专（兼）职人员，负责监督医务人员的医疗服务工作，检查医务人员执业情况，接受病人对医疗服务的投诉，向其提供咨询服务。④应当按照国务院卫生行政部门规定的要求，书写并妥善保管病历资料，因抢救急危病人，未能及时书写病历的，有关医务人员应当在抢救结束后6小时内据实补记，并加以注明。⑤严禁涂改、伪造、隐匿、销毁或者抢夺病历资料。⑥病人有权复印或者复制其门诊病历、住院志、体温单、医嘱单、化验单（检验报告）、医学影像检查资料、特殊检查同意书、手术同意书、手术及麻醉记录单、病理资料、护理记录以及国务院卫生行政部门规定的其他病历资料；医疗机构应当提供复印或者复制服务并在复印或者复制的病历资料上加盖证明印记，复印或者复制病历资料时，应当有病人在场。⑦在医疗活动中，医疗机构及其医务人员应当将病人的病情、医疗措施、医疗风险等如实告知病人，及时解答其咨询，但是，应当避免对病人产生不利后果。⑧医疗机构应当制定防范、处理医疗事故的预案，预防医疗事故的发生，减轻医疗事故的损害。⑨医务人员在医疗活动中发生或者发现医疗事故、可能引起医疗事故的医疗过失行为或者发生医疗事故争议的，应当立即向所在科室负责人报告，科室负责人应当及时向本医疗机构负责医疗服务质量监控的部门或者专（兼）职人员报告，负责医疗服务质量监控的部门或者专（兼）职人员接到报告后，应当立即进行调查、核实，将有关情况如实向本医疗机构的负责人报告，并向病人通报、解释。⑩发生医疗事故的，医疗机构应当按照规定向所在地卫生行政部门报告：导致病人死亡或者可能为二级以上的医疗事故；或导致3人以上人身损害后果；医疗机构应当在12小时内向所在地卫生行政部门报告：国务院卫生行政部门和省、自治区、直辖市人民政府卫生行政部门规定的其他情形。⑪发生或者发现医疗过失行为，医疗机构及其医务人员应当立即采取有效措施，避免或者减轻对病人身体健康的损害，防止损害扩大。发生医疗事故争议时，死亡病例讨论记录、疑难病例讨论记录、上级医师查房记录、会诊意见、病程记录应当在医患双方在场的情况下封存和启封，封存的病历资料可以是复印件，由医疗机构保管。⑫对疑似输液、输血、注射、药物等引起不良后果的，医患双方应当共同对现场实物进行封存和启封，封存的现场实物由医疗机构保存，需要检验的，应当由双方共同指定的、依法具有检验资格的检验机构进行检验，双方无法共同指定时，由卫生行政部门指定，疑似输血引起不良后果，需要对血液进行封存保留的，医疗机构应当通知提供该血液的采供血机构派员到场。⑬病人死亡，医患双方当事人不能确定死因或者对死因有异议的，应当在病人死亡后48小时内进行尸检，具备尸体冻存条件的，可以延长至7日。⑭病人在医疗机构内死亡的，尸体应当立即移放太平间，死者尸体存放时间一般不得超过2周，逾期不处理的尸体，经医疗机构所在地卫生行政部门批准，并报经同级公安部门备案后，由医疗机构按照规定进行处理。

医疗事故技术鉴定规定有下列情形之一的，不属于医疗事故：①在紧急情况下为抢救垂危病人生命而采取紧急医学措施造成不良后果的；②在医疗活动中由于病人病情异常或者病人体质特殊而发生医疗意外的；③在现有医学科学技术条件下，发生无法预料或者不能防范的不良后果的；④无过错输血感染造成不良后果的；⑤因患方原因延误诊疗导致不良后果的；⑥因不可抗力造成不良后果的。

医疗事故的处罚规定有下列情形之一的，由卫生行政部门责令改正，情节严重的，对负有责任的主管人员和其他直接责任人员依法给予行政处分或纪律处分。①未如实告知病人病情、医疗措施和医疗风险的；②没有正当理由，拒绝为病人提供复印或者复制病历资料服务的；③未按照国务院卫生行政部门规定的要求书写和妥善保管病历资料的；④未在规定时间内补记抢救工作病历内容的；⑤未按照本条例的规定封存、保管和启封病历资料和实物的；⑥未设置医疗服务质量监控部门或者配备专（兼）职人员的；⑦未制定有关医疗事故防范和处理预案的；⑧未在规定时间内向卫生行政部门报告重大医疗过失行为的；⑨未按照本条例的规定向卫生行政部门报告医疗事故的；⑩未按照规定进行尸检和保存、处理尸体的。

（六）《中华人民共和国献血法》

《中华人民共和国献血法》于1997年12月29日由中华人民共和国第八届全国人民代表大会常务委员会第二十九次会议通过，中华人民共和国主席令第九十三号公布，自1998年10月1日起施行，共二十四条。为保证医疗临床用血需要和安全，保障献血者和用血者身体健康，发扬人道主义精神，促进社会主义物质文明和精神文明建设提供了法律保障。

国家实行无偿献血制度，提倡十八周岁至五十五周岁的健康公民自愿献血，对献血者，发给国务院卫生行政部门制作的无偿献血证书，有关单位可以给予适当补贴。

临床用血安全：临床用血的包装、储存、运输，必须符合国家规定的卫生标准和要求；医疗机构对临床用血必须进行核查，不得将不符合国家规定标准的血液用于临床。为保障公民临床急救用血的需要，国家提倡并指导择期手术的病人自身储血，动员家庭、亲友、所在单位以及社会互助献血，为保证应急用血，医疗机构可以临时采集血液，但应当依照本法规定，确保采血用血安全，医疗机构临床用血应当制定用血计划，遵循合理、科学的原则，不得浪费和滥用血液。

血站违反有关操作规程和制度采集血液，由县级以上地方人民政府卫生行政部门责令改正，给献血者健康造成损害的，应当依法赔偿，对直接负责的主管人员和其他直接责任人员，依法给予行政处分，构成犯罪的，依法追究刑事责任。有下列行为之一的，由县级以上地方人民政府卫生行政部门予以取缔，没收违法所得，并处十万元以下的罚款，构成犯罪的，依法追究刑事责任：①非法采集血液的；②血站、医疗机构出售无偿献血血液的；③非法组织他人出卖血液的。

医疗机构的医务人员违反本法规定，将不符合国家规定标准的血液用于病人的，由县级以上地方人民政府卫生行政部门责令改正，给病人健康造成损害的，应当依法赔偿，对直接负责的主管人员和其他直接责任人员，依法给予行政处分，构成犯罪的，依法追究刑事责任。

（七）《医疗机构从业人员行为规范》

《医疗机构从业人员行为规范》于2012年6月26日，由卫生部、国家食品药品监督管理局、国家中医药管理局联合印发的规范性文件，自公布之日起施行，共六十条，根据医疗卫生有关法律法规、规章制度，结合医疗机构实际情况对医疗机构从业人员行为进行了规范。

医疗机构从业人员基本行为规范：①以人为本，践行救死扶伤、防病治病的宗旨，发扬大医精诚理念和人道主义精神，以病人为中心，全心全意为人民健康服务。②遵纪守法，依法执业。自觉遵守国家法律法规，遵守医疗卫生行业规章和纪律，严格执行所在医疗机构各项制度规定。③尊重病人，关爱生命。遵守医学伦理道德，尊重病人的知情同意权和隐私权，为病人保守医疗秘密和健康隐私，维护病人合法权益，尊重病人被救治的权利，不因种族、宗教、地域、贫富、地位、残疾、疾病等歧视病人。④优质服务，医患和谐。言语文明，举止端庄，认真践行医疗服务承诺，加强与病人的交流与沟通，积极带头控烟，自觉维护行业形象。⑤廉洁自律，恪守医德。弘扬高尚医德，严格自律，不索取和非法收受病人财物；不利用执业之便谋取不正当利益；不收受医疗器械、药品、试剂等生产、经营企业或人员以各种名义、形式给予的回扣、提成；不参加其安排、组织或支付费用的营业性娱乐活动；不骗取、套取基本医疗保障资金或为他人骗取、套取提供便利；不违规参与医疗广告宣传和药品医疗器械促销，不倒卖号源。⑥严谨求实，精益求精。热爱学习，钻研业务，努力提高专业素养，诚实守信，抵制学术不端行为。⑦爱岗敬业，团结协作。忠诚职业，尽职尽责，正确处理同行同事间关系，互相尊重，互相配合，和谐共事。⑧乐于奉献，热心公益。积极参加上级安排的指令性医疗任务和社会公益性的扶贫、义诊、助残、支农、援外等活动，主动开展公众健康教育。

护士行为规范：①不断更新知识，提高专业技术能力和综合素质，尊重关心爱护病人，保护病人的隐私，注重沟通，体现人文关怀，维护病人的健康权益。②严格落实各项规章制度，正确执行临床护理实践和护理技术规范，全面履行医学照顾、病情观察、协助诊疗、心理支持、健康教育和康复指导等护理职责，为病人提供安全优质的护理服务。③工作严谨、慎独，对执业行为负责。发现病人病情危急，应立即通知医师，在紧急情况下为抢救垂危病人生命，应及时实施必要的紧急救护。④严格执行医嘱，发现医嘱违反法律、法规、规章或者临床诊疗技术规范，应及时与医师沟通或按规定报告。⑤按照要求及时准确、完整规范书写病历，认真管理，不伪造、隐匿或违规涂改、销毁病历。

（八）《药品不良反应报告和监测管理办法》

《药品不良反应报告和监测管理办法》于2010年12月13日经卫生部部务会议审议通过，2011年5月4日中华人民共和国卫生部令第八十一号发布，自2011年7月1日起施行，共八章六十七条。为药品上市后的监管，规范药品不良反应报告和监测，及时、有效控制药品风险，公众用药安全提供了保障。

术语解释：

1．**药品不良反应**　是指合格药品在正常用法用量下出现的与用药目的无关的有害反应。

2．**药品不良反应报告和监测**　是指药品不良反应的发现、报告、评价和控制的过程。

3．**严重药品不良反应**　是指因使用药品引起以下损害情形之一的反应：①导致死亡；②危及生命；③致癌、致畸、致出生缺陷；④导致显著的或者永久的人体伤残或者器官功能的损伤；⑤导致住院或者住院时间延长；⑥导致其他重要医学事件，如不进行治疗可能出现上述所列情况的。

4．**新的药品不良反应**　是指药品说明书中未载明的不良反应。说明书中已有描述，但不良反应发生的性质、程度、后果或者频率与说明书描述不一致或者更严重的，按照新的药品不良反应处理。

5．**药品群体不良事件**　是指同一药品在使用过程中，在相对集中的时间、区域内，对一定数量人群的身体健康或者生命安全造成损害或者威胁，需要予以紧急处置的事件。同一药品，指同一生产企业生产的同一药品名称、同一剂型、同一规格的药品。

6．药品重点监测 是指为进一步了解药品的临床使用和不良反应发生情况，研究不良反应的发生特征、严重程度、发生率等所开展的药品安全性监测活动。

药品不良反应报告制度：①药品生产企业、经营企业、医疗机构应当按照规定报告所发现的药品不良反应。②药品生产、经营企业和医疗机构应当建立药品不良反应报告和监测管理制度，药品生产企业应当设立专门机构并配备专职人员，药品经营企业和医疗机构应当设立或者指定机构并配备专（兼）职人员，承担本单位的药品不良反应报告和监测工作。③从事药品不良反应报告和监测的工作人员应当具有医学、药学、流行病学或者统计学等相关专业知识，具备科学分析评价药品不良反应的能力。④药品生产、经营企业和医疗机构获知或者发现可能与用药有关的不良反应，应当通过国家药品不良反应监测信息网络报告，不具备在线报告条件的，应当通过纸质报表报所在地药品不良反应监测机构，由所在地药品不良反应监测机构代为在线报告，报告内容应当真实、完整、准确。⑤药品生产、经营企业和医疗机构发现或者获知新的、严重的药品不良反应应当在15日内报告，其中死亡病例须立即报告，其他药品不良反应应当在30日内报告，有随访信息的，应当及时报告。⑥个人发现新的或者严重的药品不良反应，可以向经治医师报告，也可以向药品生产、经营企业或者当地的药品不良反应监测机构报告，必要时提供相关的病历资料。

医疗卫生机构药品不良反应报告的法律责任：医疗卫生机构有下列情形之一的，由所在地卫生行政部门给予警告，责令限期改正，逾期不改的，处三万元以下的罚款，情节严重并造成严重后果的，由所在地卫生行政部门对相关责任人给予行政处分：①无专职或者兼职人员负责本单位药品不良反应监测工作的；②未按照要求开展药品不良反应或者群体不良事件报告、调查、评价和处理的；③不配合严重药品不良反应和群体不良事件相关调查工作的，药品监督管理部门发现医疗机构有前款规定行为之一的，应当移交同级卫生行政部门处理，卫生行政部门对医疗机构作出行政处罚决定的，应当及时通报同级药品监督管理部门。

第二节　护理管理中常见的法律问题

一、护士的执业权利和义务

我国首部保护护士劳动权益的法规《护士条例》的出台，为保障护士的合法权益筑起了强有力的法律保证，使护理劳动者维权做到有法可依，更明确了护士的权利和义务。

（一）护士的执业权利

《条例》规定，护士在执业活动中具有下列权利：①护士执业，按照国家有关规定获取工资报酬、享受福利待遇、参加社会保险的权利，任何单位或者个人不得克扣护士工资，降低或者取消护士福利等待遇。②护士执业，有获得与其所从事的护理工作相适应的卫生防护、医疗保健服务的权利。从事直接接触有毒有害物质、有感染传染病危险工作的护士，有依照有关法律、行政法规的规定接受职业健康监护的权利；患职业病的，有依照有关法律、行政法规的规定获得赔偿的权利。③护士有按照国家有关规定获得与本人业务能力和学术水平相应的专业技术职务、职称的权利；有参加专业培训、从事学术研究和交流、参加行业协会和专业学术团体的权利。④护士有获得疾病诊疗、护理相关信息的权利和其他与履行护理职责相关的权利，可以对医疗卫生机构和卫生主管部门的工作提出意见和建议。⑤护士的其他执业权利：护士培训、医疗机构配备护理人员的比例、政府对护理人员表彰等方面，也要充分体现对护理人员权利的保障。

（二）护士的执业义务

《条例》规定，护士在执业活动中具有下列义务：①护士执业，应当遵守法律、法规、规章和诊疗技术规范的规定。②护士执业活动中，发现病人病情危急，应当立即通知医师；紧急情况下为抢救垂危病人生命，应当先行实施必要的紧急救护。③护士发现医嘱违反法律、法规、规章或者诊疗技术规范规定的，应当及时向开具医嘱的医师提出；必要时，应当向该医师所在科室的负责人或者医疗卫生机构负责医疗服务管理的人员报告。④护士应当尊重、关心、爱护病人，保护病人的隐私。⑤护士有义务参与公共卫生和疾病预防控制工作，发生自然灾害、公共卫生事件等严重威胁公众生命健康的突发事件，护士应当服从县级以上人民政府卫生主管部门或者所在医疗卫生机构的安排，参加医疗救护。

（三）护士禁业

《条例》第21条明确规定医疗卫生机构不得允许下列人员在本机构从事护理工作：①未取得护士执业证书的人员；②未按规定办理执业地点变更手续的护士；③执业注册有效期满未延续注册的护士；④虽取得执业证书但未经注册的护士，护理管理者应安排他们在注册护士的指导下做一些护理辅助工作，不能以任何理由安排他们独立上岗，否则被视为无证上岗、非法执业。

二、依法执业问题

（一）侵权行为与犯罪

侵权行为（infringement act）是指医护人员对病人的权利进行侵害导致病人利益受损的行为。侵权行为主要涉及侵犯自由权、侵犯生命健康权、侵犯隐私权。侵权行为是违反法律的行为，情节严重者要承担刑事责任。病人的自由权受宪法保护，护士执业时，应重视病人的自由权，保证病人的自由权，如护士以治疗的名义，非法拘禁或以其他形式限制和剥夺病人的自由，是违反宪法的。《刑法》第335条规定：医务人员由于严重不负责任造成就诊人员死亡或者严重损害就诊人身体健康处三年有期徒刑或拘役。护士执业时，错误使用医疗器械，不按操作规程办事，造成病人身体受损；护士执业时，使用恶性语言和不良行为，损害病人利益，都侵犯了公民的生命健康权。

（二）失职行为与渎职罪

主观上的不良行为或明显的疏忽大意，造成严重后果者属失职行为。例如：对危、急、重病人不采取任何急救措施或转院治疗，不遵循首诊负责制原则，不请示医生进行转诊以致贻误治疗或丧失抢救时机，造成严重后果的行为；擅离职守，不履行职责，以致贻误诊疗或抢救时机的行为；护理活动中，由于查对不严格或查对错误，不遵守操作规程，以致打错针，发错药的行为；不认真执行消毒、隔离制度和无菌操作规程，使病人发生交叉感染者；不认真履行护理基本职责，护理文件书写不实事求是等，违犯护士职业道德要求，如为戒酒、戒毒者提供酒或毒品是严重渎职行为，窃取病区毒麻限制药品，如哌替啶（杜冷丁）、吗啡等，或自己使用成瘾，视为吸毒，贩卖捞取钱财构成贩毒罪，将受到法律严惩。

（三）护理记录不规范

护理记录不仅是检查衡量护理质量的重要资料，也是医生观察诊疗效果、调整治疗方案的重要依据。在法律上，也有其不容忽视的重要性，不认真记录，或漏记、错记等均可能导致误诊、误治、引起医疗纠纷，护理记录在法律上的重要性，还表现在记录本身也能成为法庭上的证据，若与病人发生了医疗纠纷或与某刑事犯罪有关，此时护理记录，则成为判断医疗纠纷性质的重要依据，或成为侦破某刑事案件的重要线索。因此，对原始记录进行添删或随意篡改，都是非法的。

（四）执行医嘱的问题

医嘱通常是护理人员对病人施行诊断和治疗措施的依据。一般情况下，护理人员应一丝不苟地执行医嘱，随意篡改或无故不执行医嘱都属于违规行为，但如发现医嘱有明显的错误，护理人员有权拒绝执行，并向医生提出质疑和申辩。反之，若明知该医嘱可能给病人造成损害，酿成严重后果，仍照旧执行，护理人员将与医生共同承担其所引起的法律责任。

（五）麻醉药品与物品管理

“麻醉”药品主要指的是哌替啶、吗啡类药物。临床上只用于晚期癌症或术后镇痛等，护理人员若利用职权将这些药品提供给一些不法分子倒卖或吸毒自用，这些行为事实上已构成了参与贩毒、吸毒罪。因此，护理管理者应严格抓好这类药品管理制度的贯彻执行，并经常向有条件接触这类药品的护理人员进行法律教育。另外，护理人员还负责保管、使用各种贵重药品、医疗用品、办公用品等，绝不允许利用职务之便，将这些物品占为己有。如占为己且情节严重者，可被起诉犯盗窃公共财产罪。

（六）明确实习护生的职责范围

实习护生是正在学习的护理专业学生，尚不具备独立工作的权利。如果护生在执业护士的指导下，因操作不当给病人造成损害，或发生护理差错、事故，除本人负责外，带教护士也要负法律责任。实习护生如果离开了注册护士的指导，独立进行操作，对病人造成了损害，就应负法律责任。所以老师要严格带教，护士长在排班时，不可只考虑人员的短缺而将护生当作执业护士使用。

三、执业安全问题

（一）执业安全问题

执业安全（practice safety）是防止职工在执业活动过程中发生各种伤亡事故为目的的工作领域及在法律、技术、设备、组织制度和教育等方面所采取的相应措施。护士执业活动中，有获得与其所从事的护理工作相适应的卫生防护、医疗保健服务的权利。《护士条例》第33条也明确规定，“扰乱医疗秩序，阻碍护士依法开展执业活动，侮辱、威胁、殴打护士，或者有其他侵犯护士合法权益行为的，由公安机关依照治安管理处罚法的规定给予处罚；构成犯罪的，依法追究刑事责任。”由于工作环境、服务对象的特殊性，护理人员面临着多种职业危害，主要有生物性危害、化学性危害、物理性危害、心理危害、社会危害，目前也是护理人员较关心的问题，因此，护理管理者要重视护理职业安全，加强教育，提高护士的防护意识，增加护士的防护知识，为护士提供必要的防护用具、药品和设备，最大程度的保障护士的职业安全。

（二）职业保险问题

职业保险（employment security）是指从业者通过定期向保险公司交纳保险费，使其一旦在职业保险范围内突然发生责任事故时，由保险公司承担对受损害者的赔偿。目前世界上大多数国家的护士几乎都参加这种职业责任保险。

职业保险所具有的作用：①保险公司可在政策范围内为其提供法定代理人，以避免其受法庭审判的影响或减轻法庭的判决。②保险公司可在败诉以后为其支付巨额赔偿金，使其不致因此而造成经济上的损失。③因受损害者能得到及时合适的经济补偿，而减轻自己在道义上的负罪感，较快达到心理平衡。因此，参加职业保险可被认为是对护理人员自身利益的一种保护，它虽然并不摆脱护理人员在护理纠纷或事故中的法律责任，但实际上却可在一定程度上抵消其为该责任所要付出的代价。同时，在职业范围内，护理人员对其病人负有道义上的责任，决不能因护理的错误而造成病人经济损失，参加职业保险也可以为病人提供这样一种保护。

● 导入案例分析

对本章的导入案例进行分析，在本案中，医患双方建立医疗服务合同关系后，医院应尽保护病人安全的随附义务。按照双方约定，医院对病人实施一级护理，应按要求每15至30分钟对病人巡视一次，并给予周密细致护理。但本案中，医院方未按要求标准对病人进行护理，且在发现病人不在病房后，仍未尽寻找和及时报警的义务。因此在履行医疗服务合同过程中，医院存在一定的违约行为，应对徐大江死亡所造成的经济损失承担相应的赔偿责任。但是，作为病人的李某及其陪护人员孙某，未能严格遵守医院的住院规定，未完全尽到陪护人员的监护责任，对李某的走失也应承担一定责任。因此，在本案中法院依法判决被告医院承担该案总赔偿额70%的责任，计14万余元。

（陈海英）

✧ 思考题

1. 何谓卫生法、医政法、护理法？
2. 护士执业注册需具备哪些条件？
3. 简述医疗事故的分级？
4. 护士的执业义务和权力有哪些？
5. 护士如何做到依法执业、安全执业？
6. 医疗机构从业人员基本行为规范？
7. 哪些情况予以护士禁业？
8. 何谓药品不良反应？如何进行监测和报告？

☆ 案例分析题

病人王某，男，76岁，患高血压、类风湿性关节炎多年，近二天出现“嗜睡”遂到某医院就诊，医院以“类风湿性关节炎，嗜睡原因待查”收治入院。入院后，给予病人一级护理，要求采取的护理措施是“床单整洁干燥，每2小时翻身一次、局部减压、营养支持治疗”。入院后第二天护士长查房时发现病人腰骶部有面积5×5的溃疡，考虑为院外发生未予处理也未告知病人及家属，且未给予压疮相应的处理；后病人诊断为脑梗死，经治疗后“嗜睡”好转，予以出院。出院时仍未告知病人有压疮，更未告知其如何处理和护理；一月后病人因压疮局部溃疡面加大、骨骼肌肉暴露，再次入该医院治疗，骨科入院诊断："腰骶部压疮并感染……"，病人及家属才得知皮肤溃烂系压疮所致。在骨科治疗期间，该院因忽视王某高血压、脑梗死原始疾病病情，未完善相关检查及采取对症治疗措施，导致病人高血压、脑梗死病情不断加重，经抢救无效死亡。

【问题】

1. 该医院为王某提供的医疗服务行为是否存在过错？

2. 该医院为王某提供的医疗服务行为与王某死亡后果之间是否存在因果关系？

3. 该医院应承担哪些法律责任？

【案例分析提示】

案例分析思考要点：①根据《中华人民共和国侵权责任法》第五十四条规定，病人在诊疗活动中受到损害，医疗机构及医务人员有过错的，由医疗机构承担赔偿责任。②本案中王某到该医院治疗，入院时没有压疮，入院后23小时医院未给予皮肤的评估及翻身等预防压疮的护理，住院期间基础护理不当，仍未给予预防压疮及压疮的护理，导致压疮的发生、加重；该医院在为病人王某提供医疗服务过程中存在过错与病人王某压疮发生之间存在直接因果关系。③王某的死亡系因高血压、心功能4级、慢性心力衰竭等多项原发疾病所致，并非由压疮所致死亡，该医院为王某提供的医疗服务与王某死亡后果之间无因果关系，因此，该医院对王某死亡的后果不承担民事赔偿责任。

附　录

附录一　求职护士基本情况登记表（样表 1）

姓名		性别		出生年月		照片
学历		婚否		民族		
专业		毕业学校				
健康状况		户籍所在地				
政治面貌		身份证号码				
参加工作时间		有无住房		要求待遇		
联系电话		电子邮件		手机		
联系地址						
现工作所在地						
离职原因						

简历	起止时间	学习 / 工作单位	专业 / 职位

家庭情况	姓名	关系	年龄	文化程度	现工作单位

特别提示	1. 本人承诺保证所填写资料真实。 2. 保证遵守医院招聘有关规程和国家有关法规。 3. 请填写好招聘登记表，带齐照片、学历和职称证书的有效证件及相关复印件。

附录二　求职护士基本情况登记表（样表 2）

填表时间　　年　　月　　日

姓名		性别		出生日期		学历	
籍贯		家庭住址		身份证号码			
专业		毕业学校		联系方式			

性格（对自己的性格进行客观公正的评价，符合者请打“√”）

	谨慎	乐观	消极	自信	随和	诚实
	内向	神经质	敏锐	耿直	寡言	宽容
	自以为是	性情易变	机灵	热心	伶牙俐齿	淡泊
	理智型	兴奋型	有个性	有支配欲	有条理性	有节制力
	行动型	细致	勤俭	喜欢自我决策	孤癖	温顺
	有责任心	易动感情	有进取心	独断	疑虑	气量小

简述你的性格类型和特点

简述你的性格弱点

请回答下述问题	
你所不擅长的是什么	
请你概述一下自己的人生观	
学生时代你最喜欢哪门课程	
请你概念一下自己的职业观	
进入本企业你有什么希望与理想	
在什么岗位上能最大限度地发挥你的才能	
假如有更好的职业，你将怎么办	
你对本企业的印象如何	
到本企业前，你的工资收入是多少	
你希望在本企业得到多少收入	
简述你的工作态度	

附录三　护士招聘面试内容构成表

姓名 ____________________　　　　申请职位 ____________________

1. 工作兴趣
   - ◇ 你认为这一职位涉及哪些方面的工作？
   - ◇ 你为什么想做这份工作？
   - ◇ 你为什么认为你能胜任这方面的工作?
   - ◇ 你对待遇有什么要求?
   - ◇ 你是怎么知道我们医院的?
2. 目前的工作状况
   - ◇ 如果可能，你什么时候可以到我们医院上班?
   - ◇ 你以前的工作单位是哪里? 工作职务是什么?
3. 工作经历
   - ◇ 目前或最后一个工作的职务（名称）
   - ◇ 你的工作任务是什么?
   - ◇ 在该工作期间你一直是从事护理工作吗?
   - ◇ 如果不是，说明你曾从事过哪些不同的工作，时间多久及各自的主要任务
   - ◇ 你最初的薪水是多少? 现在的薪水是多少?
   - ◇ 你为什么要辞去那份工作?
4. 教育背景
   - ◇ 你认为你所受的哪些教育或培训将帮助你胜任你申请的工作?
   - ◇ 对你受过的所有正规教育进行说明。
5. 工作以外的活动（业余活动）
   - ◇ 工作以外你做些什么?
6. 个人问题
   - ◇ 你能加班吗?
   - ◇ 你能上夜班吗?
   - ◇ 你周末可以上班吗?
7. 自我评估
   - ◇ 你认为自己最大的优点是什么?
   - ◇ 你认为自己最大的缺点是什么?
8. 你希望的薪水是多少?
9. 你为什么要换工作?
10. 你认为你在上一个工作单位的主要工作成绩是什么?
11. 你对你上一个工作单位满意的地方有哪里，还有哪些不满意?
12. 你与你的上、下级及同事的关系怎样?
13. 你认为你有哪些有利的条件胜任将来的职位?
14. 你对我们医院的印象怎么样? 包括规模、特点、竞争地位等。
15. 你对申请职位的最大兴趣是什么?
16. 介绍一下你的家庭情况。
17. 对你的工作有激励作用的因素有哪些?
18. 你更喜欢独自工作还是协作工作?

附录四　护士招聘面试内容记录表（样表 1）

面试岗位		姓名		年龄		面试编号	
居住地				联系方式			
时间		毕业学校				专业	
学历		期望月薪				专长	
工作经历							

问题	回答	评价（分数）	
1.		5 4 3 2 1	
		理由	
2.		5 4 3 2 1	
		理由	
3.		5 4 3 2 1	
		理由	
综合议价（分数） ABCDE	评语	分数总计	

附录五　护士招聘面试内容记录表（样表2）

<table>
<tr><td>姓名</td><td colspan="3"></td><td colspan="2">应征项目</td><td colspan="2"></td></tr>
<tr><td>用表提要</td><td colspan="7">请主持面谈人员就适当之格内划√，无法判断时请免打√</td></tr>
<tr><td colspan="2" rowspan="2">评分项目</td><td colspan="6">评分</td></tr>
<tr><td>5</td><td>4</td><td>3</td><td colspan="2">2</td><td>1</td></tr>
<tr><td colspan="2" rowspan="2">仪容礼貌精神
态度整洁衣着</td><td>优秀</td><td>良好</td><td>一般</td><td colspan="2">较差</td><td>差</td></tr>
<tr><td></td><td></td><td></td><td colspan="2"></td><td></td></tr>
<tr><td colspan="2" rowspan="2">体格 健康</td><td>健康</td><td>良好</td><td>一般</td><td colspan="2">较差</td><td>差</td></tr>
<tr><td></td><td></td><td></td><td colspan="2"></td><td></td></tr>
<tr><td colspan="2" rowspan="2">领悟 反应</td><td>优秀</td><td>良好</td><td>一般</td><td colspan="2">较差</td><td>差</td></tr>
<tr><td></td><td></td><td></td><td colspan="2"></td><td></td></tr>
<tr><td colspan="2" rowspan="2">对护理工作各方面
及有关事项的了解</td><td>充分了解</td><td>了解</td><td>基本了解</td><td colspan="2">部分了解</td><td>不了解</td></tr>
<tr><td></td><td></td><td></td><td colspan="2"></td><td></td></tr>
<tr><td colspan="2" rowspan="2">所具经历与本医院护理岗位的匹配程度</td><td>很匹配</td><td>匹　配</td><td>尚匹配</td><td colspan="2">未尽配合</td><td>未能配合</td></tr>
<tr><td></td><td></td><td></td><td colspan="2"></td><td></td></tr>
<tr><td colspan="2" rowspan="2">前来本医院服务的意志</td><td>极坚定</td><td>坚定</td><td>普通</td><td colspan="2">犹疑</td><td>极低</td></tr>
<tr><td></td><td></td><td></td><td colspan="2"></td><td></td></tr>
<tr><td rowspan="3">外文能力</td><td>区分</td><td>优秀</td><td>良好</td><td>一般</td><td colspan="2">较差</td><td>差</td></tr>
<tr><td>英文</td><td></td><td></td><td></td><td colspan="2"></td><td></td></tr>
<tr><td>日文</td><td></td><td></td><td></td><td colspan="2"></td><td></td></tr>
<tr><td>总评</td><td colspan="7">☐ 拟予试用面谈人
☐ 列入考虑
☐ 不予考虑日期　　　月　　　日</td></tr>
</table>

附录六　护士绩效评价简表

部门科室

姓名	职称	考核项目 / 配分							出勤状况（全勤天）	评价等级（优良中差）
		工作效率 17 分	敬业与责任感 17 分	工作计划性 17 分	专业能力 17 分	同事间合作性 16 分	工作态度 16 分	合计得分		

附录七　护士薪酬调查表

填写日期　　年　　月　　日

一、个人信息	
姓名:	学历:
职务名称:	技术职称:
所属部门:	工作年限:
二、岗位情况（主要任职工作任务及兼职工作任务）	
本职工作 1） 3） 5） 7） 9） 兼职工作 1） 3） 5） 7）	 2） 4） 6） 8） 10） 2） 4） 6） 8）
三、任职条件	
1）学历要求 3）技能 5）心理要求 7）	2）经验 4）体能 6） 8）
四、薪酬结构	
基本工资构成：金额（元） 奖金构成：金额（元） 福利构成：金额（元） 津贴构成：金额（元）	
五、满意程度	
很满意满意一般不满意很不满意	
被调查人签字调查人签字	

附录八 护士职业生涯发展规划表

1. 个人情况自我分析

个性特点：

个人专长：

个人兴趣爱好： 至今为止个人的工作经验\知识和能力

在工作中哪些方面有信心，哪些方面没有信心

个人健康状况：

2. 个人未来职业愿望

你生活和工作的发展目标：

为了实现目标，你认为有哪些途径，应采取哪些措施：

3. 个人职业状况评估

现在的职业状况：

工作适应性：很适应 适应 不好说 不太适应 不适应

工作能力：强 较强 能够胜任 较弱 弱

在职务变更方面的要求与希望：

综合本人的能力，适应性和未来发展前途等因素，今后1~2年内进行工作调动的意愿如何：

希望能调动 可以调动 无所谓 不调动

如果打算工作调动，什么领域、什么时间、什么职务，调动理由是什么？

评价组织内、外可供选择的途径有哪些：

职业和生命阶段的变化及对目标方面的变化和要求：

4. 今后职业生涯方面的综合计划

5. 关于个人能力开发的分析与思考

个人掌握并擅长的专业、知识、技术有哪些

个人的学习和研究兴趣在哪里

个人具备哪些资格、取得了哪些证书、接受过什么培训

个人有哪些方面的潜力可以开发（知识、工作能力、性格、态度、职称、学历方面的资格）

个人实现目标的策略和打算是什么

附录九　费德勒的 LPC 问卷

为了衡量领导风格以及确定一名领导者是任务导向型还是关系导向型，费德勒设计了一种被称为“最难共事者”（least-preferred co-worker，LPC）的调查问卷。问卷由 16 组对应形容词构成。被测试的领导者回想一下与自己共过事的所有同事，选定一位最难共事者，在 16 组形容词中按 8 个等级对该同事进行评估。在标尺上勾选出最能准确描述最难共事者的分值，并把分值相加，所得分数就是 LPC 值。一般情况下，得分为 64 分或以上，为高 LPC 值，得分在 57 分或以下为低 LPC 值。高 LPC 值表明领导者对人宽容、体谅、提倡人与人之间关系友好，领导方式属于关系导向型；反之，表明领导者可能以关心生产为主，领导方式属于任务导向型。

相关要求有：①“同事”是指在领导者工作经历中与其共事的人，可以是现在的同事，也可以是过去的同事，但不必说出来是谁。②LPC 是针对领导者在工作中最难与之交往而共同完成任务的人，与该同事也许在娱乐方面很合得来，但工作方面难以相处。

费德勒的 LPC 问卷

快乐——	8 7 6 5 4 3 2 1	——不快乐
友善——	8 7 6 5 4 3 2 1	——不友善
拒绝——	1 2 3 4 5 6 7 8	——接纳
有益——	8 7 6 5 4 3 2 1	——无益
不热情——	1 2 3 4 5 6 7 8	——热情
紧张——	1 2 3 4 5 6 7 8	——轻松
疏远——	1 2 3 4 5 6 7 8	——亲密
冷漠——	1 2 3 4 5 6 7 8	——热心
合作——	8 7 6 5 4 3 2 1	——不合作
助人——	8 7 6 5 4 3 2 1	——敌意
无聊——	1 2 3 4 5 6 7 8	——有趣
好争——	1 2 3 4 5 6 7 8	——融洽
自信——	8 7 6 5 4 3 2 1	——犹豫
高效——	8 7 6 5 4 3 2 1	——低效
郁闷——	1 2 3 4 5 6 7 8	——开朗
开放——	8 7 6 5 4 3 2 1	——防备

附录十　中国医院协会患者安全目标（2017版）

目标一　正确识别患者身份

（一）严格执行查对制度，确保对正确的患者实施正确的操作和治疗。患者由至少两种标识认定，如姓名、病案号、出生日期等，但不包括患者的床号或房间号。不得采用条码扫描等信息识别技术作为唯一识别方法。

（二）在输血时采用双人核对来识别患者的身份。

（三）对手术、传染病、药物过敏、精神病人、意识障碍、语言障碍等特殊患者应有身份识别标识（如腕带、床头卡、指纹等）。

目标二　强化手术安全核查

（一）择期手术须在完成各项术前检查与评估工作后，方可下达手术医嘱。

（二）由实施手术的医生标记手术部位，标记时应该在患者清醒和知晓的情况下进行。规范手术部位识别制度与工作流程。

（三）建立手术安全核查及手术风险评估的制度和流程，切实落实世界卫生组织手术安全核对表，并提供必需的保障与有效的监管措施。

（四）围手术期预防性抗菌药物选择与使用符合规范。

目标三　确保用药安全

（一）规范药品管理程序，对高浓度电解质、易混淆（听似、看似）药品有严格的贮存、识别与使用的要求。

（二）严格执行麻醉药品、精神药品、放射性药品、肿瘤化疗药品、医疗用毒性药品及药品类易制毒化学品等特殊药品的使用与管理规范。

（三）规范临床用药医嘱的开具、审核、查对、执行制度及流程。

（四）制定并执行药物重整制度及流程。

目标四　减少医院相关性感染

（一）落实手卫生规范，为执行手卫生提供必需的保障和有效的监管措施。

（二）医护人员在无菌临床操作过程中应严格遵循无菌操作规范，确保临床操作的安全性。

（三）有预防多重耐药菌感染的措施和抗菌药物合理应用规范，尽可能降低医院相关感染的风险。

（四）使用合格的无菌医疗器械。有创操作的环境消毒应遵循医院感染控制的基本要求。

（五）落实医院感染监测指标体系并持续改进。

（六）严格执行各种废弃物的处理流程。

目标五　落实临床“危急值”管理制度

（一）明确临床“危急值”报告制度，规范并落实操作流程。

（二）根据医院实际情况，明确“危急值”报告项目与范围，如临床检验至少应包括有血钙、血钾、血糖、血气、白细胞计数、血小板计数、凝血酶原时间、活化部分凝血活酶时间等及其他涉及患者生命指征变化需要即刻干预的指标。

（三）定期监测评估“危急值”报告执行情况。

目标六　加强医务人员有效沟通

（一）合理配置人力资源，关注医务人员的劳动强度，确保诊疗安全。

（二）建立规范化信息沟通交接程序，并建立相关监管制度，确保交接程序的正确执行。

（三）确保沟通过程中信息的正确、完整与及时性。

（四）规范并严格执行重要检查（验）结果和诊断过程的口头、电话和书面交接流程。

（五）强调跨专业协作，为医务人员提供多种沟通方式和渠道，提升团队合作能力，倡导多学科诊疗模式。

目标七　防范与减少意外伤害

（一）加强高风险人群管理，制定重大医疗风险应急预案。

（二）评估有跌倒、坠床、压力性损伤（压疮）等风险的高危患者，采取有效措施防止意外伤害的发生。

（三）落实跌倒、坠床、压力性损伤等意外事件报告制度、处理预案与工作流程。

（四）加强对患者及家属关于跌倒、坠床、压力性损伤等的健康教育。

目标八　鼓励患者参与患者安全

（一）加强医务人员与患者及家属的有效沟通。

（二）为患者提供多种参与医疗照护过程的方式与途径。

（三）为医务人员和患者提供相关培训，鼓励患者参与医疗过程。

（四）注重保护患者隐私。

目标九　主动报告患者安全事件

（一）领导班子重视，定期听取患者安全工作汇报，采取有效措施，着力改善患者安全。

（二）建立医院安全事件报告平台，提供有效、便捷的报告途径，鼓励医务人员全员参与，自愿、主动报告患者安全事件、近似错误和安全隐患，同时医院应制定强制性报告事项。

（三）对报告的安全事件进行收集、归类、分析、反馈。对严重事件有根本原因分析和改进措施，落实并反馈结果。

（四）建立医疗风险评估体系，采用系统脆弱性分析工具，针对医院存在的薄弱环节，主动采取积极的防范措施。

（五）加强患者安全教育与培训，倡导从错误中学习，构建患者安全文化。

（六）加强对医务人员暴力伤害的防范。

目标十　加强医学装备及信息系统安全管理

（一）建立医学装备安全管理与监管制度，遵从安全操作使用流程，加强对装备警报的管理。完善医学装备维护和故障的及时上报、维修流程。

（二）建立医学装备安全使用的培训制度，为医务人员提供相关培训，确保设备仪器操作的正确性和安全性。

（三）规范临床实验室的安全管理制度，完善标本采集、检测、报告的安全操作流程，建立相关监管制度，确保临床实验室及标本的安全。

（四）落实医院信息系统安全管理与监管制度。

附录十一　锐器伤预防和处理流程

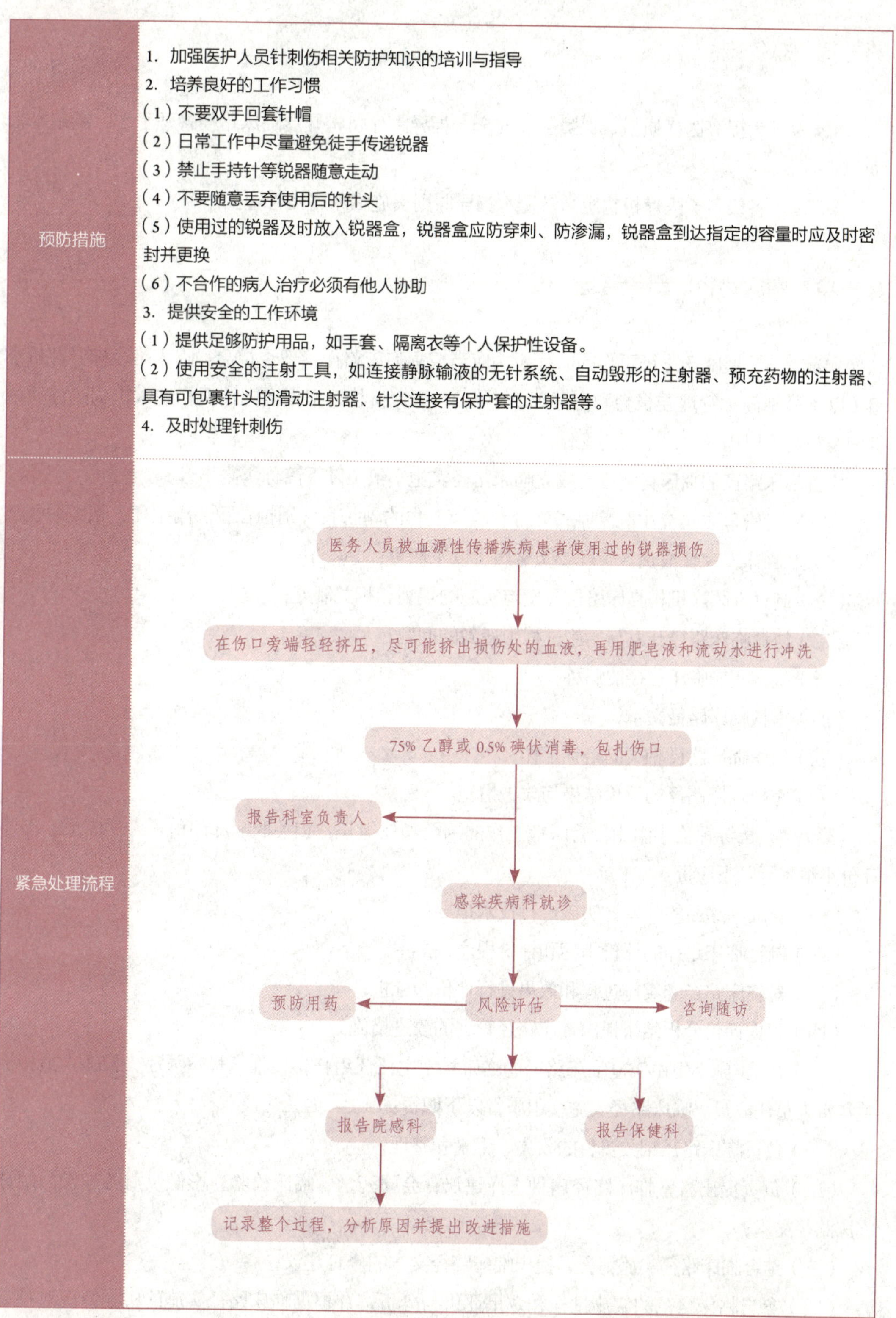

预防措施

1. 加强医护人员针刺伤相关防护知识的培训与指导
2. 培养良好的工作习惯

（1）不要双手回套针帽

（2）日常工作中尽量避免徒手传递锐器

（3）禁止手持针等锐器随意走动

（4）不要随意丢弃使用后的针头

（5）使用过的锐器及时放入锐器盒，锐器盒应防穿刺、防渗漏，锐器盒到达指定的容量时应及时密封并更换

（6）不合作的病人治疗必须有他人协助

3. 提供安全的工作环境

（1）提供足够防护用品，如手套、隔离衣等个人保护性设备。

（2）使用安全的注射工具，如连接静脉输液的无针系统、自动毁形的注射器、预充药物的注射器、具有可包裹针头的滑动注射器、针尖连接有保护套的注射器等。

4. 及时处理针刺伤

紧急处理流程

附录十二 临床路径管理指导原则（试行）

第一章 总 则

第一条 为提高医疗质量，保障医疗安全，指导医疗机构开展临床路径管理工作，制定本指导原则。

第二条 各级各类医疗机构应当参照本指导原则实施临床路径管理工作。

第二章 临床路径的组织管理

第三条 开展临床路径工作的医疗机构应当成立临床路径管理委员会和临床路径指导评价小组（以下分别简称管理委员会和指导评价小组）。医疗机构可根据实际情况指定本机构医疗质量管理委员会承担指导评价小组的工作。

实施临床路径的临床科室应当成立临床路径实施小组（以下简称实施小组）。

第四条 管理委员会由医院院长和分管医疗工作的副院长分别担任正、副主任，相关职能部门负责人和临床专家任成员。管理委员会履行以下职责：

（一）制订本医疗机构临床路径开发与实施的规划和相关制度；

（二）协调临床路径开发与实施过程中遇到的问题；

（三）确定实施临床路径的病种；

（四）审核临床路径文本；

（五）组织临床路径相关的培训工作；

（六）审核临床路径的评价结果与改进措施。

第五条 指导评价小组由分管医疗工作的副院长任组长，相关职能部门负责人任成员。指导评价小组履行以下职责：

（一）对临床路径的开发、实施进行技术指导；

（二）制订临床路径的评价指标和评价程序；

（三）对临床路径的实施过程和效果进行评价和分析；

（四）根据评价分析结果提出临床路径管理的改进措施。

第六条 实施小组由实施临床路径的临床科室主任任组长，该临床科室医疗、护理人员和相关科室人员任成员。临床路径实施小组履行以下职责：

（一）负责临床路径相关资料的收集、记录和整理；

（二）负责提出科室临床路径病种选择建议，会同药学、临床检验、影像及财务等部门制订临床路径文本；

（三）结合临床路径实施情况，提出临床路径文本的修订建议；

（四）参与临床路径的实施过程和效果评价与分析，并根据临床路径实施的实际情况对科室医疗资源进行合理调整。

第七条 实施小组设立个案管理员，由临床科室具有副高级以上技术职称的医师担任。个案管理员履行以下职责：

（一）负责实施小组与管理委员会、指导评价小组的日常联络；

（二）牵头临床路径文本的起草工作；

（三）指导每日临床路径诊疗项目的实施，指导经治医师分析、处理病人变异，加强与病人的沟通；

（四）根据临床路径实施情况，定期汇总、分析本科室医护人员对临床路径修订的建议，并向实施小组报告。

第三章 临床路径的开发与制订

第八条 医疗机构一般应当按照以下原则选择实施临床路径的病种：

（一）常见病、多发病；

（二）治疗方案相对明确，技术相对成熟，诊疗费用相对稳定，疾病诊疗过程中变异相对较少；

（三）结合医疗机构实际，优先考虑卫生行政部门已经制定临床路径推荐参考文本的病种。

第九条 临床路径诊疗项目包括医嘱类项目和非医嘱类项目。

医嘱类项目应当遵循循证医学原则，同时参考卫生部发布或相关专业学会（协会）和临床标准组织制定的疾病诊疗常规和技术操作规范，包括饮食、护理、检验、检查、处置、用药、手术等。

非医嘱类项目包括健康教育指导和心理支持等项目。

第十条 医疗机构应当根据本机构实际情况，遵循循证医学原则，确定完成临床路径标准诊疗流程需要的时间，包括总时间和主要诊疗阶段的时间范围。

循证医学的运用应当基于实证依据，缺乏实证依据时应当基于专家（专业团体）共识。制订临床路径的专家应当讨论并评估实证依据的质量和如何运用于关键环节控制。

第十一条 临床路径文本一般应当包括医师版临床路径表和病人版临床路径告知单。

（一）医师版临床路径表。

医师版临床路径表是以时间为横轴、诊疗项目为纵轴的表单，将临床路径确定的诊疗项目依时间顺序以表格清单的形式罗列出来。各医疗机构可根据本机构实际情况，制订医师版临床路径表。

（二）病人版临床路径告知单。

病人版临床路径告知单是用于告知病人其需要接受的诊疗服务过程的表单。各医疗机构可根据本机构实际情况，制订病人版临床路径告知单。

第四章 临床路径的实施

第十二条 实施临床路径的医疗机构应当具备以下条件：

（一）具备以病人为中心的服务标准；

（二）临床路径文本所列诊疗项目的可及性、连续性有保障；

（三）相关科室有良好的流程管理文本和训练；

（四）关键环节具有质控保障；

（五）具备紧急情况处置和紧急情况警告值管理制度能力评估。

第十三条 临床路径实施前应当对有关业务科室医务人员进行相关培训，培训内容应当包括：

（一）临床路径基础理论、管理方法和相关制度；

（二）临床路径主要内容、实施方法和评价制度。

第十四条 临床路径一般应当按照以下流程实施（流程图见附件3）：

（一）经治医师完成病人的检诊工作，会同科室个案管理员对住院病人进行临床路径的准入评估；

（二）符合准入标准的，按照临床路径确定的诊疗流程实施诊疗，根据医师版临床路径表开具诊疗项目，向病人介绍住院期间为其提供诊疗服务的计划，并将评估结果和实施方案通知相关护理组；

（三）相关护理组在为病人作入院介绍时，向其详细介绍其住院期间的诊疗服务计划（含术前注意事项）以及需要给予配合的内容；

（四）经治医师会同个案管理员根据当天诊疗项目完成情况及病情的变化，对当日的变异情况进行分析、处理，并做好记录；

（五）医师版临床路径表中的诊疗项目完成后，执行（负责）人应当在相应的签名栏签名。

第十五条 进入临床路径的病人应当满足以下条件：诊断明确，没有严重的合并症，能够按临床路径设计流程和预计时间完成诊疗项目。

第十六条 进入临床路径的病人出现以下情况之一时，应当退出临床路径：

（一）在实施临床路径的过程中，病人出现了严重的并发症，需要改变原治疗方案的；

（二）在实施临床路径的过程中，病人要求出院、转院或改变治疗方式而需退出临床路径的；

（三）发现病人因诊断有误而进入临床路径的；

（四）其他严重影响临床路径实施的情况。

第十七条 医疗机构应当设立紧急情况警告值管理制度。警告值是指病人在临床路径实施过程中出现严重异常情况，处于危险边缘的情况，应当迅速给予病人有效的干预措施和治疗。

第十八条 临床路径的变异是指病人在接受诊疗服务的过程中，出现偏离临床路径程序或在根据临床路径接受诊疗过程中出现偏差的现象。变异的处理应当遵循以下步骤：

（一）记录。

医务人员应当及时将变异情况记录在医师版临床路径表中，记录应当真实、准确、简明。

（二）分析。

经治医师应当与个案管理员交换意见，共同分析变异原因并制订处理措施。

（三）报告。

经治医师应当及时向实施小组报告变异原因和处理措施，并与科室相关人员交换意见，并提出解决或修正变异的方法。

（四）讨论。

对于较普通的变异，可以组织科内讨论，找出变异的原因，提出处理意见；也可以通过讨论、查阅相关文献资料探索解决或修正变异的方法。对于临床路径中出现的复杂而特殊的变异，应当组织相关的专家进行重点讨论。

第五章　临床路径评价与改进

第十九条 实施小组每月常规统计病种评价相关指标的数据，并上报指导评价小组。指导评价小组每季度对临床路径实施的过程和效果进行评价、分析并提出质量改进建议。临床路径实施小组根据质量改进建议制订质量改进方案，并及时上报指导评价小组。

第二十条　医疗机构应当开展临床路径实施的过程和效果评价。

第二十一条　临床路径实施的过程评价内容包括：相关制度的制订、临床路径文本的制订、临床路径实施的记录、临床路径表的填写、病人退出临床路径的记录等。

第二十二条　手术病人的临床路径实施效果评价应当包括以下内容：预防性抗菌药物应用的类型、预防性抗菌药物应用的天数、非计划重返手术室次数、手术后并发症、住院天数、手术前住院天数、住院费用、药品费用、医疗耗材费用、病人转归情况、健康教育知晓情况、病人满意度等。

第二十三条　非手术病人的临床路径实施效果评价应当包括以下内容：病情严重程度、主要药物选择、并发症发生情况、住院天数、住院费用、药品费用、医疗耗材费用、病人转归情况、健康教育知晓情况、病人满意度等。

第二十四条　医疗机构应当加强临床路径管理与医疗机构信息系统的衔接。

第六章　附　则

第二十五条　各省级卫生行政部门可根据本指导原则，结合当地实际情况制订实施细则。

第二十六条　本指导原则由卫生部负责解释。

第二十七条　本指导原则自发布之日起施行。

附录十三　卫生部临床路径（2010—01 版）

目　录

十一、泌尿外科疾病临床路径

11.1 肾癌

11.2 膀胱肿瘤

11.3 良性前列腺增生

11.4 肾结石

11.5 输尿管结石

十二、胸外科疾病临床路径

12.1 贲门失弛缓症

12.2 自发性气胸

12.3 食管癌

12.4 支气管肺癌

十三、心外科疾病临床路径

13.1 房间隔缺损

13.2 室间隔缺损

13.3 动脉导管未闭

13.4 冠状动脉粥样硬化性心脏病

13.5 风湿性心脏病二尖瓣病变

十四、妇科疾病临床路径

14.1 子宫腺肌病

14.2 卵巢良性肿瘤

14.3 宫颈癌

14.4 输卵管妊娠

14.5 子宫平滑肌瘤

十五、产科临床路径

15.1 胎膜早破行阴道分娩

15.2 自然临产阴道分娩

15.3 计划性剖宫产

十六、儿科临床路径

16.1 轮状病毒肠炎

16.2 支原体肺炎

16.3 麻疹合并肺炎

16.4 母婴 ABO 血型不合溶血病

十七、小儿外科疾病临床路径

17.1 先天性巨结肠

17.2 先天性幽门肥厚性狭窄

17.3 尿道下裂

17.4 急性肠套叠

十八、眼科疾病临床路径

18.1 原发性急性闭角型青光眼

18.2 单纯性孔源性视网膜脱离

18.3 共同性斜视

18.4 上睑下垂

18.5 老年性白内障

十九、耳鼻喉科疾病临床路径

19.1 慢性化脓性中耳炎

19.2 声带息肉

19.3 慢性鼻—鼻窦炎

19.4 喉癌

二十、口腔科疾病临床路径

20.1 舌癌

20.2 唇裂

20.3 腭裂

20.4 下颌骨骨折

20.5 下颌前突畸形

20.6 腮腺多形性腺瘤

二十一、皮肤科疾病临床路径

21.1 带状疱疹

21.2 皮肌炎 / 多发性肌炎

21.3 寻常型天疱疮

21.4 重症多形红斑 / 中毒性表皮坏死松解型药疹

二十二、肿瘤科疾病临床路径

22.1 甲状腺癌

22.2 结肠癌

22.3 胃癌

中英文名词对照索引

J

K

L

M

N

P

Q

R

S

T

W

X

Y

Z

参考文献

1…… 陈金其 . 带出高效团队，就这么简单 . 北京：人民邮电出版社，2014.

2…… 陈金雄，王海林 . 迈向智能医疗重构数字化医院理论体系 . 北京：电子工业出版社，2014.

3…… 陈建华 . 管理学 . 郑州：河南大学出版社，2013.

4…… 陈黎琴，赵恒海 . 管理学 . 北京：经济管理出版社，2011.

5…… 陈燕，王军辉 . 护理管理学 . 2 版 . 北京：人民卫生出版社，2015.

6…… 陈阳，禹海慧 . 管理学原理 . 北京：北京大学出版社，2013.

7…… 程云喜 . 管理学教程 . 北京：清华大学出版社，2015

8…… 戴淑芬 . 管理学教程 . 4 版 . 北京：北京大学出版社，2013.

9…… 方向东 . 每天学点管理学和领导学大全集 . 北京：中国华侨出版社，2011.

10…… 冯占春，吕军 . 管理学基础 . 2 版 . 北京：人民卫生出版社，2013.

11…… 高明霞 . 护士工作压力管理在临床护理管理中的应用效果 . 临床心身疾病杂志，2015，21：360.

12…… 宫玉花 . 护理管理学 . 4 版 . 北京：北京大学医学出版社，2008.

13…… 韩鹏 . 新时期我国人口老龄化问题 . 北京：经济管理出版社，2015.

14…… 贺培凤 . 卫生组织与信息管理 . 北京：人民卫生出版社，2014.

15…… 胡宁，韦丽丽 . 管理学教程 . 北京：中国社会科学出版社，2015.

16…… 胡艳宁 . 护理管理学 . 北京：人民卫生出版社，2012.

17…… 胡西厚 . 卫生信息管理学 . 北京：人民卫生出版社，2013.

18…… 黄国庆，巢莹莹 . 管理学概论 . 2 版 . 北京：清华大学出版社，2014.

19…… 黄炯华，黄文群 . 管理学 . 北京：人民邮电出版社，2015.

20…… 黄勋敬 . 领导力模型与领导力开发 . 北京：北京邮电大学出版社，2008.

21…… 姜小鹰 . 护理管理理论与实践 . 北京：人民卫生出版社，2011.

22…… 焦树斌，杨文士 . 管理学 . 4 版 . 北京：中国人民大学出版社，2014.

23…… 金新政 . 卫生信息系统 . 北京：人民卫生出版社，2014.

24 景怀斌．组织管理的心理基础．北京：北京大学出版社，2015.

25 李包罗，傅征．医院管理学信息管理分册．北京：人民卫生出版社，2011.

26 李彩珠，杨欢，黄涛．临床护理人员的工作压力来源及其对策．国际护理学杂志，2013，9：2124-2125.

27 李春生，陈国生，戴旻．人力资源管理学教程．北京：对外经济贸易大学出版社，2007.

28 李继平．护理管理学．2版．北京：人民卫生出版社，2006.

29 李继平．护理管理学．3版．北京：人民卫生出版社，2012.

30 李品媛．管理学原理．大连：东北财经大学出版社，2015.

31 李淑迦．护理与法．北京：北京大学医学出版社，2008.

32 李晓惠．医院护理风险管理理论与实践．北京：科学出版社，2010.

33 李智，王艳艳，胡秀英．信息化管理在循证护理实践中应用的研究进展．中国护理管理，2015，15（10）：1268-1270.

34 梁钰，郭金凤，梁丽珍．护士长在护患冲突处理过程中的作用．护理研究，2010，24（9C）：2519-2520.

35 林菊英．医院管理学护理管理分册．北京：人民卫生出版社，2005.

36 凌云霞，赵升阳．护士分层管理与绩效考核．北京：军事医学科学出版社，2012.

37 凌云霞，赵升阳．护理人力资源管理与责任制排班．北京：军事医学科学出版社，2012.

38 刘华平，巩玉秀，么莉，等．护士人力资源现状分析和配置标准研究．中国护理管理，2005，5（4）：22-25.

39 刘华平，李红．护理管理案例精粹．北京：人民卫生出版社，2015.

40 刘华平，李峥．护理专业发展：现状与趋势．北京：人民卫生出版社，2016.

41 刘化侠．护理管理学．北京：人民卫生出版社，2010.

42 刘霖，Amy Coenen，陶红，等．国际护理术语分类体系发展概况及其对我国护理的启示．中华护理杂志，2015，50（5）：593-596.

43 刘秋艳．管理学原理．哈尔滨：黑龙江科学技术出版社，2011.

44 刘鑫，张宝珠．护理执业风险防范指南．北京：人民军医出版社，2008.

45 刘雪莲，晏圆婷，蒋立虹．护理质量与安全全过程质量控制手册．北京：军事医学科学出版社，2015.

46 陆皓．护理安全管理．北京：人民军医出版社，2013.

47 卢向南．项目计划与控制．北京：机械工业出版社，2015.

48 罗永娟，陈敏玲，王淑玲，等．护士工作压力管理在临床护理管理中的应用效果．中华现代护理杂志，2014，20（35）：4498-4550.

49 吕娇，谭洁，王建荣，等．中高层护理管理者组织变革领导力研究现状．中国实用护理杂志，2015，31（16）：1242-1244.

50 吕明，胡争光．管理学．北京：国防工业出版社，2015.

51 马化腾.互联网+国家战略行动路线图.北京：中信出版社，2015.

52 马建新，孙虹，李春生.人力资源管理管理理论与方法.上海：上海人民出版社，2011.

53 孟群.互联网+医疗健康的应用与发展研究.北京：人民卫生出版社，2015.

54 苗雨君，李亚民.管理学－原理·方法·实践·案例.北京：清华大学出版社，2013.

55 缪匡华.管理学.北京：清华大学出版社，2014.

56 牛三平.管理学基础.北京：人民邮电出版社，2015.

57 潘连柏，伍娜.管理学原理.北京：人民邮电出版社，2013.

58 潘绍山，孙方敏，黄始振.现代护理管理学.北京：科学技术文献出版社，2004.

59 石兰萍.信息时代护理面临的挑战与机遇.中国护理管理，2010，10（5）：5-8.

60 史瑞芬，张晓静.护理管理者素质与能力修炼.北京：人民卫生出版社，2015.

61 谭黎阳，王绮.管理学原理.上海：华东理工大学出版社，2013.

62 王明晓.护理安全理论与实践.北京：煤炭工业出版社，2013.

63 王霞，金志蓉，赵宝龙，等.护理人员工作压力源与倦怠感相关因素研究.上海护理，2013，4:20-23.

64 武彬.领导力.武汉：武汉大学出版社，2014.

65 吴欣娟，张俊华.护士长必读.北京：人民卫生出版社，2013.

66 项娴静，阮洪，胡敏.医护间伦理冲突的研究进展.上海护理，2011，11（6）:57-60.

67 谢红，刘彦慧.护理管理学.5版.北京：北京大学医学出版社，2016.

68 徐嘉琦，毛靖，李节.临床决策支持系统在护理学中的应用进展.护理学杂志，2015，30（1）：103-106.

69 徐萍.临床护士职业防范.上海：上海科学技术出版社，2010.

70 徐小平.管理学.2版.北京：科学出版社，2014.

71 闫亚敏，张薇，龚梅.护理冲突管理与护士离职率的相关性研究进展.护理管理杂志，2012，12（2）：112-114.

72 姚丽娜.管理学基础与务实.北京：中国人民大学出版社，2014.

73 殷磊，刘明.中华护理学辞典.北京：人民卫生出版社，2011.

74 尤国珍，商西.小汤山非典医院平地而起.京华时报，2011年06月24日第006版.

75 虞美秀.护理行政.台北：新文京开发出版股份有限公司，2013.

76 张创新，刘雪华.现代管理学概论.北京：清华大学出版社，2010.

77 张亮，胡志.卫生事业管理学.北京：人民卫生出版社，2013.

78 张瑞敏，杨春玲.护理风险管理与患者安全.北京：军事医学科学出版社，2009.

79 张玉芳.护理管理学.北京：北京理工大学出版社，2013.

80 张志刚.公共管理学.大连：大连理工大学出版社，2008.

81 赵德伟，陈彬.临床安全护理案例分析.北京：人民军医出版社，2015.

82 周伯华，王绚皓．管理学．北京：高等教育出版社，2015.

83 周菲．管理心理学．北京：清华大学出版社，北京交通大学出版社，2005.

84 周健临．管理学教程．上海：上海财经大学出版社，2001.

85 周劲波．管理学．北京：人民邮电出版社，2014.

86 朱爱军．护理管理基础．北京：人民卫生出版社，2015.

87 邹江，谢勇．管理学．武汉：华中科技大学出版社，2010.

88 左月燃．护理安全．北京：人民卫生出版社，2009.

89 斯蒂芬·P·罗宾斯，玛丽·库尔特．管理学．11 版．李原等译．北京：中国人民大学出版社，2013.

90 斯蒂芬·P·罗宾斯，玛丽·库尔特．管理学．9 版．孙建敏等译．北京：中国人民大学出版社，2008.

91 约瑟夫M·普蒂．管理学精要．李维安等译．北京：机械工业出版社，2000.

92 帕特里夏，凯利－海登沙尔．护理领导与管理．北京：北京大学出版社，2006.

93 格雷戈里T·豪根．项目计划与进度管理．北京：机械工业出版社，2005.

94 约翰M·伊万切维奇．人力资源管理．北京：机械工业出版社，2015.

95 国务院办公厅．全国医疗卫生服务体系规划纲要（2015–2020 年），2016.

96 国家卫生和计划生育委员会．中国护理事业发展规划纲要（2016–2020 年），2016.

97 国务院办公厅．深化医药卫生体制改革 2016 年重点工作任务（国办发 [2016]26 号），2016.

98 国务院．关于促进健康服务业发展的若干意见（国发 [2013]40 号），2013.

99 Elwood Chapman，Sharon Lund O'Neil. 发现，然后培育领导力．郑春蕾译．北京：京华出版社，2004.

100 John C. Maxwell. 领导力 21 法则．路卫军，宋碧澄，徐斌译．北京：中国青年出版社，2010.

101 Yadav H, Khatijah LA, Hashim F, Saad Z. Nursing Management. London: Oxford University Press, 2011.

102 Bloomfield J, Pegram A. Care compassion and communication. Nursing Standardm 2015, 29(25): 45–50.